AF551357

Gröber / Holick

Vitamin D

Die Heilkraft des Sonnenvitamins

Vitamin D

Die Heilkraft des Sonnenvitamins

Uwe Gröber, Essen
Michael F. Holick, Boston

4., aktualisierte und erweiterte Auflage
mit 89 Abbildungen und 23 Tabellen
sowie zahlreichen Illustrationen

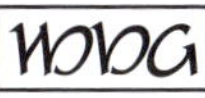 Wissenschaftliche Verlagsgesellschaft Stuttgart

Zuschriften an
lektorat@dav-medien.de

Anschrift der Autoren
Uwe Gröber
Prof. Dr. med. Michael F. Holick
Akademie für Mikronährstoffmedizin
Zweigertstr. 55, 45130 Essen
E-Mail: uwegroeber@gmx.net
www.vitaminspur.de

Bibliografische Information der Deutschen Nationalbibliothek
Die Deutsche Nationalbibliothek verzeichnet diese Publikation in der Deutschen Nationalbibliografie; detaillierte bibliografische Daten sind im Internet unter https://portal.dnb.de abrufbar.

4., aktualisierte und erweiterte Auflage 2020

ISBN 978-3-8047-3875-1

Birkenwaldstr. 44, 70191 Stuttgart
www.wissenschaftliche-verlagsgesellschaft.de
Printed in Poland
Satz: Mediendesign Späth, Bierenbach
Druck und Bindung: Druckerei Dimograf Sp.z.o.o., 43-300 Bielsko-Biała
Umschlaggestaltung: deblik, Berlin
Umschlagabbildung: © mauritius images / imagebroker / Thomas Sbampato
Indexer: Eberhard Scholz, Ludwigsburg

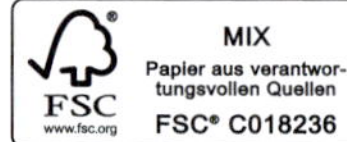

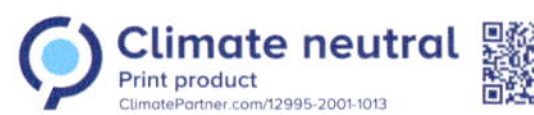

Inhalt

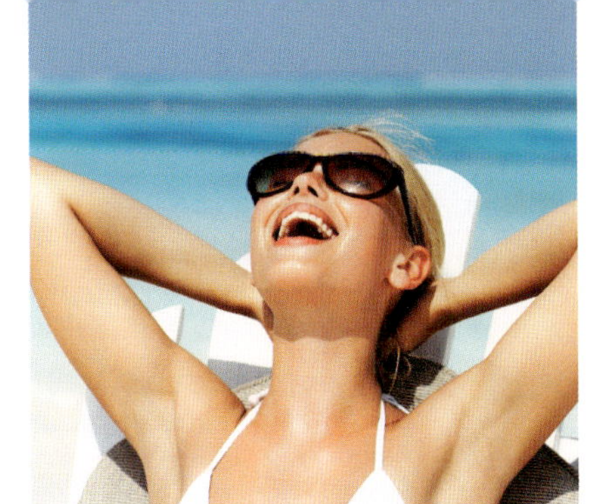

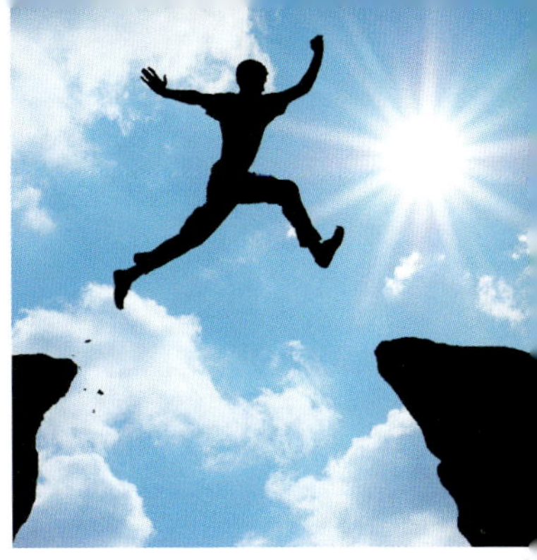

Inhalt

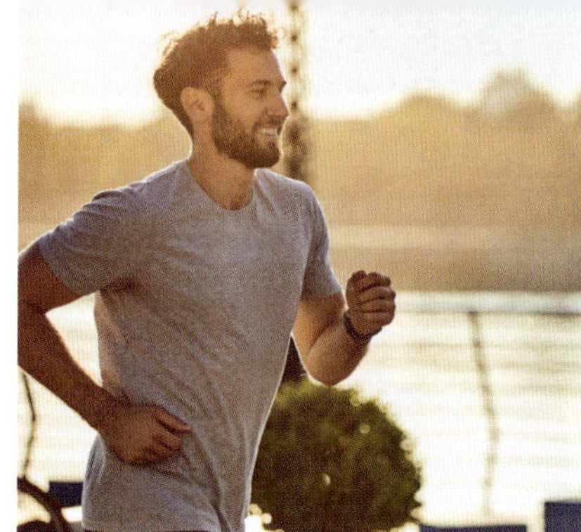

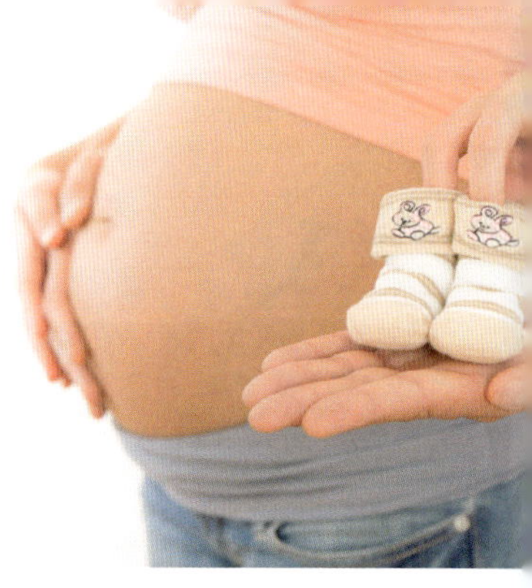

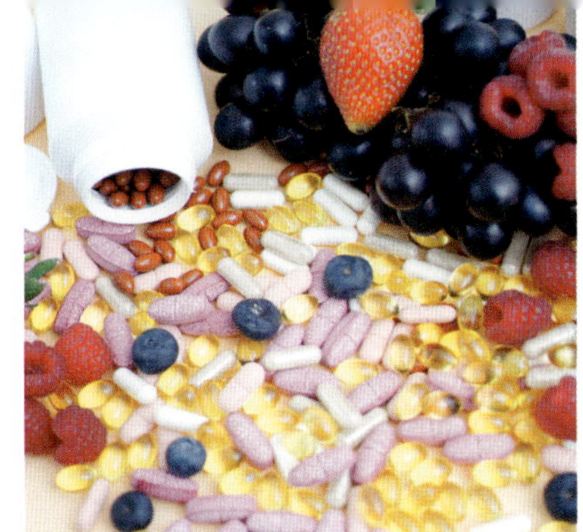

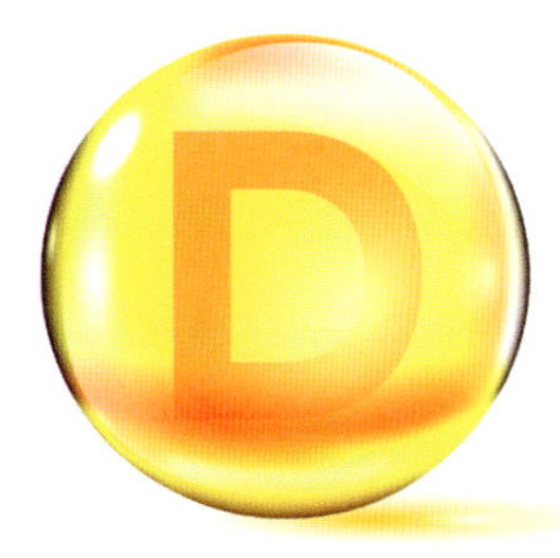
D

Inhalt

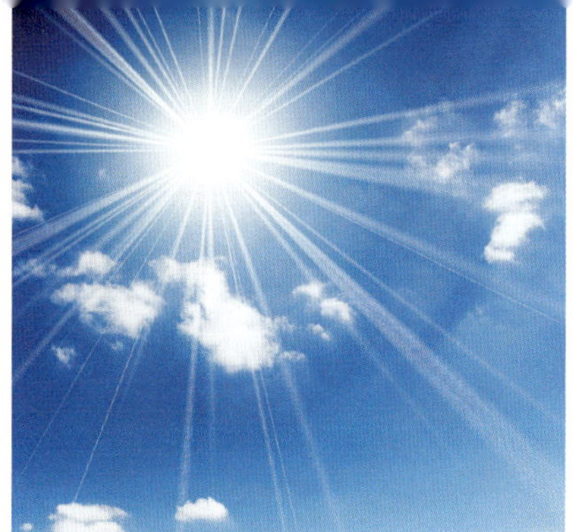

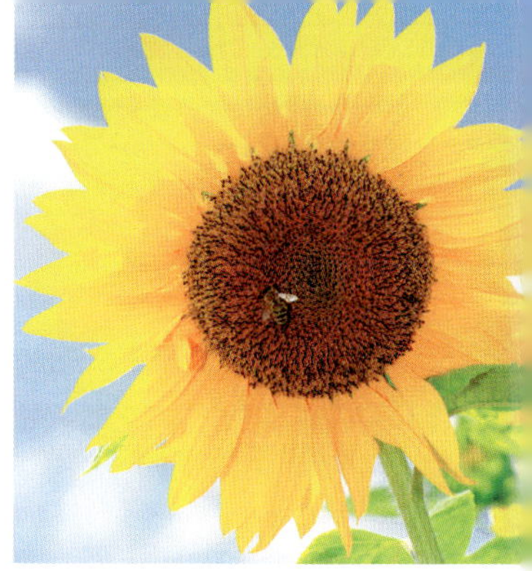

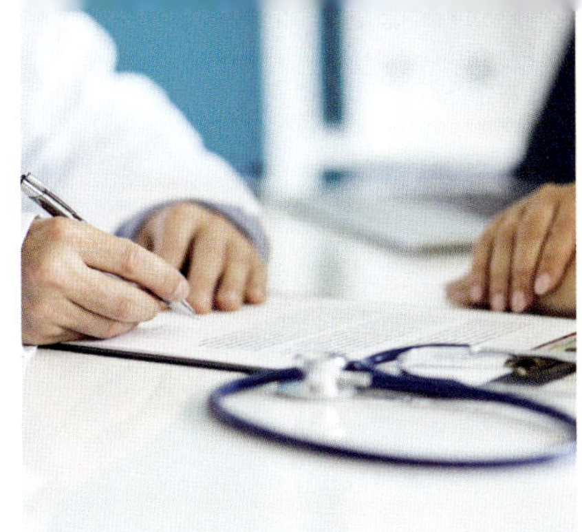

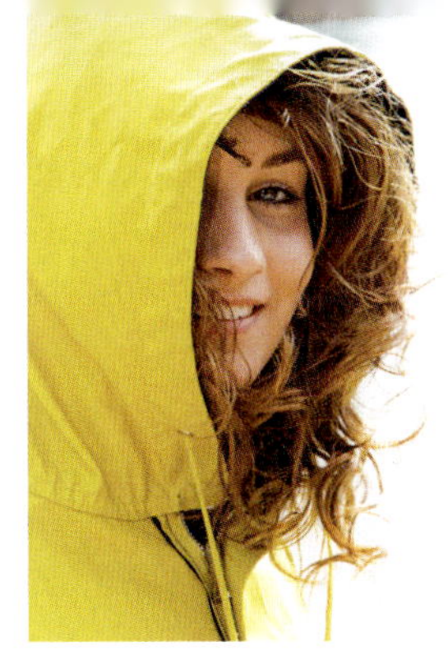

Inhalt

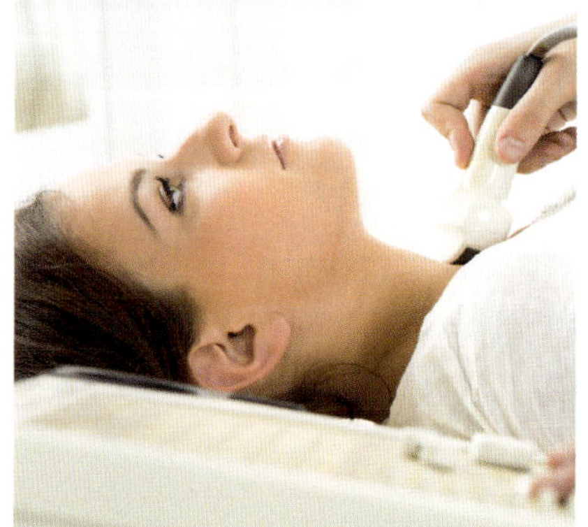

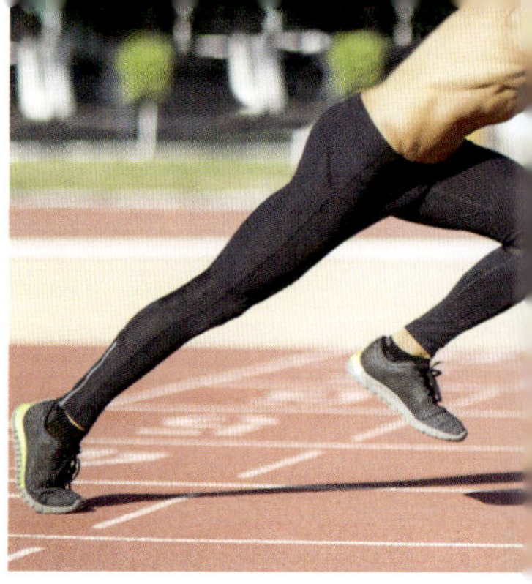

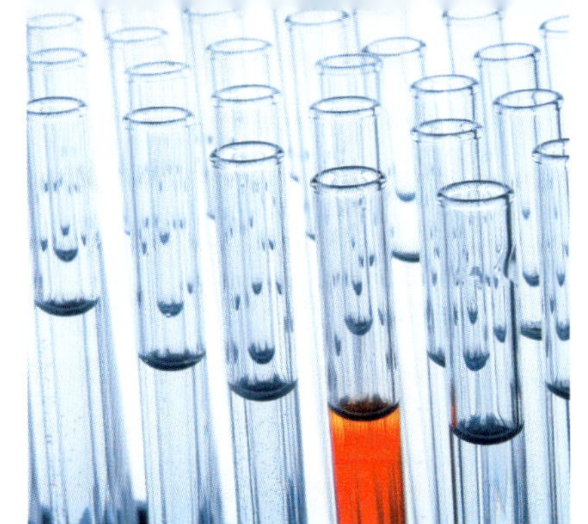

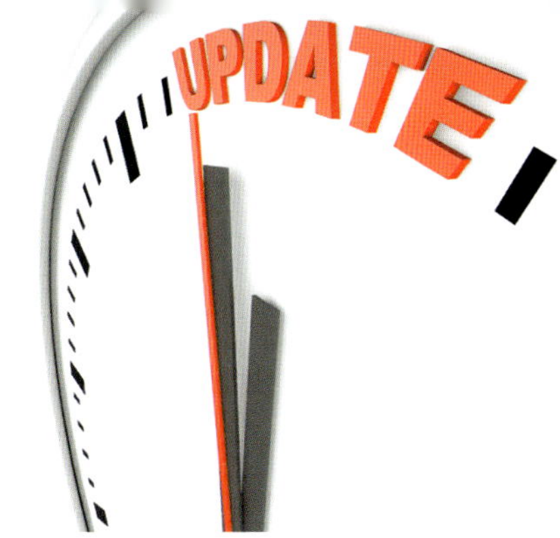
UPDATE

Abkürzungsverzeichnis

1,25(OH)$_2$D	Sonnenhormon, 1,25-Dihydroxy-Vitamin D, Calcitriol
25(OH)D	25-Hydroxy-Vitamin D, Calcidiol
AGE	Advanced Glycation Endproduct
BMI	Body-Mass-Index
COPD	chronisch obstruktive Lungenerkrankung
7-DHC	7-Dehydro-Cholesterin
I. E.	Internationale Einheit
IL-6	Interleukin 6
KHK	koronare Herzkrankheit
LDL	Low density lipoprotein
LSF	Lichtschutzfaktor
LVH	linksventrikuläre Hypertrophie
MED	minimale Erythemdosis, individuelle Eigenschutzzeit
MS	Multiple Sklerose
NMDA	N-Methyl-D-Aspartat
NO	Stickstoffmonoxid
pAVK	periphere arterielle Verschlusskrankheit
PCOS	polyzystisches Ovarialsyndrom
PSA	prostataspezifisches Antigen
PTH	Parathormon
TNF-α	Tumor-Nekrose-Faktor alpha
UVI	UV-Index
VDR	Vitamin-D-Rezeptoren
WHO	Weltgesundheitsorganisation

Prävention statt Reparaturmedizin

Vitamin-D-Mangel ist ein globales Gesundheitsproblem von dem weltweit über eine Milliarde Kinder und Erwachsene betroffen sind. Die damit verbundenen Folgen auf die Gesundheit und die Entstehung von Zivilisationskrankheiten werden seit Jahren von Seiten der internationalen und nationalen Gesundheitspolitik unterschätzt. Bekanntlich ist eine Vielzahl von akuten und chronischen Krankheiten unterschiedlichster Genese untrennbar mit einem Vitamin-D-Mangel verbunden. Dazu zählen unter anderem Adipositas, Autoimmunerkrankungen (z. B. Multiple Sklerose, Typ-1-Diabetes), bakterielle und virale Infektionskrankheiten, Dentalkaries und Knochenstörungen in der Kindheit, Herz-Kreislauf-Erkrankungen (z. B. Schlaganfall), nicht-alkoholische Fettleber (NASH), verschiedene Krebsarten (z. B. Brust-, Darmkrebs), Osteomalazie, Parodontitis, Schwangerschaftskomplikationen, Typ-2-Diabetes sowie neurologische Erkrankungen (z. B. Morbus Alzheimer).

Wie zahlreiche Studien belegen, kann bereits ein unzureichender Vitamin-D-Status (25(OH)D < 30 ng/ml) komplexe immunologische und metabolische Störungen auslösen auf deren Boden sich über Jahre handfeste Zivilisationserkrankungen entwickeln. Bei einer leichten Unterversorgung mit Vitamin D werden zum Beispiel die Aktivierung der genetischen Substanz zur Ausbildung von Strukturen und Funktionen der Zelle sowie immunologische Funktionen beeinträchtigt. Dadurch wird einerseits der Immunstatus geschwächt, was zu einem vermehrten Auftreten von Infektions- und Autoimmunerkrankungen führt. Andererseits steigt die Anfälligkeit für chronisch-degenerative Krankheiten (z. B. Demenz), da die körperliche und geistige Entwicklung sowie die allgemeine Leistungsfähigkeit deutlich vermindert werden.

An dieser Stelle seien einige Ergebnisse aus aktuellen Studien erwähnt: Nach einer Studie aus dem New England Journal of Medicine senkt die tägliche Gabe von 4 000 I. E. Vitamin D im Vergleich zu Plazebo bei Personen mit ausgeprägtem Vitamin-D-Mangel (25(OH)D < 12 ng/ml) und Prä-Diabetes die Entwicklung zum manifesten Typ-2-Diabetes um 62 %. In mehreren Meta-Analysen von randomisierten Studien konnte das Risiko für Atemwegsinfektionen bei Kindern und Erwachsenen durch Supplementierung von Vitamin D um etwa 30 % gesenkt werden. In einer Studie an Schwangeren mit Vitamin-D-Mangel (25(OH)D < 20 ng/ml) führte die Supplementierung von Vitamin D zu einer Reduktion der Präeklampsie um 60 %, des Schwangerschaftsdiabetes um 50 % sowie des Risikos für Frühgeburten um 40 %.

Obwohl es in der wissenschaftlichen Literatur eine Vielzahl derartiger Wirksamkeitsbelege gibt, wird in Europa das darin schlummernde präventive Potenzial bislang nicht ausreichend ausgeschöpft. Die Anreicherung von Bonbons mit Vitamin C oder von Fruchtzwergen mit Vitamin D stellt mit Sicherheit keine geeignete Maßnahme dar, die Vitamin-D-Versorgung in der Bevölkerung zu verbessern. Man stellt sich zudem die Frage, warum die seit Jahren international vorliegenden klinischen Studienergebnisse und der damit verbundene hohe finanzielle Aufwand in Deutschland zu keinem größeren Ergebnis geführt hat als zu dem Ratschlag „fünfmal am Tag Obst und Gemüse" zu essen. Die starke Zunahme ernährungsbedingter und chronischer Erkrankungen in den letzten 30 Jahren zeigt doch, dass der Anteil derjenigen, die solche Ratschläge konsequent befolgen, relativ gering ist.

Darüber hinaus birgt die Fülle an Erkenntnissen aus Labor- und Tierversuchen sowie zahlreicher klinischer Studien eine so großes Potenzial für präventive Wirkungen von Vitamin D, dass man unter Berücksichtigung der stetig steigenden Kosten im Gesundheitswesen nicht länger warten kann, bis weitere Studien, die erst in Jahrzehnten abgeschlossen sind, dies untermauern. Unter der Prämisse, dass die gezielte Supplementierung von Vitamin D zur Prävention chronischer Erkrankungen auch nur mit einer gewissen Wahrscheinlichkeit effektiv ist, wäre es doch falsch, dieses Potenzial nicht zu nutzen und stattdessen auf Gewissheiten zu warten.

Vitamin D spielt seit Beginn der Evolution eine zentrale Rolle für die gesunde Entwicklung und das Überleben der Menschheit. Wer seine mentale und physische Gesundheit, Lebensfreude und Schaffenskraft von Kindheit an bis ins hohe Lebensalter bewahren und das persönliches Risiko – auch das seiner Liebsten – für Zivilisationskrankheiten senken möchte, der sollte sich mit diesem wunderbaren Sonnenvitamin, das als Steroidhormon wirkt, beschäftigen und in seinem sozialen Umfeld das Wissen darüber propagieren. In den letzten Jahren hat sich Vitamin D durch die aktuelle Forschung neben einer gesunden Lebensführung vom Knochenvitamin zu einer tragenden Säule für eine erfolgreiche Prävention gemausert. Alleine im zurückliegenden Jahrzehnt wurden regelmäßig neue Funktionen des Sonnenvitamins entdeckt, so dass damit zu rechnen ist, dass diese ohnehin schon beeindruckende Liste noch lange nicht ihr Ende erreicht hat.

Der Wissenschaftlichen Verlagsgesellschaft, allen voran Frau Dr. Iris Milek, möchten wir an dieser Stelle für die konstruktive Unterstützung und überaus gute Zusammenarbeit herzlich danken. Ein großes Dankeschön geht auch an Frau Doris Köhl, der wir für die ansprechende und schöne Gestaltung der Grafiken im vorliegenden Buch danken.

Wir wünschen Ihnen viel Spaß beim Lesen und Vermehren der gewonnen Erkenntnisse zu Vitamin D!

Essen/Boston
Im März 2020
Uwe Gröber und
Prof. Michael F. Holick

Vorwort zur 3. Auflage

Vitamin D: Hope or Hype?

Können Sie sich vorstellen, was passiert, wenn ein Pharmaunternehmen ein neues patentierbares Medikament entwickeln würde, mit dem man das Risiko für verschiedene Autoimmunerkrankungen, saisonal bedingte Depressionen, Demenz, Typ-2-Diabetes, Herzinfarkt, Schlaganfall, Krebs und Osteoporose senken könnte? Die Medien würden sich mit Sensationsmeldungen überschlagen, wie noch nie zuvor bei einem medizinischen Durchbruch. Sie werden es nicht glauben: So ein Heilmittel gibt es bereits – wenn auch nicht in patentierbarer Form. Es heißt Vitamin D.

Viele gesundheitliche Schutzeffekte des Sonnenvitamins vor chronischen Erkrankungen (z. B. Typ-2-Diabetes, Krebs) aus der weltweiten Vitamin-D-Forschung haben sich mittlerweile bestätigt. Im letzten Jahrzehnt sind dementsprechend über 36 000 Publikationen in wissenschaftlichen Fachzeitschriften zu Vitamin D erschienen. Allein im vergangenen Jahr waren es an die 3 600 Fachpublikationen, von denen eine ganze Reihe die zahlreichen Heilwirkung von Vitamin D bekräftigen und sogar neue Erkenntnisse ans Licht gebracht haben. Hier einige Beispiele:

Es ist allgemein anerkannt, dass ein Vitamin-D-Mangel die allgemeine und im Besonderen die kardiovaskuläre Sterblichkeit steigert. Dies wird durch die Ergebnisse einer großen Studie aus dem Saarland mit 9 578 Teilnehmern eindrucksvoll untermauert, die in der Fachzeitschrift American Journal of Nutrition 2013 publiziert wurde. Hierbei war eine starke Zunahme der allgemeinen und kardiovaskulären Sterblichkeit sowie der Krebssterblichkeit und Sterblichkeit an Atemwegserkrankungen ab einem 25(OH)D-Spiegel < 30 ng/ml nachweisbar.

In einer aktuellen placebokontrollierten Studie konnte gezeigt werden, dass die Einnahme von täglich 2 000 I. E. Vitamin D über einen Zeitraum von zwei Monaten die Expression von Genen beeinflusst, die eine Vielzahl von biologischen Funktionen haben und in mehr als 160 Stoffwechselwegen mit der Entstehung von Autoimmunerkrankungen (z. B. Multiple Sklerose, Diabetes Typ 1), Krebserkrankungen und kardiovaskulären Erkrankungen verbunden sind. Diese Studie aus der Fachzeitschrift PloS One 2013 deckt zum ersten Mal genetische Fingerabdrücke auf, die auf molekularbiochemischer Ebene einen wichtigen Beitrag liefern, die vielfältigen Schutzwirkungen des Sonnenvitamins zu verstehen.

Eine aktuelle Metaanalyse von fünf Studien, die im Fachjournal Anticancer Research, 2014 veröffentlicht wurde, zeigt, dass Brustkrebspatientinnen mit gutem Vitamin D-Status (25(OH)D: ca. 30 ng/ml) gegenüber Patientinnen mit einem niedrigen 25(OH)D-Status (ca. 17 ng/ml) nahezu eine doppelt so hohe Wahrscheinlichkeit haben, die Erkrankung zu überleben. Ältere Studien aus dem Jahre 2009 hatten bereits gezeigt, dass ein guter 25(OH)D-Status bei Brustkrebs auch das Risiko der Krebssterblichkeit und der Metastasenbildung signifikant verringert.

Ein Zusammenhang zwischen einem Vitamin-D-Mangel und dem Risiko für Multiple Sklerose wird in Wissenschaftskreisen schon seit längerem diskutiert. Die Ergebnisse einer aktuellen Studie der Harvard-Universität aus der Fachzeitschrift JAMA Neurology, 2014 bestätigen nun, dass ein guter 25(OH)D-Status bei Patienten mit Multipler Sklerose mit einer geringeren Krankheitsaktivität und einer langsameren Progressionsrate verbunden ist.

Für eine erfolgreiche Schwangerschaft, die vorgeburtliche Prägung und einen komplikationsfreien Schwangerschaftsverlauf ist ein guter maternaler 25(OH)D-Status wesentlich. Ältere Studien aus dem Jahre 2009 und 2010 hatten bereits gezeigt, dass ein Vitamin-D-Mangel in der Schwangerschaft das Risiko für Präeklampsie und eine Entbindung mittels eines ungewollten Kaiserschnitts erhöht. Dies wird erneut untermauert durch aktuelle Forschungsarbeiten von Frau Dr. med. Frauke von Versen-Höynck von der Medizinischen Hochschule Hannover, die in der Fachzeitschrift PloSOne, 2014 publiziert wurden.

Aufgrund der erfreulich hohen Nachfrage liegt nun bereits nach zwei Jahren die 3. aktualisierte und erweiterte Auflage unseres Vitamin-D-Buchs vor. Die vorliegende Auflage wurde um zahlreiche neue Erkenntnisse zur Heilwirkung von Vitamin D erweitert, unter anderem der Einfluss des Sonnenvitamins auf die vorgeburtliche Prägung, die Schwangerschaft und die Entwicklung unserer Gene. Sein Stellenwert bei Erkrankungen wie Diabetes, Hashimoto Thyreoiditis, Humane Papillomaviren(HPV)-Infektionen, Multiple Sklerose, Parkinson, Scheideninfektionen (z. B. Kolpitis) und Krebs (z. B. Brustkrebs, Hautkrebs) sowie das Zusammenspiel zwischen Vitamin D und dem Schutzfaktor Vitamin K.

Der Wissenschaftlichen Verlagsgesellschaft, allen voran Herrn Dr. Rainer Mohr und Herrn Dr. Klaus G. Brauer möchten wir an dieser Stelle für die konstruktive Unterstützung und überaus gute Zusammenarbeit herzlich danken. Ein großes Dankeschön geht auch an Frau Doris Köhl, der wir für die überaus ansprechende und schöne Gestaltung der Grafiken im Vitamin-D-Buch danken.

Essen/Boston
Im August 2014
Uwe Gröber,
Prof. Michael F. Holick

Vorwort zur 2. Auflage

Ihre Gesundheit braucht Vitamin D!

Auf diesem Erdball sind Millionen von Menschen von einem gemeinsamen Risiko betroffen: Vitamin-D-Mangel! Weltweit zählt ein Mangel an Vitamin D zu den häufigsten Gesundheitsproblemen. Viele chronische Krankheiten entwickeln sich auf dem Boden eines Vitamin-D-Mangels. Darunter Erkrankungen der Knochen, der Muskulatur, des Immunsystems, des Herz-Kreislauf-Systems, des Stoffwechsels und des Zentralnervensystems: Osteoporose, Rachitis, Fibromyalgie, Multiple Sklerose, Krebs, Bluthochdruck, Herzinfarkt, Schlaganfall, Typ-1- und Typ-2-Diabetes, Depressionen und Demenz, um hier nur einige zu nennen. Wussten Sie, dass Sie durch einen Mangel an Vitamin D ein allgemein erhöhtes Risiko haben vorzeitig zu versterben?

Eine erdrückende Anzahl von wissenschaftlichen Studien belegt, dass Vitamin D in unserem Körper nicht nur für den Knochenstoffwechsel, sondern für die reibungslose Funktion fast aller Zellen und Organe benötigt wird. Das erklärt auch den hohen präventiven und therapeutischen Stellenwert des Sonnenvitamins. Sie werden sich sicher fragen, »Warum hat mir das denn mein Arzt nicht gesagt?« Ganz einfach: Für viele Ärzte ist das Vitamin-D-Thema absolutes Neuland, da in den letzten zehn Jahren die medizinischen und wissenschaftlichen Erkenntnisse hierzu förmlich explodiert sind. Häufig zu schnell, um bei der medizinischen Ausbildung an der Universität berücksichtigt zu werden.

Kennen Sie eigentlich Ihren Vitamin-D-Status? Nein? Den sollten Sie aber genauso kennen wie den Ölstand Ihres Autos. Ein Körper mit zu wenig Vitamin D geht genauso früher kaputt, wie ein Auto das permanent mit zu wenig Motoröl fährt! Sollte Ihr Arzt zögern Ihren Vitamin-D-Status zu kontrollieren, dann weisen Sie ihn doch auf die zahlreichen Studien aus den weltweit renommiertesten wissenschaftlichen Fachzeitschriften, unter anderem aus dem Lancet oder dem New England Journal of Medicine, hin. Diese haben wir am Ende des Buches extra für Ihren Arzt aufgelistet. Das Einfachste: Schenken Sie ihm doch für sein persönliches Wohlbefinden ein Exemplar dieses Buches!

In Deutschland herrscht ein Vitamin-D-Mangel in epidemieartigem Ausmaß. Nach aktuellen Daten sind bis zu 90 % der Bundesbürger in allen Altersklassen nicht ausreichend mit Vitamin D versorgt. Gesundheitspolitiker und Ernährungswissenschaftler haben diese Mangelversorgung bisher verschlafen. In einer Gesellschaft, in der die Menschen von Seiten der Politik aufgefordert werden, mehr Eigenverantwortung für ihre Gesundheit zu übernehmen und durch Vorbeugung einen aktiven Beitrag zur Kostensenkung zu erbringen, müssten eigentlich alle Krankenkassen die Kontrolle der Vitamin-D-Versorgung ihrer Versicherten routinemäßig übernehmen. Man könnte auch von einem Vitamin-D-TÜV sprechen. Nach Berechnungen des Herz- und Diabeteszentrums Bad Oyenhausen in Nordrhein-Westfalen könnten im deutschen Gesundheitssystem durch eine gute Versorgung der Bevölkerung mit Vitamin D jährlich Kosten in Milliardenhöhe eingespart werden! Wir haben in diesem Vitamin-D-Buch die wichtigsten Erkenntnisse für Sie verständlich zusammengefasst. Die ausgewählten Patientenbeispiele unterstreichen zusätzlich den hohen therapeutischen Stellenwert des Sonnenvitamins. Dieses Buch wird Ihre Gesundheit und Lebensqualität stärker beeinflussen, als Sie auf den ersten Blick glauben. Nehmen Sie sich Zeit zum Lesen! Wir versprechen Ihnen es lohnt sich!

Dem Hirzel Verlag und der Wissenschaftlichen Verlagsgesellschaft, allen voran Frau Dr. Iris Milek, Herrn Dr. Andreas Ziegler und Dr. Klaus G. Brauer möchten wir an dieser Stelle für die verständnisvolle Unterstützung und überaus gute Zusammenarbeit herzlich danken.

Essen/Boston
Im März 2013
Uwe Gröber,
Prof. Michael F. Holick

1 Länger gesünder leben mit Vitamin D

Uwe Gröber

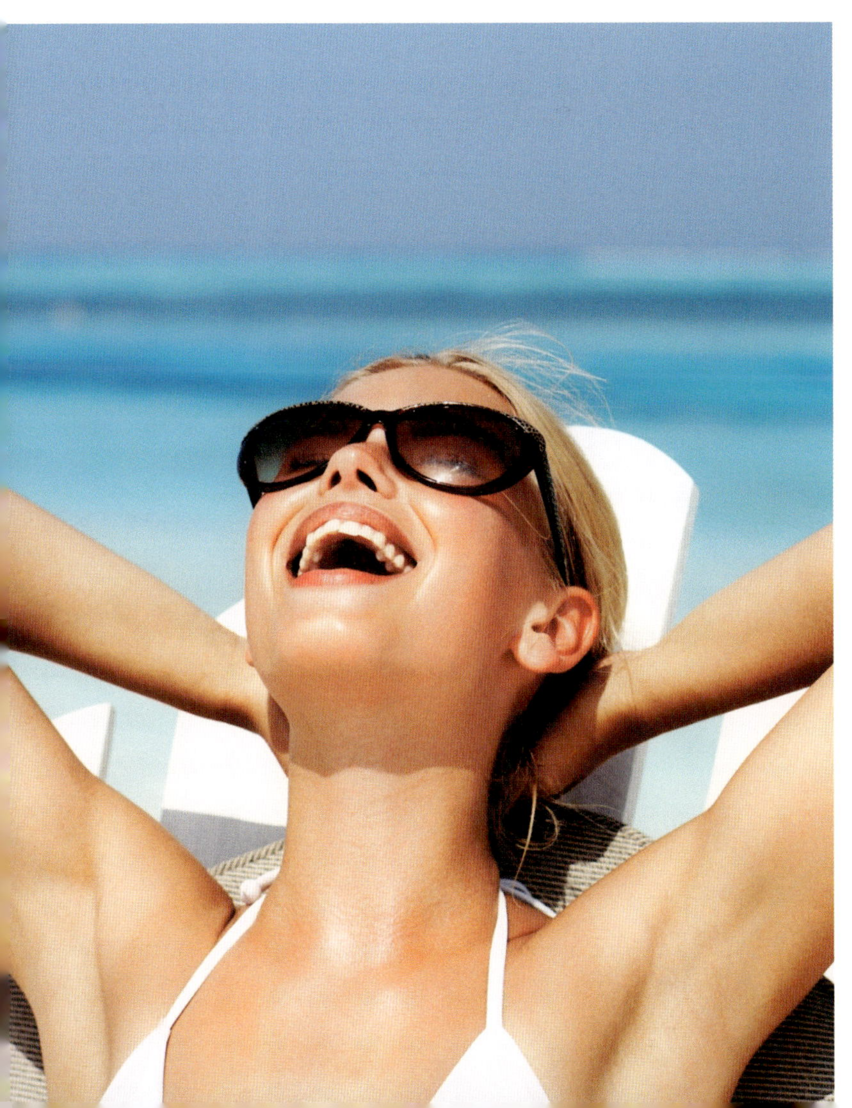

1.1 Vitamin D: Ein altes Vitamin im neuen Licht?

Vitamin D? Wie bei vielen Menschen, dürfte Ihr erster Gedanke bei diesem Wort an die Knochenkrankheit Osteoporose erinnern. Vielleicht denken Sie auch mit Schrecken an Ihre Kindheit und an den ekelerregenden, tranig und penetranten Geschmack des Lebertrans zurück. In Deutschland haben Kinder bis in die 1960er-Jahre täglich einen Löffel davon bekommen, um der Volkskrankheit Rachitis vorzubeugen, die zur Knochenverkrümmung und Knochenerweichung führt. Die gute Wirksamkeit des Lebertrans gegen Rachitis wurde bereits Anfang des 19. Jahrhunderts von deutschen Wissenschaftlern entdeckt. Der deutsche Chemiker Adolf Windaus konnte aus Fischleberöl einen antirachitischen Wirkstoff isolieren, der **Vitamin D** genannt wurde. 1928 erhielt Windaus für seine Arbeiten zu Vitamin D sogar den Nobelpreis für Chemie.

Vitamin D ist vor allem als das Sonnenvitamin bekannt, da es in der Haut mithilfe von Sonnenlicht (UV-B-Strahlen: 290–315 nm) aus Cholesterin gebildet werden kann. Danach wird Vitamin D im Körper in seine hormonwirksame Form umgewandelt, d.h. aus dem Sonnenvitamin entsteht das Sonnenhormon 1α,25-Dihydroxy-Vitamin-D (1,25$(OH)_2$D). 1,25$(OH)_2$D, auch Vitamin-D-Hormon genannt, gehört in die Gruppe der Steroidhormone, die in den Körperzellen an spezielle Rezeptoren (Vitamin-D-Rezeptoren) binden und dadurch zahlreiche gesundheitlich positiven Wirkungen entfaltet.

Sonnenlicht ist die natürliche und wichtigste Quelle für unsere Vitamin-D-Versorgung. Über 90 % des Tagesbedarfs an Vitamin D könnten wir durch einen maßvollen und gesunden Umgang mit der Sonne ohne Sonnenschutzmaßnahmen abdecken. Da wir aber als gesundheitsbewusste Menschen die Sonne aufgrund des potenziellen Hautkrebsrisikos meiden, sind nach aktuellen Schätzungen weltweit bis zu einer Milliarde Menschen von einem Vitamin-D-Mangel betroffen.

Sonnenlicht ist unserer Gesundheit auf ebenso natürliche Weise zuträglich wie Essen, Wasser, körperliche Aktivität und Sauerstoff. Eine gesunde maßvolle Sonnenlichtexposition sorgt für einen gesunden 25(OH)D-Spiegel im Blut (25(OH)D: 40–60 ng/ml), verbessert das physische und psychische Wohlbefinden und kann helfen, zahlreichen Erkrankungen vorzubeugen (z. B. Krebs, kardiovaskuläre Erkrankungen, metabolisches Syndrom, Autoimmunerkrankungen). Allein die Tatsache, dass »ein bisschen Sonne gut« ist, bedeutet jedoch nicht, dass »mehr Sonne besser ist«. Wenn Ihre Haut zu viel Sonne abbekommt, kann dies ebenso unerwünschte Folgen haben (z. B. Melanom) wie zu reichlich und opulentes Essen (z. B. Übergewicht) oder Übertreibungen beim Sport (z. B. Muskelschäden).

Seit der Entdeckung der antirachitischen Wirkung hat man Vitamin D lange Zeit nur im Hinblick auf seine Funktion im Kalzium- und Knochenstoffwechsel betrachtet. Vitamin D war seit den 1920er-Jahren das klassische Knochenvitamin. Seine medizinische Bedeutung lag vor allem in der Prävention und Therapie der Knochenkrankheiten Rachitis bei Kindern und Osteomalazie bei Erwachsenen. Die aktuellen Erkenntnisse der weltweiten Vitamin-D-Forschung der letzten 30 Jahre sind spektakulär und lassen das Sonnenhormon 1,25$(OH)_2$D nun in einem ganz neuen Licht erstrahlen.

INFO

Im menschlichen Genom finden sich an die 2700 Bindungsstellen für den Vitamin-D-Rezeptor, was die Bedeutung des Sonnenhormons für die menschliche Gesundheit unterstreicht. Auch die Spuren, die Umweltfaktoren in unserem Erbgut hinterlassen – die sogenannte epigenetische Prägung – wird sehr stark vom Vitamin-D-Status beeinflusst.

Länger gesünder leben mit Vitamin D

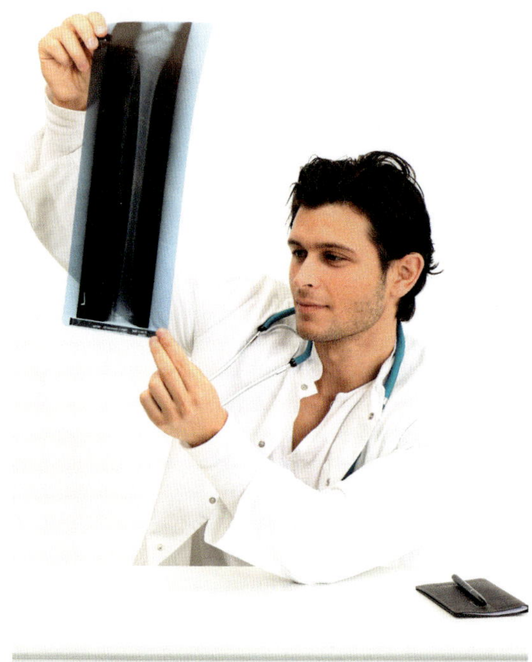

Vitamin D wird in seiner aktiven Form 1,25$(OH)_2$D in unserem Körper nicht nur für den Knochenstoffwechsel, sondern für die reibungslose Funktion fast aller Zellen und Organe benötigt. Die Gesundheit der Gefäße, des Herzens, der meisten Organe und die intakte Funktion des Immunsystems sind von einer guten Versorgung mit Vitamin D abhängig. Das erklärt auch den hohen präventiven Stellenwert des Sonnenhormons. Eine unzureichende Versorgung mit Vitamin D ist ein Risikofaktor für viele gefürchtete Zivilisationskrankheiten, unter anderem für Brustkrebs, Herzinfarkt, Schlaganfall, Diabetes mellitus und Depressionen, um hier nur einige zu nennen. Auch das Risiko für Autoimmunerkrankungen wie Multiple Sklerose oder Morbus Crohn wird durch einen zu niedrigen Vitamin-D-Spiegel gesteigert. Die wissenschaftlichen Belege dafür sind kompakt zusammengefasst in einer Übersichtsarbeit aus dem Jahre 2009 von Dr. William Grant und Professor Dr. med. Jörg Reichrath, die Sie in diesem Buch im Rahmen eines Interviews noch näher kennen lernen werden.

Vergleichbar mit einem zu niedrigen Ölstand des Motors, der die reibungslose Laufzeit Ihres Autos verkürzt, steigert ein zu niedriger Vitamin-D-Spiegel Ihr persönliches Risiko, vorzeitig zu versterben.

Vitamin-D-Mangel ist ein Risikofaktor für viele gefürchtete Zivilisationskrankheiten.

Ein niedriger Blutspiegel an Vitamin D (25(OH)D <30 ng/ml) erhöht die allgemeine und die kardiovaskuläre Sterblichkeit. Verschiedene Studien belegen, dass die Lebensqualität und die Lebenszeit von Jung und Alt durch einen Vitamin-D-Mangel beschnitten werden (siehe Abb. 1.1).

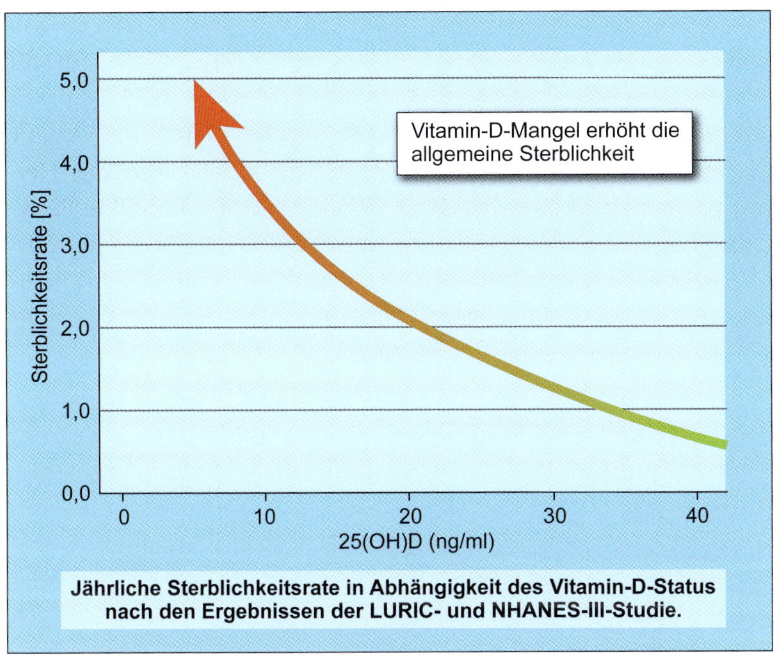

Abb. 1.1 Zusammenhang zwischen dem Vitamin-D-Status und der Sterblichkeit bei Erwachsenen

Die gute Nachricht: Genauso einfach, wie Sie den Ölstand Ihres Autos bei jeder Tankstelle oder Werkstatt überprüfen lassen können, können Sie Ihren Vitamin-D-Spiegel bei jedem Hausarzt kontrollieren und je nach Bedarf nachfüllen lassen! Die Kontrolle des Vitamin-D-Status kostet aber etwas mehr. In der Regel liegt die Laborkontrolle des Vitamin-D-Status etwa zwischen 25 und 40 Euro. Die Hauptuntersuchung beim TÜV kostet mehr. Welcher Parameter als Grundlage zur Beurteilung Ihres Vitamin-D-Status (Barometer für die Vitamin-D-Gesundheit) gemessen wird, erfahren Sie auf den folgenden Seiten.

Tab. 1.1 Reduktion der Neuerkrankungsrate und des Krankheitsrisikos (%) durch einen gesunden Vitamin-D-Status (> 30 ng/ml) im Vergleich zu einem Vitamin-D-Mangel (25(OH)D < 20 ng/ml). Nach Holick, 2010

25(OH)D (ng/ml)	0	≥ 10	≥ 20	≥ 30	≥ 40
Rachitis			100 %		
Osteomalazie			100 %		
Frakturrate				50 %	
Stürze, Frauen				72 %	
Reduktion der allgemeinen Sterblichkeit				13 %	
Brustkrebs				30 %	50 %
Dickdarmkrebs				50 %	
Diabetes mellitus				50 %	
Herzinfarkt (Männer)				50 %	
Multiple Sklerose					50 %
Periphere arterielle Verschlusskrankheit				80 %	
Präeklampsie				50 %	
Kaiserschnitt				75 %	

1.2 Effektive Prävention mit Vitamin D

Trotz der enormen medizinischen Errungenschaften in den letzten 100 Jahren steigt die Rate zivilisationsbedingter Krankheiten weiterhin dramatisch an. Schätzungen zufolge werden in den Industrienationen bereits über 50 % aller Erkrankungen durch unseren Lebensstil bestimmt, der sich meist durch geringe körperliche Aktivität gepaart mit einer kalorienreichen, vitaminarmen Kost äußert. Viele von uns haben täglich zu wenig Auslauf an der frischen Luft und ernähren sich ungesund. Anders gesagt. Der moderne Mensch wird nicht mehr »artgerecht« gehalten. Vergleichbar mit einem Hähnchen aus der Massentierhaltung fristen viele von uns ihr Dasein 7 bis 10 Stunden pro Tag in geschlossenen Räumen sitzend vor einem Bildschirm im Großraumbüro.

Mithilfe der permanenten Reizüberflutung aus Handys und Computern ist dieser »Homo digitalis« (siehe Abb. 1.2) aktiv dabei sein eigenes Grab zu schaufeln. Der gesunde Menschenverstand kommt in unserer medienbestimmten Welt zu kurz. Anscheinend ist unserer Spaß-Gesellschaft das Gespür verlorenen gegangen für die goldene Mitte – sie kennt leider nur Extreme. In der Folge bleiben viele natürliche Ressourcen auf der Strecke, die unser Körper für eine gesunde Entwicklung und die Vorbeugung von Erkrankungen braucht. Eine dieser Gesundheitsquellen ist Sonnenlicht, das in unserem Körper das Prohormon Vitamin D bildet.

Eine erdrückende Anzahl von wissenschaftlichen Studien belegt mittlerweile, dass das individuelle Risiko für Erkrankungen des Herz-Kreislauf-Systems (z. B. Bluthochdruck), des Immunsystems (z. B. Atemwegsinfekte, bösartige Tumore des Dickdarms), des Stoffwechsels (z. B. Diabetes mellitus) sowie die allgemeine und kardiovaskuläre Sterblichkeit stark von der Versorgung mit Vitamin D abhängt.

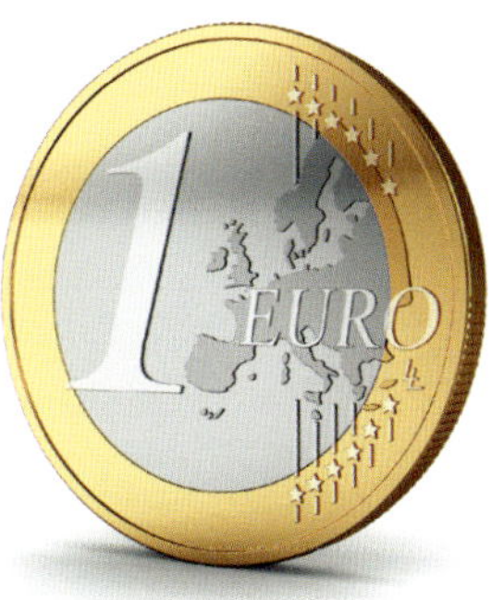

Nach Berechnungen des renommierten Vitamin-D-Forschers Professor Dr. Armin Zittermann von der Herzklinik Bad Oeynhausen und der Ruhr-Universität Bochum könnten durch die Verbesserung des Vitamin-D-Status (25(OH)D: ≥40 ng/ml bzw. 100 nmol/l) der deutschen Bevölkerung im günstigsten Fall pro Jahr Gesundheits-

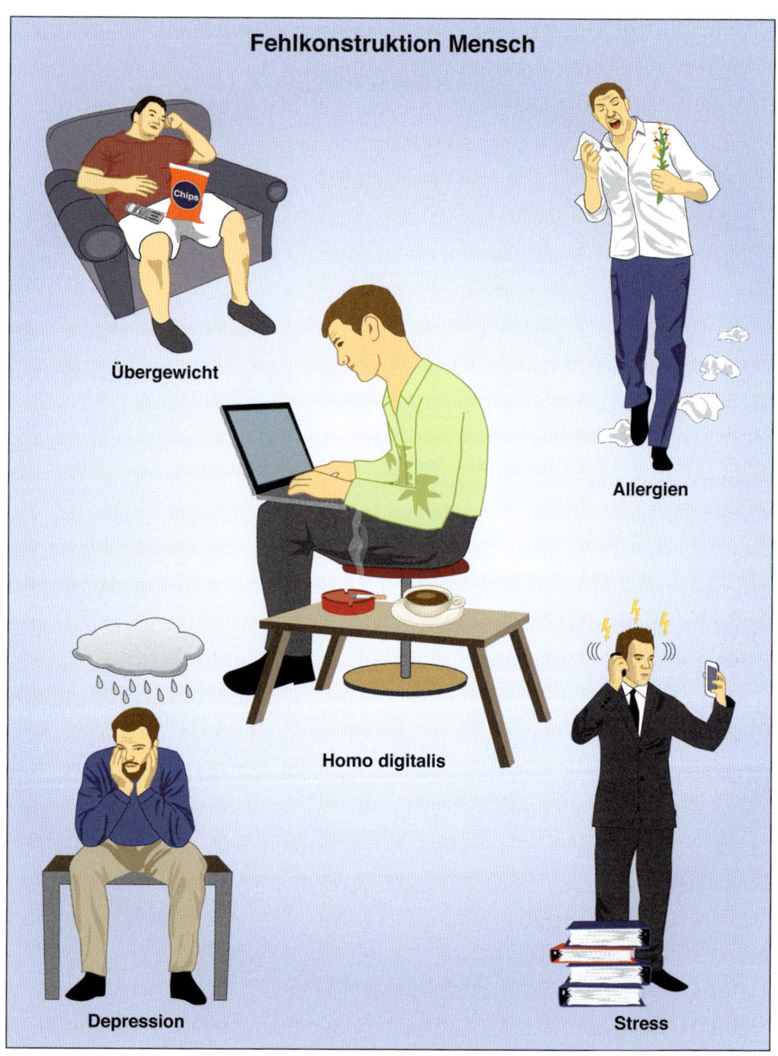

Abb. 1.2 Auswirkungen moderner, aber ungesunder Lebensführung auf unsere Gesundheit

kosten von bis zu 37,5 Milliarden Euro eingespart werden. Zum Vergleich: Die Arzneimittelausgaben im Jahre 2017 beliefen sich laut Arzneiverordnungs-Report allein auf 39,9 Milliarden Euro!

1.3 Sonnenlicht: Die Quelle der Lebensenergie

Der Sonnengott Helios galt in der griechischen Mythologie als Spender von Licht, Leben und Energie. Auf der Erde wurde die lichtabhängige Synthese von Vitamin D bereits vor 750 Millionen Jahren von niedrigen Lebewesen (z. B. Plankton Emiliana huxleyi) in der Sargassosee genutzt.

Die historischen Spuren der Lichttherapie reichen bis in das Altertum zurück. Schon vor 6000 Jahren, im Zeitalter der alten ägyptischen Pharaonen Ramses und Nofretete berichten Ärzte von den Heilwirkungen des Sonnenlichts auf die Herzgesundheit. Im alten Rom schickte man Kranke zum Kuraufenthalt an Orte mit intensiver Sonneneinwirkung. Beim griechischen Arzt Herodot hatte die Lichttherapie im 2. Jahrhundert vor Christus einen hohen Stellenwert in der Behandlung von körperlichen und seelischen Leiden. Den olympischen Athleten des klassischen Altertums empfahl man, sich häufig dem Sonnenlicht auszusetzen, um ihre Leistung zu steigern.

Anfang des 19. Jahrhunderts grassierte in den nordeuropäischen Industrienationen (z. B. England) neben der Rachitis häufig eine Erkrankung, die mit einem Mangel an Sonnenlicht in Verbindung steht, die Tuberkulose. In Deutschland starb damals noch etwa jeder siebte Erwachsene daran. Diese durch Tuberkelbakterien ausgelöste heimtückische Erkrankung verläuft schleichend.

Tuberkulose ist eine von einem Bakterium namens Mycobacterium tuberculosis hervorgerufene Infektionskrankheit. Der Erreger wurde 1882 von Robert Koch entdeckt und ähnelt stark dem der Lepra. Unbehandelt führt die Tuberkulose bei der Hälfte aller Patienten in weniger als zwei Jahren zum Tod. Dementsprechend ist die Tuberkulose nach HIV/Aids weltweit die am häufigsten zum Tode führende Infektionskrankheit und die häufigste Todesursache bei Aids-Patienten. Die Erkrankung äußert sich durch Symptome wie körperliche Auszehrung, Lungenschwindsucht oder als fressende Flechte, auch Hauttuberkulose (Lupus vulgaris) genannt. Die Hauttuberkulose ist eine Sonderform der Tuberkulose. Typische Symptome sind nicht abheilende kleine Wunden, Risse, warzenartige Eiterherde und Geschwüre. Niels Ryberg Finsen gelang es als Erstem, die Hauttuberkulose mit Licht zu heilen. Dazu richtete er gebündeltes UV-Licht auf den Lupusherd und konnte mit dem ultravioletten Anteil Tuberkelbakterien in der Hautwunde töten. Sein erster Patient war ein Ingenieur mit einem grauenhaften Lupus auf der rechten Wange, der seit acht Jahren jeglicher Therapie getrotzt hatte. Nach langwierigen Bestrahlungen mit UV-Licht erzielte Finsen bei diesem aussichtslosen Fall eine nahezu vollständige Heilung der offenen Wunde. 1903 erhielt Niels Ryberg Finsen sogar den Nobelpreis für Medizin.

INFO

Nicht nur Pflanzen gewinnen ihre Lebensenergie aus dem Sonnenlicht, sondern auch der Mensch und viele Wirbeltiere (z. B. Säugetiere, Reptilien, Vögel).

Die Vitamin-D-Mangelkrankheit Rachitis kommt auch bei in Gefangenschaft gehaltenen Tieren oder Haustieren (z. B. Vögel, Reptilien) vor. Auslösende Faktoren sind zu wenig natürliches Sonnenlicht, Vitamin-D-arme Nahrung und Kunstlicht ohne UV-B-Anteil. Das kommt Ihnen vielleicht bekannt vor, von Ihrem Arbeitsplatz oder Ihrer Wohnung.

Bei Schildkröten wird der Rückenpanzer unter Vitamin-D-Mangel ungenügend mineralisiert, sodass dieser weich und verkrümmt erscheint. Bei Eidechsen kommt es zur Verkrümmungen der Wirbelsäule, wobei Knochenbrüche vor allem im Bereich der Lendenwirbelsäule (Buckelbildung) auftreten können. Aber: Eidechsen mit Osteomalazie sehen nicht schön aus! Damit das nicht passiert, haben viele Terrarienbesitzer eine UV-B-Lampe (z. B. Repti Sun Compact mit 10 % UV-B) als Terrarienbeleuchtung installiert. Der geliebte Leguan namens Raptor (Jurassic Park) hat hierdurch eine gute Vitamin-D-Gesundheit und hohe Lebensqualität. In Deutschland lebenden Terrarienbesitzern könnte man im Winter durchaus empfehlen, sich doch zusammen mit Ihrem Leguan unter die »Sonnenbank für Eidechsen« zu setzen und gemeinsam Vitamin D zu bilden.

Auch für viele Menschen, die ihr Dasein bei Kunstlicht in Großraumbüros verbringen, wäre die Installation solcher UV-B-Lampen begrüßenswert, da die meisten Menschen mehrere Stunden pro Tag bei der Arbeit in Gebäuden und nicht mehr an der frischen Luft verbringen.

Anfang des 20. Jahrhunderts identifizierten Wissenschaftler schließlich den Wirkstoff, der mit Hilfe des Sonnenlichts in der Haut gebildet wird und der für die zahlreichen gesundheitsfördernden Effekte des Sonnenlichts verantwortlich ist. Das Prohormon Vitamin D. Unsere Gesundheit und Wohlbefinden hängen nicht nur von der medizinischen Versorgung ab, sondern auch davon, ob unser Körper durch einen gesunden Lebensstil alle Stoffe erhält, die er von Natur aus braucht. Darunter ist Vitamin D einer der Wichtigsten. 1922 entdeckte der US-amerikanische Biochemiker Elmer Verner McCollum bei Versuchen an Ratten im Lebertran ein für den Knochenstoffwechsel essenzielles Vitamin mit antirachitischer Wirksamkeit. Analog zu anderen von ihm entdeckten Vitaminen (z. B. Vitamin A) nannte er es Vitamin D. Dem deutschen Chemiker Adolf Windaus gelang es schließlich, die chemische Struktur dieses Vitamins aufzuklären. 1928 erhielt Windaus für seine Verdienste um die Erforschung der Steroidhormone und ihren Zusammenhang zu den Vitaminen den Nobelpreis für Chemie.

Am Ende der 1960er-Jahre fand man heraus, dass das in der Haut produzierte oder mit der Nahrung aufgenommene Vitamin D keine biologische Wirkung auf den Knochen-, Phosphat- oder Kalziumhaushalt ausüben kann. In der Leber muss das Prohormon Vitamin D nämlich erst in seine Transportform, das 25-Hydroxy-Vitamin-D (25(OH)D), umgewandelt werden. Das 25(OH)D wird im Anschluss in den Nieren in seine hormonaktive Form 1α,25-Dihydroxy-Vitamin-D ($1,25(OH)_2D$) aktiviert. In den 1970er-Jahren wurden an der Universität Wisconsin die Transportform 25(OH)D und die hormonaktive Form $1,25(OH)_2D$ weltweit zum ersten Mal von Michael F. Holick identifiziert und isoliert.

Das Sonnenhormon $1,25(OH)_2D$, auch Vitamin-D-Hormon genannt, gehört in die Gruppe der Steroidhormone, die in den Körperzellen an spezielle Rezeptoren (Vitamin-D-Rezeptoren) binden und dadurch ihre Wirkung entfalten. Ende der 1970er-Jahre stellte sich schließlich heraus, dass diese Vitamin-D-Rezeptoren (VDR) überall im Körper zu finden sind. Durch die Bindung von $1,25(OH)_2D$ an seine Rezeptoren, werden verschiedene Signalübertragungswege im Zellstoffwechsel und auch auf der Ebene zahlreicher Gene ausgeübt. Unter anderem wird im Zellkern die Proteinsynthese reguliert. Folglich gibt es fast keinen Bereich in unserem Körper, der nicht von der hormonaktiven Wirkform des Vitamin D abhängig ist. Mittlerweile ist Prof. Holick an der Universität in Boston und zählt aufgrund seiner 500 Publikationen in hochrangigen medizinisch-wissenschaftlichen Fachzeitschriften (z. B. New England Journal of Medicine, Lancet, Journal of American Medical Association) sowie über 50-jähriger Forschungsarbeit über den Vitamin-D-Stoffwechsel zu den wichtigsten Vitamin-D-Forschern der Welt.

Im Gegensatz zu allen anderen Vitaminen, die der Mensch ausschließlich mit der Nahrung aufnimmt, bildet der Körper Vitamin D in Abhängigkeit vom geografischen Breitengrad und dem jahreszeitlich bedingten Einstrahlwinkel der Sonne größtenteils selbst (→ UV-Index). Je nach Alter, Hauttyp, Wohnort und Jahreszeit benötigt man dazu unterschiedliche Sonnenlichtmengen, um gesunde Blutspiegel an Vitamin D zu erzielen.

In unseren Breiten – Deutschland liegt auf dem 47.–55. Breitengrad – kann Vitamin D in den sonnenreicheren Monaten von April bis September mithilfe der Sonne gebildet werden. Davor und danach ist eine natürliche Vitamin-D-Synthese über die Haut mithilfe des Sonnenlichts nicht möglich, es sei denn man verlagert seinen Wohnsitz in höher gelegene Gebirgsregionen.

1.4 Der UV-Index

Um einen ersten Anhaltspunkt zu erhalten, ob es überhaupt möglich ist, auf natürlichem Wege mit den UV-B-Strahlen der Sonne in der Haut Vitamin D zu bilden, können Sie sich beim Deutschen Wetterdienst oder beim Bundesamt für Strahlenschutz über den aktuellen UV-Index informieren.

INFO

Vitamin D kann in der Haut ab einem UV-Index von 3 oder höher, mithilfe des Sonnenlichts gebildet werden.

Der UV-Index (UVI) ist ein Maß für die Intensität der UV-Strahlung. Er gibt die sonnenbrandwirksame UV-Strahlungsstärke an und variiert mit der Bewölkung, dem Sonnenstand (also mit geografischer Breite, Tages- und Jahreszeit), der Dicke der Ozonschicht und der geografischen Höhe. Seine Werte gelten für alle Hauttypen und die Definition ist weltweit einheitlich. Der UV-Index wird auf einer nach oben offenen Skala dargestellt und bezieht sich auf den Höchstwert der UV-Strahlung. Je höher der UVI, desto größer ist die Sonnenbrandgefahr. In Deutschland nimmt der UVI erfahrungsgemäß Werte zwischen 0 und 8, in den Bergen auch bis zu 9 an. In den Tropen kann der UVI extreme Werte von über 12 erreichen.

Für die natürliche Vitamin-D-Synthese über die Haut durch Sonnenlicht muss die Intensität der UV-Strahlung ausreichend hoch sein, d. h. der UV-Index muss Werte von 3 oder höher erreichen. Aus einer grafischen Darstellung des gesamten Erdballs vom 28. Oktober 2004 mit der farblichen Markierung des UV-Index wird ersichtlich, dass in den grün gefärbten Regionen (Nordamerika, Kanada, Deutschland) an diesem Tag kein Vitamin D gebildet werden konnte. Der UVI des grün gefärbten Bereichs lag unter 2,5. UVI-Werte größer 3, 5 und 6 wurden dagegen in den gelb, orange und rot markierten Regionen erreicht. In Spanien, Kalifornien und Südamerika konnte man am 28. Oktober 2004 mithilfe des Sonnenlichts auf natürliche Weise Vitamin D bilden (siehe Abb. 1.3).

Übrigens: Ist Ihnen bewusst, dass in Regionen wie Berlin, Bonn, Essen und Stuttgart der UV-Index auch noch im Frühling (bis April/Anfang Mai) »1« beträgt – während er in Palma de Mallorca zu dieser Zeit bei Werten zwischen 3 und 4 rangiert?

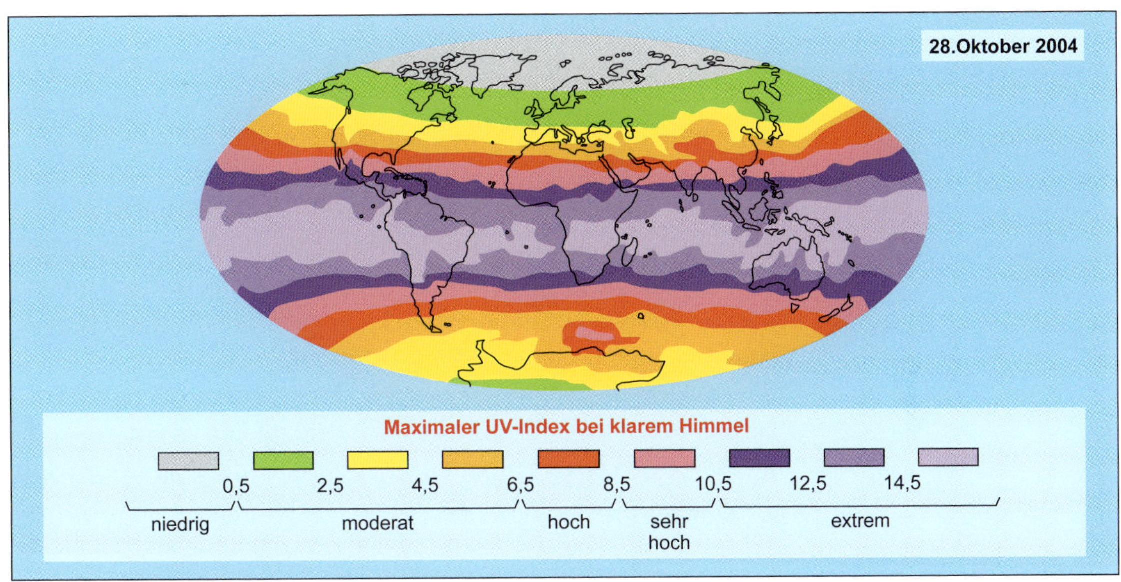

Abb. 1.3 UV-Index und Vitamin D. Für die natürliche Vitamin-D-Synthese mithilfe des Sonnenlichts ist ein UV-Index von 3 oder höher notwendig.

Also, ab zum Flughafen und auf Mallorca Sonnenvitamin nachtanken! Schön wär's.

1.5 Vom Sonnenvitamin zum Sonnenhormon

Die körpereigene Synthese des Sonnenhormons läuft in mehreren Schritten ab. Dreh- und Angelpunkt bildet dabei die Leber, das wichtigste Stoffwechselorgan und die zentrale Chemiefabrik unseres Körpers (siehe Abb. 1.4).

1. Schritt – Cholesterin: Das im Blut schwimmende Cholesterin wird in der Leber chemisch umgewandelt in 7-Dehydrocholesterin (7-DHC, dem Vorläufer des Muttersubstanz Colecalciferol), das dann über die Blutbahn zur Haut transportiert wird.

2. Schritt – Prävitamin D: In der sonnenbestrahlten Haut wird aus dem 7-DHC mithilfe von UV-B-Strahlen (Wellenlänge: 290 bis 315 Nanometer) Prävitamin D_3 gebildet. Bei zu starker Sonnenlichteinwirkung wird Prävitamin D_3 vermehrt in die inaktiven Abbauprodukte Lumisterol und Tachysterol aufgespalten, die keine direkte Vitamin-D-Wirkung besitzen. Deshalb kann es gar nicht zu einer durch Sonnenlicht ausgelösten Vitamin-D-Vergiftung kommen. Auch Pflanzen enthalten eine cholesterinähnliche Substanz, das Ergosterol, das in seinen Außenschichten durch das Sonnenlicht in das pflanzliche Vitamin D_2, das sogenannte Ergocalciferol, umgewandelt wird. So stecken beispielsweise in 100 g Steinpilzen etwa 120 I. E. Vitamin D_2 und in 100 g Shiitake-Pilzen etwa 100 I. E. Vitamin D_2.

3. Schritt – Vitamin D_3 (Colecalciferol): Die Vorstufe Prävitamin D_3 wird danach durch die Körpertemperatur in die Muttersubstanz Vitamin D_3 (= Colecalciferol) umgewandelt. Das in der Haut aus Prävitamin D_3 gebildete Sonnenvitamin, in der Regel als Vitamin D_3 bezeichnet, gelangt nun in die Blutbahn, wo es an ein spezifisches Transportmolekül, das Vitamin-D-bindende Protein (VDBP), angehängt und über den Blutkreislauf zur Leber zurücktransportiert wird. Um seine Funktionen im Stoffwechsel erfüllen zu können, muss das gebildete Sonnenvitamin nun in der Leber aktiviert werden.

4. Schritt – 25-Hydroxy-Vitamin-D (25(OH)D): Die Leber wandelt nun das Vitamin D – sei es über das Sonnenlicht gebildet (D_3)

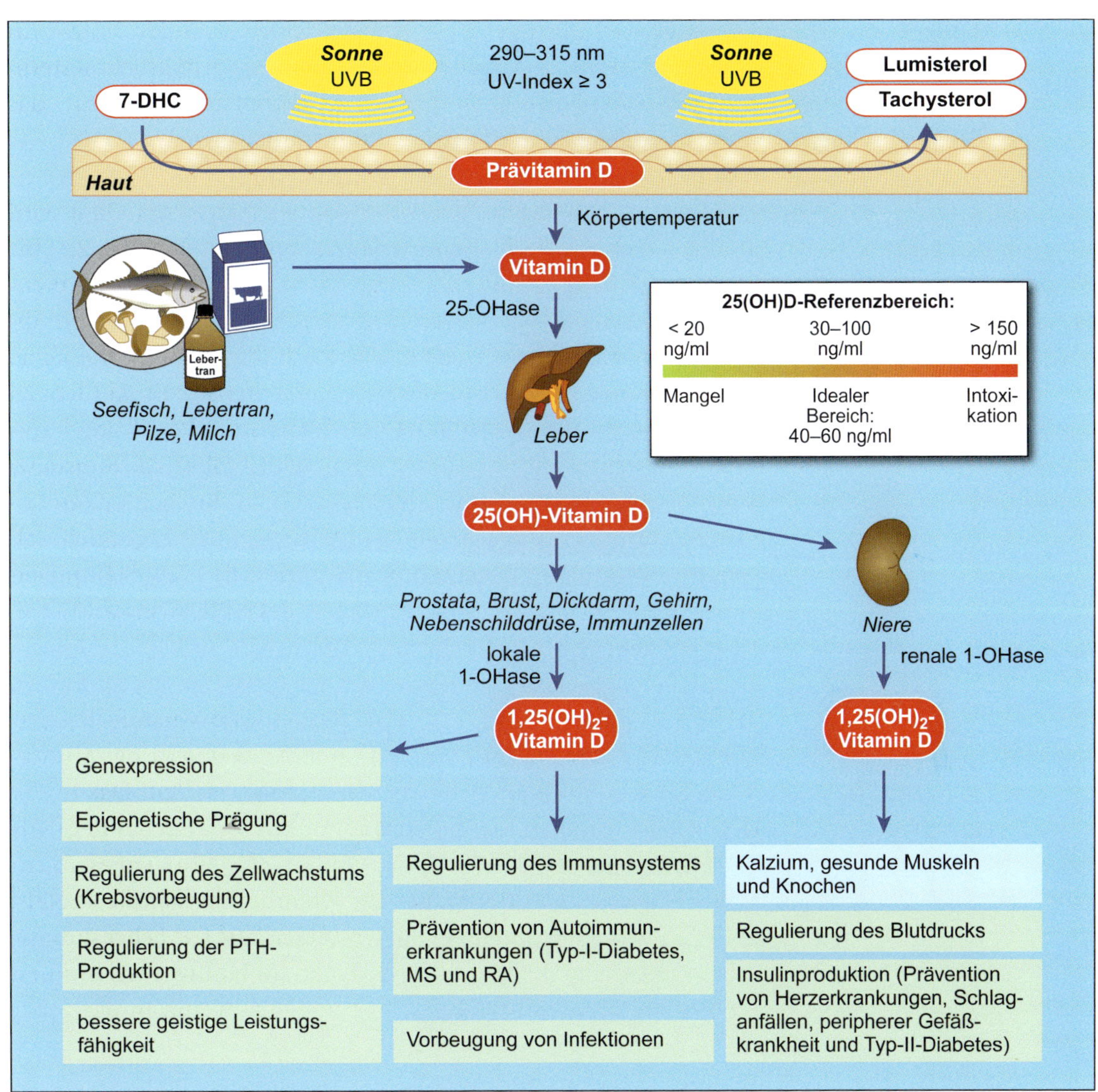

Abb. 1.4 Synthese und Metabolismus von Vitamin D. Nach Holick MF, 2007

WICHTIG

In diesem Sachbuch verwenden wir die Begriffe Vitamin D für das Sonnenvitamin, 25(OH)D für das Prohormon und $1,25(OH)_2D$ für das eigentliche Sonnenhormon.

oder aus der Nahrung (D_2, z. B. Pilze) aufgenommen – über das Enzym 25-Hydroxylase (25OHase) in die das Prohormon 25-Hydroxy-Vitamin-D (25(OH)D, Calcidiol) um. Auf das Vitamin D wird also in der Position 25 durch das Enzym 25-Hydroxylase (25OHase) eine weitere Hydroxyl-Gruppe beziehungsweise OH-Gruppe übertragen. Eine derartige chemische Reaktion zum »Einbau« einer oder mehrerer Hydroxylgruppen bezeichnet man auch als Hydroxylierung.

5. Schritt – 1,25-Dihydroxy-Vitamin D: 25(OH)D wird danach an VDBP gebunden und zu den Nieren transportiert. In den Nieren wird dieses Paket aus 25(OH)D und VDBP mithilfe des Rezeptorproteins Megalin aufgenommen. Außer in den Nieren konnte diese Megalin-abhängige Aufnahme auch in der Plazenta und in den Nebenschilddrüsen nachgewiesen werden. Megalin ist hierbei sozusagen die molekulare Paketannahme für 25(OH)D in das Zellinnere.

Ist das Paket in den Nieren angekommen, wandelt das Enzym 1-alpha-Hydroxylase (1αOHase) das 25(OH)D in das biologisch aktive Steroidhormon $1,25(OH)_2D$ (Calcitriol) um. Man bezeichnet dieses Enzym auch als renale 1-alpha-Hydroxylase (1αOHase) – von lateinisch ren für Niere, da es in der Niere vorkommt. Das in den Nieren produzierte $1,25(OH)_2D$ wird anschließend in die Blutbahn abgegeben, wo es seine hormonartige Wirkung entfaltet. Dabei reagiert $1,25(OH)_2D$ mit den Vitamin-D-Rezeptoren (VDR) in den Zellwänden und greift auf diese Weise in den Zellstoffwechsel ein (Beispiele dafür sind die Kalziumaufnahme im Darm und die Knochenmineralisierung).

Vitamin D_3 oder Vitamin D_2?

Zur Vitamin-D-Familie zählen verschiedene Verbindungen, die alle Vitaminaktivität aufweisen. Zu ihren wichtigsten Vertretern gehören das in tierischen Organismen vorkommende Vitamin D_3 (Colecalciferol) und das in Pflanzen vorkommende Vitamin D_2 (Ergocalciferol). Vitamin D_2 unterscheidet sich vom Vitamin D_3 nur durch eine Doppelbindung und eine Methylgruppe. Beide Verbindungen haben die gleiche Vitaminaktivität. Als Mengenangaben dienen Internationale Einheiten (I. E.): 1 I. E. = 0,025 µg (Mikrogramm) oder 1 µg = 40 I. E. Vitamin D_2 oder D_3. Gemäß den Forschungsergebnissen von Prof. Holick sind die beiden Vitamin-D-Formen hinsichtlich der 25(OH)D-Blutspiegel bei täglicher Einnahme gleichwertig. Bei der hoch dosierten Intervalltherapie (zum Beispiel zweimal im Monat) hingegen ist das Vitamin D_3 aufgrund seiner höheren Eiweißbindung dem Vitamin D_2 eindeutig überlegen.

Das Barometer der Vitamin-D-Gesundheit

Nach aktuellen wissenschaftlichen Erkenntnissen sollte der 25(OH)D-Spiegel im Blutserum mindestens zwischen 30 und 60 ng/ml liegen, um langfristig negative Folgen eines Vitamin-D-Mangels für die Gesundheit zu vermeiden. So ist eine normale Kalziumverwertung aus der Nahrung – nach Forschungsarbeiten von Prof. Dr. Robert Heaney – erst ab einem Wert von 32 ng/ml beziehungsweise 80 nmol/l zu erwarten. Naturvölker in äquatorialen Ländern haben natürlicherweise sogar einen 25(OH)D-Spiegel von 50 bis 90 ng/ml. Als optimal für die menschliche Gesundheit und zur Vorbeugung degenerativer Erkrankungen und Infektionskrankheiten gilt derzeit ein 25(OH)D-Status zwischen 40 und 60 ng/ml beziehungsweise zwischen 100 und 150 nmol/l. Die Leistungsfähigkeit eines Sportlers steht direkt in Verbindung mit seinem 25(OH)D-Status. Die optimale Funktion sportassoziierter biologischer Prozesse wird dann erreicht, wenn der 25(OH)D-Status dem entspricht, was heute noch in der Natur lebende Völker (z. B. Masai), die eine ganzjährlich natürliche Sonnenlicht-Exposition haben, aufweisen. Der 25(OH)D-Spiegel für eine optimale sportliche Leistungsfähigkeit dürfte bei

Athleten zwischen 48 und 52 ng/ml liegen. Niedrigere Werte erhöhen die Krankheitsanfälligkeit und verschlechtern die Lebensqualität. 25(OH)D-Spiegel unter 20 ng/ml sind Kennzeichen eines ausgeprägten Vitamin-D-Mangels, und bei Werten zwischen 21 und 29 ng/ml liegt ein moderater, aber therapiebedürftiger Vitamin-D-Mangel vor. Für einen gesunden Vitamin-D-Status, also 25(OH)D, das heißt zwischen 40 und 60 ng/ml, müssen – bezogen auf das Körpergewicht – regelmäßig 40 bis 60 I. E. Vitamin D pro Kilogramm Körpergewicht pro Tag über alle Quellen (Sonne, Nahrung, Nahrungsergänzungsmittel) aufgenommen werden. Diese Empfehlung gilt für normalgewichtige Erwachsene und Jugendliche. Beispiel: Eine Person mit einem Körpergewicht von 50 Kilogramm hat gemäß dieser Empfehlung einen regelmäßigen Tagesbedarf von 2000 bis 3000 I. E. Vitamin D.

Je höher das Körpergewicht, desto mehr Vitamin D wird benötigt.

Aktuelle Studien zur Dosisfindung von Prof. Holick zeigen, dass in Abhängigkeit vom Körpergewicht bei Übergewichtigen eine tägliche Einnahme von 7000 I. E. und bei Adipösen von 8000 I. E. Vitamin D eingenommen werden müssen, um ohne Nebenwirkungen einen 25(OH)D-Status von 40 ng/ml zu erreichen. In Bezug auf den Vitamin-D-Status wurde dabei zudem gezeigt, dass ein 25(OH)D-Spiegel bis zu 120 ng/ml ohne Nebenwirkungen ist.

25(OH)D ist – wie oben schon dargelegt – das Barometer und der Goldstandard für die Vitamin-D-Gesundheit. Daher ist es wichtig, dass man seinen Vitamin-D-Status vom (Haus-)Arzt über eine labormedizinische Bestimmung des 25(OH)D-Werts im Blutserum in Nanogramm pro Milliliter (ng/ml) oder in Nanomol pro Liter (nmol/l) kontrollieren lässt, denn das ist der wichtigste medizinische Laborparameter (kennzeichnende Messgröße) zur Beurteilung der Vitamin-D-Versorgung eines Menschen. Die Umrechnung des 25(OH)D-Status von Nanogramm pro Milliliter in Nanomol pro Liter erfolgt ganz einfach durch die Multiplikation mit dem Faktor 2,5 – das heißt: 40 ng/ml entsprechen 40 × 2,5 = 100 nmol/l.

1.5.1 Das Sonnenhormon $1{,}25(OH)_2D$

$1{,}25(OH)_2D$ ist die hormonaktive Form von Vitamin D, da dieses Steroidhormon die Vitamin-D-Rezeptoren der Zellkerne aktiviert und verantwortlich ist für die unzähligen positiven Wirkungen auf die Zellen, Gewebe, Organe und das Immunsystem. Bemerkenswert ist, dass neben den Nieren die meisten anderen Zell- und Organsysteme eine lokale 1α-OHase besitzen. In Abhängigkeit von der 25(OH)D-Verfügbarkeit und dem Bedarf können diese Zellen das hormonaktive Signalmolekül $1{,}25(OH)_2D$ mithilfe ihrer lokalen 1α-OHase selbst bilden: $1{,}25(OH)_2D$ gehört, wie auch die Sexualhormone (z. B. Estradiol, Progesteron, Testosteron) oder die Corticosteroide (z. B. Kortison) zu den Steroidhormonen. Wie alle Vertreter dieser Hormongruppe wird auch die hormonaktive Form $1{,}25(OH)_2D$ im Körper aus Cholesterin gebildet.

Mehr als 2000 Gene des Menschen stehen unter der Kontrolle von $1{,}25(OH)_2D$.

In seinen Zielzellen reagiert $1{,}25(OH)_2D$ mit spezifischen Vitamin-D-Rezeptoren (VDR) und steuert hierüber unter anderem die Entwicklung und das Wachstum von Zellen, zahlreiche Stoffwechselprozesse sowie eine Vielzahl von Genen bis hin zur gesunden Entwicklung des Gehirns. Denn auch in unserem Oberstübchen finden sich die Enzyme, die die Aktivierung von Vitamin D zum Sonnenhormon $1{,}25(OH)_2D$ regulieren. Im Gehirn kontrolliert dieses hormonaktive Signalmolekül eine Reihe von Genen, die für die Plastizität, die Reifung und das Wachstum von Nervenzellen verantwortlich sind. Über spezielle Nervenwachstumsfaktoren, die für die Bildung von Nervenbotenstoffen wie Dopamin und Serotonin wichtig sind, nimmt das $1{,}25(OH)_2D$ direkten Einfluss auf unsere Stimmungslage.

Eine unzureichende Versorgung mit Vitamin D einer Frau während ihrer Schwangerschaft kann Folgen haben für die Gehirnentwicklung des ungeborenen Kindes. So zeigen Studien einen direkten Zusammenhang zwischen einem Vitamin-D-Mangel in der Schwangerschaft und dem Auftreten von Sprachstörungen bei Kindern zwischen dem fünften und zehnten Lebensjahr.

Außer in den Nieren sind in über 35 weiteren Geweben, die nicht am Knochenstoffwechsel beteiligt sind, Vitamin-D-Rezeptoren nachgewiesen worden. Beispiele für Zelltypen, die Vitamin-D-Rezeptoren enthalten:

- Nervenzellen,
- Zellen des Gehirns
- Zellen im Dickdarm
- Zellen des Immunsystems
- Pankreaszellen
- Prostatazellen
- Zellen der Brustdrüse
- Muskelzellen
- Zellen der Ovarien und der Plazenta
- Endothelzellen (Endothel = Tapete der Gefäße)

In all diesen Zellen ist das aktive Vitamin-D-Hormon 1,25$(OH)_2$D für den reibungslosen Ablauf des Stoffwechsels verantwortlich. Dadurch, dass zahlreiche Gewebe Vitamin-D-Rezeptoren (VDR) ausbilden, erklärt sich auch die hohe vorbeugende und therapeutische Bedeutung des Sonnenvitamins Vitamin D und des Sonnenhormons 1,25$(OH)_2$D.

1.5.2 Auch Mitochondrien brauchen Vitamin D

Darüber hinaus unterstützt $1{,}25(OH)_2D$ über Wechselwirkung mit VDR die Bildung der Mitochondrien. So nennt man die Kraftwerke unserer Zellen, die in jeder Körperzelle vorkommen, besonders häufig sind sie in Organen oder Zellen mit hoher Stoffwechselleistung zu finden wie in Muskel-, Nerven-, Sinnes- oder Eizellen. In einer Eizelle können sogar bis zu 100 000 Mitochondrien enthalten sein. Die Hauptaufgabe der Mitochondrien ist es, Nahrungsenergie in Zellenergie umzuwandeln – in Form des Zellbrennstoffs Adenosintriphosphat (ATP). Eine gesunde Person produziert am Tag so viel ATP wie ihr Körpergewicht. Im Zellkern fördert $1{,}25(OH)_2D$ über VDR die Ausbildung von Genen, die mitochondriale Proteine codieren. Auch die mitochondriale Dynamik und Enzymfunktion (zum Beispiel die Atmungskette) werden durch $1{,}25(OH)_2D$ reguliert. Der Einfluss des $1{,}25(OH)_2D$ dringt also bis in die kleinste Zelleinheit vor mit enormen Auswirkungen auf den Energiehaushalt des gesamten Körpers.

Um dem Einfluss des Sonnenhormons auf die vielfältigen Körperfunktionen Rechnung zu tragen, sind die meisten Zellen mit einer lokalen 1α-OHase ausgestattet, das heißt, sie können – unabhängig von der Niere – nach Bedarf selber $1{,}25(OH)_2D$ aus $25(OH)D$ herstellen.

Im Gegensatz zu dem in den Nieren produzierten $1{,}25(OH)_2D$, das nach der Abgabe in die Blutbahn dort seine hormonartige – fachsprachlich endokrine – Wirkung entfaltet, bleiben die Wirkungen des außerhalb der Nieren gebildeten Vitamin-D-Hormons auf die jeweiligen Zellen selbst und ihre Nachbarzellen beschränkt. Im Fachjargon nennt man das auch die autokrine beziehungsweise parakrine Wirkung. Auf diese Art reguliert das in zahlreichen Geweben gebildete $1{,}25(OH)_2D$ das lokale Zellwachstum (z. B.

die Reifung eines Embryos) und wirkt vorbeugend gegen die Entstehung von Autoimmunerkrankungen (z. B. Multiple Sklerose, Hashimoto), Diabetes, Krebs und anderen Krankheiten.

Im menschlichen Genom finden sich an die 2 700 Bindungsstellen für den Vitamin-D-Rezeptor, was die Bedeutung des Sonnenhormons für die menschliche Gesundheit zusätzlich unterstreicht. Auch die Spuren, die Umweltfaktoren in unserem Erbgut hinterlassen – die sogenannte epigenetische Prägung –, wird sehr stark von unserem Vitamin-D-Status beeinflusst.

1.6 Europa: Alarmierender Vitamin-D-Mangel!

In Europa (vor allem Nordeuropa, z. B. Deutschland, Finnland) herrscht ein Vitamin-D-Mangel von nahezu pandemischem Ausmaß. (Unter einer Pandemie versteht man die länder- und kontinentübergreifende Ausbreitung einer Krankheit.) Gesundheitspolitiker und ernährungsmedizinische Fachgesellschaften in Europa haben diese bedrohliche Entwicklung zur Mangelversorgung bisher verschlafen.

Nach den Daten des Bundesamtes für Gesundheit in der Schweiz aus dem Jahre 2012 leiden etwa 50 % der Schweizer Bevölkerung unter einem Vitamin-D-Mangel (25(OH)D < 20 ng/ml). Bei weniger als 30 % der Schweizer findet man gerade Minimalwerte von 25(OH)D von 30 ng/ml oder zum Teil mehr.

In Deutschland sieht die Situation nicht viel besser aus. Dazu hat das Robert-Koch-Institut in Berlin im Auftrag des Bundesgesundheitsministeriums eine repräsentative Studie über die Vitamin-D-

Vitamin-D-Mangel in Europa: eine Pandemie!
Die Häufigkeit des Vitamin-D-Mangels in der europäischen Bevölkerung und das damit verbundene gesundheitliche Gefährdungspotenzial wird durch die Ergebnisse der in der Fachzeitschrift American Journal of Clinical Nutrition publizierten ODIN-Studie (AJCN, 2016; Internetseite: www.odin-vitd.eu) untermauert. In dieser Studie wurde der 25(OH)D-Status von 55 844 Europäern ausgewertet. Die Ergebnisse sind alarmierend und stellen die Handlungskompetenz und das Verantwortungsbewusstsein der nationalen und europäischen Gesundheitspolitik gegenüber ihren Bevölkerungen in Frage:

- 13 % der Untersuchten hatten einen 25(OH)D-Status <30 nmol/l bzw. <12 ng/ml
- 40,4 % der Untersuchten hatten einen 25(OH)D-Status <50 nmol/l bzw. <20 ng/ml und
- 84 % der Untersuchten hatten einen 25(OH)D-Status <75 nmol/l bzw. <30 ng/ml

84 % hatten demnach einen 25(OH)D-Status <30 ng/ml, der nach aktuellen Studien der Arbeitsgruppe um Herrn Prof. Dr. Michael Amling vom Universitätsklinikums Hamburg-Eppendorf nicht ausreicht für ein gesunde Knochenmineralisierung. In den Monaten Oktober bis März war ein Vitamin-D-Mangel deutlich häufiger nachweisbar als im Zeitraum April bis November. Bei ethnischen Gruppen mit dunkler Hautfarbe war der Vitamin-D-Mangel sogar bis zu 71-mal häufiger nachweisbar. Legt man als gesunden Normalwert einen 25(OH)D-Status fest von 100–150 nmol/l bzw. 40–60 ng/ml so wird nach den Ergebnissen der ODIN-Studie die Volksgesundheit von Millionen Europäern und Deutschen durch einen Mangel an Vitamin D gefährdet.

Versorgung in Deutschland durchgeführt. Der 25(OH)D Spiegel im Blut von 57 % der untersuchten Männer und 58 % der Frauen lag unterhalb des kritischen Grenzwertes von 20 ng/ml. Bei den über 65-jährigen waren sogar 75 % mit Vitamin D unterversorgt. Die Defizite waren naturgemäß in den Wintermonaten höher als In den Sommermonaten.

Diese Daten sind umso schlimmer, wenn man sich die lange Liste mit Krankheiten ansieht, die von einem Vitamin-D-Mangel ausgelöst oder verstärkt werden können. Dazu gehören neben schon genannten auch das Übergewicht, die nicht-alkoholische Fettleber (NASH), die chronischen Entzündungen, das metabolisches Syndrom, der Diabetes mellitus Typ-1 und Typ-2, sowie Herz-Kreislauf- und Autoimmunerkrankungen.

1.7 Deutschland: Vitamin-D-Mangelland

Auch in Deutschland grassiert, wie in den meisten Ländern Nordeuropas, ein Mangel an Vitamin D. Im Rahmen einer Kontrolle des Vitamin-D-Status von 1 258 Patienten in 264 Hausarztpraxen aus ganz Deutschland im Zeitraum von Februar bis Mai 2007, hatten die Patienten im Durchschnitt einen 25(OH)D-Spiegel von 16,4 ng/ml (= 41 nmol/l).

Mit zunehmendem Alter fiel der 25(OH)D-Spiegel stark ab. Der prozentuale Anteil der Patienten mit einem Vitamin-D-Mangel (<20 ng/ml) war in der Altersgruppe von 75 und älter nahezu doppelt so hoch, im Vergleich zu jüngeren Personen. In Abhängigkeit vom Alter hatten 72-85 % der untersuchten Patienten in dieser Studie einen ausgeprägten oder einen mäßigen Vitamin-D-Mangel (siehe Abb. 1.6).

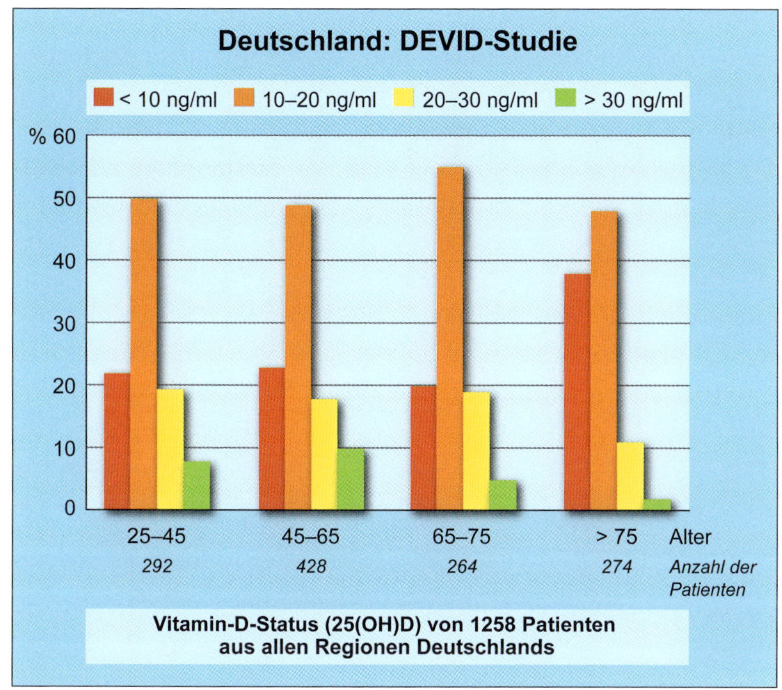

Abb. 1.5 Die DEVID-Studie. Hausärztliche Erfassung des Vitamin-D-Status von 1258 Patienten

Sie werden sich jetzt bestimmt fragen, weshalb ein Vitamin-D-Mangel in Europa so häufig auftritt, wenn wir doch das Sonnenhormon mithilfe von Sonnenlicht selbst bilden können. Außerdem werden Sie sich fragen, warum wir denn bei einem derart umfangreichen Angebot an Lebensmitteln nicht ausreichend mit Vitamin D versorgt werden. Die Erklärung dafür ist ganz einfach und logisch zugleich, wie die nachfolgenden acht Punkte verdeutlichen:

1. Die geographische Lage – Problem: Breitengrad!

Sonnenlicht ist die natürliche und wichtigste Quelle für unsere Vitamin-D-Versorgung. Über 90 % des Tagesbedarfs an Vitamin D könnten wir durch einen maßvollen und gesunden Umgang mit der Sonne ohne Sonnenschutzmaßnahmen abdecken. Deutschland ist aber, wie viele andere Länder in Europa (z. B. Großbritannien, Finnland, Norwegen) kein Platz an der Sonne. Und viele von uns, die in einem Großraumbüro arbeiten, können sich während ihrer Arbeitszeit nicht vollständig entkleiden und 2–3× in der Woche 10–20 Minuten während der Mittagszeit auf der Sonnenterasse verbringen.

Setzt man sich in Badekleidung der Sonne bei einer minimalen Erythemdosis (MED) aus – jener UV-Dosis, die eine gerade sichtbare Hautrötung hervorruft – so führt dies zu einer Steigerung der Vitamin-D-Bildung, die der Einnahme von 10 000 bis 25 000 I. E. Vitamin D entspricht.

Faustregel

Wenn der Schatten Ihres Körpers größer ist als die Körpergröße kann in der Regel kein Vitamin D in der Haut gebildet werden.

Unser Land befindet sich zudem zwischen dem 47. bis 55. Breitengrad, also in der Nordhalbkugel auf der Höhe von Kanada. Im Zeitraum von Oktober bis März steht die Sonne hier nicht hoch genug am Himmel (UV-Index: <3), um unsere Haut mit den notwendigen UV-B-Strahlen von 290 bis 315 nm zu versorgen. Der zu flache Einfallswinkel der Sonne ist für die zu geringe Intensität der Sonnenstrahlen verantwortlich (siehe Abb. 1.6 und Tab. 1.2).

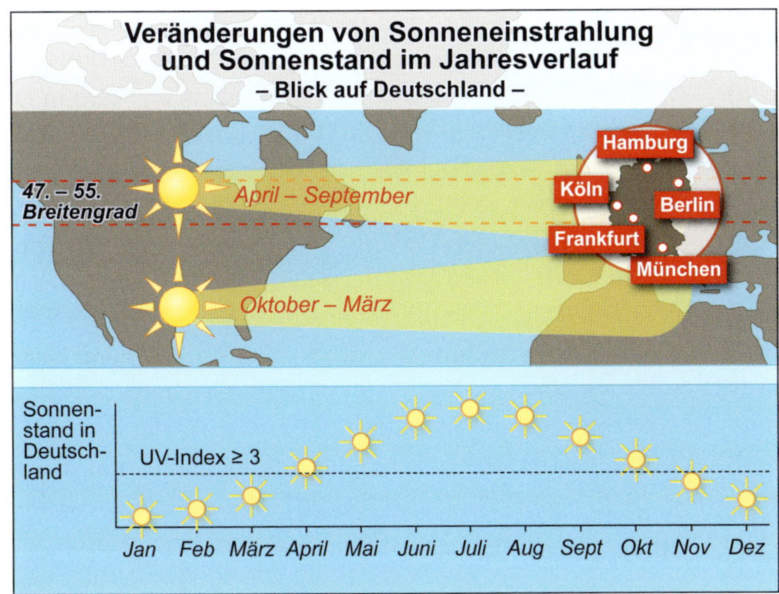

Abb. 1.6 Deutschland: Vitamin-D-Mangel-Land

Tab. 1.2 Breitengrade deutscher Städte (Auswahl)

Stadt	Breitengrad 35–50	Stadt	Breitengrad 50–75
Frankfurt	50	Flensburg	55
Regensburg	49	Rostock	54
Würzburg	49	Hamburg	53
Stuttgart	48	Berlin	52
München	48	Essen	51
Konstanz	47	Köln	50

Hinweis: Die kanadischen Städte Vancouver (49°), Winnipeg (49°) und Calgary (51°) befinden sich auf den gleichen Breitengraden wie Regensburg, Würzburg und Essen.

Im Tagesverlauf wandert die Sonne den Sonnenmeridian entlang (siehe Abb. 1.7). Der Mittag ist der Zeitpunkt, an dem der Einfallswinkel (Sonnenwinkel) und die Kraft der Sonnenstrahlen am höchsten sind. Zu dieser Zeit (etwa 12:00 Uhr) ist die Sonne dem Zenit am nächsten (Tageshöchststand). Auf den kanarischen Inseln beispielsweise steht sie im Juni direkt über dem Körper. Der Sonnenwinkel erreicht dann etwa 90°, die Intensität des Sonnenlichts ist dann am höchsten und der Schatten des Körpers ist zu dieser Zeit am kleinsten. Um die Mittagszeit (11:30–13:30 Uhr) ist deshalb die Fähigkeit, mithilfe des Sonnenlichts in der Haut Vitamin D zu bilden, am größten. Wenn der Einfallswinkel des Sonnenlichts im Tagesverlauf (Vormittag, Nachmittag) oder jahreszeitenbedingt (Herbst, Winter) flacher wird, sinkt die Intensität der Sonnenstrahlen, und dadurch nimmt die Möglichkeit ab, in der Haut Vitamin D zu bilden.

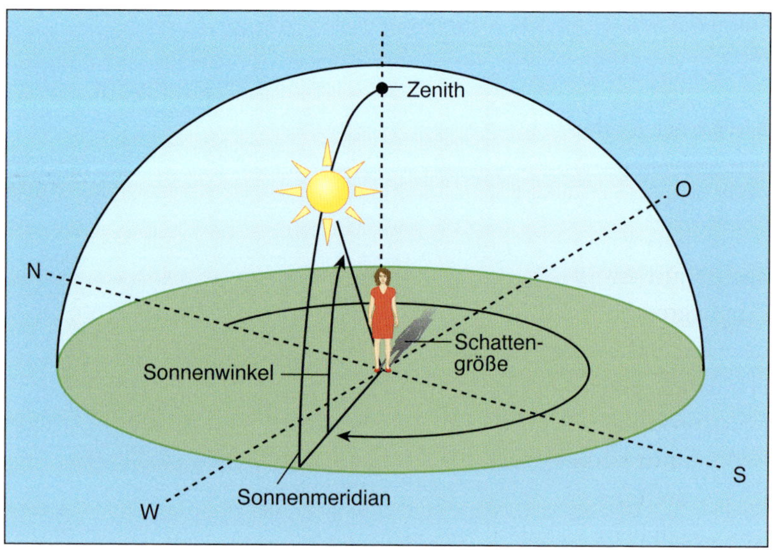

Abb. 1.7 Sonnenstand und Vitamin-D-Bildung

2. Problem: Vitamin D ist nur begrenzt speicherbar!

Obwohl Vitamin D zu den fettlöslichen Vitaminen gehört, kann der Körper es nur begrenzt speichern. Nach den Leitlinien der US-amerikanischen Endocrine Society und dem renommierten Vitamin-D-Forscher Prof. Bruce Hollis von der Medical University in South Carolina beträgt die Halbwertszeit (HWZ) von der Muttersubstanz Vitamin D nur 12–24 Stunden, die von 25(OH)D etwa 2–3 Wochen und die von 1,25$(OH)_2$D etwa 2–3 Stunden. Als Halbwertszeit wird diejenige Zeitspanne bezeichnet, in der die Konzentration einer in einem System vorkommenden Substanz auf die Hälfte abgesunken ist. Wegen der kurzen Halbwertszeit werden hohe Dosierungen von 50 000 bis 100 000 I. E. Vitamin D rasch abgebaut und sind bereits nach einer Woche nur noch gering nachweisbar. Die regelmäßige tägliche Dosierung von Vitamin D führt dagegen zu einem gleichmäßigen Anstieg der 25(OH)D-Spiegel, die nach etwa 3–4 Monaten ein Gleichgewichtsniveau erreichen. Demgegenüber resultiert die akute oder hoch dosierte Intervalltherapie mit Vitamin D in starken Schwankungen des Vitamin-D-Status.

3. Unsere Ernährung – Problem: Vitamin-D-arme Lebensmittel!

Wir stehen vor einem gewaltigen Problem. Niemals zuvor hat der Mensch sich so entfremdet von naturbelassenen Lebensmitteln wie heute. Unser modernes Ernährungssystem ist nicht nachhaltig und basiert auf endlichen und nicht erneuerbaren Ressourcen. Es gibt nur begrenzte Möglichkeiten, den Vitamin-D-Bedarf ausreichend über die Nahrung abzudecken – oder hätten Sie Lust jeden Tag zum Frühstück einen sauren Hering mit Lebertran runter zu spülen? Milchprodukte, Eier oder Butter sind zur Abdeckung des täglichen Bedarfs nur bedingt geeignet. Der tägliche Verzehr von fettem Seefisch wäre eine gute Lebensmittelquelle für Vitamin D und würde uns zusätzliche mit den gesundheitsfördernden Omega-3-Fettsäuren versorgen. Wir sind aber keine Eskimos oder Waljäger!

Tab. 1.3 Vitamin-D-Gehalt verschiedener Lebensmittel

Lebensmittel	**Vitamin-D_3-Gehalt in 100 g**	**Lebensmittelmenge in g für die tägliche Abdeckung des präventiven Vitamin-D-Bedarfs von 2000–4000 I. E.**
Lebertran	12000 I. E.	17–34 g
Hering	1040 I. E.	193–386 g
Aal	840 I. E.	
Lachs	680 I. E.	294–588 g
Sardinen	440 I. E.	455–910 g
Thunfisch	240 I. E.	
Butter	48 I. E.	4,2–8,4 kg
Muttermilch	1–6 I. E.	
Lebensmittel	**Vitamin-D2-Gehalt in 100 g**	**Lebensmittelmenge in g für die tägliche Abdeckung des präventiven Vitamin-D-Bedarfs von 2000–4000 I. E.**
Avocado	140–200 I. E.	
Steinpilze (nicht Sonnen getrocknet)	120 I. E	1700–3400 g
Champignons (nicht Sonnen getrocknet)		2700–5400 g

Eine Ausnahme bilden jedoch Pilze. Steinpilze oder Champignons sind eine gute Nahrungsquelle für Vitamin D. Allerdings muss man die Pilze vor dem Verzehr in der Sonne trocknen. Seit Jahrhunderten ist dieses Konservierungsverfahren bereits bekannt, bei dem man zunächst die Fruchtkörper der Pilze in dünne Scheiben schneidet. Im Anschluss an die Trocknung in der Sonne werden durch die UV-Bestrahlung nennenswerte Mengen von Vitamin D_2 (Ergocalciferol) gebildet. Forscher der Universität Freiburg gehen davon aus, dass es für eine Tagesdosis Vitamin D ausreicht, wenn man 30 g Pilze in 5 mm dicke Scheiben schneidet und vor dem Verzehr an einem Sommertag etwa 30 Minuten in die Mittagssonne legt. Das auf diese Weise durch UV-B-Licht gebildete Vitamin D_2 (Ergocalciferol) ist chemisch stabil, so dass sich seine biochemische Wirkung nicht verändert und die getrockneten Pilze auch gelagert oder eingefroren werden können. Dieses verblüffend einfache Verfahren würde erlauben, den Vitamin-D-Mangel in Deutschland zu beseitigen.

4. Sonnenschutzmittel – Problem: Lichtschutzfaktor!

Vielen sind die positiven gesundheitlichen Wirkungen des Sonnenlichts leider überhaupt nicht bekannt. Im Gegenteil, wir fürchten uns sogar vor der Sonne. Jahrelang kursierten in den Medien Horrorgeschichten und hysterische Warnungen über die gefährliche Sonne, vor der wir uns unbedingt mit Sonnenschutzmitteln mit hohem Lichtschutzfaktor schützen müssten. Auch Hautärzte lassen keine Gelegenheit aus, ständig auf die Gefahren der Sonnenstrahlung hinzuweisen. Manche empfehlen sogar, die Sonne ganz zu meiden. Sonnenschutzmittel mit einem relativ niedrigen Lichtschutzfaktor (LSF) von 8 oder 10 in Pflegeprodukten und Körperlotionen können bereits die Synthese von Vitamin D in der Haut stark vermindern und somit zu allen gesundheitlichen Folgen eines Vitamin-D-Mangels beitragen. Die Verwendung von Sunblockern und Lichtschutzfaktoren (LSF) in vielen Körper-

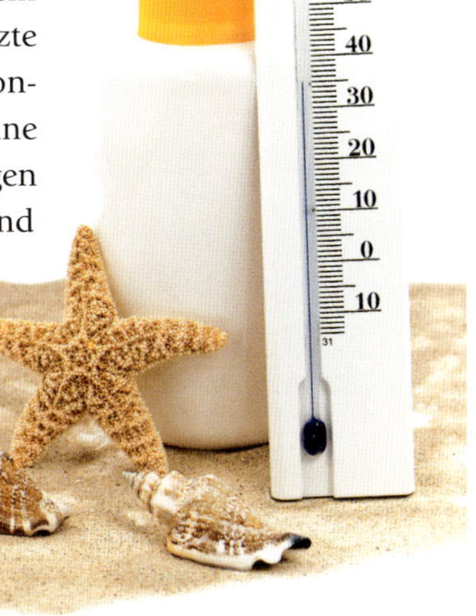

lotionen ab einem LSF ≥30 kann die körpereigene Vitamin-D-Synthese sogar über 95 % blockieren. Natürlich ist übertriebenes Sonnenbaden gesundheitsschädlich, weil es tatsächlich zu Hautkrebs führt. Aber Sonnenlicht in wohldosierten Mengen ist nicht nur erlaubt, sondern auch unverzichtbar, da es den Vitamin-D-Spiegel und damit unsere Vitalität auf einem hohen Level hält.

5. Der Hauttyp – Problem: Pigmentierung!

Das Hautpigment Melanin schützt die empfindlichen Hautzellen vor der schädlichen Wirkung des Sonnenlichts, dementsprechend ist die Hautkrebsrate bei Menschen mit geringer Hautpigmentierung höher als bei anderen. Hellhäutige Menschen weisen im Vergleich zu dunkelhäutigen Menschen eine höhere Hautkrebsrate auf, da sie weniger pigmentiert und folglich weniger geschützt sind. Eine stärkere Hautpigmentierung bedeutet aber auch eine geringere Effizienz der Haut, mithilfe der Sonne Vitamin D zu bilden. Melanin ist sozusagen der natürliche Schutzschirm und Lichtschutzfaktor gegen UV-B-Strahlen. Folglich ist bei Hellhäutigen eine starke Vitamin-D-Bildung bei einer kurzen, aber intensiven Sonnenbestrahlung mit hohem UV-B-Anteil möglich. Bei dunkelhäutigen und gebräunten Menschen dauert die Vitamin-D-Bildung dagegen deutlich länger.

Um einzuschätzen, welchen Hauttyp und welches relative Risiko für Hautkrebs Sie haben, sind im Folgenden die verschiedenen Hauttypen aufgeführt. Menschen mit dem Hauttyp 1 haben das höchste Risiko für Hautkrebs und Menschen mit dem Hauttyp 6 das niedrigste Risiko. Wenn Sie als Kind, Jugendlicher oder Erwachsener starker Sonnenbestrahlung ausgesetzt waren und einen Hauttyp 1 oder 2 haben, gehören Sie in die Gruppe mit dem höchsten Hautkrebsrisiko. Dann sollten sich in jedem Fall regelmäßig von einem Facharzt untersuchen lassen. Eine irrationale Angst vor der Sonne ist aber nicht angebracht. Es geht vielmehr um einen wohldosierten und gesunden Umgang mit der Sonne.

Wie viel Sonne braucht Ihre Haut für die Vitamin-D-Gesundheit? Im Folgenden sind die wichtigsten Tipps von Professor Holick zusammengefasst.

Hauttyp und individuelle Eigenschutzzeit der Haut
Wenn Sie nicht wissen, welchen Hauttyp und welches relative Hautkrebsrisiko Sie haben, können Sie sich an der folgenden Tabelle vor dem Sonnenbad orientieren.

Hauttyp 1
Ich bekomme fast immer und sehr schnell einen Sonnenbrand, meine Haut bräunt nie, ich bin sehr hellhäutig, habe blondes oder rotes Haar, blaue Augen und sehr viele Sommersprossen (keltischer Typ, z. B. Albinos, einige Rothaarige, Skandinavier). In Deutschland gehören etwa 3 % der Bevölkerung zu diesem Typ.
Eigenschutzzeit: weniger als 10 Minuten.

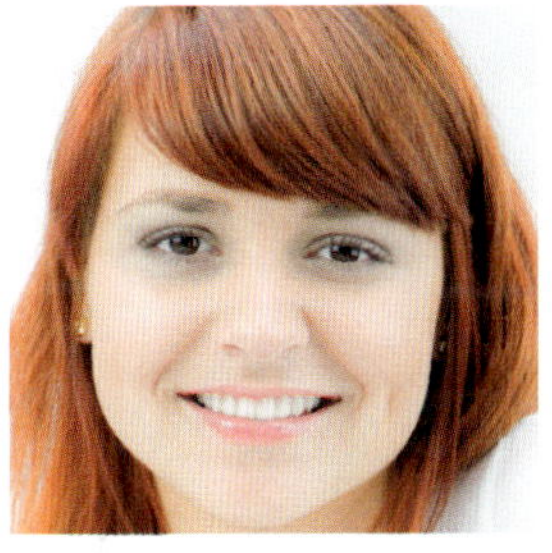

Hauttyp 2
Ich bekomme leicht Sonnenbrand, meine Haut bräunt nur schwer, ich bin hellhäutig, habe blondes Haar, blaue, graue oder grüne Augen, viele Sommersprossen (typischer Nordeuropäer und einige Skandinavier). In Deutschland gehören etwa 15 % der Bevölkerung zu diesem Typ.
Eigenschutzzeit: 10 bis 20 Minuten.

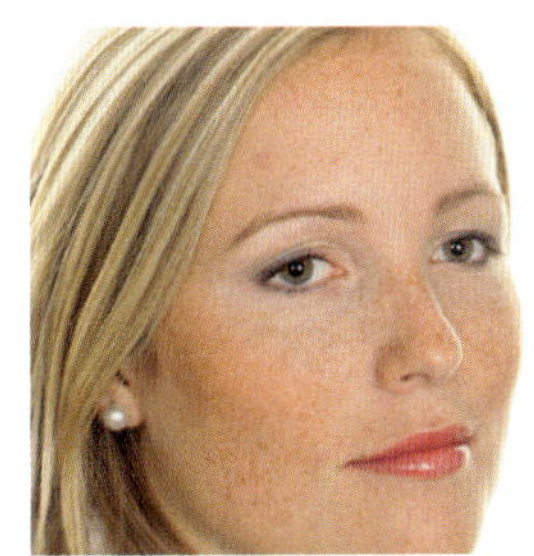

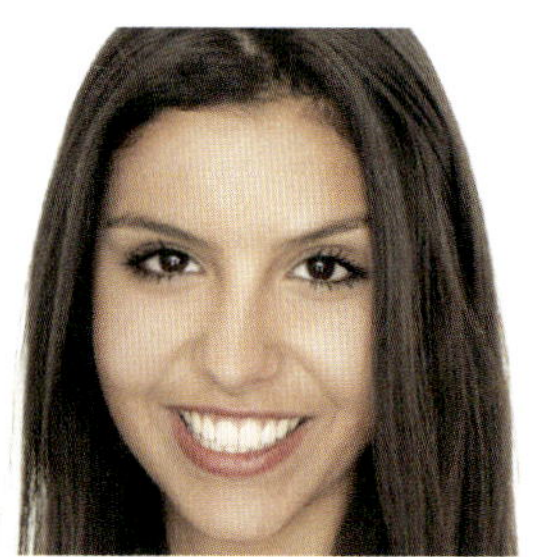

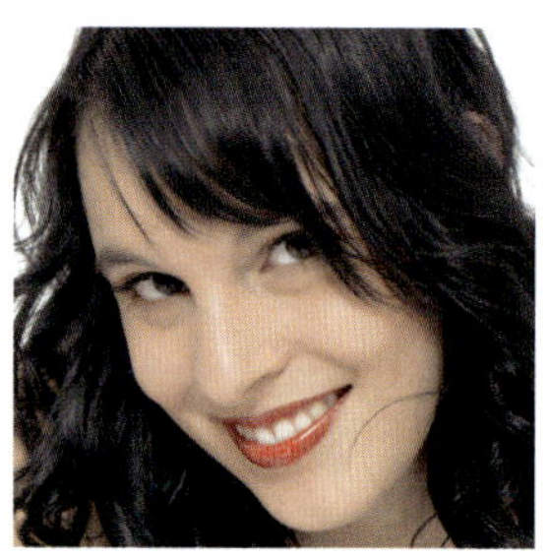

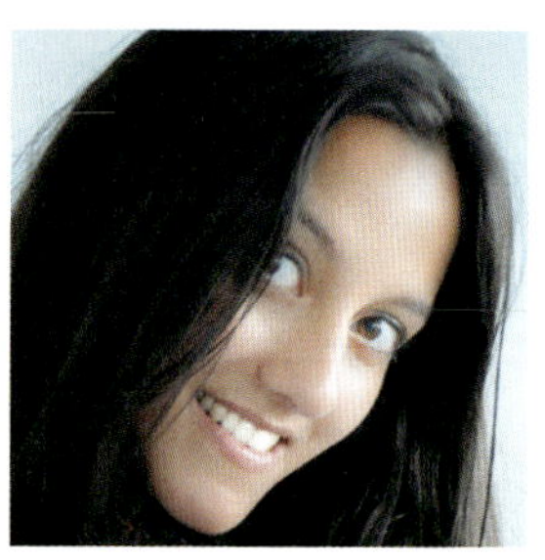

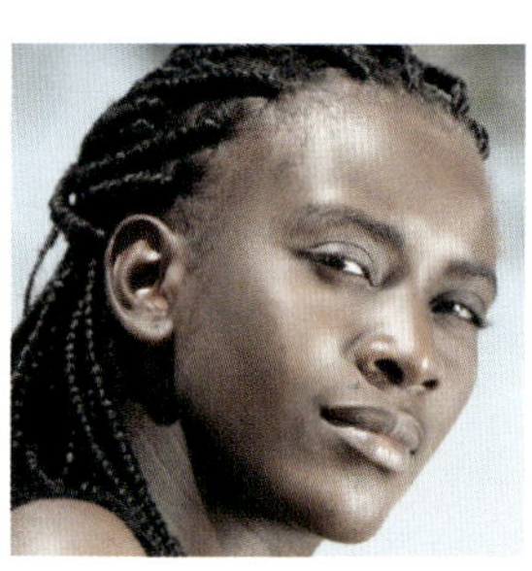

Hauttyp 3
Ich bekomme gelegentlich Sonnenbrand, meine Haut bräunt langsam, ich habe dunkel- oder hellbraunes, gelegentlich auch blondes oder schwarzes Haar, Augen jeder Farbe, wenig Sommersprossen (Mischtyp: Menschen aus Deutschland, dem Mittelmeerraum und dem Mittleren Osten). In Deutschland gehören etwa 75 % der Bevölkerung zu diesem Typ.
Eigenschutzzeit: 20 bis 30 Minuten.

Hauttyp 4
Ich bekomme selten Sonnenbrand, werde immer braun und habe eine bräunliche bis olivfarbene Haut, braune Augen, braunes oder schwarzes Haar, keine Sommersprossen (Mediterraner Typ: Menschen aus Südeuropa, Ostasien, Indien und Pakistan). In Deutschland gehören etwa 8 % der Bevölkerung zu diesem Typ.
Eigenschutzzeit: über 30 Minuten.

Hauttyp 5
Ich bekomme sehr selten Sonnenbrand, werde immer braun und habe eine mittlere bis dunkle Haut, schwarze Haare, keine Sommersprossen (Dunkler Hauttyp: Menschen aus afrikanischen Ländern, Südostasien, Indien und Pakistan).
Eigenschutzzeit: über 60 Minuten.

Hauttyp 6
Ich habe dunkelbraune bis schwarze Haut, bekomme nie Sonnenbrand, meine Haut bräunt stark, habe schwarze Haare und dunkelbraune Augen, keine Sommersprossen (Menschen afrikanischer Herkunft und dunkelhäutige Asiaten z. B. Tamilen).
Eigenschutzzeit: über 90 Minuten, unbegrenzt.

Professor Holicks Empfehlungen für gefahrloses Sonnenbaden

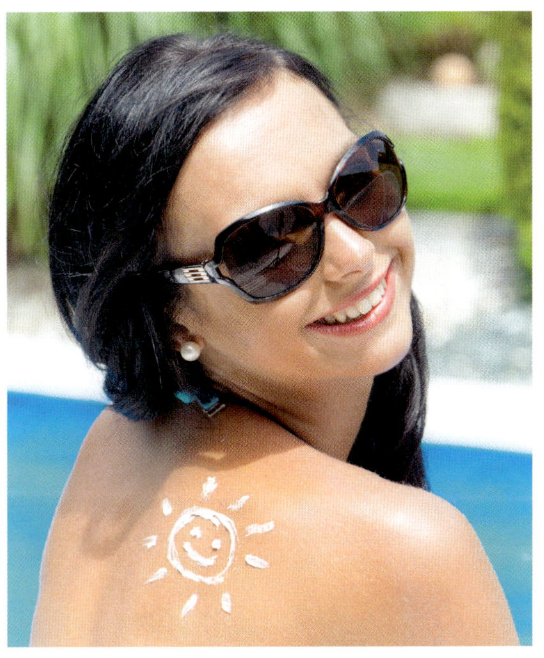

Erythemdosis

Schätzen Sie ab, wie lange es unter den gegebenen Umständen, unter denen Sie in die Sonne gehen, dauern wird, bis bei Ihnen eine leichte Rötung der Haut auftritt. Die Eigenschutzzeit der Haut umfasst die Spanne, bis sich die Haut ohne Sonnenschutz leicht rötet. Der Fachmann spricht von der minimalen Erythemdosis (1 MED). Die 1 MED hängt in erster Linie vom jeweiligen Hauttyp ab.

Körperoberfläche

Entblößen Sie Ihre Arme und Beine und setzen Sie diese für 25–50 % der geschätzten Eigenschutzzeit der Haut (1 MED) ohne Sonnenschutzcreme der Sonne aus. Den Berechnungen von Professor Holick zufolge genügt diese Menge an Sonnenbestrahlung zwei- bis dreimal pro

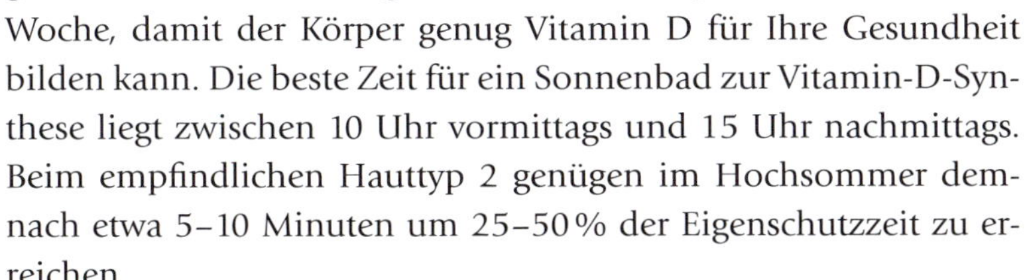

Woche, damit der Körper genug Vitamin D für Ihre Gesundheit bilden kann. Die beste Zeit für ein Sonnenbad zur Vitamin-D-Synthese liegt zwischen 10 Uhr vormittags und 15 Uhr nachmittags. Beim empfindlichen Hauttyp 2 genügen im Hochsommer demnach etwa 5–10 Minuten um 25–50 % der Eigenschutzzeit zu erreichen.

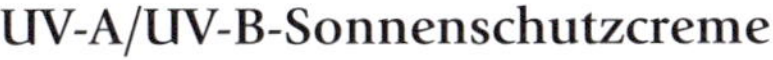

UV-A/UV-B-Sonnenschutzcreme

Wenn Sie diese Menge an Sonnenexposition erreicht haben, schützen Sie Ihre Haut mit einem UVA/UVB-Breitspektrum-Sonnenschutz. Der Lichtschutzfaktor (LSF) sollte mindestens 15, noch bes-

INFO

Wenn Sie nur Badehose oder Badeanzug tragen, reichen bereits 25–50 % einer MED, um den gesundheitlichen Nutzen der UV-B-Strahlung auszuschöpfen. Das entspricht der Einnahme von etwa 4 000–10 000 I. E. Vitamin D.

ser 30 betragen. Damit vermeiden Sie zu viel Sonneneinstrahlung und verringern Ihr Risiko, Hautkrebs oder Falten zu entwickeln. Je mehr Haut Sie der Sonne aussetzen, desto mehr Vitamin D wird produziert. Wenn Sie mit einem Badeanzug bekleidet sind, ist die Dauer jeder Sitzung kürzer als 25–50 % der 1 MED, um die minimal für Ihre Gesundheit benötigte Vitamin-D-Menge herzustellen.

Es ist dabei egal, welche Stelle Ihres Körpers der Sonne ausgesetzt ist, solange mindestens 25 % des Körpers frei für die Sonne zugänglich sind. Das Gesicht ist nicht empfehlenswert, da es ohnehin nur 9 % der Gesamtoberfläche des Körpers ausmacht. Besser geeignet sind die Arme mit einer Körperoberfläche von 18 % und die Beine mit einer Körperoberfläche von 36 % für ein Sonnenbad. Lesen Sie sich die Gebrauchsanweisung auf dem Etikett der Sonnencreme durch, damit Sie sicher die richtige Menge verwenden.

Der LSF bezieht sich auf die Zeitspanne, für die ein bestimmtes Produkt vor einer UV-B-bedingten Hautrötung schützt, und zwar im Vergleich zur schutzlosen Haut. Wenn Ihre Haut z. B. ohne Schutz nach 20 Minuten beginnt, rot zu werden, dauert es mit einem Sonnenschutzmittel der Stärke LSF 15 fünfzehn Mal so lange, also ca. fünf Stunden (aber Achtung, die sonnenbedingte Rötung der Haut wird u. U. erst nach 24 Stunden sichtbar). Um die Schutzwirkung des Lichtschutzfaktors aufrecht zu erhalten, müssen Sie alle vier Stunden bzw. jedes Mal nach dem Schwimmen erneut Sonnencreme auftragen. Den auf dem Etikett angegebenen Lichtschutzfaktor erreicht ein Erwachsener im Badeanzug in der Regel, wenn er ein Viertel des Inhalts einer 120 ml-Flasche Sonnencreme zum Eincremen seines Körpers verbraucht. Untersuchungen haben einheitlich ergeben, dass im Normalfall nicht genug Sonnenschutzmittel aufgetragen wird, um dem Benutzer den erwarteten Schutz zu gewährleisten.

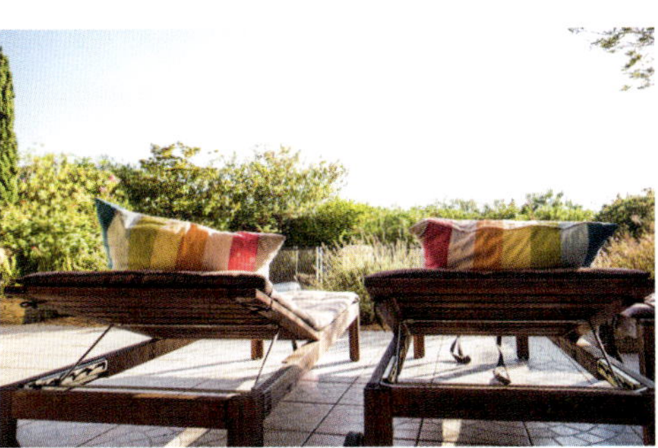

Wie Sie sich gefahrlos ohne Sonnenschutz und Lichtschutzfaktor sonnen können, um Vitamin-D-Gesundheit zu tanken, ist darüber hinaus in den folgenden Sonnentabellen von Professor Holick in Abhängigkeit vom Breitengrad und vom jeweiligen Hauttyp zusammengefasst (siehe Tab. 1.4, 1.5).

Um einen ersten Anhaltspunkt zu erhalten, ob es überhaupt möglich ist, auf natürlichem Wege mit den UV-B-Strahlen der Sonne Vitamin D zu bilden, können Sie sich wie oben beschrieben einfach beim Deutschen Wetterdienst über den aktuellen UV-Index informieren. Als Faustregel gilt dabei: In der Haut kann Vitamin D mithilfe des Sonnenlichts nur ab einem UV-Index von mindestens 3 oder höher gebildet werden. Einen praktischen Hinweis zur Möglichkeit der Vitamin-D-Synthese über das Sonnenlicht liefert auch die aktuelle Vitamin-D-App für das iphone von Professor Holick: dminder.info.

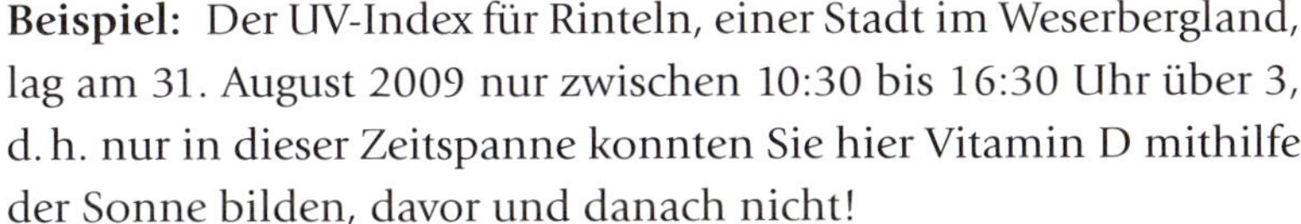

Beispiel: Der UV-Index für Rinteln, einer Stadt im Weserbergland, lag am 31. August 2009 nur zwischen 10:30 bis 16:30 Uhr über 3, d. h. nur in dieser Zeitspanne konnten Sie hier Vitamin D mithilfe der Sonne bilden, davor und danach nicht!

6. Unser Lebensstil – Problem: Wenig natürliches Sonnenlicht!
Wir halten uns immer weniger an der frischen Luft und eigentlich den ganzen Tag in geschlossenen Räumen auf. Wer täglich über vier Stunden TV schaut, verdoppelt sein Risiko für einen Vitamin-D-Mangel! Übrigens: Gewöhnliches Fensterglas ist für UV-B-Strahlen nahezu undurchlässig. UV-A-Strahlen werden dagegen von normalem Fensterglas nur zu etwa 50 % herausgefiltert. Bei geschlossenen Fenstern im Auto oder im Großraumbüro kann unsere Haut also kein Vitamin D bilden. Daher sind viele auch in den Sonnenmonaten nicht ausreichend mit Vitamin D versorgt.

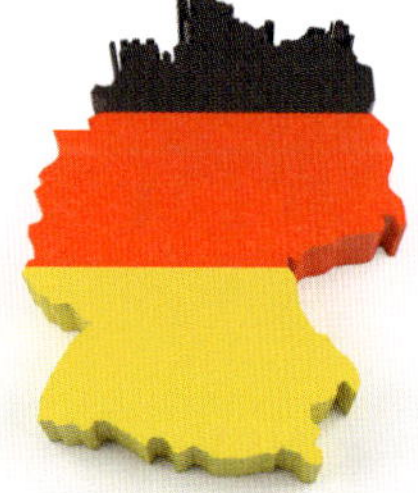

Tab. 1.4 Deutschland 50.–55. Breitengrad: Professor Holicks Sonnentabelle. Sichere und effektive Sonnenbestrahlung (in Minuten) für die natürliche Vitamin-D-Produktion in der Haut (z. B. Köln, Essen, Münster, Berlin)

Jahreszeit	Okt.–März	April–Mai	Juni–August	September
Uhrzeit	10:00–11:00			
Hauttyp 1	0	20–25	15–20	20–25
Hauttyp 2	0	25–40	20–30	25–40
Hauttyp 3	0	30–50	25–40	30–50
Hauttyp 4	0	45–60	30–50	45–60
Hauttyp 5–6	0	60–90	50–60	60–90
Uhrzeit	11:00–15:00			
Hauttyp 1	0	10–20	5–10	10–20
Hauttyp 2	0	15–25	10–15	15–25
Hauttyp 3	0	20–30	15–20	20–30
Hauttyp 4	0	30–40	20–30	30–40
Hauttyp 5–6	0	40–60	30–40	40–60
Uhrzeit	15:00–16:30			
Hauttyp 1	0	20–25	15–20	20–25
Hauttyp 2	0	25–40	20–30	25–40
Hauttyp 3	0	30–50	25–40	30–50
Hauttyp 4	0	45–60	30–50	45–60
Hauttyp 5–6	0	60–90	50–60	60–90

Tab. 1.5 Deutschland 47.–50. Breitengrad: Professor Holicks Sonnentabelle. Sichere und effektive Sonnenbestrahlung (in Minuten) für die natürliche Vitamin-D-Produktion in der Haut (z. B. Konstanz, München, Stuttgart, Frankfurt)

Jahreszeit	Nov.–Feb.	März–Mai	Juni–August	Sept.–Okt.
Uhrzeit		9:30–11:00		
Hauttyp 1	0	15–22	10–15	15–20
Hauttyp 2	0	20–30	15–20	20–30
Hauttyp 3	0	30–40	20–30	30–40
Hauttyp 4	0	40–60	30–40	40–60
Hauttyp 5-6	0	60–75	40–60	60–75
Uhrzeit		11:00–15:00		
Hauttyp 1	0	10–15	2–8	10–15
Hauttyp 2	0	15–20	5–10	15–20
Hauttyp 3	0	30–40	15–20	30–40
Hauttyp 4	0	30–40	20–25	30–40
Hauttyp 5-6	0	40–60	25–35	40–60
Uhrzeit		15:00–17:00		
Hauttyp 1	0	15–20	10–15	15–20
Hauttyp 2	0	20–30	15–20	20–30
Hauttyp 3	0	30–40	20–30	30–40
Hauttyp 4	0	40–60	30–40	40–60
Hauttyp 5-6	0	60–75	40–60	60–75

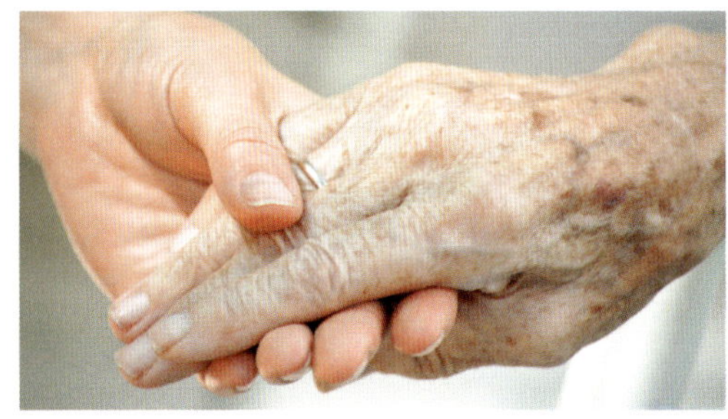

Wer zum Beispiel täglich über 4 Stunden TV schaut oder über 2 Stunden in Staus steht, verdoppelt sein Risiko für einen Vitamin-D-Mangel! Dagegen könnte Vitamin D doch ganz einfach und extrem günstig über die Haut mithilfe von UV-B-Strahlen der Sonne gebildet werden. Setzt man sich je nach Haut-Typ in der Mittagszeit mit Badekleidung der Sonne bei einer minimalen Erythemdosis (MED) aus – jener UV-Dosis, die eine gerade sichtbare Hautrötung hervorruft – so führt dies zu einer Steigerung der Vitamin-D-Produktion im Körper, die der Einnahme von 10 000 bis 25 000 I. E. Vitamin D entspricht.

7. Wir werden älter – Problem: Nachlassende Vitamin-D-Produktion der Haut

Viele ältere Menschen halten sich aus gesundheitlichen Gründen oder körperlicher Immobilität weniger im Freien auf. Hinzu kommt, dass die Haut mit zunehmendem Alter dünner wird und dadurch ihre Fähigkeit, aus 7-Dehydro-Cholesterin (7-DHC) über die Sonne Vitamin D zu bilden, verliert. Im Vergleich zu einem 20-Jährigen nimmt bei einem über 70-Jährigen die Vitamin-D-Produktionsfähigkeit der Haut um 75 % ab (siehe Abb. 1.8). Es verwundert daher nicht, dass gerade ältere Mitbürger besonders häufig von einem Vitamin-D-Mangel betroffen sind.

8. Arzneimittel – Problem: Viele Medikamente stören den Vitamin-D-Haushalt

Eine Reihe von Arzneimitteln, darunter Antiepileptika (z. B. Carbamazepin), Corticosteroide (z. B. Kortison) oder Säureblocker (z. B. Omeprazol) können den Vitamin-D-Abbau fördern und dadurch sogar das Risiko für Störungen des Knochenhaushalts (z. B. Osteoporose) erhöhen (siehe auch Tabelle Arzneimittel und Vita-

INFO

Bisphosphonate gehören zu den häufigsten in der Osteoporosetherapie und zum Teil auch bei Krebs verordneten Arzneimittel. Die Wirkung dieser knochenaktiven Medikamente kann durch Vitamin D verbessert und gleichzeitig die Nebenwirkungsrate verringert werden.

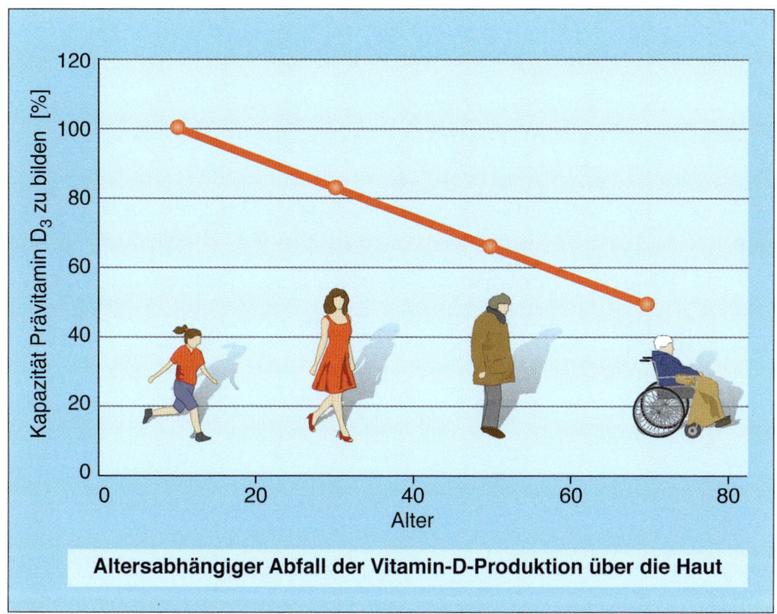

Abb. 1.8 Die Fähigkeit der Haut Vitamin D zu bilden sinkt mit zunehmendem Alter.

min D im Anhang). Die Ergänzung von Vitamin D kann das Risiko für unerwünschte Arzneimittelwirkungen (z. B. Osteoporose durch Kortison) verringern. Darüber hinaus wird die Wirksamkeit zahlreicher Arzneimittel durch Vitamin D unterstützt.

Wenn Sie regelmäßig Arzneimittel einnehmen müssen wie:

- Antazida und Säureblocker (z. B. Ranitidin, Omeprazol),
- Antiepileptika (z. B. Carbamazepin, Phenytoin, Valproinsäure),
- Antiestrogene (z. B. Tamoxifen),
- antiretrovirale Virustatika (z. B. Zidovudin, Saquinavir),
- Aromatasehemmer (z. B. Anastrozol, Letrozol),

- Blutdrucksenker (z. B. Nifedipin),
- Bisphosphonate (z. B. Alendronat, Risedronat),
- Cholesterinsenker (z. B. Atorvastatin, Simvastatin),
- Kortisonpräparate (z. B. Dexamethason, Budesonid),
- Johanniskraut-Präparate,

dann sollten Sie in jedem Fall Ihren Vitamin-D-Status (25(OH)D ng/ml bzw. nmol/l) kontrollieren lassen und entsprechend unter ärztlicher Kontrolle ausgleichen lassen.

Interview

mit Professor Dr. med. Jörg Reichrath
Klinik für Dermatologie, Venerologie und Allergologie
Universitätsklinikum des Saarlandes, 66421 Homburg/Saar

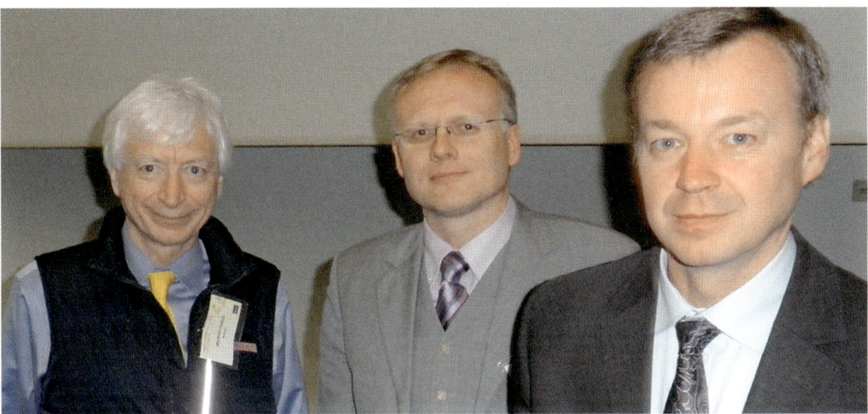

Abb. 1.9 Professor Jörg Reichrath (rechts) zusammen mit Professor Michael Holick (links) und Uwe Gröber (Mitte) auf dem Vitamin D Kongress 2011 in der Charité in Berlin

Dermatologen schlagen Alarm: In Deutschland erkranken pro Jahr an die 240 000 Menschen neu an Hautkrebs. Davon etwa 171 000 am hellen Hautkrebs und 25 000 am besonders aggressiven schwarzen Hautkrebs, auch malignes Melanom genannt. Knapp 3 000 Menschen pro Jahr sterben am malignen Melanom.

? Welches sind die wichtigsten beiden Hautkrebsarten und welchen Einfluss hat UV-B-Strahlung auf ihre Entstehung?

Professor Dr. med. Jörg Reichrath

Die beiden wichtigsten Hautkrebsarten werden als »heller« (kutanes Plattenepithelkarzinom und Basalzellkarzinom) und »schwarzer« (malignes Melanom) Hautkrebs bezeichnet. Daneben gibt es noch weitere Hautkrebsarten wie das Merkelzellkarzinom. UV-B-Strahlung ist sowohl für die Entstehung des hellen als auch des schwarzen Hautkrebses von Bedeutung, allerdings aufgrund völlig unterschiedlicher Mechanismen. Tatsache ist, dass unsere Haut keinen Sonnenstrahl vergisst. Während für die Entstehung des hellen Hautkrebses die sich im Laufe des Lebens ansammelnde kumulative UV-Dosis ein wesentlicher Risikofaktor ist, ist für die Entstehung des schwarzen Hautkrebses vor allem intermittierende, höher dosierte UV-Exposition, insbesondere Sonnenbrände in der Kindheit, von Bedeutung.

Die Haut vergisst keinen Sonnenstrahl!

? Spielt das Immunsystem in der Haut bei der Entstehung von Hautkrebs eine Rolle?

Professor Dr. med. Jörg Reichrath
Das Immunsystem der Haut spielt bei der Entstehung von Hautkrebs eine wichtige Rolle. Dieser Zusammenhang wird eindrucksvoll durch die Tatsache unterstrichen, dass Patienten die Medikamente einnehmen, welche das Immunsystem unterdrücken (z. B. nach Organtransplantation), ein erhöhtes Risiko haben, an hellem oder an schwarzem Hautkrebs zu erkranken.

? Gibt es Hauterkrankungen, die das Risiko steigern an Hautkrebs zu erkranken?

Professor Dr. med. Jörg Reichrath
Ja, es gibt Hauterkrankungen, die das Risiko steigern, an Hautkrebs zu erkranken. Bei Patienten mit Xeroderma pigmentosum z. B. ist das Hautkrebsrisiko aufgrund einer eingeschränkten Fähigkeit, UV-bedingte Erbgutschädigungen (DNA-Schäden) in Hautzellen zu reparieren, erhöht. Daher müssen diese Patienten konsequent UV-Strahlung meiden, was häufig eine vollständige Umstellung des Tag/Nacht-Rhythmus zur Folge hat (Mondscheinkinder). Ein weiteres Beispiel ist das erblich bedingte Basalzellnävussyndrom, bei dem es zum vermehrten Auftreten von Basalzellkarzinomen kommt.

? Heute wissen wir, dass die Haut im Stoffwechsel von Vitamin D eine zentrale Stellung einnimmt. Die Haut ist der einzige und natürliche Ort der Vitamin-D-Synthese und hat daher für die Aufrechterhaltung eines gesunden Vitamin-D-Status eine zentrale Bedeutung. Etwa 90 % des vom menschlichen Körper benötigten Vitamin D müssen in der Haut unter der Einwirkung von UV-B-Strahlung gebildet werden. Vitamin-D-Mangel wird mit einem erhöhten Risiko für eine Vielzahl von Erkrankungen in Verbindung gebracht. Hat der Vitamin-D-Status auch einen Einfluss auf das Risiko an Hautkrebs zu erkranken und auf den Krankheitsverlauf?

Professor Dr. med. Jörg Reichrath
Neuere Forschungsergebnisse sprechen dafür, dass ein unzureichender Vitamin-D-Status oder bestimmte genetische Veränderungen des Vitamin-D-Stoffwechsels (z. B. sogenannte Vitamin-D-Rezeptor Polymorphismen) mit einem erhöhten Hautkrebsrisiko und einem ungünstigen Krankheitsverlauf verbunden sind. Dies gilt vor allem für den schwarzen, aber auch für den hellen Hautkrebs. So zeigen aktuelle wissenschaftliche Publikationen, dass bei Melanompatienten bei Vorliegen eines Vitamin-D-Mangels zum Diagnosezeitpunkt, sowohl das rezidivfreie als auch

das Gesamtüberleben kürzer sind, verglichen mit Patienten mit ausreichendem Vitamin-D-Status.

? Experten unterscheiden je nach individueller Empfindlichkeit mehrere Hauttypen. Welcher Hauttyp ist besonders empfindlich für Hautkrebs und welchen Umgang empfehlen Sie den Betroffenen mit der Sonne im Hinblick auf die Vitamin-D-Synthese?

Professor Dr. med. Jörg Reichrath
Nach einer gebräuchlichen Klassifikation (Hauttypen nach Fitzpatrick) werden bezüglich der Sonnenempfindlichkeit sechs Hauttypen mit unterschiedlicher Eigenschutzzeit unterschieden:

- Typ I: keltischer Typ,
- Typ II: nordischer Typ,
- Typ III: Mischtyp,
- Typ IV: mediterraner Typ,
- Typ V: dunkle Hauttypen,
- Typ VI: schwarze Hauttypen.

Besonders empfindlich für Hautkrebs sind die »hellen« Hauttypen I, II. Für alle Hauttypen gilt, dass in Abhängigkeit von der individuellen Eigenschutzzeit im Hinblick auf die Vitamin-D-Synthese eine regelmäßige, aber maßvolle UV-Exposition (z. B. an 3–5 Tagen der Woche in Frühjahr, Sommer und Herbst), jeweils etwa 10 % des Körpers (z. B. Gesicht, Hände und Arme oder Arme und Beine) mit 25–50 % der sogenannten »minimalen Erythemdosis« (MED) empfohlen wird. Dazu kann durchaus auch die Mittagszeit genutzt werden, wichtig ist aber dass ein Sonnenbrand unbedingt vermieden wird!
Abschließend kann nach dem heutigen wissenschaftlichen Kenntnisstand davon ausgegangen werden, dass bei einer maßvollen, nicht intensiven Sonnenlichteinstrahlung die protektiven gegenüber den mutagenen Effekten überwiegen. Aktuelle Studienergebnisse sprechen darüber hinaus dafür, dass eine bessere Versorgung der Bevölkerung mit Vitamin D in vielen Ländern zu einer deutlichen Senkung der Gesundheitskosten führen würde.

Lieber Herr Professor Reichrath vielen Dank für das interessante Interview.

---

*Anmerkung: Als minimale Erythemdosis (MED) wird die Expositionsdauer, nach der sich die Haut nach UV-Exposition leicht rötet, bezeichnet; die Exposition des Körpers in Badekleidung mit einer minimalen Erythemdosis (MED) Sonnenlicht entspricht mindestens der oralen Einnahme von 10 000 I. E. Vitamin D.

2 Die faszinierende Chronik des Sonnenvitamins

Michael F. Holick

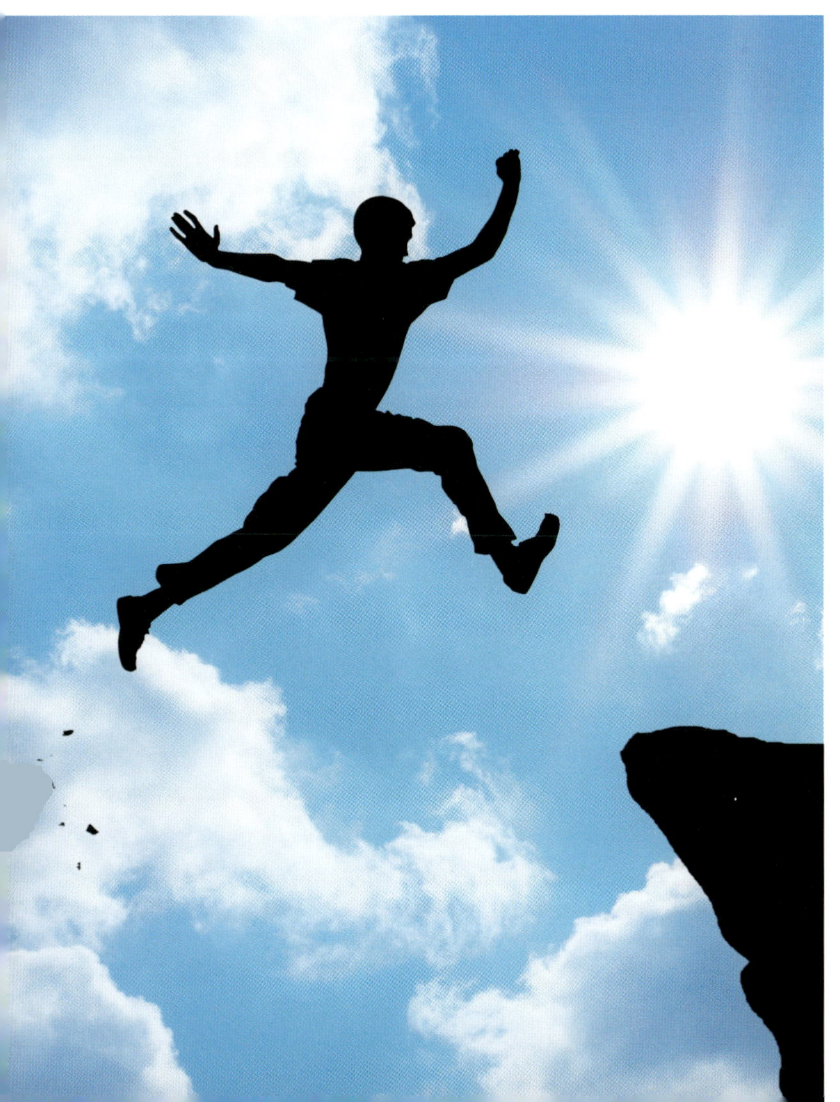

2.1 Historischer Rückblick auf Vitamin D

Schon aus den ersten schriftlichen Überlieferungen unserer Vorfahren geht hervor, dass die Menschen die Sonne wegen ihrer heilenden Kräfte verehrten. So zeigen z. B. Höhlenmalereien (siehe Abb. 2.1), dass die Künstler den Kontakt mit Sonnenlicht als lebensnotwendig und gesundheitsfördernd erachteten.

Heilkundige berichteten schon vor 6 000 Jahren im Zeitalter der alten ägyptischen Pharaonen Ramses und Nofretete von den positiven Auswirkungen des Sonnenlichts auf das Herz. Auch der legendäre Hippokrates (Begründer des hippokratischen Eides) und die Ärzte im alten Rom und in Arabien hielten große Stücke auf die Sonnentherapie. Ägypter, Mesopotamier, Griechen – sie alle verehrten Sonnengötter. Auch bei anderen Glaubensrichtungen wie

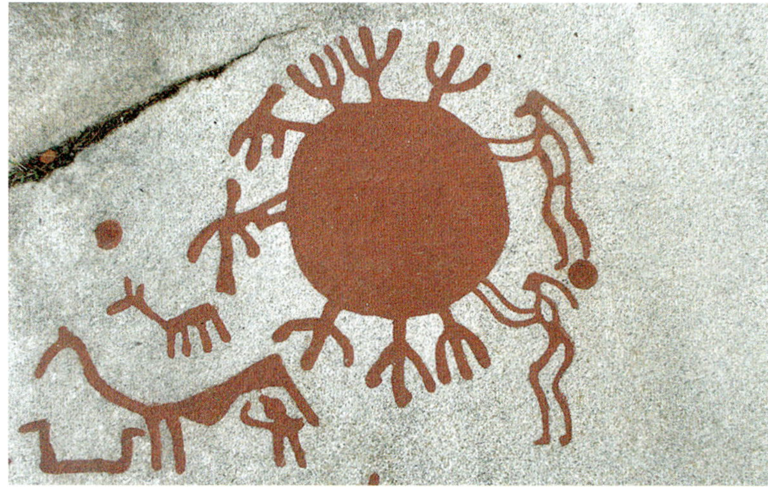

Abb. 2.1 Sonne in der Höhlenmalerei: In einer schönen Sonnendarstellung aus Aspeberget sind Frauen mit langen Haarzöpfen zu sehen. Die Sonne war bei den Urvölkern Skandinaviens ein Symbol der Fruchtbarkeit und Ergiebigkeit.

Mithraismus, Zoroastrismus, römischer Religion, Buddhismus und Hinduismus, bei den englischen Druiden, den mexikanischen Azteken, den peruanischen Inkas und vielen nordamerikanischen Indianerstämmen wird der Einfluss der Sonne deutlich.

Sonnenlicht ist für den Menschen lebensnotwendig und gesundheitsfördernd.

Unsere Urahnen hatten instinktiv erfasst, dass die Sonne ihnen gut tat – was eigentlich nicht verwunderlich ist, denn die Menschheit war seit ihrem Bestehen abhängig vom Sonnenlicht, das Leben und Gesundheit spendete. Seitdem unsere am Boden kriechenden, vierbeinigen Vorfahren (siehe Abb. 2.2) die kalziumreichen, salzigen Ozeane, also den Ort der Entstehung allen Lebens, verlassen hatten und nicht mehr Kalzium direkt absorbieren und in die Knochen einbauen konnten, waren sie darauf angewiesen, ihren Kalziumbedarf an Land durch den Verzehr von Pflanzen zu decken. Die Hauptaufgabe von Kalzium besteht im Knochenaufbau.

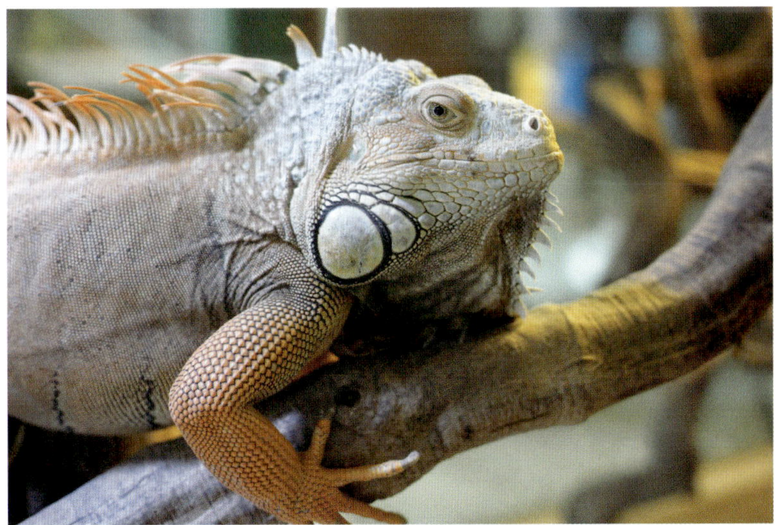

Abb. 2.2 Auch Leguane und andere Reptilien tanken Vitamin-D-Gesundheit in der Sonne.

Unsere frühen Verwandten entwickelten deshalb eine Methode, Kalzium mit der Nahrung aufzunehmen und in die Knochen einzubauen. Dabei handelt es sich um einen chemischen Prozess, der nur in Anwesenheit von Vitamin D funktioniert, das wiederum in der Haut gebildet wird, wenn sie dem Sonnenlicht ausgesetzt ist. Vitamin D wird daher auch als Sonnenvitamin bezeichnet.

Überspringen wir ein paar Millionen Jahre in der Geschichte und kommen wir zum Homo sapiens. Er macht sich weiterhin das Sonnenlicht zunutze, um Vitamin D zu produzieren, welches er für einen stabilen Kalziumhaushalt des Körpers und für gesunde Knochen benötigt. Die ersten Menschen lebten nahe dem Äquator, wo kein Mangel an Sonne herrscht. Sie entwickelten eine dunkle Haut reich an Melanin, die sie vor zu viel Sonnenlicht schützte, aber gleichzeitig genug davon für die Vitamin-D-Produktion durchließ. Dann aber begann die Abwanderung der Menschen vom Äquator zu Regionen, in denen die Sonneneinstrahlung weniger stark ist und einige Monate im Jahr nicht einmal zur Bildung von Vitamin D im menschlichen Körper ausreicht. Die Haut reagierte darauf mit weniger Pigment-Einlagerung, wurde heller und dünner, sodass die Sonne besser eindringen konnte, wenn sie sich blicken ließ. Je weiter die Menschen sich in den Norden begaben, desto heller wurde ihre Haut, um das zur Verfügung stehende Sonnenlicht nutzen zu können. Schließlich wurde der nordwärts gerichteten Migration Einhalt geboten, weil die Sonneneinstrahlung nicht mehr ausreichte, um genug Vitamin D zum Überleben zu erzeugen. Doch dann geschah etwas Faszinierendes: Die Menschen fanden Mittel und Wege, im Meer Vitamin-D-haltige Fische und Säugetiere zu fangen (die betreffenden Arten sind auch heute noch Teil der traditionellen Küche der Eskimos und der skandinavischen Bevölkerung), sodass ein Leben in Klimazonen mit sehr wenig Sonnenlicht möglich wurde (siehe Abb. 2.3).

Noch heute müssen Menschen mit heller Haut nicht lange in die Sonne gehen, um ihren Vitamin-D-Bedarf zu decken, während dunkelhäutige Menschen einen natürlichen Schutz vor Sonnenbrand besitzen. Umgekehrt bekommen Hellhäutige relativ leicht Sonnenbrand und sind deshalb unter Umständen hautkrebsgefährdeter, wohingegen Menschen mit dunkler Haut schneller unter Vitamin-D-Mangel leiden, wenn sie sich in nördlichen Regionen niederlassen. Natürlich handelt es sich hierbei um eine stark vereinfachende Erklärung dafür, warum das Sonnenlicht für den Menschen lebensnotwendig und gesundheitsfördernd ist. Trotzdem sollte klar geworden sein, dass die Vorstellung, Sonnenlicht sei etwas, vor dem wir uns hüten müssen, so nicht stimmt. Ganz im Gegenteil: Ohne die Sonne könnten wir Menschen nicht überleben!

Der Konsum Vitamin-D-haltiger Fische machte ein Überleben in Klimazonen mit wenig Sonnenlicht möglich.

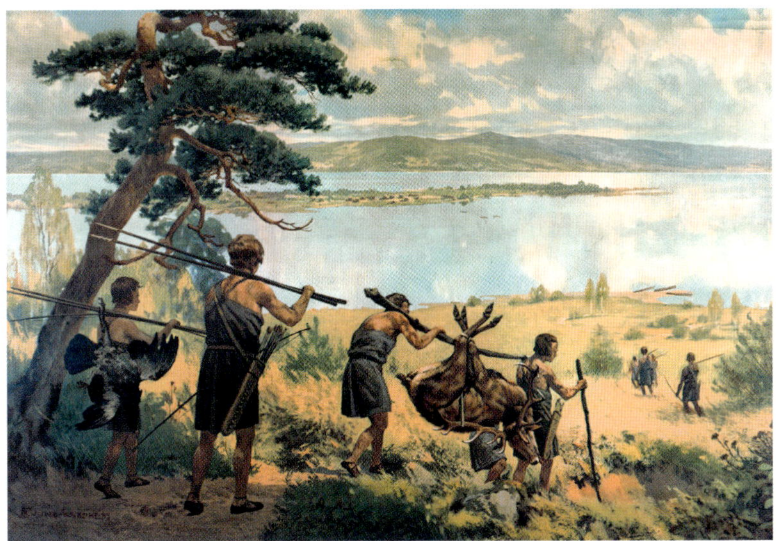

Abb. 2.3 Das Leben der Jäger und Sammler in der Steinzeit war von der Sonne geprägt.

Ohne die Sonne könnten wir Menschen nicht überleben.

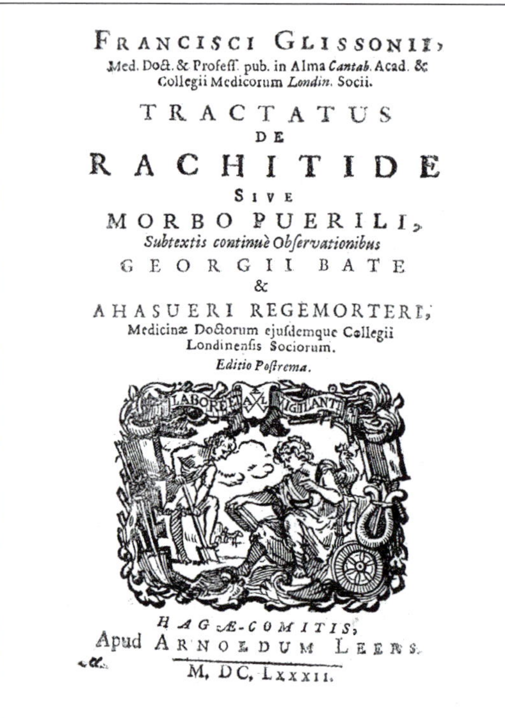

FRANCISCI GLISSONII,
Med. Doct. & Profess. pub. in Alma Cantab. Acad. &
Collegii Medicorum Londin. Socii.

TRACTATUS
DE
RACHITIDE
SIVE
MORBO PUERILI,
Subtextis continuè Observationibus
GEORGII BATE
&
AHASUERI REGEMORTERI,
Medicinæ Doctorum ejusdemque Collegii
Londinensis Sociorum.
Editio Postrema.

HAGÆ-COMITIS,
Apud ARNOLDUM LEERS.
M. DC. LXXXII.

Abb. 2.4 Die Rachitis grassierte vor allem in den sonnenarmen Industriestädten, wie z. B. London oder Warschau.

2.2 Sonnenlicht, Gesundheit und Wissenschaft

Als die moderne Wissenschaft damit begann, sich für den Zusammenhang zwischen Sonnenlicht und Gesundheit zu interessieren, ging man zunächst davon aus, dass der gesundheitliche Nutzen, den wir aus den Sonnenstrahlen ziehen, von deren Wärme kommt. Erst Sir Everhard Home kam Ende des 18. bzw. Anfang des 19. Jahrhunderts zu dem Schluss, dass nicht die von den Sonnenstrahlen ausgehende Hitze, sondern die durch die Strahlung ausgelösten chemischen Prozesse im Körper für die Wirkung (z. B. Sonnenbrand) des Sonnenlichtes verantwortlich sind. Home konnte auch zeigen, dass dunkelhäutige Menschen von Natur aus widerstandsfähiger gegenüber Sonnenbränden sind.

2.3 Rachitis: Die Vitamin-D-Mangel-Krankheit

Die ersten bedeutenden Quellen über die Vitamin-D-Mangelkrankheit Rachitis stammen aus dem 17. Jahrhundert von Daniel Whistler und Francis Glisson (siehe Abb. 2.4). In England trat die Erkrankung im 17. Jahrhundert (nach Whistler ab 1619) häufiger auf. Professor Jeffrey LH O'Riordan aus London hat im Jahre 1634 in Kirchenbüchern und Friedhofverzeichnissen den ersten Eintrag von über 14 an Rachitis verstorbenen Kindern gefunden. Im Jahre 1650 waren es 200 Fälle pro Jahr und um 1660 waren es um die 500 an Rachitis Verstorbene pro Jahr.

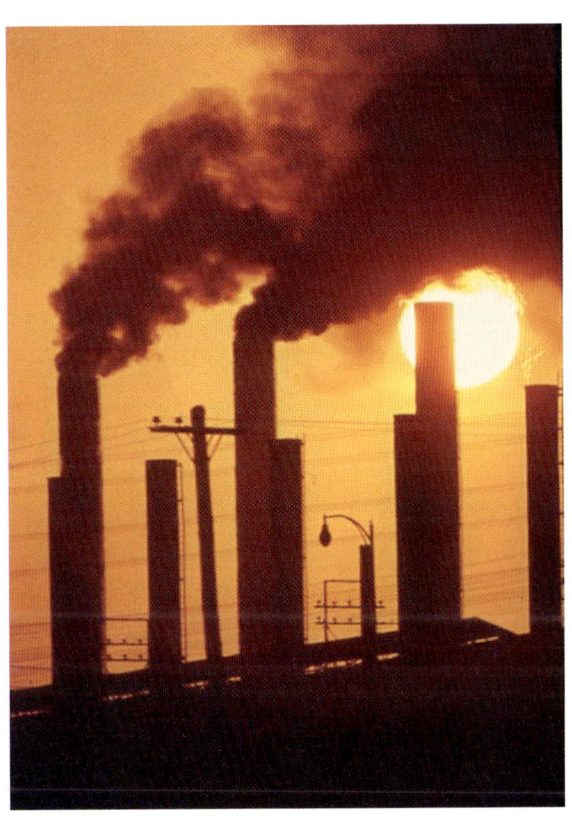

Dass bereits zu dieser Zeit die Bedeutung des Sonnenlichts bekannt war, zeigen folgende Zitate: »Die Krankheit wird bisweilen allein durch Körpertraining und Spiel erfolgreich behandelt«, »In den Armen der Kinderfrauen spazieren gehen« (Aufenthalt in der Sonne). Auch die Ursachen werden von Whistler und Glisson indirekt mit einem Mangel am Sonnenlicht in Verbindung gebracht: »Ursachen: raues und feuchtes Klima«. Als Therapie wurde nicht nur der Aufenthalt im Freien, sondern auch schon Pottwalfett (Ambra grisea) oder Salbe mit Walrat (enthält Vitamin D) empfohlen.

Springen wir in das 19. Jahrhundert. In den 1820er-Jahren machte ein polnischer Arzt namens Jedrzej Sniadecki als Erster die Entdeckung, dass Kinder, die im städtischen Milieu von Warschau aufwuchsen, viel häufiger an Rachitis litten als ihre Altersgenossen, die auf dem Land lebten. Dr. Sniadecki überlegte, ob die weit verbreitete Erkrankung vielleicht auf einen Mangel an Sonnenlicht zurückzuführen sein könnte, der in den engen und überfüllten Wohnverhältnissen in Warschau vorherrschte. Und tatsächlich konnte Sniadecki die erkrankten Kinder erfolgreich behandeln, indem er sie aufs Land in die Sonne schickte. Trotzdem nahm man ihn nicht ernst. Die Mehrheit der Wissenschaftler konnte sich damals nicht vorstellen, wie Sonnen-

Im 18. und 19. Jahrhundert grassierte in den Industriestädten die Rachitis.

Kinder, die im städtischen Milieu aufwuchsen litten häufiger an Rachitis.

einstrahlung auf der Haut Auswirkungen auf das Skelett haben sollte.

Es dauerte noch weitere 70 Jahre, bis die britische Ärztevereinigung British Medical Association 1889 einen Bericht darüber veröffentlichte, dass in den ländlichen Gebieten der britischen Inseln kaum Rachitisfälle zu beobachten waren, während die Erkrankung in den großen Industriestädten grassierte. Man schlug als Erklärungsversuch vor, ein Mangel an Sonnenlicht könne an der hohen Zahl der Erkrankten schuld sein (siehe Abb. 2.5).

1890 stellte der britische Arzt Dr. Theobald Palm beim Studium der geographischen Verbreitung der Rachitis fest, dass die Rachitis eine Krankheit der Industriezentren in Großbritannien war (siehe Abb. 2.6), die verarmte Bevölkerung in den Städten Chinas, Japans und Indiens trotz Schmutz und schlechter Ernährung je-

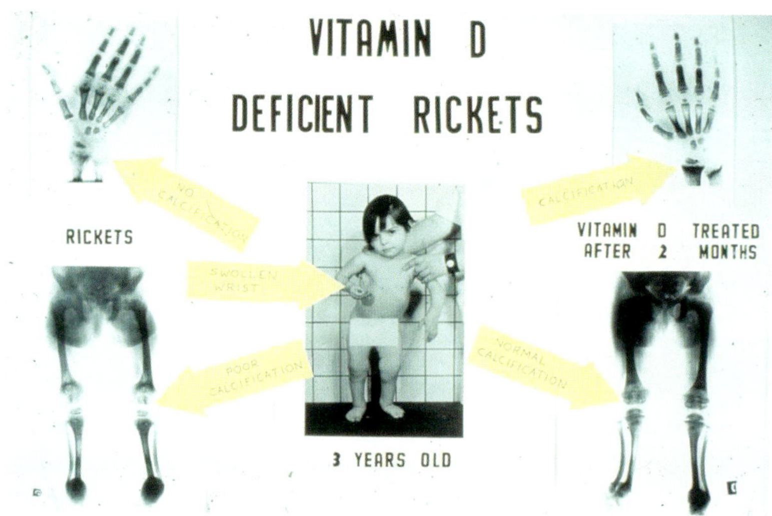

Abb. 2.5 Vitamin-D-Mangel verursacht bei Kindern Rachitis.

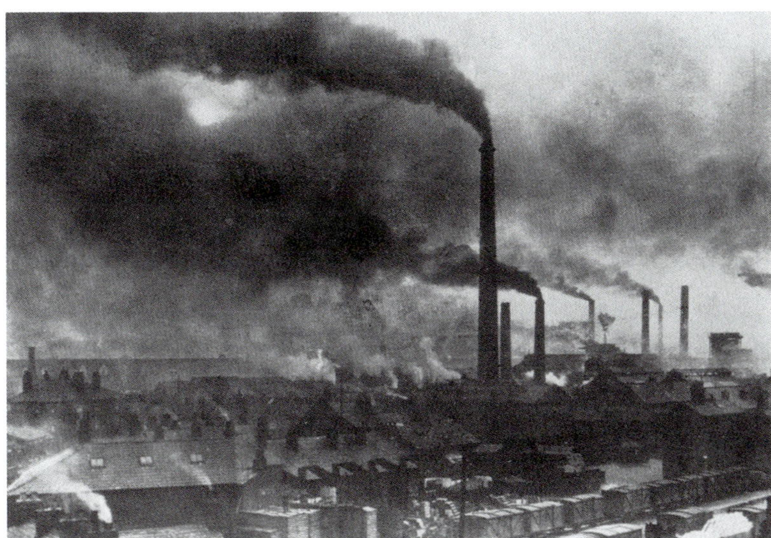

Abb. 2.6 Industriezentrum im 19. Jahrhundert

doch kaum von dieser die Knochen deformierenden Erkrankung betroffen war.

Er teilte leider mit Dr. Sniadecki das Los derer, die ihrer Zeit voraus sind: Er wurde nicht ernst genommen. Obwohl der genaue Zusammenhang zwischen Sonnenlicht und Knochenwachstum noch nicht bekannt war, stellte Arnold Rikli Ende des 19. Jahrhunderts eine Gesundheitsbewegung auf die Beine, die unter folgendem Motto stand: »Wasser wirkt Wunder, Luft bewirkt noch mehr, aber Sonnenlicht funktioniert am aller Besten.« Die Wissenschaft konnte sich nur schwer an den Gedanken gewöhnen, dass ein so simples Heilmittel wie Sonnenlicht etwas gegen eine die Knochen deformierende Krankheit ausrichten kann, weshalb wenig unternommen wurde, um die aufschlussreichen Beobachtungen für die Prävention und die Therapie von Rachitis zu nutzen.

Um das Jahr 1900 litten geschätzte 80 % der Kinder in den Industriestädten Nordeuropas und im Nordosten der USA unter Rachitis. Fast 100 Jahre nach der ersten aufschlussreichen Entdeckung von Sniadecki veröffentlichte der deutsche Arzt Kurt Huldschinsky einen Bericht, dass über eine Quecksilberdampflampe verabreichte UV-Strahlung ein wirksames Mittel zur Heilung von Patienten mit schwerer Rachitis sei. Er bewies geschickt, dass die Fototherapie keinen direkten Effekt auf den Knochen hatte, denn die Bestrahlung eines einzelnen Armes wirkte genauso durchschlagend auch am anderen Arm gegen die Rachitis. Man hielt ihn für verrückt, kranke Kinder mit einer Quecksilberdampflampe zu bestrahlen (wobei zu berücksichtigen ist, dass die Zeiten der Diskussion um Hautkrebs noch lange nicht angebrochen waren), aber seine Botschaft fiel zumindest teilweise auf fruchtbaren Boden (siehe Abb. 2.7).

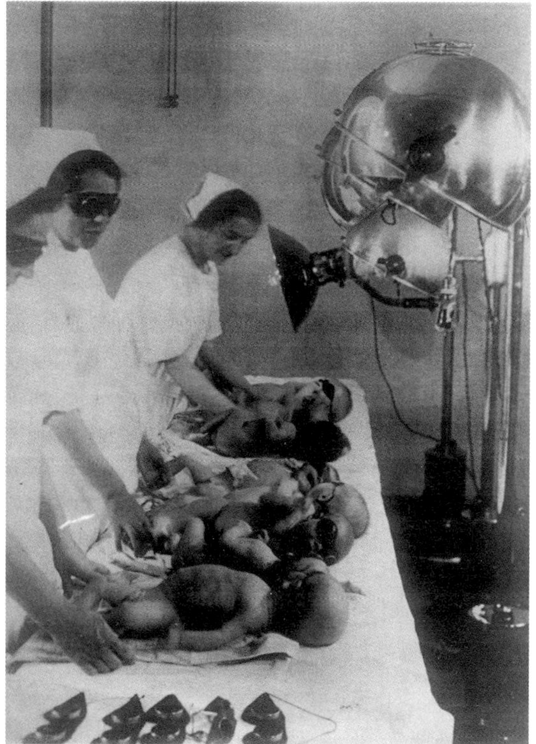

Abb. 2.7 Mit der Quecksilber-Dampflampe konnte man Rachitis vorbeugen und therapieren.

Zwei Jahre später ließen zwei Ärzte in New York City (Hess und Unger) acht rachitische Kinder auf das Dach eines New Yorker Krankenhauses in die Sonne bringen. Anhand der Röntgenaufnahmen konnten sie erhebliche Befundverbesserungen bei jedem der Kinder demonstrieren. Somit wurde 1921 zum ersten Mal nachgewiesen, dass es einzig und allein des Sonnenlichts bedarf, um Rachitis zu verhindern bzw. zu behandeln.

Eine in den frühen 1930ern von der US-Regierung eingerichtete Behörde gab schließlich die Empfehlung an die Eltern heraus, ihre Kinder eine angemessene Zeitspanne lang nach draußen in die Sonne zu schicken. In einigen Fabriken begann man mit der Produktion von UV-Lampen, die in den 1930ern, 1940ern und 1950ern in Apotheken verkauft wurden. Die einzige noch heute auf dem US-amerikanischen Markt erhältliche Lampe ist die aus den 1940ern stammende, die Vitamin-D-Synthese in der Haut fördernde Sperti-Lampe.

Sonnenlicht ist ein wirksames Mittel zur Heilung der Rachitis

Anfang des 20. Jahrhunderts identifizierten Wissenschaftler schließlich die UV-Strahlung als den Bestandteil des Sonnenlichts, der die Produktion von Vitamin D im menschlichen Körper stimuliert. Und sie entdeckten die breit gefächerte, gesundheitliche Bedeutung dieses Prozesses. Die Milch verarbeitende Industrie in Europa und den USA griff die Erkenntnis auf, dass bei Sonneneinstrahlung erzeugtes Vitamin D gut für die Knochen ist, und begann, Milch mit Vitamin D anzureichern. Es entwickelte sich ein regelrechter Vitamin- D-Boom, in dessen Verlauf die unglaublichsten Produkte mit Vitamin-D-Zusatz beworben wurden, darunter Brot (Bond Bread, siehe Abb. 2.8), Hot Dogs (Rickter's Hot Dogs), Limonade (Twang Soda) und sogar Bier (Schlitz Beer). Auch in Europa wurden viele Lebensmittel mit Vitamin D angereichert, wie z. B. Milch und Pudding. Leider erschienen in den frühen 1950ern Berichte aus Großbritannien über Säuglinge mit hohen Kalziumspiegeln im Blut, was darauf zurückgeführt wurde, dass Milch zu sehr angereichert worden war und zu einer Überdosis an Vitamin D geführt hatte. Da hohe Kalziumspiegel im Blut zu irreversiblen Hirnschäden führen können, wurden in ganz Europa Gesetze verabschiedet, die die Anreicherung von Lebensmitteln und allen anderen Verbrauchsgütern (worunter sogar Hautcreme fiel) mit Vitamin D untersagten. Mittlerweile weiß man, dass diese

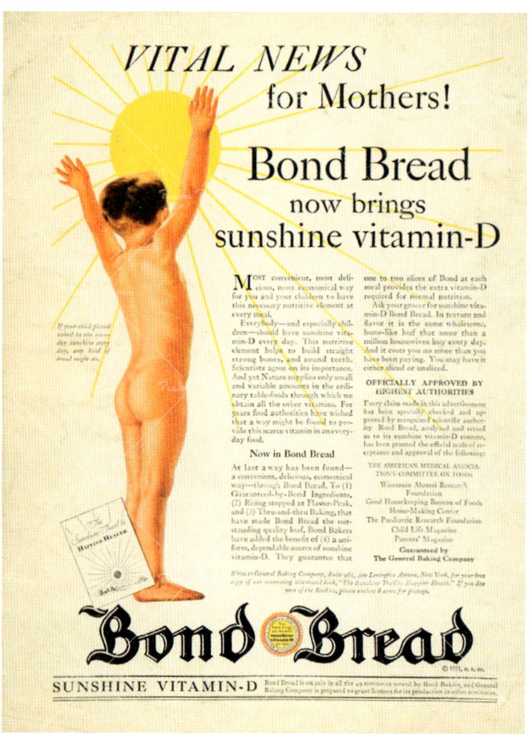

Abb. 2.8 Bond Bread: Mit Vitamin D angereichertes Brot aus den USA

Säuglinge und Kleinkinder wohl unter einer seltenen Erbkrankheit, dem sogenannten Williams-Beuren-Syndrom, litten. Diese Patienten reagieren, wie man herausgefunden hat, extrem stark auf Vitamin D. Leider verbieten die meisten europäischen Länder noch immer den Zusatz von Vitamin D zu jeglichen Produkten, mit wenigen Ausnahmen. In Schweden und Finnland ist es mittlerweile erlaubt, Milch mit Vitamin D anzureichern. In vielen europäischen Ländern wird Vitamin D überdies einigen Müsli- und Margarinesorten hinzugefügt.

Am Ende der 1960er-Jahre fand man heraus, dass das in der Haut produzierte oder mit der Nahrung aufgenommene Vitamin D, keine biologische Wirkung auf den Knochen-, Phosphat- oder Kalziumhaushalt ausüben kann. In der Leber muss das Prohormon Vitamin D nämlich erst weiterverarbeitet werden zu seiner Transport- und Speicherform dem 25-Hydroxy-Vitamin D (25(OH)D, siehe Abb. 1.4). Letzteres wurde Anfang der 1970er-Jahre von mir weltweit als Erstem im Rahmen meiner damaligen Doktorarbeit in der Arbeitsgruppe von Prof. Hector DeLuca an der Universität Wisconsin identifiziert und isoliert (Holick MF et al., Arch Intern Med, 1972). 25(OH)D gilt heute als Goldstandard und Barometer zur medizinischen Beurteilung des Vitamin-D-Status einer Person. Das 25(OH)D wird im Anschluss in den Nieren in seine hormonaktive Form, dem 1α 25-Dihydroxy-Vitamin D (1,25$(OH)_2$D), aktiviert. Auch die hormonaktive Form von Vitamin D, das 1α 25-Dihydroxy-Vitamin D (1,25$(OH)_2$D, Calcitriol),

In den USA gab es früher mit Vitamin D angereicherte Milch, Hot Dogs, Brot oder Bier!

wurde von mir im gleichen Zeitraum weltweit zum ersten Male isoliert und synthetisiert (Holick MF et al., Proc Natl Acad Sci USA, 1971).

1,25$(OH)_2$D, auch Sonnenhormon genannt, gehört in die Gruppe der Steroidhormone, die in den Körperzellen an spezielle Rezeptoren (Vitamin-D-Rezeptoren) binden und dadurch ihre Wirkung entfalten. Ende der 1970er stellte sich schließlich heraus, dass diese Vitamin-D-Rezeptoren (VDR) überall im Körper zu finden sind. Durch die Bindung von 1,25$(OH)_2$D an seine Rezeptoren werden verschiedene Signalübertragungswege im Zellstoffwechsel und auch auf der Ebene zahlreicher Gene ausgeübt. Unter anderem wird im Zellkern die Proteinsynthese reguliert. Folglich gibt es fast keinen Bereich in unserem Körper, der nicht von der hormonaktiven Wirkform des Vitamin D abhängig ist.

Lange Zeit galt Vitamin D als das klassische Knochenvitamin. Seine medizinische Bedeutung lag vor allem in der Prävention und Therapie der Knochenkrankheiten Rachitis bei Kindern und Osteomalazie bei Erwachsenen. Die aktuellen Erkenntnisse der weltweiten Vitamin-D-Forschung der letzten 20 Jahre sind spektakulär und lassen das »Sonnenhormon« nun in einem ganz neuen Licht erstrahlen.

2.4 Das Gorillababy Kimani im Franklin Zoo, Boston

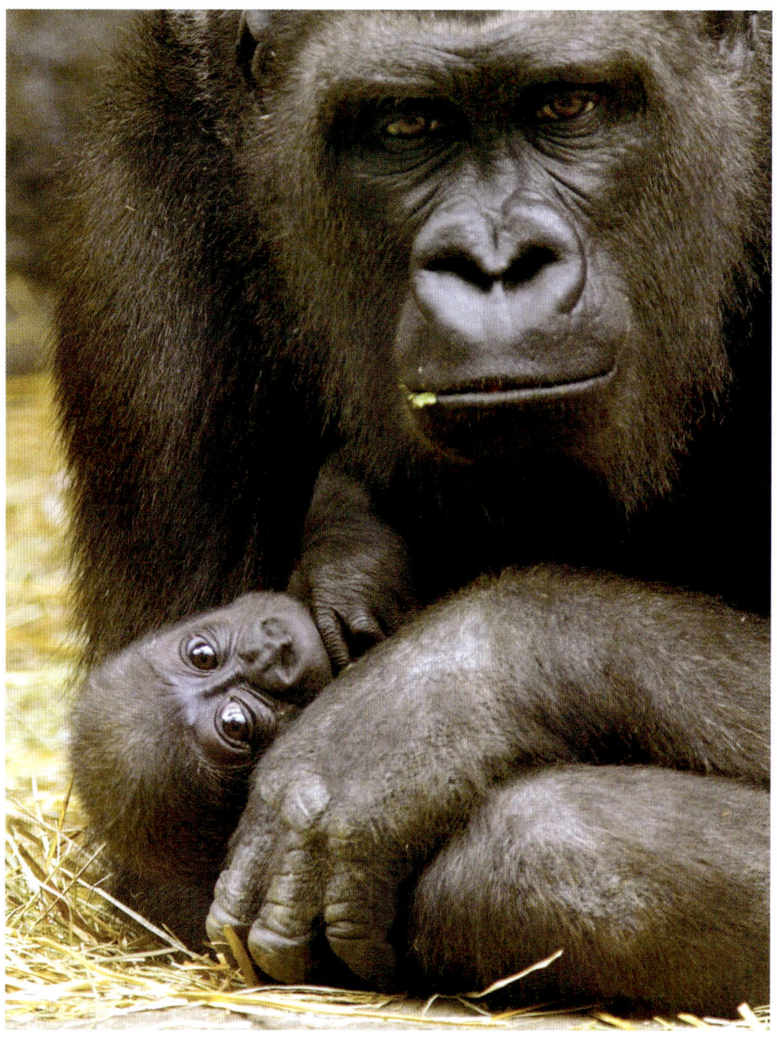

Abb. 2.9 Kimani in den schützenden Armen der Mutter

Das Gorillababy Kimani im Franklin Zoo, Boston

„Vor einigen Jahren erhielt ich einen Anruf von einem nahegelegenen Zoo, in dem ein Gorillababy namens Kimani (siehe Abb. 2.10) unter Rachitis, extremer Muskelschwäche und schweren Krampfanfällen litt. Kimani wurde am 24. November 2004 geboren. Sie war der erste Flachland-Gorilla, der im Franklin Zoo in Boston zur Welt kam. Ich untersuchte das Kleine und kam zu dem Schluss, dass Vitamin-D-Mangel die Ursache für seinen schlechten Zustand war. Ich erklärte dem Zoodirektor, dass der Vitamin-D-Mangel einen niedrigen Kalziumspiegel im Blut verursacht, mit dem unkontrollierbare Krämpfe der Hand- und Fußmuskulatur sowie Krampfanfälle einhergehen. Letztere könnten im schlimmsten Fall sogar zum Tode führen. Zunächst hatte man aber einen Kinderarzt konsultiert, der Kimani täglich 400 I.E. Vitamin D verabreicht hatte. Da dies keinen Effekt zu haben schien, schloss man daraus, die kleine Gorilladame müsse von einem Gendefekt betroffen sein, der nicht auf die Behandlung mit Vitamin D anspreche. Ratlosigkeit und Angst machte sich breit, ob das Gorillababy überleben würde.

Ich empfahl, wie bei einem Menschenkind mit extremem Vitamin-D-Mangel, die tägliche Verabreichung von 5 000 I.E. Vitamin D. Daraufhin erholte sich die kleine Kimani innerhalb von einigen Wochen, und die Knochen heilten aus. Auch die muskulären Störungen verschwanden komplett unter der Vitamin-D-Therapie (Abb. 2.9, 2.11). Ein gesunder und regelmäßiger Schlaf-Wach-Rhythmus wurde durch Vitamin D unterstützt (Abb. 2.12). Ich war natürlich der Ehrengast auf Kimanis erstem Geburtstag. Da Kimani jedoch im Mutterleib schon einem Vitamin-D-Mangel ausgesetzt gewesen war und sich dieser Mangel noch über die ersten Monate ihres Lebens fortsetzte, ist sie jetzt leider dauerhaft im Wachstum gehemmt (Abb. 2.13). Kimani mag es, wenn sie die Aufmerksamkeit der anderen Gorillas bekommt, vor allem beim Jagen und Fangen spielen. Melonen und Weintrauben zählen zu ihren Lieblingsspeisen."

(Prof. M. Holick)

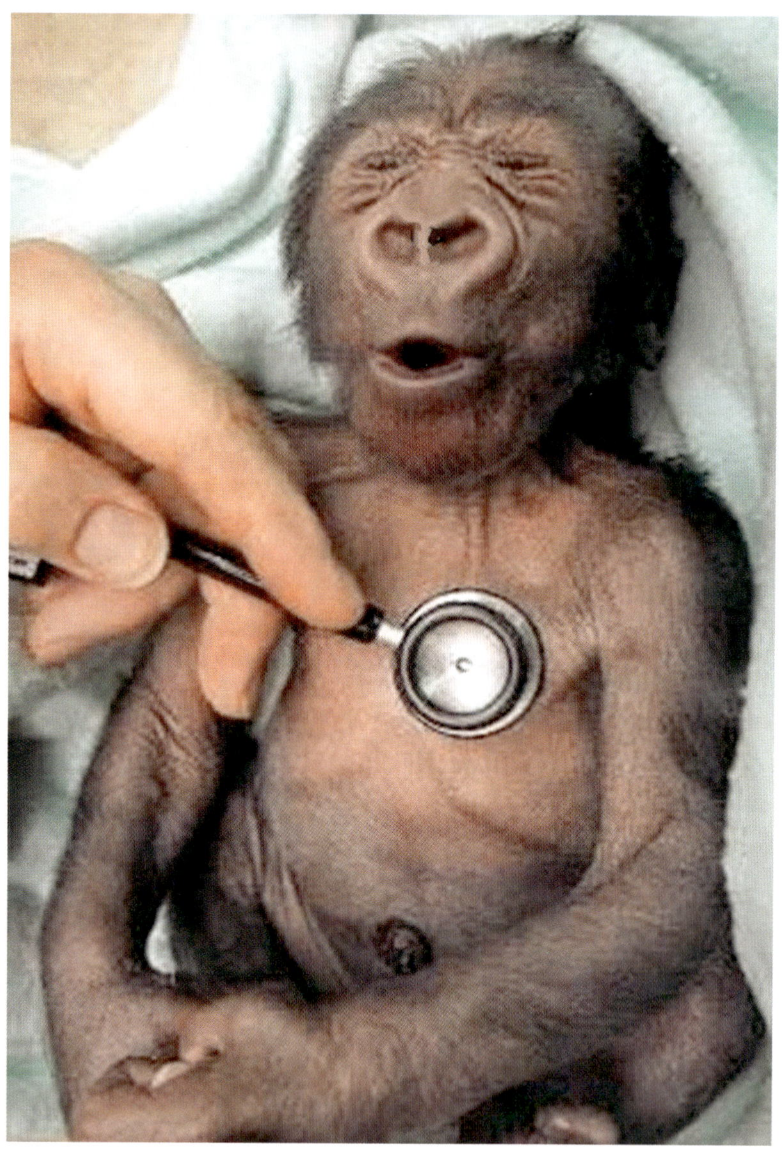

Abb. 2.10 Das Gorillababy Kimani im Dezember 2004

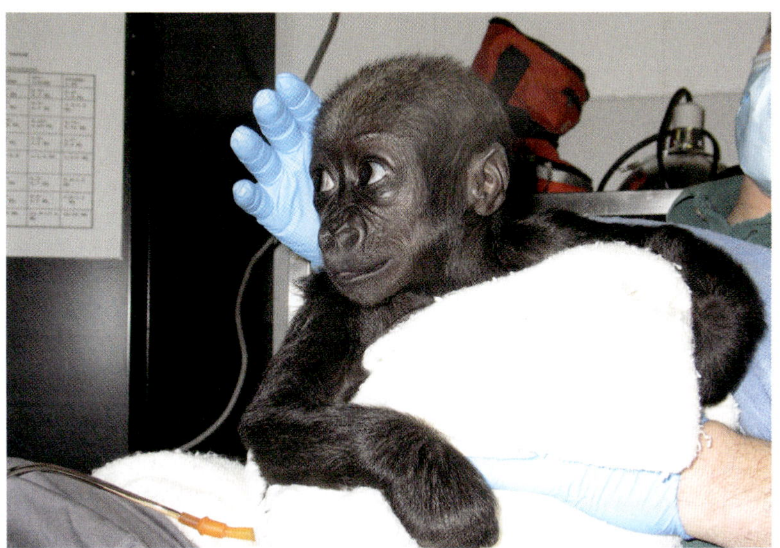

Abb. 2.11 Nach 3 Monaten 5 000 I. E. Vitamin D täglich

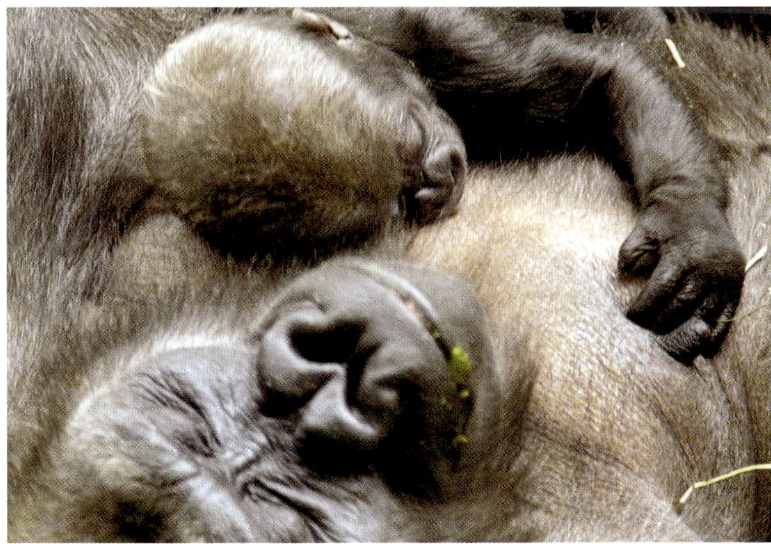

Abb. 2.12 Kimani und Mutter beim Schlaf

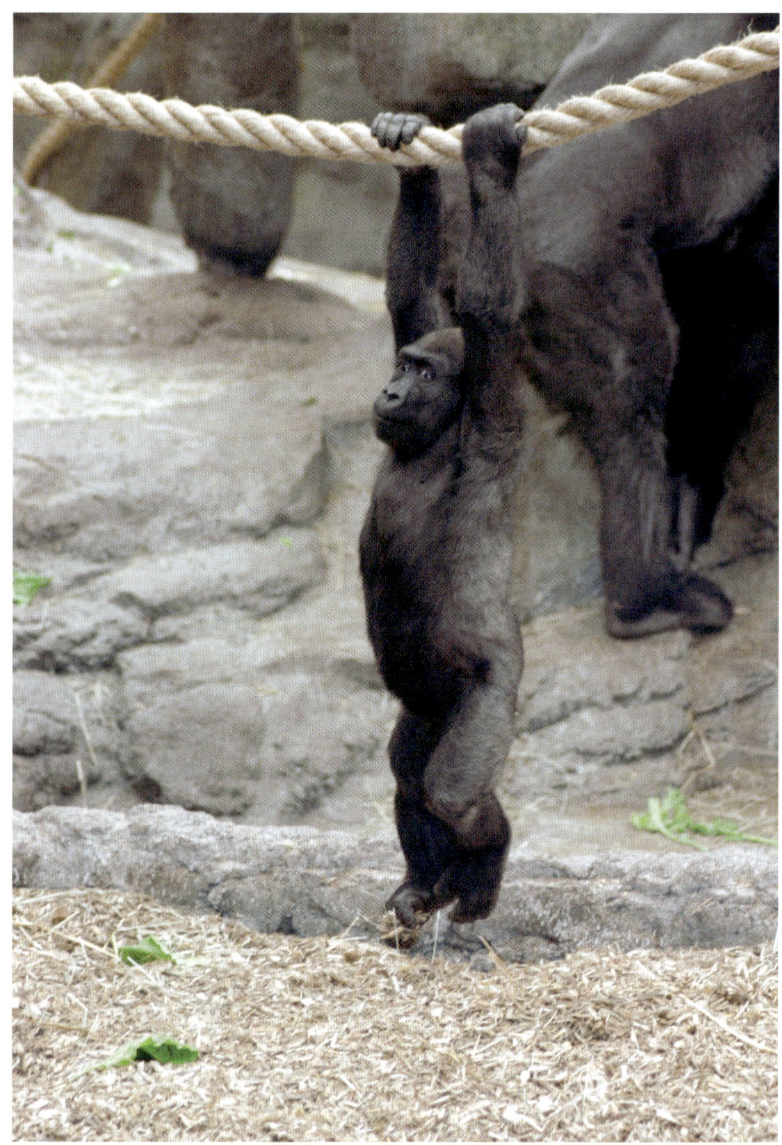

Abb. 2.13 Die Gorilladame Kimani heute

2.5 Das D-lemma mit dem Sonnenlicht

Und was geschah dann? Wie sind wir an den Punkt gelangt, an dem wir plötzlich begannen, uns vor der Sonne zu fürchten anstatt sie zu verehren, sie zu meiden anstatt uns über sie zu freuen? Die Antwort ist ganz einfach: Man kann viele Milliarden Dollar damit verdienen, wenn man den aus medizinischer Sicht einzigen nennenswerten Nachteil von Sonnenstrahlen ausschlachtet, während die Propagierung der vielen Vorteile der Sonne kaum Einnahmequellen in sich birgt.

Ein erhöhtes Risiko für Nicht-Melanom-Hautkrebs ist der Preis, den man zahlen müsse, um besser gegen Prostata-, Brust- und Darmkrebs geschützt zu sein.

In der Medizin ist es längst bekannt, dass Sonneneinstrahlung nicht nur viele Vorteile, sondern auch einen gesundheitlichen Nachteil mit sich bringt: Hautkrebs. In den 1920er-Jahren stellte man fest, dass europäische Bauern Hautkrebs an den Stellen entwickelten, die der Sonnenstrahlung am meisten ausgesetzt waren, nämlich an Ohren, Gesicht, Nase und Handrücken. 1915 publizierte die Navy einen Bericht aus dem hervorging, dass Marinepersonal, welches sich die meiste Zeit im Freien aufhielt, ein achtfach geringeres Risiko für einen krebsbedingten Tod hatte, im Vergleich zu Erwachsenen mit wenig Sonnenkontakt.

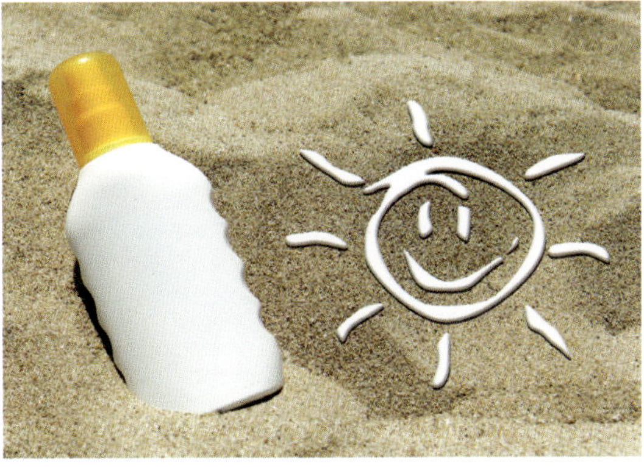

Die erste Ausgabe der Krebs-Fachzeitschrift Cancer Research rückte im Jahr 1941 die Diskussionspunkte zu diesem Thema in ein angemessenes Verhältnis zueinander: Ein gesteigertes Risiko, an Nicht-Melanom-Hautkrebs zu erkranken, sei der Preis, den man dafür zahlen müsse, besser gegen Prostata-, Brust- und Darmkrebs geschützt zu sein. Leider ist der Zusammenhang zwischen Sonnenlicht und Hautkrebs in den letzten 25 Jahren völlig unverhältnismäßig auf-

Ein Lichtschutzfaktor von 30 verringert die Vitamin-D-Produktion in der Haut um 95 %!

gebauscht worden. Die Hauptschuld daran tragen die Kosmetik-Abteilungen der Pharmaindustrie und einige Vertreter der Dermatologie.

In den 1960ern und 1970ern kam die Freizeitkultur auf, sodass die Menschen mehr Zeit im Freien und in der Sonne verbrachten. Die kosmetische und die pharmazeutische Industrie entwickelten dafür Sonnencremes, an denen sie unglaublich gut verdienten. Waren diese Produkte anfangs als Mittel gegen Sonnenbrand eingeführt worden, so wurden sie bald schon clever als Präventivmaßnahme gegen Hautkrebs vermarktet. Natürlich spielen moderne Sonnenschutzmittel eine wichtige Rolle bei der Prävention von Hautkrebs, und die Dauer unserer Sonnenbäder sollten wir genauso einschränken, wie wir uns beim Essen und Trinken mäßigen sollten. Die von der Pharmaindustrie finanzierten, ausgeklügelten und aggressiven Aufklärungs-Kampagnen haben jedoch eine sonnenfeindliche Massenhysterie ausgelöst, die unserer Gesundheit schadet, weil jeder plötzlich davon überzeugt ist, dass nicht einmal das kleinste bisschen Sonnenstrahlen unbedenklich ist. Viele hautärztliche Vereinigungen, einschließlich der US-amerikanischen Academy of Dermatology, haben die Empfehlung ausgesprochen, dass man sich der Sonne nie direkt ohne Sonnenschutz aussetzen sollte.

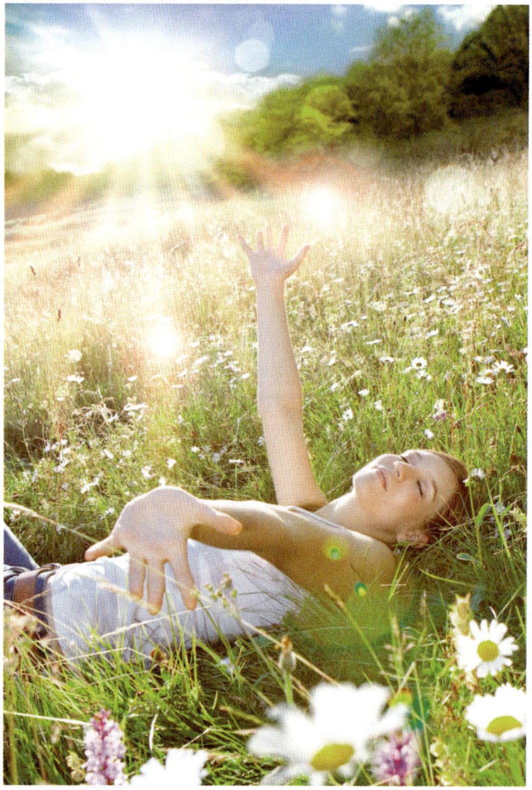

Eine Sonnencreme mit einem Lichtschutzfaktor (LSF) von 10 absorbiert auf Ihrer Haut, wenn Sie sich damit einreiben, 90 % der UV-B-Strahlung und lässt so Ihre Haut um 90 % weniger Vitamin D produzieren. Ein LSF von ≥30 verringert die Vitamin-D-Produktion in der Haut sogar um 95%. Zugegeben gibt es kaum jemanden, der Sonnencremes fachgerecht anwendet. Dafür verwenden wir aber mittlerweile Cremes mit einem LSF von 45 oder mehr. Selbst wenn Sie also nur die Hälfte oder ein Drittel der eigentlich benötigten Menge auftragen, wird auf Ihrer Haut trotzdem ein LSF von 15 erreicht, sodass die Produktion von Vitamin D in Ihrer Haut sehr stark abnimmt. Bauern im mittleren Westen der USA, bei denen Hautkrebs (außer Melanom) diagnostiziert worden war, riet man, konsequent Sonnenschutz zu verwenden. Sie hielten sich daran, und als man gegen Ende des Sommers ihren Vitamin-D-Spiegel im Blut bestimmte, war er bei den meisten zu niedrig.

Von uns durchgeführte Studien haben gezeigt, dass bei einem gesunden, nur mit einem Badeanzug bekleideten Erwachsenen eine Sonnenbestrahlung, die ausreicht, um 24 Stunden später eine leichte Rötung der Haut auszulösen (die sogenannte minimale Erythemdosis, MED), der Einnahme von etwa 20000 I.E. Vitamin D entspricht. Die Kapazitäten der Haut, Vitamin D zu bilden, sind also enorm. Mit dem Alter nimmt diese Fähigkeit unserer Haut zur Vitamin-D-Produktion ab (siehe Abb. 1.8). Mit 70 Jahren sind noch etwa 30% der Vitamin D bildenden Kapazitäten eines 20-Jährigen erhalten. Da die Haut jedoch ein derart effektiver Vitamin-D-Bildner ist, können auch Senioren den Vitamin-D-Gehalt in ihrem Blut anheben, wenn sie sich in angemessenem Maße der Sonnenstrahlung aussetzen, was von mehreren Untersuchern nachgewiesen werden konnte.

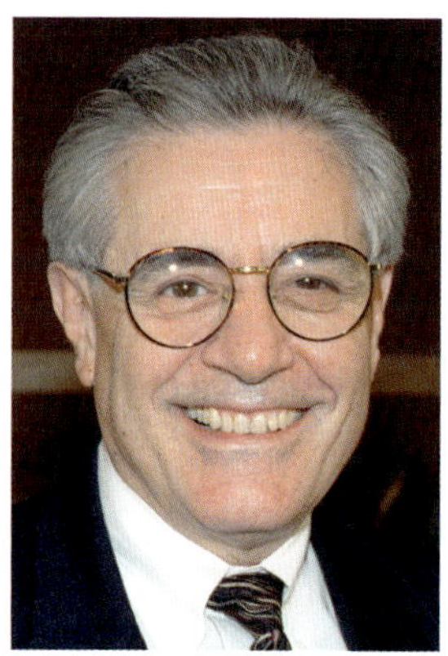

Abb. 2.14 Professor Dr. Hector F. DeLuca

2.6 Die Aktivierung von Vitamin D

Ende der 1960er-Jahre fand man heraus, dass das in der Haut produzierte oder mit der Nahrung aufgenommene Vitamin D (Colecalciferol), keine biologische Wirkung auf den Kalziumhaushalt oder die Knochen ausüben kann. Zuerst muss Vitamin D nämlich eine Reise zur Leber, unserem wichtigsten Stoffwechselorgan antreten. In der Leber wird Vitamin D weiterverarbeitet zu seiner Transport- und Speicherform 25-Hydroxy-Vitamin D (25(OH)D, Calcidiol). 25(OH)D ist die hauptsächlich im Blut zirkulierende Form des Sonnenvitamins und stellt das wichtigste Barometer für die ärztliche Beurteilung des Vitamin-D-Status dar (siehe Kap. 7).

Meine Entdeckung des 25(OH)D und 1,25$(OH)_2$D

„In den 1970er-Jahren war ich als graduierter Student an der Universität Wisconsin bei der wissenschaftlichen Koryphäe Dr. Hector DeLuca tätig (siehe Abb. 2.14). Hier identifizierte und isolierte ich im Rahmen meiner Masterthese über Vitamin D zunächst das 25-Hydroxy-Vitamin D (25(OH)D), welches heute weltweit als medizinischer Standardparameter zur Beurteilung des Vitamin-D-Status herangezogen wird. Später gelang es mir, auch die hormonaktive Wirkform von Vitamin D, das 1,25-Dihydroxy-Vitamin D (1,25$(OH)_2$D), das dem Körper so viele gesundheitliche Vorteile beschert, weltweit als erster zu identifizieren und zu isolieren. Als unmittelbare Folge dieser Entdeckung konnten Patienten mit Niereninsuffizienz, die aufgrund der gestörten Nierenfunktion kein aktives Sonnenhormon mehr bilden konnten und folglich unter schweren Knochenproblemen litten, mit kleinsten Mengen von 1,25$(OH)_2$D von ihren Ärzten erfolgreich behandelt werden.“ *(Prof. M. Holick)*

2.7 Der allgegenwärtige Vitamin-D-Rezeptor

Anfang der 1970er-Jahre entdeckte unsere Arbeitsgruppe, dass 25-Hydroxy-Vitamin D (25(OH)D) erst in den Nieren in die biologisch aktive Form des Sonnenvitamins, das 1,25-Dihydroxy-Vitamin D (1,25$(OH)_2$D), umgewandelt werden muss. Nach Aktivierung in den Nieren gelangt 1,25$(OH)_2$D (Calcitriol) in den Dünndarm, wo es die Aufnahme von Kalzium steigert. 1,25$(OH)_2$D wird auch zu den Knochen transportiert und stimuliert dort Zellen zum Kalziumabbau. Dadurch wird der Kalziumbedarf des Körpers sichergestellt, wenn die Zufuhr über die Nahrung nicht ausreicht. Da man wusste, dass ein Zusammenhang zwischen Vitamin D und Kalzium bzw. der Knochengesundheit besteht, nahm man an, die den Kalziumhaushalt regulierenden Organe wie Dünndarm, Nieren und Knochen könnten die hormonaktive Form des Sonnenvitamins, das 1,25$(OH)_2$D, erkennen. Und tatsächlich fanden wir und andere Arbeitsgruppen in den Zellen dieser drei Organe einen Vitamin-D-Rezeptor (VDR), der auf 1,25$(OH)_2$D ansprach.

2.8 Das Sonnenvitamin wirkt als Sonnenhormon

1,25$(OH)_2$D (Sonnenhormon), gehört in die Gruppe der Steroidhormone, die in den Körperzellen an Rezeptoren binden und dadurch ihre Wirkung entfalten. Ende der 1970er stellte sich schließlich heraus, dass Vitamin-D-Rezeptoren (VDR) überall im Körper zu finden sind. Durch die Bindung von 1,25$(OH)_2$D an seine Rezeptoren, werden verschiedene Signalübertragungswege im Zellstoffwechsel und auch auf der Ebene zahlreicher Gene ausgeübt. Folglich gibt es fast keinen Bereich in unserem Körper, der nicht von der hormonaktiven Wirkform des Sonnenvitamins abhängig ist. In zahlreichen Geweben, die einen spezifischen Vitamin-D-Rezeptor besitzen, ist 1,25$(OH)_2$D für die einwandfreie Stoffwechselfunktion verantwortlich. Dazu gehören unter anderem die Gefäßwand, der Dickdarm, die Brustdrüse, die Haut, die Immunzellen, die Nebenschilddrüse, die Prostata, die Plazenta und die Bauchspeicheldrüse (Pankreas) um nur einige der wichtigsten zu nennen. Es existieren sogar hieb- und stichfeste Hinweise dafür, dass auch das Gehirn über Vitamin-D-Rezeptoren verfügt und dass die hormonaktive Form des Sonnenvitamins die Produktion des stimmungsaufhellenden Glücksbotenstoffs Serotonin ankurbelt. Dadurch erklärt sich seine Wirksamkeit bei saisonal abhängigen Depressionen (oder auch nur bei chronisch schlechter Laune).

2.8.1 Sonnenhormon: Das Bindeglied zwischen Sonne und Gesundheit

Wenn nun also jedes Gewebe und jede Zelle in unserem Körper Vitamin-D-Rezeptoren besitzt, stellt sich die Frage: Welchen Sinn hätten diese Rezeptoren, wenn sie nicht irgendeine Funktion erfüllen würden? Unter Wissenschaftlern gibt es viele Anhänger der These, dass Vitamin D sozusagen als Gesundheitspolizei fungiert, die das Zellwachstum kontrolliert. Damit hätte es Einfluss auf die Krebsentstehung. Wenn eine Zelle beginnt, die Kontrolle über ihr eigenes Wachstum zu verlieren, und den Weg hin zu einer bösartigen Krebszelle beschreitet, kann aktiviertes Vitamin D rettend eingreifen, indem es entweder Gene anschaltet, die das Zellwachstum unter Kontrolle bringen, oder die **Apoptose** einleitet, das Selbstzerstörungsprogramm im Rahmen derer sich die Zelle selbst vernichtet. Ist der maligne Prozess erst einmal ins Rollen gekommen, findet die listige Krebszelle leider Mittel und Wege, um gegen die heilende Wirkung des aktiven Vitamin D immun zu werden. Deshalb ist es so wichtig, das ganze Leben lang ausreichend mit Vitamin D versorgt zu sein. Man könnte es vielleicht damit vergleichen, keinen durchgehenden Versicherungsschutz für sein Auto zu haben, sodass man im ungünstigsten Fall bei einem kostspieligen Unfall ohne Versicherung dasteht. Genauso verletzlich wird man, wenn dem Körper phasenweise nicht genügend Vitamin D zur Verfügung steht und die allgegenwärtigen Rezeptoren unbesetzt bleiben.

Vitamin-D-Rezeptoren befinden sich überall im Körper.

In der Tat gilt es als erwiesen, dass ein im Winter diagnostizierter Lungenkrebs häufig schneller zum Tode führt als bei einer Diagnose im Sommer. Handelt es sich dabei lediglich um einen Zufall oder hängt Lungenkrebs irgendwie mit Vitamin D zusammen? Es genügt wohl, darauf hinzuweisen, dass in einigen anerkannten medizinischen Kreisen das Sonnenlicht als Wundermittel bezeichnet wird.

Dr. William Grant, Leiter eines Forschungszentrums in San Francisco (Sunlight, Nutrition and Health Research Center), das sich intensiv mit den Auswirkungen von Sonnenlicht und Ernährung auf die Gesundheit beschäftigt, ist ein allgemein geschätzter Experte auf diesem Gebiet. Nach seinen Schätzungen sind im Zeitraum von 1970–1994, also von 24 Jahren, in den USA 566 400 Amerikaner frühzeitig an 13 Krebsarten (v. a. an Brust-, Eierstock-, Darm-, Prostata-, Blasen-, Gebärmutter-, Speiseröhren-, Mastdarm- und Magenkrebs) als Folge der zu geringen Sonnenlichtexposition gestorben. Alleine im Jahre 2002 dürfte nach Grants Berechnungen die un-

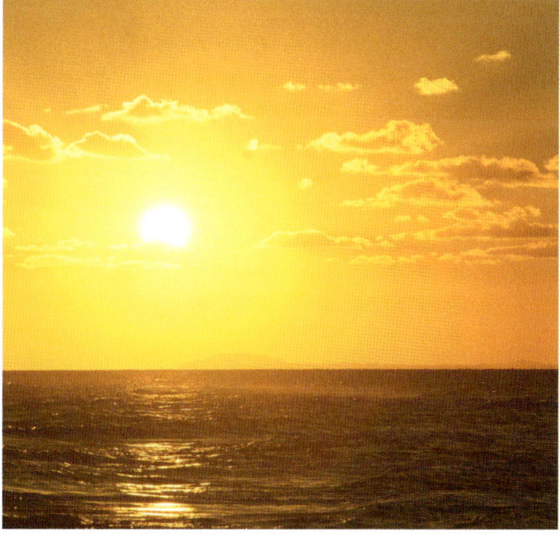

Die aktive Form des Sonnenvitamins wirkt im Körper als Steroidhormon über die Wechselwirkung mit Vitamin-D-Rezeptoren.

Genexpression: Bindeglied zwischen Vitamin D und Prävention

„In einer aktuellen placebokontrollierten Doppelblindstudie habe ich nun erstmals den Einfluss einer Supplementierung von täglich 400 I. E. oder 2 000 I. E. Vitamin D_3 für zwei Monate auf die Genexpression der weißen Blutkörperchen (Leukozyten) bei gesunden Erwachsenen im Winter untersucht. Dabei führte die Verbesserung des 25(OH)D-Status zu einer mindestens 1,5-fachen Änderung der Genexpression in 291 Genen. Zu Studienbeginn bestand ein signifikanter Unterschied in der Expression von 66 Genen bei Personen mit einem Vitamin-D-Mangel (25(OH)D <20 ng/ml) im Vergleich zu Personen mit einem 25(OH)D-Wert >20 ng/ml. Nach der Supplementierung von Vitamin D_3 war die Genexpression bei beiden Gruppen gleich. Die Ergebnisse dieser Studie lassen vermuten, dass jegliche Verbesserung des Vitamin-D-Status signifikant die Expression von Genen beeinflusst, die eine Vielzahl von biologischen Funktionen haben und in mehr als 160 Stoffwechselwegen mit der Entstehung von Autoimmunerkrankungen (z. B. Multiple Sklerose, Diabetes Typ 1), Krebserkrankungen und kardiovaskulären Erkrankungen verbunden sind. Diese Studie deckt zum ersten Mal genetische Fingerabdrücke auf, die auf molekularbiochemischer Ebene einen wichtigen Beitrag liefern, die nicht skelettären Wirkungen des Sonnenvitamins auf die Gesundheit zu verstehen.“ *(Prof. M. Holick)*

Einen Vitamin-D-Mangel könnte man mit einem unzureichenden Versicherungsschutz für Autos vergleichen.

zureichende Sonnenlichtexposition in den USA für 85 000 Neuerkrankungen an Krebs und 30 000 Todesfälle durch Krebs verantwortlich sein. Andere Wissenschaftler gehen noch einen Schritt weiter und untersuchen die globalen Auswirkungen. Forscher an der Universität von Kalifornien schätzen, dass weltweit 250 000 Darmkrebsfälle und 350 000 Brustkrebsfälle vermeidbar wären, wenn die tägliche Vitamin-D-Zufuhr gesteigert würde.

Sonnenhormon: Schutzschild vor chronischen Erkrankungen

Die gesundheitlichen Vorteile des Sonnenlichts und Sonnenvitamins für unser körperliches Wohlbefinden lässt sich auf vier Wirkbereiche aufteilen: Zellgesundheit, Organgesundheit, Knochengesundheit sowie ein gesundes Immunsystem mit Schutz vor Autoimmunerkrankungen.

Ärzte wissen seit Langem, dass ein Mangel an Sonne und Vitamin D Knochenprobleme verursacht. Bei Kindern können sich die Knochen verformen, wovon vor allem die Beine, der Brustkorb, der Schädel und die Handgelenke betroffen sind. Diese Erkrankung ist als Rachitis bekannt. Bei Erwachsenen beschleunigt und verschlimmert sich der Verlust an Knochenmasse, was zur Osteopenie und Osteoporose führt. Eine weitere Folge ist die schmerzhafte Knochenerkrankung Osteomalazie.

Vor relativ kurzer Zeit gelang es Wissenschaftlern, einen Zusammenhang zwischen Sonneneinstrahlung, Vitamin-D-Mangel und dem Risiko für eine Reihe von Erkrankungen auf Zell- und Organebene herzustellen, darunter Erkrankungen des Immunsystems, Stoffwechselerkrankungen, Herzerkrankungen, und Tumore der inneren Organe, vor allem Brust-, Darm- und Prostatakrebs (siehe Abb. 2.15). Epidemiologen stoßen immer häufiger auf Hinweise, dass Menschen in sonnigen klimatischen Regionen oder mit ausreichendem Vitamin-D-Spiegel (25(OH)D >30 ng/ml) seltener diese gefährlichen Erkrankungen entwickeln als vom Vitamin-D-Mangel bedrohte Einwohner in Regionen mit limitierter Sonnenlichtexposition.

Zuerst schlossen die Epidemiologen andere in sonnigeren Klimazonen gegebene Faktoren aus, die als Erklärung für die gesünderen

Zellen der Menschen in diesen Regionen hätten dienen können, z.B. Ernährungsweise, Bewegung, Alkohol- und Tabakkonsum. Danach begann die große Suche nach dem Bindeglied zwischen Sonnenstrahlen und einem niedrigeren Risiko für bestimmte, weit verbreitete Krankheiten. Die Wissenschaftler, die sich bereits mit Vitamin D beschäftigt hatten, waren sich sicher, dass ein Zusammenhang zwischen diesem wichtigen Vitamin und der Zellgesundheit bestand. Und letzten Endes stellte sich das auch als die richtige Vermutung heraus!

Personen mit ausreichendem Vitamin-D-Spiegel (25(OH)D über 30 ng/ml) entwickeln seltener gefährliche Erkrankungen.

Das Sonnenvitamin und gesundes Zellwachstum

Gegen Ende der 1970er-Jahre gehörte ich zu einer kleinen, aber stetig wachsenden Gruppe von Forschern auf dem medizinischen

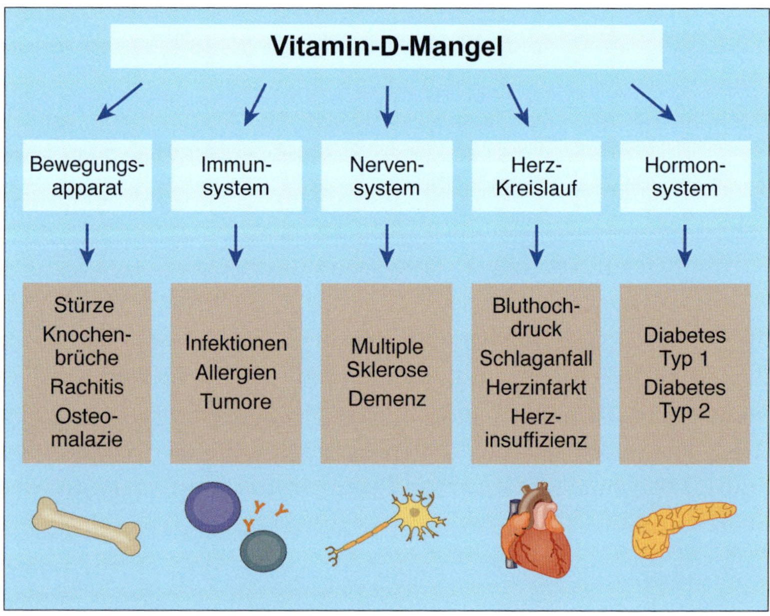

Abb. 2.15 Folgen des Vitamin-D-Mangels

Sektor, die der festen Überzeugung waren, dass die von mir wenige Jahre zuvor entdeckte aktive Form des Vitamin D, das $1{,}25(OH)_2D$, noch viel mehr konnte, als nur die Knochen gesund zu erhalten. Unsere Theorie lautete, dass die Häufigkeit von Krebs und Herz-Kreislauf-Erkrankungen in Ländern mit viel Sonnenschein deshalb geringer ist, weil das beim Aufenthalt in der Sonne gebildete Vitamin D sich auf irgendeine Weise positiv auf Zellen im ganzen Körper auswirkt. Die Ergebnisse mehrerer Studien sprachen dafür. Bei einer Untersuchung wiesen die Teilnehmer mit gesunden Vitamin-D-Spiegeln im Blut eine um 30–35 % geringere Wahrscheinlichkeit einer Prostatakrebs-Erkrankung und ein um 50 % verringertes Risiko für Darmkrebs auf. Aber was genau spielt sich ab, damit dieses Resultat zustande kommt? Darüber konnte man sich nicht einigen.

Sonnenhormon ist einer der wirksamsten Hemmstoffe entarteten Zellwachstums.

Ich lehnte die Nennung meines Namens in mehreren Veröffentlichungen höflich ab, weil meine Forschungskollegen zwar erfolgreich den Zusammenhang zwischen Sonnenstrahlen und Zellgesundheit bewiesen hatten, aber ihre Schlussfolgerungen zum **Mechanismus**, über den das Sonnenlicht und die gesteigerte Vitamin-D-Produktion die Zellen gesund halten, meiner Meinung nach nicht stimmten. Sie vertraten die Ansicht, Vitamin D entfalte seine positive Wirkung auf die Zellen im ganzen Körper auf die gleiche Weise, von der man auch bei den Knochen ausging: In der Haut beim Auftreffen von Sonnenlicht gebildetes, aber noch nicht aktiviertes Vitamin D wird mit dem Blut zur Leber (25(OH)D) und zu den Nieren transportiert, wird dort durch spezielle Enzyme zum Sonnenhormon aktiviert ($1{,}25(OH)_2D$) und gelangt dann zu allen Teilen des Körpers, wo es seine vielfältigen Funktionen erfüllt.

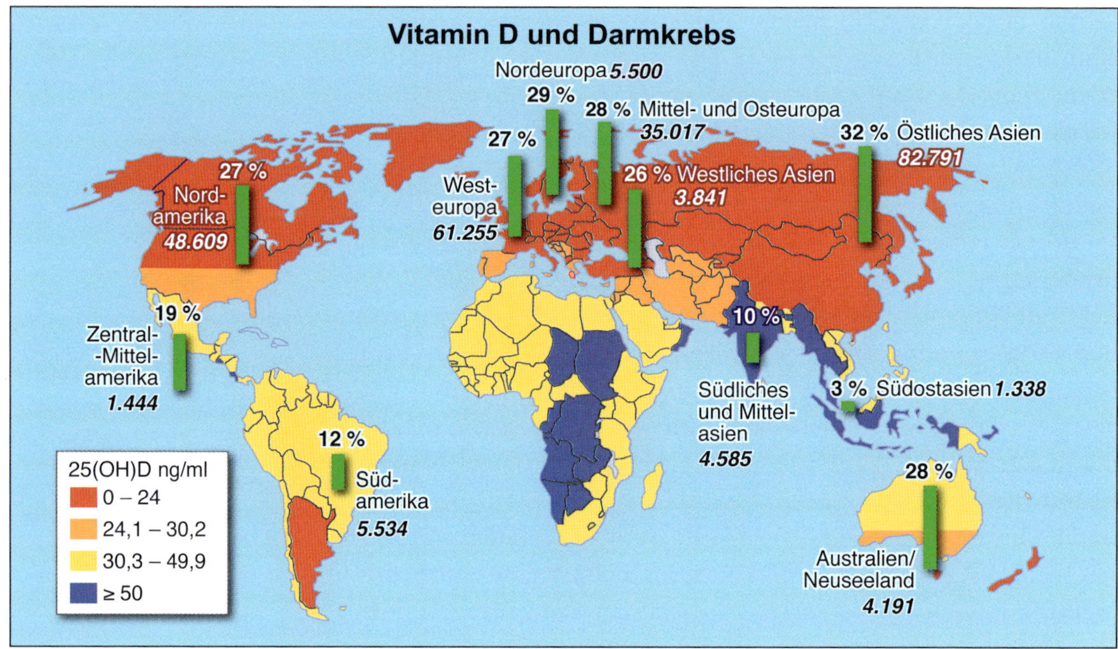

Abb. 2.16 Nach Schätzungen könnten weltweit ca. 254 000 Neuerkrankungen an Darmkrebs pro Jahr vermieden werden, wenn man in allen Regionen der Erde den 25(OH)D-Status auf 40–60 ng/ml anheben würde. Die Zahl 254 000 ergibt sich aus der Summe der jeweils bei den Regionen genannten Zahlen.

Meine Theorie unterschied sich davon erheblich. Man hielt sie für ganz und gar abwegig und würde sie immer noch verteufeln, wenn meine Kollegen und ich sie nicht bewiesen hätten. Unserer Meinung nach handelte es sich bei aktiviertem Sonnenhormon ($1{,}25(OH)_2D$) um einen der wirksamsten Hemmstoffe entarteten Zellwachstums. Wir wussten aber auch, dass es keine Rolle spielte, wie stark man die Zufuhr von inaktivem Vitamin D im Körper durch Sonneneinstrahlung und Ernährung steigerte: in den Nieren entstand trotzdem nicht mehr aktiviertes Sonnenhormon. Ich konnte mir nicht vorstellen, dass die sehr begrenzte Menge an aktiviertem Sonnenhormon, die die Nieren zu produzieren in der Lage sind, all den mittlerweile bekannten positiven Wirkungen auf Zellebene zugrunde liegen sollte. Es musste noch **eine andere Quelle** für aktiviertes Sonnenhormon geben, davon war ich überzeugt.

Meine Kollegen und ich stellten die Hypothese auf, dass die Zellen im Körper nicht auf die magere Produktion von aktiviertem Sonnenhormon (1,25$(OH)_2$D) in der Niere angewiesen sind, weil jede Zelle über ihr eigenes enzymatisches Instrumentarium (lokale 1-OHase) verfügt, um 25(OH)D (25-Hydroxy-Vitamin D) in seine aktive Form 1,25$(OH)_2$D umzuwandeln (siehe Abb. 2.17). Wir bewiesen unsere Theorie in einer 1998 publizierten Studie. Die Ergebnisse unserer Untersuchungen veränderten die wissenschaftliche Sichtweise des Zusammenhangs zwischen Vitamin D und Zell- bzw. Organgesundheit von Grund auf. Im Rahmen unserer Forschungsarbeit gaben wir inaktives Vitamin D zu Prostatakrebszellen und beobachteten, was passierte. Ganz in der Manier von Krebszellen teilten sich auch diese Zellen völlig unkontrolliert. Als jedoch die Prostatakrebszellen mit dem inaktiven Vitamin D in Kontakt kamen, wandelten sie es in aktiviertes Vitamin D um und beendeten ihre chaotische Vermehrung. Wir hatten den **Beweis** geliefert, dass Prostatakrebszellen ebenso wie die Nieren dazu in der Lage sind, aktiviertes Vitamin D zu bilden. Einen Unterschied gab es jedoch: Das in den Nieren gebildete aktivierte Vitamin D reguliert den Kalziumhaushalt und dient der Knochengesundheit. Das in der Prostata erzeugte aktivierte Vitamin D hat dagegen die spezielle Aufgabe, normales Zellwachstum zu gewährleisten. Dies wurde in darauf folgenden Studien bestätigt. Außerdem aber konnten meine und andere Forschungsgruppen in ähnlich konzipierten Studien nachweisen, dass der gleiche Enzymapparat zur Aktivierung von Vitamin D auch in Zellen des Dickdarms und der Brust zu finden ist.

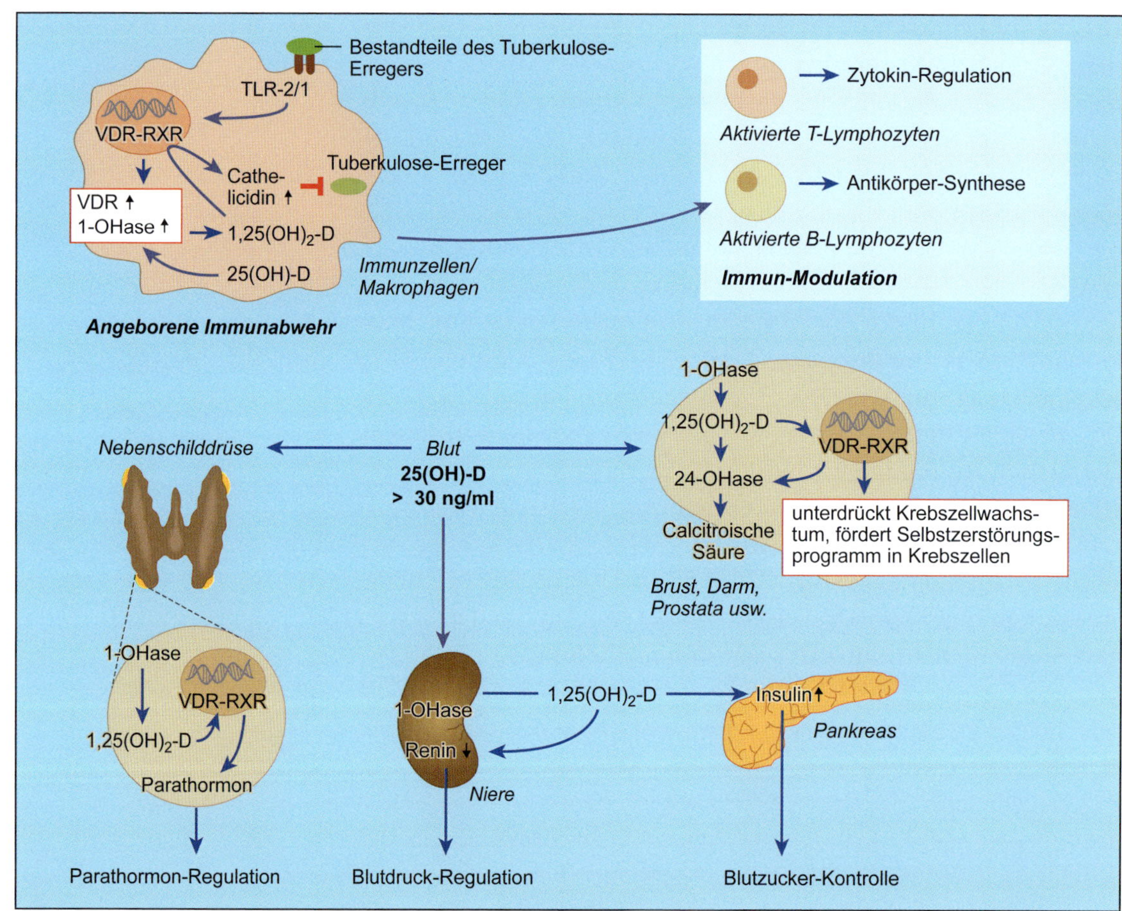

Abb. 2.17 Stoffwechsel von 25(OH)D zum aktiven 1,25$(OH)_2$D für nicht skelettale Zwecke. Zellen des Immunsystems, wie z. B. Makrophagen, besitzen nicht nur Vitamin-D-Rezeptoren (VDR), sondern können auch über ihre lokale 1-alpha-Hydroxylase (1-OHase) in der eigenen Zelle aus 25(OH)D selber 1,25$(OH)_2$D bilden. Über Wechselwirkung mit Vitamin-D-Rezeptoren steigert 1,25$(OH)_2$D dann die Produktion von antimikrobiellen Substanzen, sozusagen körpereigenen Antibiotika. Eine der bekanntesten antimikrobiell wirksamen Substanzen, die durch 1,25$(OH)_2$D gebildet werden, ist das Cathelicidin. Durch Cathelicidin wird die Vermehrungsfähigkeit oder Infektiosität von Mikroorganismen, wie z. B. des Tuberkulosebakteriums reduziert. In den Zellen der Brust, des Darms und der Prostata werden durch die lokale Produktion von 1,25$(OH)_2$D das unkontrollierte Wachstum von Krebszellen durch Vitamin D unterdrückt.

Diese Entdeckung stellt eine Sensation mit weitreichenden Folgen dar. Sie hat enthüllt, warum sich ein Mehr oder Weniger an Sonneneinstrahlung so drastisch auf die Krebsrate auswirkt. Mehr Sonnenlicht bedeutet mehr Vitamin D, das wiederum in Prostata, Dickdarm, Eierstöcken, Brustdrüse und wahrscheinlich auch in den meisten anderen Geweben unseres Körpers dazu verwendet wird, entartetes Zellwachstum zu verhindern. Je mehr Vitamin D gebildet wird, desto gesünder sind diese erkrankungsanfälligen Gewebe.

Unsere Entdeckung bedeutete aber noch mehr. Da wir uns nicht mit der Menge an aktiviertem Vitamin D begnügen müssen, die unsere Nieren liefern, entstehen ungeahnte neue Möglichkeiten in der Krebsbehandlung mit wirkstarken synthetischen oder konzentrierten natürlichen Formen des Vitamin D. Es laufen bereits Untersuchungen am Menschen (bei Mäusen war das Verfahren erfolgreich), die ein enormes Potenzial bergen.

Das Sonnenvitamin und das Herz-Kreislauf-System

Und die Herz-Kreislauf-Geschichte: Sonnenlicht hat einen ähnlich nachhaltigen Effekt auf die Herz-Kreislauf-Gesundheit. Mittlerweile haben wir konkrete Hinweise darauf, dass Menschen aus sonnigeren Regionen weniger Herzinfarkte erleiden. In der wissenschaftlichen Welt ist heute die Ansicht weit verbreitet, dass die von meiner Gruppe 1998 gemachte Entdeckung, wie Vitamin D die

---

Das Sonnenvitamin kann zudem das Selbstzerstörungsprogramm in Krebszellen auslösen. In der Nebenschilddrüse hemmt die lokale Produktion von $1{,}25(OH)_2D$ die Synthese von Parathormon. Das in den Nieren gebildete $1{,}25(OH)_2D$ unterdrückt die Bildung des Blutdruckhormons Renin und stimuliert die Insulinausschüttung in der Bauchspeicheldrüse. Vitamin D sorgt für einen gesunden Blutdruck und Zuckerstoffwechsel.

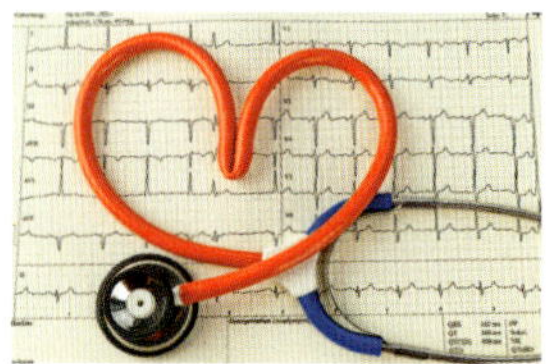

Professor Holick zum Stellenwert von Vitamin D in der Prävention

„Die gute Nachricht ist, dass nach über 30 Jahren Aufklärungsarbeit und meinem ständigen Versuch, die Welt über das Problem des Vitamin-D-Mangels wachzurütteln, die Nachricht endlich bei der allgemeinen Bevölkerung und auch bei den Ärzten – die früher nur Hohn und Spott für meine Ratschläge übrig hatten, – ankommt. Der ausgeprägte ebenso wie der mäßige Vitamin-D-Mangel, von dem mindestens die Hälfte der gesamten Weltbevölkerung betroffen sind, zählen weiterhin zu den am häufigsten übersehenen medizinischen Problemen unserer Zeit und stellen für die Gesundheitspolitik eine echte und ernstzunehmende Herausforderung dar. Die gesundheitlichen Folgen eines Vitamin-D-Mangels sind sowohl für das ungeborene Kind wie auch für den Erwachsenen beträchtlich. Die Ursachen für viele Zivilisationskrankheiten und Gesundheitsprobleme wurzeln wahrscheinlich in einem Mangel an Vitamin D.

Im Jahre 2009 unternahm eine Gruppe von Vitamin-D-Forschern, darunter Dr. William Grant, Prof. Dr. Cedric F. Garland, Prof. Dr. Edward D. Gorham und Prof. Dr. Jörg Reichrath, die alle in diesem Buch Erwähnung finden, den Versuch, in einem wissenschaftlichen Artikel, der in der Fachzeitschrift Progress in Biophysics and Molecular Biology veröffentlicht wurde, die finanzielle Belastung, die sich aus einem Vitamin-D-Mangel ergibt für 17 europäische Länder zu berechnen. Darunter Länder wie Deutschland, England, Frankreich und Spanien. Bezogen auf das Bruttoinlandsprodukt dieser Ländern lautet ihre Schlussfolgerung, dass durch ein Anheben des 25(OH)D-Status auf 40 Nanogramm pro Milliliter (ng/ml) in der Bevölkerung im günstigsten Fall Gesundheitsausgaben von bis zu 187 Milliarden Euro jährlich eingespart werden könnten."

Ausbreitung bestimmter Tumorarten verhindert, auch richtungsweisend hinsichtlich derjenigen Zellen ist, die für ein gesundes Herz-Kreislauf-System unerlässlich sind, insbesondere die Blutgefäße. Blutgefäße wie Arterien und Venen könnte man als röhrenförmige Kanäle beschreiben, mithilfe derer das Blut durch den Körper fließt. Bluthochdruck tritt auf, wenn die Gefäße zu steif oder zu eng werden, wodurch automatisch der Innendruck steigt (man könnte das vielleicht mit einem unbiegsamen alten Gartenschlauch im Gegensatz zu einem schönen neuen elastischen Schlauch vergleichen). Meine Arbeiten und die Arbeiten anderer, die zeigen, dass Vitamin-D-Rezeptoren in vielen verschiedenen Zellen im ganzen Körper vorkommen, und dass diese Zellen Vitamin D zum Sonnenhormon aktivieren, haben mich und andere wissenschaftliche Kollegen zu dem Schluss geführt, dass auch die Zellen in unseren Blutgefäßen über solche Vitamin-D-Rezeptoren verfügen. Auf die Blutgefäße wirkt Vitamin D, indem es sie entspannt und elastischer macht, sodass das Blut ruhiger hindurchfließen kann und weniger Druck auf die Wände ausgeübt wird.

Eine kürzlich durchgeführte Untersuchung an dunkelhäutigen Jugendlichen im US-Bundesstaat Georgia kam zu dem Ergebnis, dass bei den Jugendlichen, die vier Monate lang täglich 2 000 I. E. Vitamin D_3 einnahmen, eine erhebliche Verbesserung des Blutgefäßstatus eintrat im Vergleich zu Jugendlichen, die täglich nur 400 I. E. Vitamin D_3 nahmen. Schätzungen zufolge sind 50 Millionen Jugendliche in den USA von ausgeprägtem (25(OH)D < 20 ng/ml) oder mäßigem (25(OH)D: 21–29 ng/ml) Vitamin-D-Mangel bedroht. Diese Gruppe weist 2,4–2,5-mal häufiger hohe Blutzuckerwerte und einen erhöhten Blutdruck auf und hat ein vierfach höheres Risiko, ein Metabolisches Syndrom zu entwickeln, das nach allgemeiner Anschauung dem Typ-2-Diabetes vorausgeht.

Vitamin-D-Mangel verschlechtert die Stoffwechsellage bei Typ-2-Diabetikern.

Sonnenlicht und Vitamin D helfen bei Bluthochdruck
Bluthochdruck, auch Hypertonie genannt, ist eine sehr ernst zu nehmende Erkrankung, die die Hauptursache für Schlaganfälle und Herzinfarkte darstellt. Wer in einer sonnenverwöhnten Gegend wohnt, wird seltener unter hohem Blutdruck leiden als diejenigen, die Landstriche bevölkern, in denen zu bestimmten Zeiten des Jahres weniger die Sonne scheint. In der Tat steigt mit zunehmender Entfernung einer Region vom Äquator der Blutdruck der Einwohner. Im Sommer mit seinem Überfluss an Sonne liegt der Blutdruck in der Regel auf einem gesünderen Niveau als im Winter. Unter der gleichen Sonneneinstrahlung liegt der Blutdruck von hellhäutigen Menschen niedriger als der von Dunkelhäutigen (je dunkler die Haut, desto mehr Melanin enthält sie und desto schwieriger gestaltet sich die Vitamin-D-Produktion auf der Grundlage von Sonnenlicht).

Ich habe mich an mehreren Studien zur Untersuchung der Auswirkungen von UV-B-Strahlung auf die kardiale Gesundheit beteiligt. Dabei ist meinen Kollegen und mir aufgefallen, dass ein regelmäßiges UV-B-Bad auf einer Sonnenbank bei Patienten mit Bluthochdruck zu einer Normalisierung der Blutdruckwerte führt – in anderen Worten, sie werden dadurch gesünder. Die bekannteste dieser Studien wurde in der renommierten medizinischen Fachzeitschrift The Lancet veröffentlicht. Darin konnten wir zeigen, dass bei Patienten, die sechs Wochen lang jede Woche dreimal auf einer Sonnenbank eine Behandlung mit UV-B-Strahlen bekamen, der Vitamin-D-Spiegel im Blut um 162 Prozent stieg, während ihr diastolischer Blutdruck um 6 mm Hg und ihr systolischer Blutdruck ebenfalls um 6 mm Hg fielen (das entspricht in etwa der Wirkung einiger Blutdruckmedikamente, allerdings ganz ohne deren unangenehme Nebenwirkungen!). Dass nicht die Wärme und das entspannende Umfeld, sondern wirklich die UV-B-Strahlung für die Blutdrucksenkung verantwortlich war, wurde dadurch deutlich,

Sonnenlicht beugt Herzinfarkt und Schlaganfall vor.

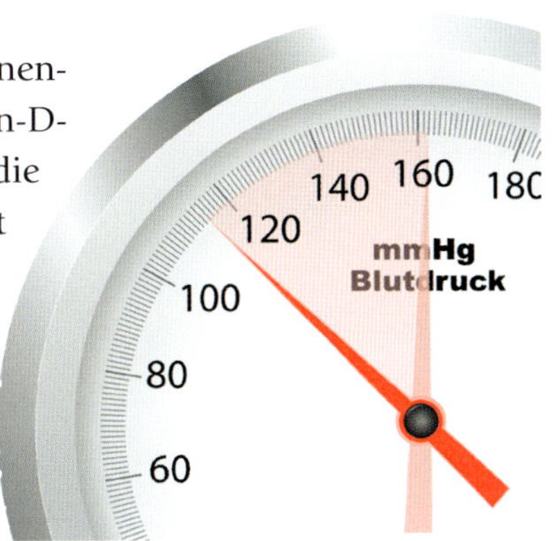

dass die gleiche Behandlung, allerdings mit einer UV-A-Sonnenbank, bei einer anderen Patientengruppe weder den Vitamin-D-Spiegel noch den Blutdruck beeinflusste. Wir beobachteten die Teilnehmer insgesamt neun Monate lang. Diejenigen, die mit der Sonnenbank-Behandlung fortfuhren, konnten ihren niedrigeren und damit gesünderen Blutdruck über den ganzen Zeitraum halten. Dabei darf man nicht vergessen, dass Bluthochdruck eine der Haupttodesursachen in den USA und anderen Industriestaaten ist, weil er Ursache Nr. 1 für Herzinfarkte und Schlaganfälle ist.

Sonnenlicht und Vitamin D kräftigen das Herz

Ich habe mich neben dem Bluthochdruck auch noch mit anderen Teilgebieten der Herzgesundheit auseinandergesetzt. Ein Team von Wissenschaftlern, dem ich mich angeschlossen hatte, wollte die Pionierarbeit von Dr. Malte Bühring bestätigen. Dazu wurde eine Gruppe von herzkranken Patienten einen Monat lang dreimal wöchentlich mit UV-B-Strahlen behandelt. Die Vitamin-D-Konzentration im Körper stieg dadurch und verbesserte verschiedene Aspekte ihrer kardialen Gesundheit: das Herz wurde stärker (gemessen an der Pumpfunktion) und die Belastung des Herzens nahm ab (gemessen an der Herzfrequenz in Ruhe und bei Belastung und der Akkumulierung von Lactat). Unsere Untersuchungsergebnisse und die anderer Forschungsteams machen deutlich, dass UV-B-Strahlung eine ähnlich gesundheitsfördernde Wirkung auf das Herz hat wie Sport. Kombiniert man beides – körperliche Fitness und UV-B-Strahlen – erhält man eine fast alchemistisch-magisch anmutende Mischung gesundheitsfördernder Maßnahmen.

Sonnenlicht und Vitamin D verbessern den Stoffwechsel

Der Vitamin-D-Rezeptor sitzt zudem in Fettzellen, die eine bessere Stoffwechselleistung erbringen können (d. h. mehr Kalorien ver-

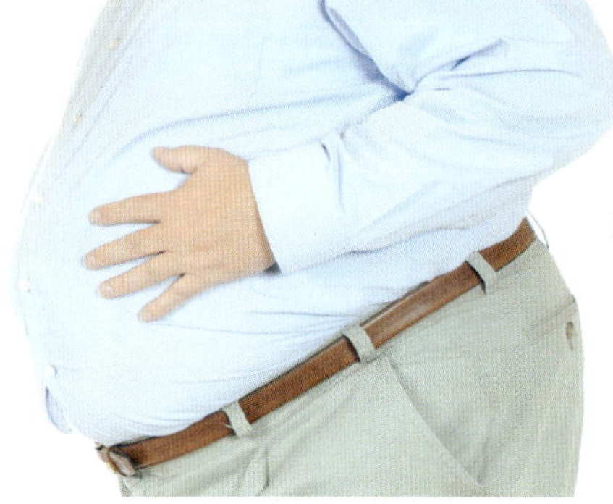

brennen), wenn ihnen mehr Vitamin D zur Verfügung steht. Obwohl die Meinung, dass es sich bei diesen Zellen nur um leblose Fett-Tröpfchen handelt, weit verbreitet ist, spielen sie vielmehr eine sehr aktive Rolle in dem Prozess, der dem Gehirn Sättigung signalisiert, sodass die Nahrungsaufnahme eingestellt wird. Hat man genug gegessen, geben die Fettzellen ein Hormon namens Leptin ab, das ein Sättigungsgefühl eintreten lässt. Vitamin-D-Mangel beeinträchtigt dieses appetitzügelnde Hormon, das eigentlich das Körpergewicht kontrollieren sollte. Und wohin ein ungezügelter Appetit führen kann, ist uns allen klar: Gewichtszunahme und ein erhöhtes Risiko für Adipositas und Typ-2-Diabetes. Da wir gerade beim Thema sind: Untersuchungen haben außerdem ergeben, dass sich Typ-2-Diabetes unter Vitamin-D-Mangel verschlechtert, die Insulinproduktion in der Bauchspeicheldrüse abnimmt und die Insulinresistenz zunimmt.

Sonnenlicht und Vitamin D gegen Autoimmunerkrankungen

Das Immunsystem schützt den Körper, indem es ihn gegen eindringende Mikroorganismen, wie z. B. Viren und Bakterien verteidigt. Zu diesem Zweck bildet es Antikörper und spezielle weiße Blutkörperchen, die sensibilisierten Lymphozyten, um die ungebetenen Eindringlinge abzuwehren. Wenn das Immunsystem ordnungsgemäß funktioniert, verhält es sich loyal und lässt körpereigene Zellen in Frieden – es reagiert also nur, wenn dem Körper von außen Gefahr droht. Manchmal geht aber etwas schief, und dann kann es zur Fehlfunktion des Immunsystems kommen, sodass Antikörper und sensibilisierte Lymphozyten dazu veranlasst werden, die Zellen des eigenen Körpers anzugreifen. Normalerweise ist daran ein äußerer Störfaktor, z. B. ein Medikament oder ein Virus, kombiniert mit der genetischen Veranlagung zu Autoimmunerkrankungen Schuld.

INFO

Vitamin-D-Mangel kann bei Erwachsenen die schmerzhafte Knochenerkrankung Osteomalazie verursachen, die häufig als Fibromyalgie oder chronisches Erschöpfungssyndrom fehldiagnostiziert wird!

Zu den häufigsten Erkrankungen mit Beteiligung des Immunsystems gehören die Multiple Sklerose, Typ-1-Diabetes, rheumatoide Arthritis und Psoriasis (obwohl kontrovers diskutiert wird, ob es sich bei der Psoriasis wirklich um eine Autoimmunerkrankung handelt – meiner Meinung nach ist das nicht der Fall).

Epidemiologen haben schon vor einiger Zeit herausgefunden, dass in den Regionen nahe dem Äquator, in denen das ganze Jahr über reichlich Sonne scheint, weniger Autoimmunerkrankungen auftreten. Aber erst vor Kurzem hat man einen der Hauptgründe dafür entdeckt: Die Zellen des Immunsystems verfügen über Vitamin-D-Rezeptoren (VDR). Diese profitieren von dem bei Sonneneinstrahlung im Körper gebildeten Vitamin D. Vitamin D wirkt sich auch positiv auf andere Aspekte der Zellgesundheit aus, die eine unerwünschte Autoimmunantwort unwahrscheinlicher machen. Somit darf man den Aufenthalt in der Sonne und die Einnahme von Vitamin-D-Präparaten als wirksame Präventivmaßnahmen gegen Autoimmunerkrankungen ansehen. Aktiviertes Vitamin D und künstlich hergestellte, ähnliche Substanzen (die als Analoga von aktiviertem Vitamin D bezeichnet werden) kommen immer häufiger in der Therapie von Krankheiten mit einer Autoimmunkomponente zum Einsatz.

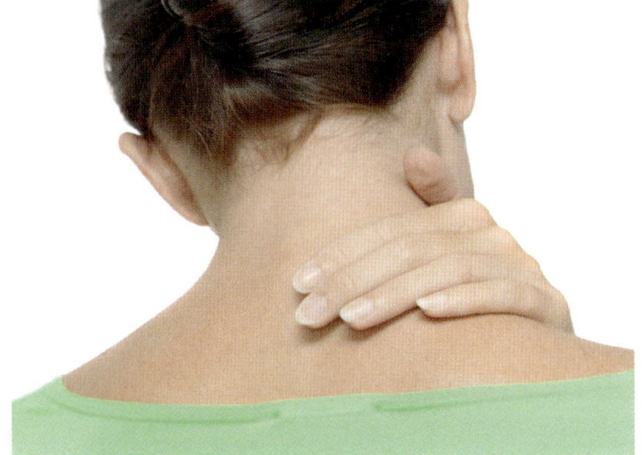

Sonnenlicht und Vitamin D für gesunde Knochen

Schließlich darf man die Knochengesundheit nicht vergessen. Unter dem Einfluss der Sonne wird sowohl bei Kindern als auch bei Erwachsenen eine gesunde Knochendichte erreicht und aufrechterhalten. Schätzungen zufolge kommen in den USA und Europa mehr als 50 % der Kinder mit einem mäßigen oder sogar schweren Vitamin-D-Mangel zur Welt. Außer der schmerzhaften Knochenerkrankung Osteomalazie kann sich bei älteren Erwachsenen die Osteoporose beschleunigen oder verschlimmern. Eine ausreichende Versorgung mit Vitamin D ist für Säuglinge und Kinder wichtig, damit sie ihre genetisch vorgesehene Körpergröße und eine maximale Knochendichte erreichen. Ältere Erwachsene profitieren von Vitamin D dahingehend, dass sie weniger Knochenbrüche erleiden, die eine der Hauptursachen für Behinderung und Tod im Seniorenalter darstellen.

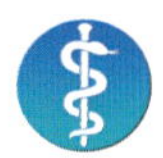

Fallbeispiel:
45-jährige Hausärztin mit Fibromyalgie

„Im Rahmen eines medizinischen Kongresses sprach mich eine Ärztin an und dankte mir dafür, dass »ich ihr ihre Gesundheit wiedergegeben hätte«. Seit einiger Zeit litt die 45-jährige Ärztin zunehmend unter Morgensteifigkeit in den Händen und starker Erschöpfung. Sie schrieb diese Symptome ihrem hektischen Familienleben, der hohen beruflichen Belastung und ihrem Alter zu. Die beschriebene Ärztin hatte zu dieser Zeit eine Patientin in Behandlung, bei der sie eine Fibromyalgie diagnostiziert hatte.

Eines Tages brachte die Patientin ihrer Ärztin einen Vitamin-D-Artikel von mir mit, der im New England Journal of Medicine erschienen war. Dabei sagte die Patientin, dass die bei ihr gestellte Diagnose Fibromyalgie möglicherweise falsch sein könnte und ihre Symptome wahrscheinlich auf einem Vitamin-D-Mangel beruhen – so hätte sie es in dem mitgebrachten Artikel gelesen: Viele ihrer Symptome, wie auch die starke Druckschmerzhaftigkeit an verschiedenen Stellen ihres Körpers, könnten ebenso klassische Anzeichen eines Vitamin-D-Mangels sein.

Die Ärztin hielt dies für unwahrscheinlich, führte dann aber widerstrebend doch noch eine Kontrolle des Vitamin-D-Status im Blutserum bei ihrer Patientin durch. Und tatsächlich litt die Patientin unter einem Vitamin-D-Mangel. Ihr 25(OH)D-Spiegel lag bei 12 ng/ml. Sie wurde daraufhin, wie in meinem Artikel aus dem New England Journal of Medicine beschrieben, von ihrer Ärztin mit Vitamin D behandelt: 50 000 I. E. Vitamin D einmal pro Woche für acht Wochen, gefolgt von einer regelmäßigen Einnahme von 50 000 I. E. alle zwei Wochen. Als die Patientin nach einigen Wochen wieder in die Praxis kam, berichtete sie ihrer Ärztin, dass die meisten ihrer Beschwerden weg seien.

Da wurde die Ärztin neugierig und kam auf den Gedanken, dass eventuell auch viele ihrer eigenen Beschwerden, wie z. B. Muskel- und Knochenschmerzen und die steifen Gelenke, auf einen Mangel an Vitamin D zurückzuführen sein könnten. Die Laborkontrolle ergab auch bei ihr einen Vitamin-D-Mangel. Die Ärztin behandelte sich nach dem gleichen Schema mit Vitamin D, woraufhin auch bei ihr alle Symptome verschwanden. Sie kam zu meinem Vortrag über Vitamin D auf dem Kongress für Allgemeinmedizin und dankte mir dafür, dass ich die Fachwelt und die Bevölkerung mit meiner Arbeit zu Vitamin D über den weitverbreiteten, epidemieartigen Vitamin-D-Mangel aufklärte. Dann erwähnte sie noch beiläufig, dass sie die ehemalige Vorsitzende des Hausärzteverbandes sei, vor dem ich auf dieser Veranstaltung heute sprechen sollte.“ *(Prof. M. Holick)*

Interview

mit Dr. William Grant
Sunlight, Nutrition, and Health Research Center (SUNARC)
San Francisco, CA 94164–1603, USA

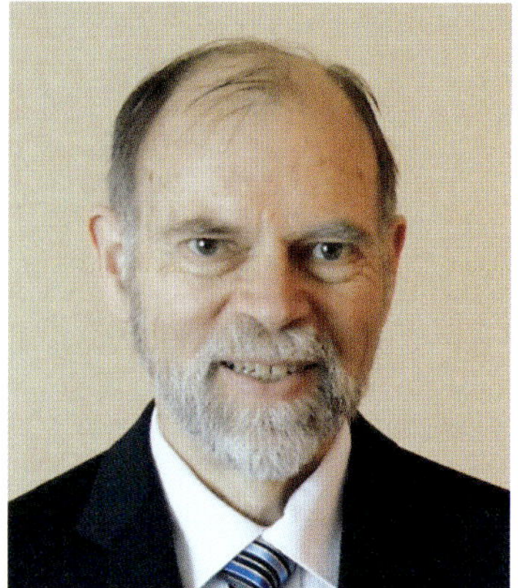

Abb. 2.18 Dr. William Grant

? Herr Dr. Grant, könnten Sie uns bitte kurz einen Überblick darüber geben, welches präventive Potenzial Vitamin D, das Sonnenvitamin, gegen Krebs und Herz-Kreislauf-Erkrankungen hat?

Dr. William Grant

Die Daten, die darauf hinweisen, dass Vitamin D das Risiko für viele Krebsarten und Herz-Kreislauf-Erkrankungen senkt, stammen vor allem aus epidemiologischen, beobachtenden und laborexperimentellen Studien. Bestätigung finden Sie auch in einigen randomisierten kontrollierten Studien. Was Krebs angeht, so hat man herausgefunden, dass in Gebieten, in denen die Menschen durch das Sonnenlicht mehr ultravioletter Strahlung (UV-B-Strahlung) ausgesetzt sind, aber auch in Berufen, bei denen zum großen Teil im Freien gearbeitet wird, 20 Krebsarten weniger häufig auftreten. Beobachtungsstudien haben ergeben, dass bei höheren Serumspiegeln von 25(OH)D das Brust- und Darmkrebsrisiko geringer ist bzw. die Überlebenschancen bei einer Diagnose verschiedener Krebsarten besser sind. Wie Vitamin D das Krebsrisiko senkt, hängt unter anderem mit seiner Wirkung auf die Zellentwicklung, dem Zellwachstum, dem Selbstzerstörungsprogramm von Krebszellen, der sogenannten Apoptose und der Metastasierung zusammen.

Betrachtet man die Beziehung zwischen 25(OH)D-Konzentrationen im Serum und der Auftretenshäufigkeit von Brust- und Darmkrebs in Beobachtungsstudien sowie die ähnliche geografische Verteilung der Krebssterberaten in den USA, dann scheint es, als ob Konzentrationen über 40 ng/ml (= 100 nmol/l) ein Optimum an Schutz vor vielen Tumorarten bieten und das Risiko gegenüber Konzentrationen unter 20 ng/ml (= 50 nmol/l) um 20–30 % senken. Bestätigt werden diese Zahlen durch zwei randomisierte, kontrollierte Studien zur ergänzenden Einnahme von Vitamin D und Kalzium bei Krebspatienten.

Was Herz-Kreislauf-Erkrankungen angeht, so stammen die Hinweise auf einen positiven Effekt von Vitamin D hauptsächlich aus Beobachtungsstudien, deren Aussagen von laborexperimentellen Untersuchungen der möglichen Mechanismen gestützt werden. Eine Beobachtungsstudie mit 43 000 Teilnehmern in Utah kam z. B. zu dem

Ergebnis, dass Vitamin-D-Spiegel auch in einem engen Zusammenhang mit koronarer Herzerkrankung, Myokardinfarkt, Herzinsuffizienz und Schlaganfall stehen. Das Gleiche gilt für die Häufigkeit des Auftretens von Herzinsuffizienz, koronarer Herzerkrankung, Herzinfarkt, Schlaganfall und der kardiovaskulären Sterblichkeit.
Vitamin D verringert auch die Wahrscheinlichkeit, an Diabetes mellitus zu erkranken, einen wichtigen Risikofaktor für Herz-Kreislauf-Erkrankungen. Dies beruht zum Teil auf seinem Einfluss auf den Insulinstoffwechsel. Vitamin D wird zudem mit einem niedrigeren Risiko für Bluthochdruck in Verbindung gebracht. Allerdings gibt es wenige Daten, die auf eine Blutdruck senkende Wirkung von Vitamin D schließen lassen. Man hat auch Hinweise dafür gefunden, dass Vitamin D das Risiko für Arterienverkalkung reduziert, bei der es sich um einen bedeutenden Risikofaktor für Herz-Kreislauf-Erkrankungen handelt.

? Sie haben 2009 zusammen mit den Brüdern Garland und Jörg Reichrath einen Artikel darüber veröffentlicht, welchen wirtschaftlichen Schaden der Vitamin-D-Mangel verursacht und welche Kosten man durch ein Anheben des 25(OH)D-Spiegels auf 40 ng/ml einsparen könnte. Würden Sie bitte die wichtigsten Punkte dieses Artikels für uns zusammenfassen?

Dr. William Grant
Für diese Veröffentlichung griffen wir auf die zu diesem Zeitpunkt bekannten Daten über den Zusammenhang zwischen der 25(OH)D-Konzentrationen im Serum und dem Verlauf von Krankheiten zurück, für die Vitamin-D-Mangel einen Risikofaktor darstellt. Dazu gehören Krebs, Herz-Kreislauf-Erkrankungen, Diabetes mellitus, Schenkelhalsbrüche, Grippe und Multiple Sklerose. Wir berücksichtigten auch die ursachenunabhängige Mortalitätsrate. Unseren Schätzungen zufolge könnte die Sterblichkeitsrate durch Anheben der durchschnittlichen 25(OH)D-Serumkonzentration in der Bevölkerung von 20 ng/ml (= 50 nmol/l) auf 40 ng/ml (= 100 nmol/l) um ca. 10–20 % gesenkt werden. Die krankheitsbedingte Belastung der Volkswirtschaft ließe sich um etwa 17 % reduzieren. Wir wiesen darauf hin, dass 25(OH)D-Konzentrationen von 40 ng/ml (= 100 nmol/l) erreicht werden können, wenn man dem Körper oral oder über die UV-B-bedingte Produktion 2 000–3 000 I. E. Vitamin D_3 pro Tag zur Verfügung stellt. Eine vor Kurzem veröffentlichte Arbeit zeigt, dass die 25(OH)D-Konzentration nach oraler Vitamin-D-Einnahme von Mensch zu Mensch erheblichen Schwankungen unterworfen ist.
Eine aktuelle Publikation spricht von einer 16–17 %igen Senkung der Mortalitätsrate in Europa, was einem Anstieg der Lebenserwartung um zwei Jahre entspricht. Kürzlich erschien auch eine Zusammenfassung der Ergebnisse von elf Beobach-

tungsstudien, die bei Gegenüberstellung von 20 ng/ml (= 50 nmol/l) und 32 ng/ml (= 80 nmol/l) eine ca. 13 %ige Senkung der Mortalitätsrate feststellen konnte.

? Im Juni 2011 haben Sie in der Fachzeitschrift Medical Problems of Performing Artists einen interessanten Artikel darüber veröffentlicht, dass Vitamin-D-Mangel mit am Tod von Wolfgang Amadeus Mozart schuld war. Könnten Sie unseren Lesern bitte etwas genauer erklären, warum ein Mangel an Vitamin D unter anderem ein Grund für seinen frühen Tod gewesen sein könnte?

Dr. William Grant

Uns ist aufgefallen, dass Mozart am 5. Dezember 1791 starb, d. h. zwei bis drei Monate nach Einsetzen des Vitamin-D-Winters. Er litt an zahlreichen Infektionskrankheiten, unter denen von 1762–1783 jeweils von Mitte Oktober bis Mitte Mai Katarrh, Fieber, Polyarthritis, Halsschmerzen, schwere Erkältungen und Erbrechen gewesen sein sollen. Man weiß mittlerweile, dass Vitamin-D-Mangel die Anfälligkeit für Atemwegsinfektionen erhöht, v. a. im Winter, wenn die Sonne am wenigsten UV-B-Strahlung spendet. Vitamin D bekämpft bakteriell und viral bedingte Infektionskrankheiten über die Produktion von Cathelicidin, bei dem es sich um ein Polypeptid handelt mit Eigenschaften, die gegen Mikroorganismen und Endotoxine wirksam sind. In randomisierten, kontrollierten Studien hat sich gezeigt, dass Vitamin D das Risiko sowohl für die vom Virustyp A verursachte Grippe (Influenza) als auch für Lungenentzündung senkt. Somit gibt es einige Indizien dafür, dass ein Vitamin-D-Mangel beim frühen Tod Mozarts (siehe Abb. 2.19) im Alter von 35 Jahren eine Rolle gespielt hat. Mozart lebte in Wien, arbeitete in geschlossenen Räumen, litt im Herbst und Winter häufig an Infektionskrankheiten und starb im Dezember. Natürlich war Vitamin D zu seinen Lebzeiten noch nicht bekannt.

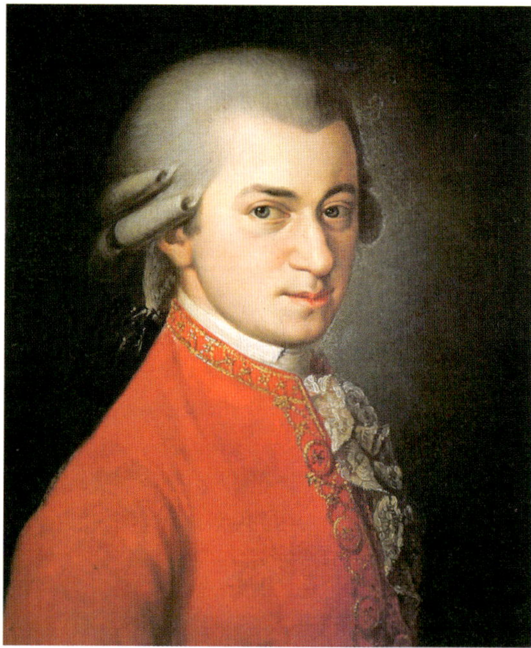

Abb. 2.19 Wolfgang Amadeus Mozart

? Besteht für die Bevölkerung in Deutschland und Österreich ein hohes Risiko, an Vitamin-D-Mangel zu leiden? Warum ist das so und welche Folgen entstehen daraus?

Dr. William Grant
In Deutschland und Österreich liegen die 25(OH)D-Serumspiegel in der Regel selbst im Sommer unter den Idealwerten. Schuld daran sind verschiedene Faktoren: Die beiden Länder liegen zwischen dem 46. und dem 55. nördlichen Breitengrad, d. h. der Vitamin-D-Winter dauert dort ca. fünf Monate. Die Menschen arbeiten größtenteils in Innenräumen. Es gibt keine mit Vitamin D angereicherten Lebensmittel. Vitamin-D-haltige Nahrungsergänzungsmittel sind nicht ohne Weiteres erhältlich. Die Küche beinhaltet relativ selten fetten Kaltwasserfisch aus dem Meer. Man trägt aus Angst vor Hautkrebs und Melanomen oft Sonnenschutzmittel auf und Solarien werden nur mäßig besucht. Deshalb treten Krankheiten, die mit einem Vitamin-D-Mangel in Zusammenhang gebracht werden, häufiger auf, als wenn die 25(OH)D-Spiegel im Serum näher bei 40 ng/ml bzw. 100 nmol/l liegen würden. Wissenschaftliche Informationen zu Vitamin D und verschiedenen Erkrankungen sind für interessierte Leser unter www.pubmed.gov zu finden. Dort sollte man nach »Vitamin D, disease (Erkrankung)« suchen, wobei »disease« als Platzhalter für die jeweils interessierende Krankheit (auf Englisch) steht. Eine Übersicht der Datenlage zur Schutzfunktion, die die UV-B-Strahlung der Sonne und Vitamin D beim Reduzieren des Risikos für viele Erkrankungen bieten, ist unter http://www.vitamindcouncil.org/health-conditions/ verfügbar.

Lieber Herr Dr. Grant, vielen Dank für das interessante Interview.

3 Von der Knochengesundheit zur Hirngesundheit: die wichtigsten Aufgaben des Sonnenhormons

Uwe Gröber

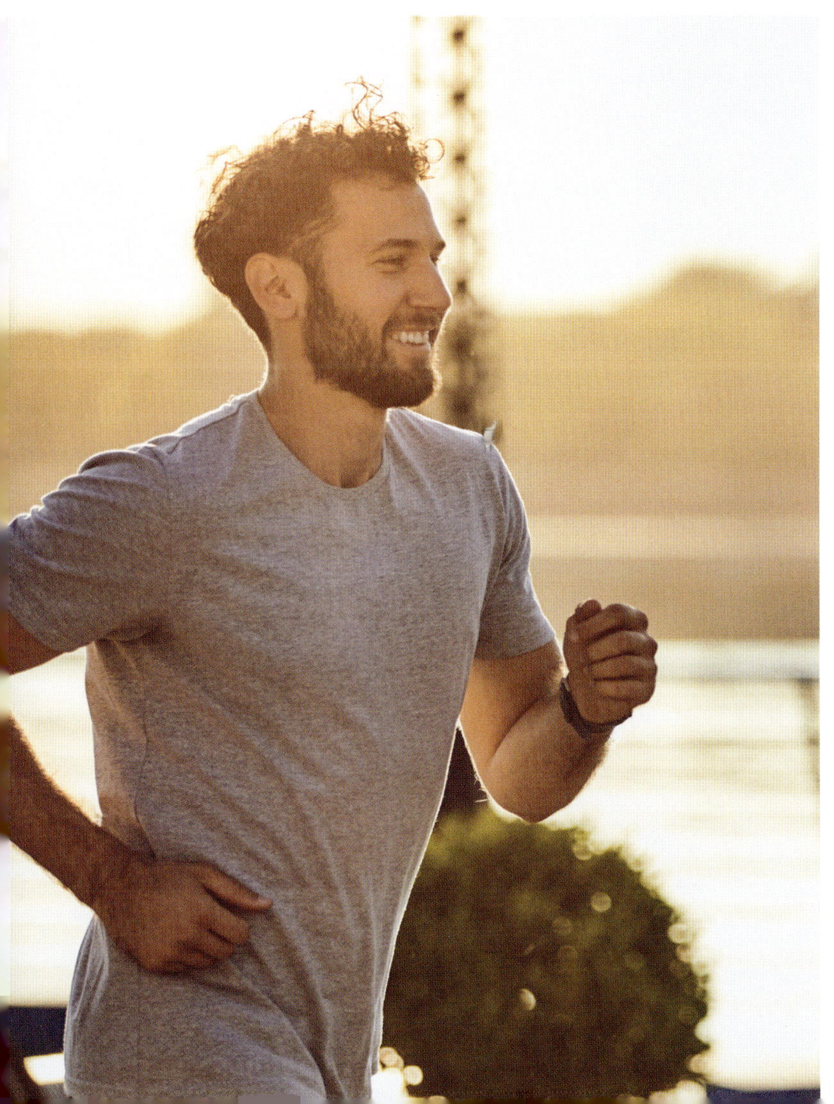

Von der Knochengesundheit zur Hirngesundheit

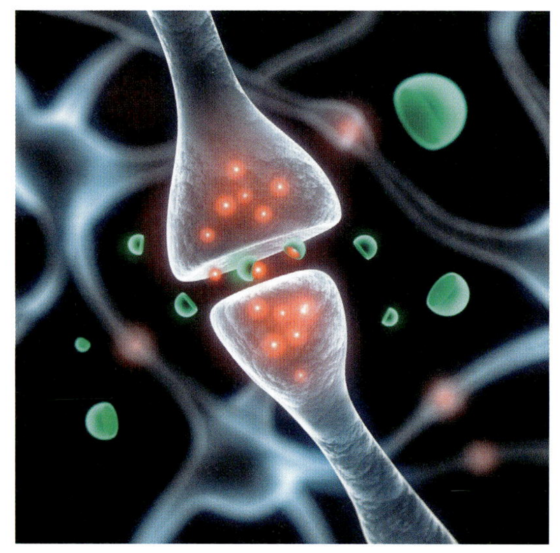

Während man in der Medizin bis in die 1970er-Jahre dachte, dass Vitamin D nur für die Knochengesundheit wichtig ist, weiß man heute, dass die Stoffwechselfunktion zahlreicher Gewebe und Organe durch das Sonnenvitamin gesteuert wird. Wie in Kap. 1 erläutert, wird das in der Haut mithilfe des Sonnenlichts gebildete oder mit der Nahrung zugeführte Vitamin D über den Blutkreislauf zur Leber transportiert (siehe Abb. 1.4).

Die Leber wandelt nun das Vitamin D mithilfe des Enzyms 25-Hydroxylase (25-OHase) in 25(OH)D, auch 25(OH)D, genannt um. 25(OH)D ist der beste Indikator für die Vitamin-D-Reserven des Körpers. Daher wird 25(OH)D gemeinhin auch als das Barometer für die Vitamin-D-Gesundheit bezeichnet.

25(OH)D kann von den Nieren oder von den meisten Zellsystemen über die 1-alpha-Hydroxylase (1-OHase) zum biologisch aktiven Sonnenhormon 1,25$(OH)_2$D aktiviert werden. Neben den Nieren sind in nahezu allen Geweben spezifische Vitamin-D-Rezeptoren (VDR) nachgewiesen worden. Dazu zählen unter anderem die:

- Bauchspeicheldrüse,
- Blutgefäße,
- Muskulatur,
- Zellen des Immunsystems,
- Zellen des Gehirns und Nervensystems.

Hormone sind biochemische Botenstoffe unseres Körpers. Kaum ein Lebensvorgang kommt ohne sie aus, und genauso verhält es sich mit dem Sonnenhormon: $1{,}25(OH)_2D$ gehört, wie auch die Sexualhormone zu den Steroidhormonen. In seinen Zielzellen reagiert $1{,}25(OH)_2D$ mit eigenen Rezeptoren, den erwähnten Vitamin-D-Rezeptoren. An der Zelloberfläche bindet $1{,}25(OH)_2D$ dabei zunächst an den Vitamin-D-Rezeptor. Mithilfe dieses Rezeptors wird $1{,}25(OH)_2D$ dann in die Zellen geschleust, um hier spezifische Wirkungen oder komplexe Regulationsfunktionen des betroffenen Organs zu steuern. Im Dünndarm steigert $1{,}25(OH)_2D$ auf diese Weise die Aufnahme des Kalziums aus der Nahrung ins Blut.

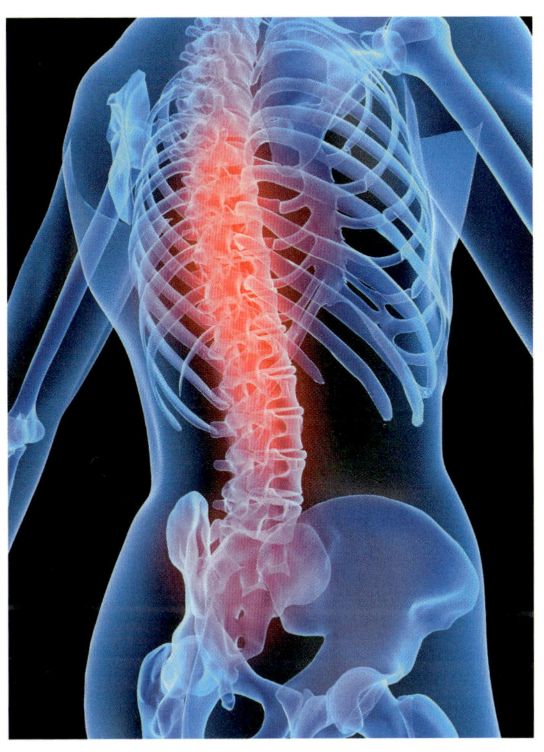

Die Gesundheit und Stoffwechselfunktion der meisten Organe und Gewebe ist von einer guten Versorgung mit Vitamin D abhängig.

3.1 Fokus: Knochen

Vitamin D ist für die Kalzium- und Phosphatverwertung sowie für die Knochengesundheit unabdingbar. Zur Vorbeugung von Rachitis oder Osteoporose reicht eine kalziumreiche Ernährung nicht aus, da der Körper erst durch Vitamin D in der Lage ist das Knochenmineral aufzunehmen und effizient zu verwerten. Vitamin D ist sozusagen der Schlüssel, der Kalzium das Tor zum Knochen öffnet. In der frühen Kindheit und im Erwachsenenalter sorgt das Sonnenvitamin für die gesunde Entwicklung und den Erhalt stabiler Knochen.

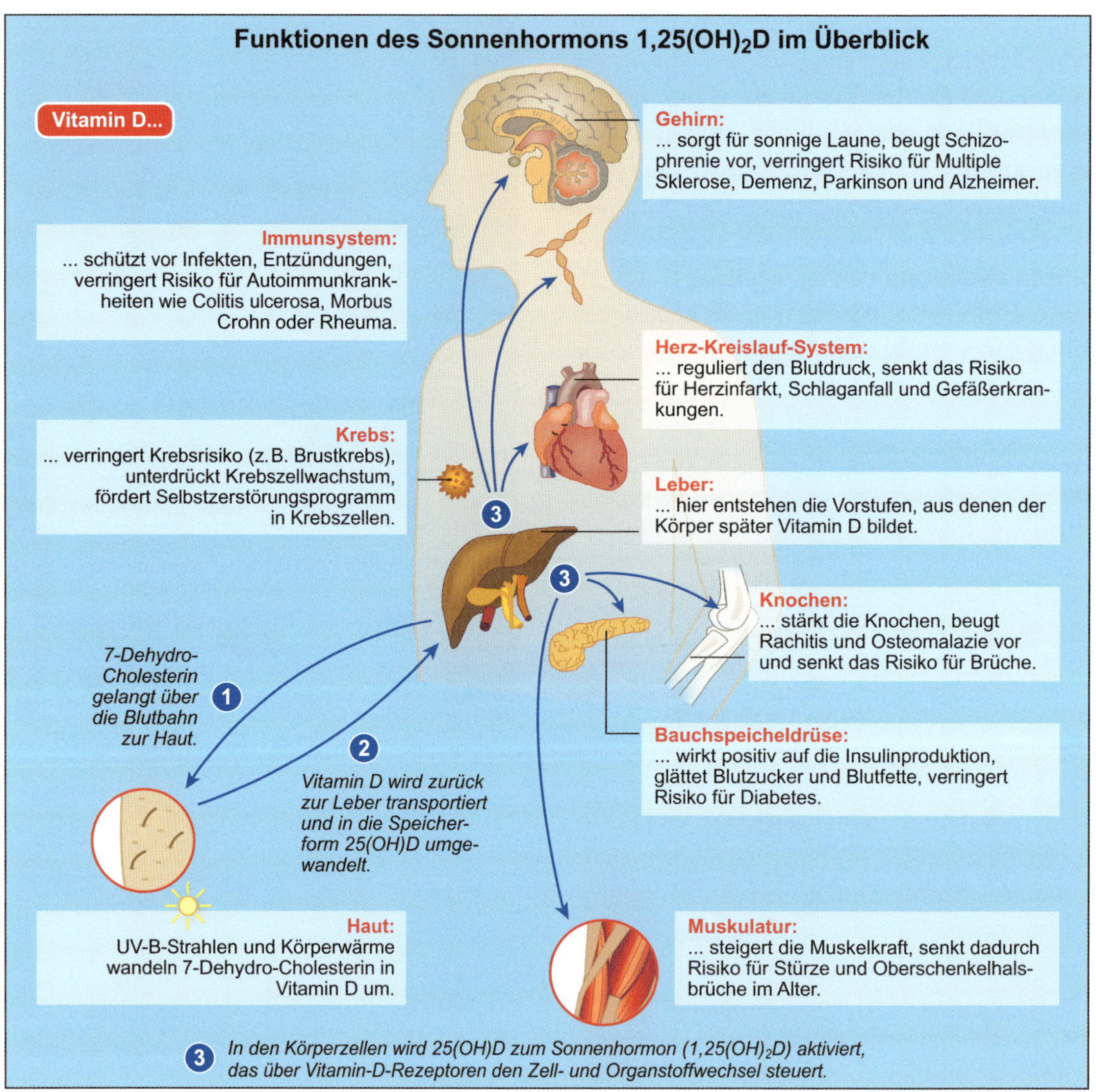

Abb. 3.1 Die Funktionen von Vitamin D im Körper

Für die bestmögliche Knochengesundheit und die gute Aufnahme von Kalzium aus dem Dünndarm ist ein 25(OH)D-Status von mindestens 32 ng/ml notwendig. Ein Abfall der 25(OH)D-Spiegel unter 30 ng/ml ist mit einer erhöhten Ausschüttung von Parathormon aus der Nebenschilddrüse verbunden. Parathormon (PTH) fördert die Reifung und Aktivierung der Osteoklasten. Das sind knochenabbauende Zellen, die Kalzium aus dem Knochengewebe herauslösen. Erhöhte Parathormonspiegel begünstigen daher Störungen der Knochenmineralisation, fördern die Entwicklung der Knochenkrankheiten Rachitis und Osteomalazie und wirken muskelkatabol. Vitamin D ist der natürliche Gegenspieler des Parathormons und wirkt den knochenabbauenden Prozessen entgegen. Aktuelle Studien zeigen, dass der ideale 25(OH)D-Status, um einen Anstieg des Parathormons zu verringern, bei mindestens 40 ng/ml liegen sollte (siehe Abb. 3.2). In einer Analyse von mehr als 312 962 gepaarten Parathormon- und 25(OH)D-Spiegeln konnte kein Schwellenwert des 25(OH)D-abhängigen Parathormon-Status beobachtet werden, bei dem eine Steigerung des 25(OH)D-Werts den PTH-Anstieg vermeidet, sogar bei 25(OH)D-Spiegeln > 60 ng/ml. Bemerkenswert bei dieser Untersuchung war der hohe Anteil an Blutproben, die einen Vitamin-D-Mangel und sekundären Hyperparathyreoidismus anzeigten. Allerdings ist nach aktuellen Forschungsergebnissen ein 25(OH)D-Spiegel zwischen 48 bis 52 ng/ml notwendig, um einen Anstieg des Parathormons aus der Nebenschilddrüse möglichst gering zu halten!

Bis zum Alter von 20 Jahren werden 90 % der maximalen Knochenmasse eines Menschen aufgebaut. In der 3. Lebensdekade wird der Knochenaufbau abgeschlossen und in der 4. Lebensdekade beginnt in aller Regel der Knochenabbau. Neben dem Säuglingsalter ist vor allem die Pubertät durch ein besonders rasches Knochenwachstum gekennzeichnet. Osteoporose ist eigentlich eine

INFO

Die ersten frühen Symptome eines Vitamin-D-Mangels (Rachitis) beim Kleinkind sind sehr unspezifisch und werden meistens zum Leid der betroffenen Kinder übersehen: Schreckhaftigkeit, Unruhe oder juckender Hautausschlag. Ein charakteristisches Vitamin-D-Mangel-Symptom beim Neugeborenen ist nächtliches Kopfschwitzen!

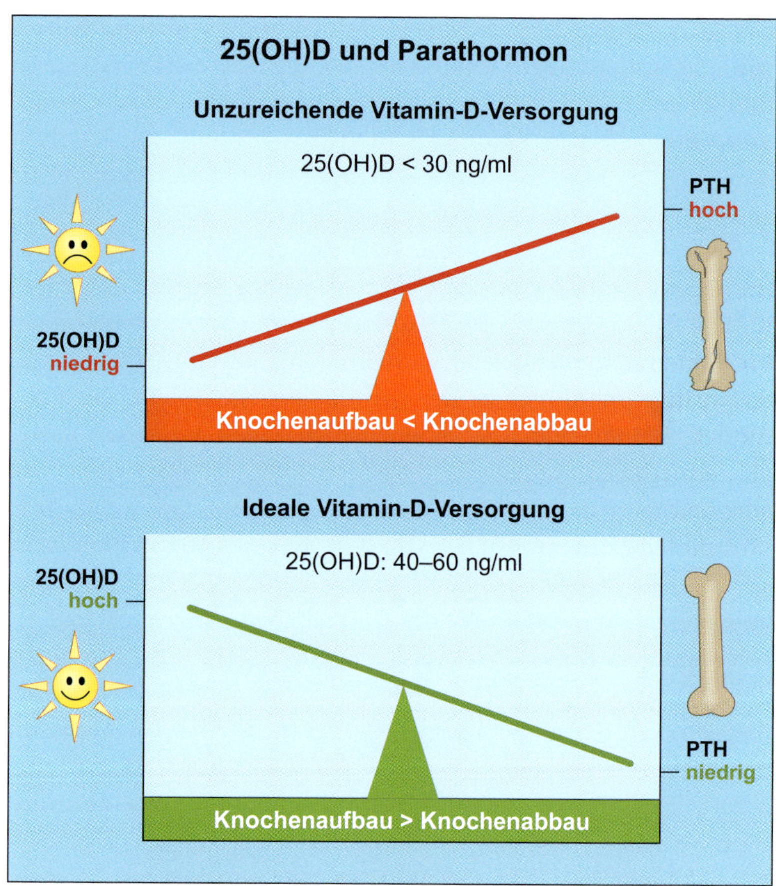

Abb. 3.2 Vitamin D und Knochengesundheit

Kinderkrankheit, die man in der Kindheit gut vorbeugen kann, die aber im Erwachsenenalter schlecht zu therapieren ist. Eine der wichtigsten vorbeugenden Maßnahmen ist die gute Versorgung mit Vitamin D und Kalzium in der Kindheit und im jungen Erwachsenenalter. Intensive körperliche Aktivität im Freien – täglich mindestens eine Stunde – ist daher für Kinder unabdingbar für die

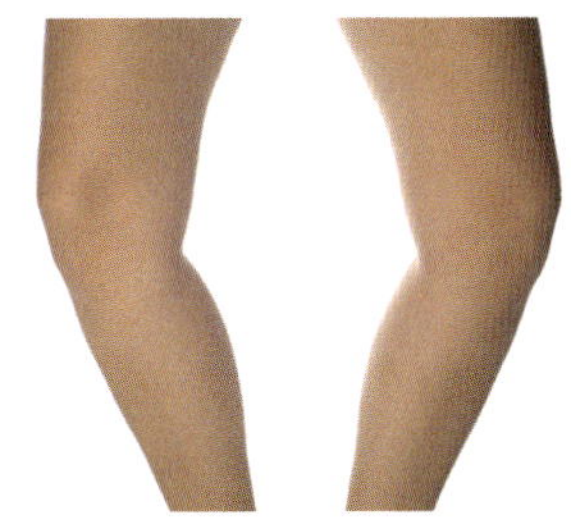

Entwicklung gesunder Knochen. Über die Sonnenlichtexposition wird die natürliche Vitamin-D-Versorgung zum Einen verbessert und über die Bewegung zum Anderen der Aufbau der maximalen Knochenmasse gesteigert.

3.1.1 Vitamin-D-Mangel im Kindesalter

Im Säuglings- und Kindesalter verursacht ein Vitamin-D-Mangel infolge einer unzureichenden Bildung von Kalzium-Phosphat-Produkten Störungen des Knochen- und Muskelstoffwechsels, die in ihrer schlimmsten Ausprägung als Rachitis bekannt sind. Aktuell kommen in Deutschland bei Säuglingen und Kleinkindern immer wieder Fälle dieser klassischen Vitamin-D-Mangelkrankheit vor. Sobald Kinder anfangen das Gehen zu lernen und die Schwerkraft auf die weichen Knochen einwirkt, bilden sich die für Rachitis typischen Verformungen, wie etwa stark ausgeprägte X- oder Säbelbeine aus. Als weitere Symptome können Fehlstellungen der Beinachsen, eine trichterförmige Einsenkung des Brustbeines, Muskelschwäche, besonders der unteren Extremitäten, Knochenschmerzen und eine erhöhte Infektanfälligkeit auftreten. Die schlaffe Muskulatur an der Bauchdecke führt zu einem Froschbauch. Insgesamt ist das gesamte Wachstum verlangsamt. Durch das Abflachen des Hinterkopfes und Auftreiben der Schädelnähte kann sich bei den betroffenen Kindern sogar ein Quadratschädel entwickeln.

Der starke Abfall der Kalziumspiegel im Blut führt zu einer Übererregbarkeit der Nerven- und Muskelzellen bis hin zu schmerzhaften Krämpfen – in der Medizin bekannt als Tetanie. Im Extremfall können diese Muskelkrämpfe lebensbedrohliche, epilepsieähnliche Erscheinungsformen annehmen. Aktuell kommen in Deutschland bei Säuglingen und Kleinkindern immer wieder Fälle einer Rachitis vor.

TIPP

Stillende Mütter, die sicher gehen wollen, dass ihr gestilltes Kind über die Muttermilch ausreichend Vitamin D erhält sollten 4000–6000 I. E. Vitamin D am Tag ergänzen. In Pilotstudien konnte der Vitamin-D-Gehalt der Muttermilch von 82 I. E. Vitamin D pro Liter durch die mütterliche Supplementierung von 6400 I. E. Vitamin D pro Tag auf 873 I. E. Vitamin D pro Liter angehoben werden.

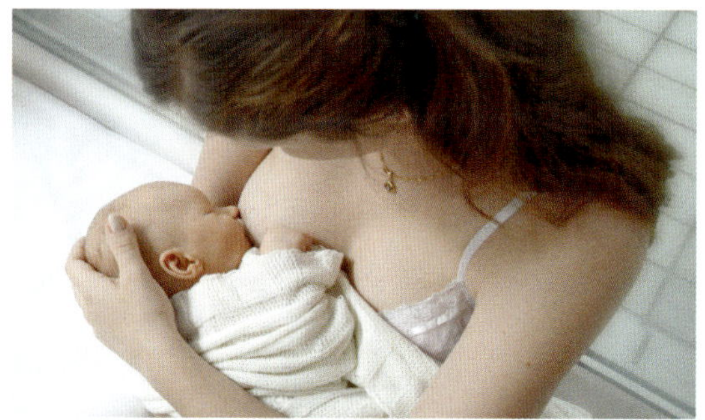

Um die Vitamin-D-Versorgung bereits im Mutterleib sicherzustellen, sollten Frauen in der Schwangerschaft täglich 40–60 I. E. Vitamin D pro kg Körpergewicht einnehmen. Im Säuglingsalter reicht die Vitamin-D-Versorgung durch die Muttermilch zur Bedarfsdeckung nicht aus. Muttermilch enthält nur 12–60 I. E. Vitamin D pro Liter. Um die altersgerechte Mineralisation des im ersten Lebensjahr stark wachsenden Skelettsystems zu ermöglichen, ist daher die Deckung des Vitamin-D-Bedarfs durch die tägliche zusätzliche Gabe von Vitamin-D-Präparaten erforderlich. Säuglinge sollten im ersten Lebensjahr täglich 400–1 000 I. E. Vitamin D einnehmen. Nimmt die stillende Mutter selber hochdosiert Vitamin D ein (z. B. 4 000 I. E. Vitamin D pro Tag), um den Vitamin-D-Gehalt in der Muttermilch zu erhöhen, dann sollten die dem Säugling zusätzlich gegebenen Vitamin-D-Supplemente in der Dosierung entsprechend angepasst werden!

INFO

Ein einfacher Osteomalazie-Test ist eine starke Schmerzprovokation bei moderatem Druck auf das Brustbein oder die Schienbeinkante, der normalerweise nicht schmerzhaft ist.

Vom ersten bis zum 12. Lebensjahr empfehlen wir die regelmäßige Einnahme von 1 000–2 000 I. E. Vitamin D pro Tag, und ab einem Alter von 13 Jahren täglich 50–60 I. E. Vitamin D pro kg Körpergewicht. Übergewichtige Kinder benötigen in Abhängigkeit des Körpergewichts und der Fettmasse 2–3-mal so viel Vitamin D wie Normalgewichtige zur Aufrechterhaltung eines normalen 25(OH) D-Status.

3.1.2 Vitamin-D-Mangel im Erwachsenenalter

Beim Erwachsenen führt ein Vitamin-D-Mangel zu einer schmerzhaften Knochenerweichung, der Osteomalazie. Bei der Osteomalazie geraten Knochenneubildung und Knochenabbau aus dem Gleichgewicht. Die niedrigen Kalziumspiegel im Blut lassen bei

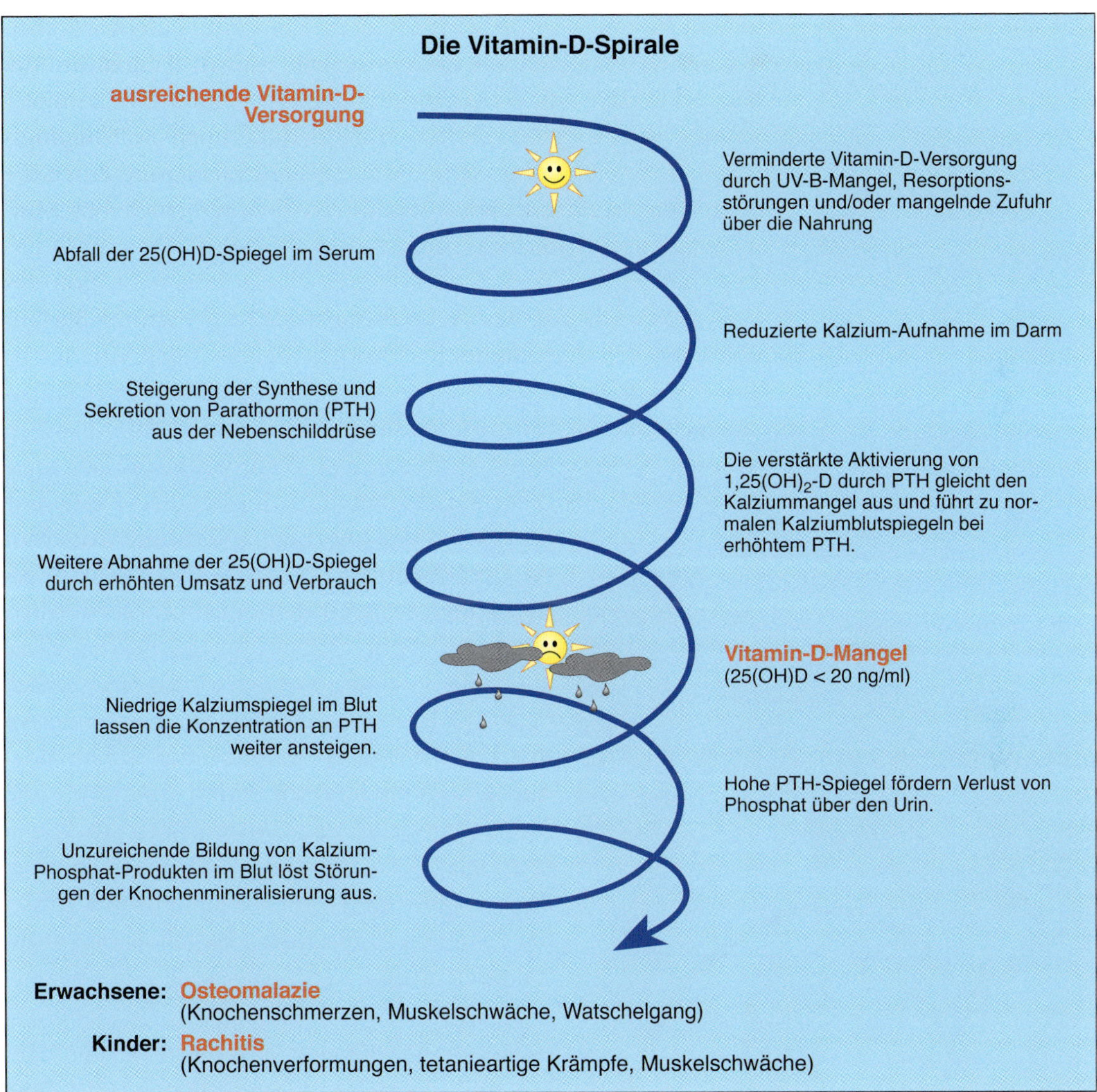

Abb. 3.3 Die Vitamin-D-Mangel-Spirale. PTH = Parathormon

einem Vitamin-D-Mangel (25(OH)D <20 ng/ml) die Konzentrationen an Parathormon ansteigen. Die erhöhten Parathormon-Spiegel fördern den Verlust von Phosphat über den Urin. Die Folge ist eine unzureichende Bildung von Kalzium-Phosphat-Produkten, die der Knochen für seine Mineralisierung benötigen würde. Durch die Störung der Knochenmineralisierung wird der Knochen nicht genügend gehärtet (siehe Abb. 3.3).

Die unzureichende Mineralisierung der Knochengrundsubstanz führt zusätzlich zu anhaltenden Knochenschmerzen in den Armen und Beinen, Brust, Becken oder Wirbelsäule. Im Vordergrund stehen generalisierter Knochenschmerz und aufgrund der muskelkatabolen Wirkung des Parathormons die Entwicklung einer Muskelschwäche. Als Ursache vermutet man eine Schmerzentstehung im Bereich der Knochenhaut, die gut innerviert ist. Der Vitamin-D-Mangel dürfte zu einer unzureichenden Mineralisierung der Gelatin-Matrix unter der Knochenhaut führen, sodass diese angehoben und dadurch schmerzempfindlicher wird. Die Betroffenen leiden aufgrund des Vitamin-D-Mangels häufig unter anhaltender Abgeschlagenheit, Erschöpfung, Müdigkeit und Muskelschwäche. Es können zusätzlich Gangstörungen (»Watschelgang«), Gelenkschmerzen, Rückenschmerzen und Muskelschwund auftreten. Dadurch ist das Risiko für Stürze und Hüftfrakturen erhöht.

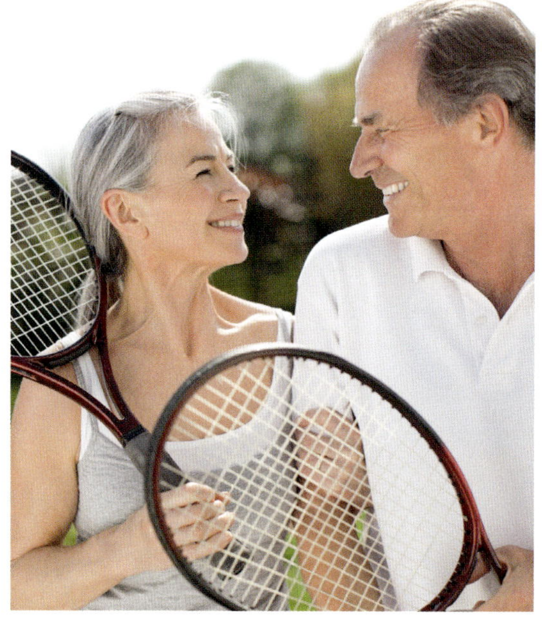

Aufgrund der allgemeinen Schmerzempfindlichkeit und der ähnliche Symptomatik sollte man bei Fibromyalgie, bekannt als Sehnen-Muskelschmerz, immer auch an eine Osteomalazie denken. In einer amerikanischen Studie wurde bei 93 % der 150 untersuchten Patienten im Alter zwischen 10–65 Jahren, die sich wegen unspezifischer Muskel- und Knochenschmerzen vorstellten, ein Vitamin-D-Mangel festgestellt. In einer aktuellen placebokontrollierten Studie an Patienten mit Fibromyalgie über einen Zeitraum von 20 Wochen konnte durch Supplementierung von Vitamin D ein Anstieg des 25(OH)D-Spiegels über 32 ng/ml und in der Folge eine deutliche Abnahme der Schmerzempfindlichkeit beobachtet werden.

Im höheren Lebensalter trägt eine unzureichende Versorgung mit Vitamin D zur Entwicklung der Volkskrankheit Osteoporose bei, der krankhaften Entkalkung der Knochen. Personen in Alten- und Pflegeheimen sind aufgrund des zunehmenden Alters und der mangelhaften körperlichen Aktivität im Freien besonders durch diese Knochenkrankheit gefährdet. Generell sollte im Alter der 25(OH)D-Status kontrolliert und auf eine gute Versorgung mit 50–60 I. E. Vitamin D pro kg Körpergewicht pro Tag geachtet werden. Tipp: Insbesondere bei körperlich beeinträchtigten und/oder älteren Menschen, die sich wenig an der frischen Luft bewegen (z. B. Pflegebedürftige, Senioren im Altenheim), gehört deshalb ein geschmacksneutrales Vitamin-D-Öl (z. B. mit 1 000 I. E. Vitamin D pro Tropfen), von dem man 2–5 Tropfen täglich mit der Hauptmahlzeit zuführt, selbstverständlich neben dem Salz- und Pfefferstreuer auf den Esstisch!

3.1.3 Knochenalterung und Vitamin D

Für eine normale Kalziumaufnahme aus dem Darm ist ein 25(OH)D-Spiegel von ≥ 32 ng/ml (80 nmol/l) notwendig. Aktuelle Studien des Universitätsklinikums Hamburg-Eppendorf zeigen, dass ein 25(OH)D-Spiegel < 30 ng/ml (75 nmol/l) bereits mit einer vorzeitigen Alterung des Knochens einhergeht. Eine unzureichende Versorgung mit Vitamin D hat langfristig nicht nur einen Einfluss auf die Knochendichte, sondern stört auch die gesunde Mineralisierung des Knochens erheblich und lässt den Knochen vorzeitig altern. Das trägt wesentlich zur erhöhten Anfälligkeit für Knochenbrüche und Stressfrakturen bei (z. B. im Alter oder bei hoher körperlicher Belastung).

Man unterscheidet drei Arten von Knochenzellen: die Osteoblasten, die Osteozyten und die Osteoklasten. Die ersten beiden sind für den Knochenaufbau, die Osteoklasten für den Knochenabbau zuständig. Osteoblasten, die ringsum von Matrixsubstanz umgeben sind, bezeichnet man analog zu den Knorpelzellen als Osteozyten. Osteozyten sind zur Erhaltung der Knochenmatrix unabdingbar. Entfernt man sie, wird der Knochen von Osteoklasten abgebaut. Dies verdeutlicht, dass unsere Knochen im Grunde keine starren Gebilde sind, sondern eigentlich nur in einem Gleichgewicht zwischen auf- und abgebauter Knochensubstanz bestehen. Im Alter können die Osteozyten nicht mehr soviel Matrix bilden, sodass die Knochen spröde werden und brechen. Der Osteoid ist die weiche, noch nicht mineralisierte Grundsubstanz (Matrix) des Knochengewebes, die von Osteoblasten gebildet wird. Der Osteoid macht etwa die Hälfte des Knochenvolumens und etwa ein Viertel des Knochengewichts aus. Bei einer gestörten Mineralisation oder gestörter Osteoblastenfunktion kommt es zu einer Vermehrung des Osteoids. Dieser Prozess wird bei Erwachsenen als Osteomalazie und bei Kindern Rachitis genannt.

Eine Untersuchung der Bruchmechanik der Knochen mit der sogenannten Mikro-Computertomographie konnte zeigen, dass eine unzureichende Versorgung mit Vitamin D (25(OH)D < 30 ng/ml) sowohl die Entstehung als auch die Ausbreitung von Brüchen erhöht. Für einen Vitamin-D-Mangel ist ein Anstieg der mit weichem

Knochengewebe (Osteoid) bedeckten Flächen charakteristisch. Dieser stört die Mineralisierung des restlichen Knochengewebes (siehe Abb. 3.4). Der Knochen wird sozusagen versiegelt und kann dadurch nicht mehr am natürlichen Remodelling durch Osteoklasten und Osteoblasten teilnehmen. Die Analyse der Knochen-

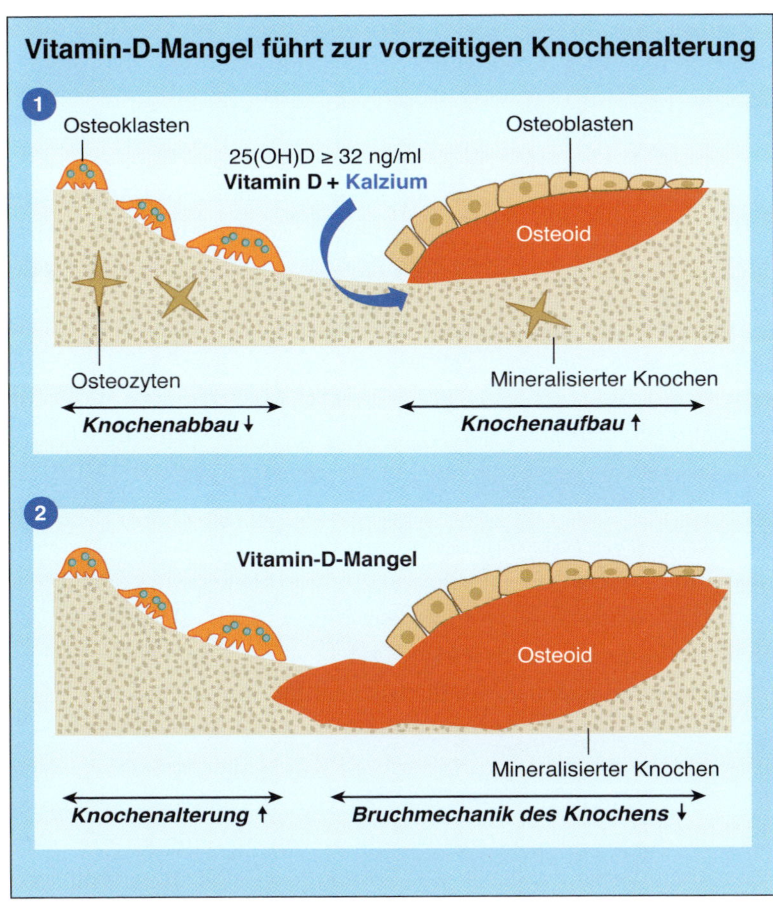

Abb. 3.4 25(OH)D < 30 ng/ml: unzureichende Vitamin-D-Versorgung führt zu einer Erhöhung von Knochenbrüchen

mineraldichte ergab zudem, dass das weiche Knochengewebe einen höheren Anteil an reifem Kollagen und mineralischen Bestandteilen (z. B. Kalzium) aufwies, die charakteristisch für gealtertes Gewebe sind. Es kommt durch Überalterung zu Hypermineralisation und Kalziumanreicherung. Der Knochen verliert dadurch seine mechanischen Eigenschaften (z. B. Bruchstabilität) und wird anfälliger für Brüche. Der Fachmann spricht auch von einem schlechteren »Crack-Bridging« (Rissüberbrückung). Bei jungen Sportlern konnte man nachweisen, dass die Anfälligkeit für Stressfrakturen bei einem 25(OH)D-Spiegel <30 ng/ml deutlich steigt.

3.2 Fokus: Immunsystem

3.2.1 Schlagkräftiges Immunsystem

Zellen des Immunsystems wie z. B. Makrophagen besitzen nicht nur Vitamin-D-Rezeptoren, sondern können auch über ihre lokale 1-alpha-Hydroxylase (1-OHase) in der eigenen Zelle aus 25(OH)D selber 1,25$(OH)_2$D bilden. Über Wechselwirkung mit Vitamin-D-Rezeptoren steigert das Sonnenhormon 1,25$(OH)_2$D die Produktion von antimikrobiellen Substanzen, d. h. körpereigene Antibiotika (z. B. Cathelicidin). β-Defensine verringern durch ihre antimikrobielle Wirkung unter anderem die Durchlässigkeit der Darmschleimhaut und stabilisieren damit die Barrierefunktion des Darms.

Eine der bekanntesten antimikrobiell wirksamen Substanzen, die durch 1,25$(OH)_2$D gebildet werden ist das Cathelicidin. Durch Cathelicidin wird die Vermehrungsfähigkeit oder Infektiosität von Mikroorganismen, wie z. B. des Tuberkulosebakteriums reduziert. Aufgrund seiner bakteriziden Wirkung kann Cathelicidin Bakterien auch direkt abtöten. Dies hat sich in der Prävention und Therapie von Atemwegserkrankungen wie Lungentuberkulose bewährt (siehe Abb. 2.17).

Neben seinem Einfluss auf die angeborene Immunabwehr moduliert 1,25(OH)$_2$D auch die Immuntoleranz und beugt hierüber der Entwicklung einer Autoimmunität vor. Eine unzureichende Versorgung mit Vitamin D ist deshalb ein wichtiger Faktor, der das Erkrankungsrisiko für entzündliche Autoimmunerkrankungen wie Hashimoto-Thyreoiditis, Multiple Sklerose oder rheumatoide Arthritis erhöht. Dies wird durch eine zunehmende Anzahl von Studien untermauert.

Immunbalance und Autoimmunität

Im Laufe der Evolution hat unser Körper ein schlagkräftiges und lernfähiges Immunsystem entwickelt. Bevor Krankheitserreger jedoch unschädlich gemacht werden können, müssen sie erst einmal entdeckt werden. Hier spielen die sogenannten dendritischen Zellen eine wichtige Rolle. Dendritische Zellen sind die Wächter der Immunabwehr. Rund um die Uhr patrouillieren sie in den verschiedenen Körperregionen, immer auf der Suche nach körperfremden Eindringlingen. Das können Bakterien, Viren, aber auch krankhaft veränderte Zellen wie Krebszellen sein.

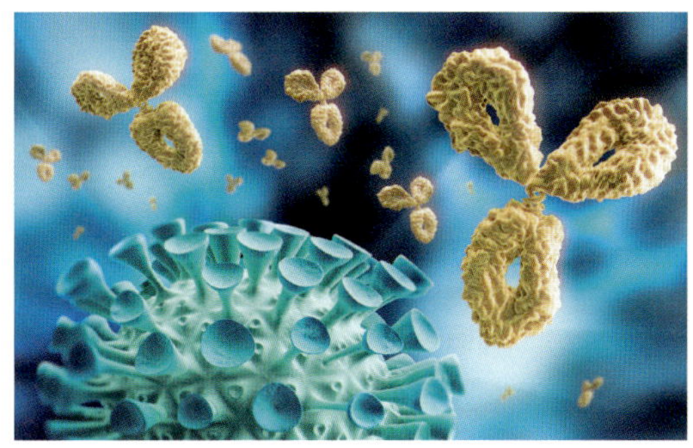

Haben die dendritischen Zellen etwas Verdächtiges entdeckt, wird dieses sozusagen verschluckt und anschließend auf der eigenen Zelloberfläche präsentiert. Dabei spielt es keine Rolle, ob es sich um kleine Eiweiße oder ganze Mikroorganismen handelt. Nach dem Kontakt mit einem Fremdkörper verlassen die dendritischen Zellen das von ihnen überwachte Gewebe und wandern in den nächsten Lymphknoten. Hier schlagen sie Alarm und zeigen

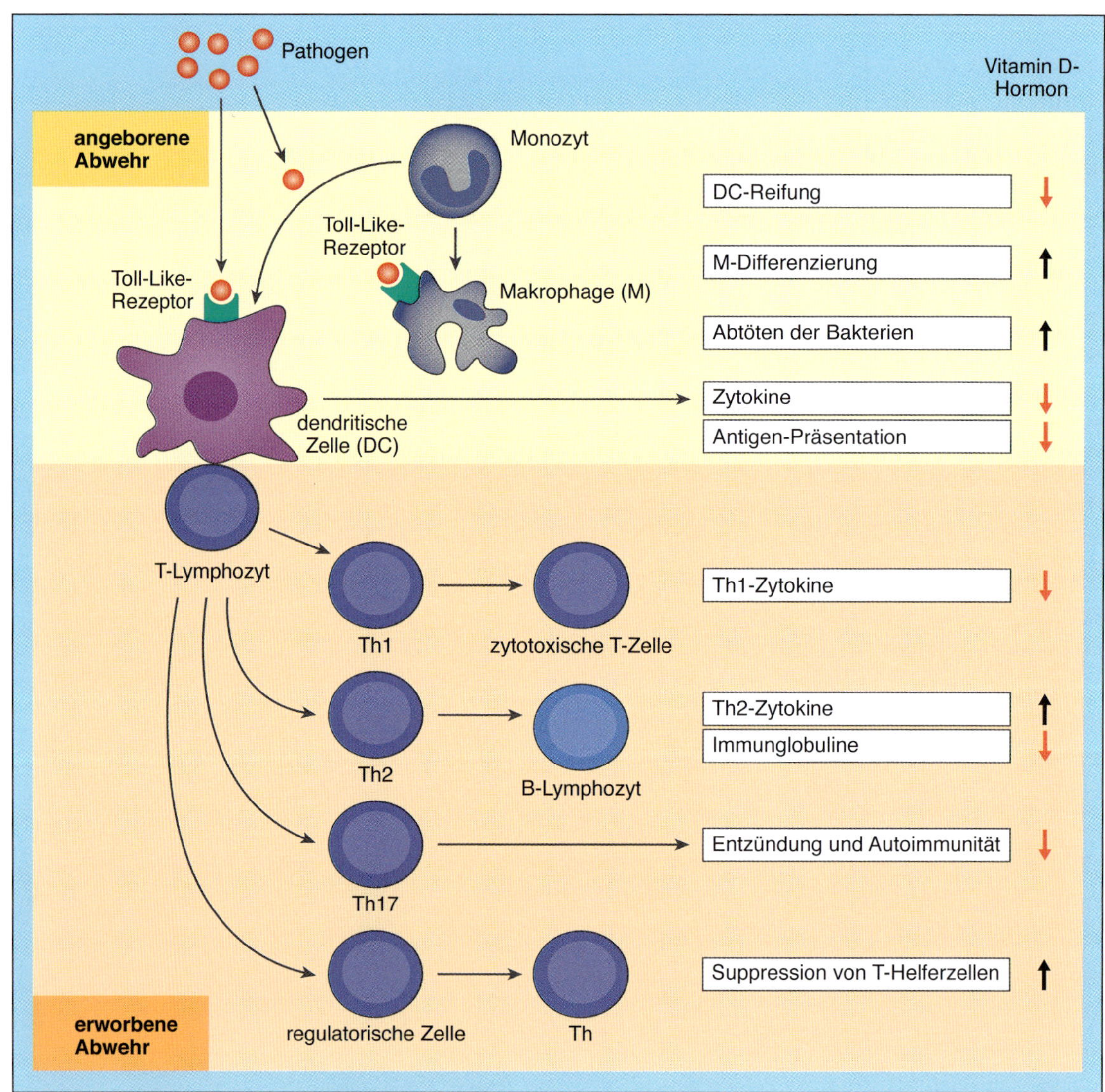

Abb. 3.5 Immunregulierende Funktion von Sonnenhormon

ihren Fund den Soldaten des Immunsystems, den T-Lymphozyten oder kurz T-Zellen. Diese blasen daraufhin zum Angriff und die Immunantwort des Körpers läuft an. Je nachdem welches Signal die dendritischen Zellen dabei aussenden, werden T-Helferzellen vom Typ-1 (Th1), Typ-17 (Th17), regulatorische Zellen (T_{reg}) oder Typ-2 (Th2) aktiviert und senden dabei Immunbotenstoffe aus, die sogenannten Zytokine. Zytokine der Th2- und T_{reg}-Zellen wirken entzündungshemmend, schwächen die Immunreaktion ab und verhindern eine überschießende Reaktion des Immunsystems. Zytokine der Th1- und Th17-Zellen aktivieren hingegen das Abwehrsystem und wirken entzündungsfördernd. Zytokine sind Peptidhormone, die hauptsächlich von aktivierten Immunzellen produziert werden. Sie wirken über spezifische Zytokin-Rezeptoren an diversen Zielzellen des Immunsystems, ähnlich den Hormonen und Neurotransmittern. Sie dienen als Signalstoffe zwischen den Zellen und vermitteln pro- und antientzündliche Effekte.

Zytokine spielen eine wichtige Rolle im Netzwerk der interzellulären Kommunikation des Immunsystems. Dabei ist das Gleichgewicht zwischen den Zytokinen essenziell zur Verhinderung immunologischer Dysbalancen. Denn Zytokine entscheiden darüber, ob das Immunsystem fremde Strukturen toleriert oder sie mit einer Entzündungsreaktion abwehrt. Das Zytokin Interleukin-10 (IL-10) wird zum Beispiel von T-Helferzellen vom Typ-2 (Th2) und regulatorischen T-Zellen (T_{reg}) produziert. IL-10 wirkt antientzündlich, beugt einer überschießenden Reaktion des Immunsystems (Autoimmunität) vor. Es spielt daher eine wichtige Rolle bei der Entwicklung der Autoimmuntoleranz und Auflösung von Entzündungsreaktion. Interleukin-17 (IL-17) ist ein pro-entzündliches Zytokin, welches von T-Helferzellen vom Typ-17 (Th17) produziert wird. Dieses Zytokin wird vor allem mit verschiedenen Autoimmunerkrankungen in Verbindung gebracht. Seine Untereinheit, das Interleukin-17A, nimmt beispielsweise bei der Entstehung der Psoriasis eine Schlüsselrolle ein.

Bei gesunden Menschen besteht eine Balance zwischen den T-Helferzellen vom Typ-1 (Th1), Typ-17 (Th17), regulatorische Zellen (T_{reg}) oder vom Typ-2 (Th2). Bei Patienten mit Autoimmunerkrankungen wie Multipler Sklerose überwiegen dagegen die Th1- und Th17-Zellen. Häufig ist eine Dysbalance nachweisbar zugunsten der Th17- und zum Nachteil der T_{reg}-Zellen: Th17 > T_{reg}. Das Gleichgewicht zwischen T_{reg}- und Th17-Zellen trägt entscheidend zur Kontrolle von Infektionen und Entzündungsprozessen bei. Eine Immunreaktion gegen körpereigene Zellen, die sogenannte Autoimmunität, ist häufig die Folge. Dabei wird im Falle der Multiplen Sklerose das zentrale Nervensystem (ZNS) angegriffen und es entstehen die typischen neurologischen Ausfallerscheinungen wie Sehstörungen oder Lähmungen. Bei der Psoriasis richtet sich das fehlgeleitete Immunsystem gegen die eigene Haut und bei der rheumatoiden Arthritis gegen die eigenen Gelenkknorpel.

> 1,25$(OH)_2$D sorgt für ein gesundes Gleichgewicht zwischen Th1- und Th2-Zellen.

Vitamin D ist ein Steuermann der Autoimmuntoleranz. In seiner stoffwechselaktiven Form 1,25$(OH)_2$D ist das Sonnenvitamin in der Lage, unser Immunsystem auf raffinierte Weise gegen die Entwicklung von Autoimmunerkrankungen stark zu machen. Das Sonnenhormon 1,25$(OH)_2$D sorgt für ein gesundes Gleichgewicht zwischen Th1-, Th2-, Th17- und regulatorischen T-Zellen (siehe Abb. 3.5). Nach Frau Prof. Margherita Cantorna von der Pennsylvania State Universität hemmt 1,25$(OH)_2$D direkt Th17-Zellen sowie die Sekretion der Entzündungsbotenstoffe IL-17 und Interferon gamma (IFNγ) durch Th17-Zellen und steigert dadurch die Verfügbarkeit von Zytokin IL-10. IL-10 ist zusammen mit TGF-β eines der wichtigsten antientzündlichen Zytokine und wichtig zur Entwicklung der Autoimmuntoleranz. In tierexperimentellen Untersuchungen konnte mehrfach gezeigt werden, dass Vitamin D die Entzündungsaktivität im Darm verringert. Vitamin-D-Mangel begünstigt zudem im Tierversuch die Besiedlung des Darms mit pathogenen Darmbakterien (z. B. Proteusbakterien). 1,25$(OH)_2$D regt im Darm die Bildung von Defensinen an. Defensine sind darmeigene Antibiotika, die verhindern, dass Bakterien in die Darmschleimhaut eindringen und ihre Barrierefunktion zerstören. Bemerkenswert ist, dass ein Vitamin-D-Mangel der Mutter in der Schwangerschaft bereits das Risiko des Kindes, später Autoimmunerkrankungen zu entwickeln, erhöht. Ist genügend Vitamin D vorhanden, kommt es zu einer ausgeglichen Verteilung von entzündungshemmenden Th2-Zellen und entzündungsfördernden Th1-Zellen. Fehlt Vitamin D, kommt es zur vermehrten Bildung von entzündungsfördernden Th1- und Th17-Zellen und damit zu einer Störung der Autoimmuntoleranz. Vitamin-D-Mangel ist ein eigenständiger Risikofaktor für Autoimmunerkrankungen wie Multiple Sklerose, Psoriasis, Rheuma oder Typ-1-Diabetes. Bei Multipler Sklerose oder Psoriasis kann Vitamin D aufgrund seiner antientzündlichen Wirkung dazu beitragen, die Schwere des Krankheitsbilds zu reduzieren.

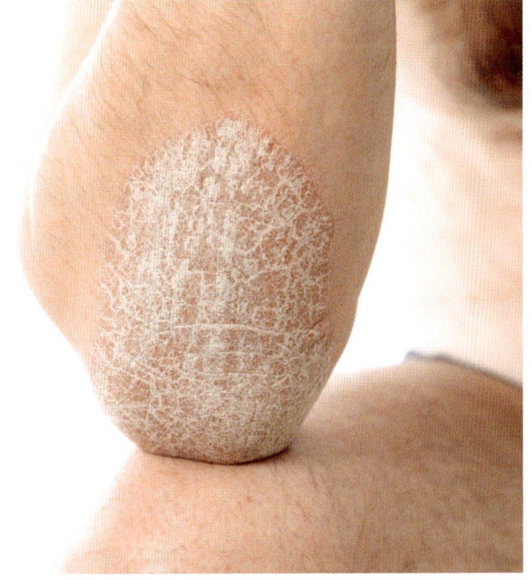

Da Vitamin D über seine Rezeptoren an der Zellmembran auch die Reifung und Differenzierung der Zellen steuert, ist das Sonnenvitamin vor allem für die Gesundheit der Haut und Schleimhäute wichtig. In seiner hormonaktiven Form 1,25$(OH)_2$D hemmt es die unkontrollierte Proliferation und fördert die Differenzierung der Zellen. Dies wird seit Jahren erfolgreich in der Therapie der **Psoriasis** eingesetzt. Silbrig schimmernde, stark schuppende Beläge auf der Haut, die jucken und spannen, kennzeichnen diese Autoimmunerkrankung. Allein in Deutschland leiden zwei Millionen Menschen an Psoriasis, die bei entsprechender genetischer Veranlagung durch eine überschießende Entzündungsreaktion auf der Haut ausgelöst wird. In der Therapie der Psoriasis haben sich die Bestrahlung mit UV-B-Licht und die von Professor Holick entwickelte topische Anwendung von Salben, die aktiviertes Vitamin D enthalten (z. B. 3 µg Calcitriol/g Salbe), bewährt. Beide Maßnahmen wirken hemmend auf die fehlgeleiteten Immunvorgänge in der Haut und bremsen das ungesunde Hautzellwachstum.

3.3 Fokus: Bauchspeicheldrüse

Der Vitamin-D-Rezeptor findet sich auch in den insulinproduzierenden Zellen des Pankreas. Die natürliche Bildung und Verwertung des Insulins in unserem Körper wird wesentlich durch die stoffwechselaktive Form 1,25$(OH)_2$D reguliert. Das Sonnenhormon 1,25$(OH)_2$D regt nicht nur die Insulinproduktion an, sondern verbessert auch die Insulinempfindlichkeit der Körperzellen. Ein Vitamin-D-Mangel in der Schwangerschaft und frühen Kindheit scheint auch hier das Risiko für das Kind zu erhöhen, später an einer Autoimmunerkrankung der Bauspeicheldrüse, dem Typ-1-Diabetes, zu erkranken. Dem Typ-1-Diabetes liegt eine autoimmunvermittelte Zerstörung der insulinproduzierenden Beta-Zellen der Bauspeicheldrüse zugrunde.

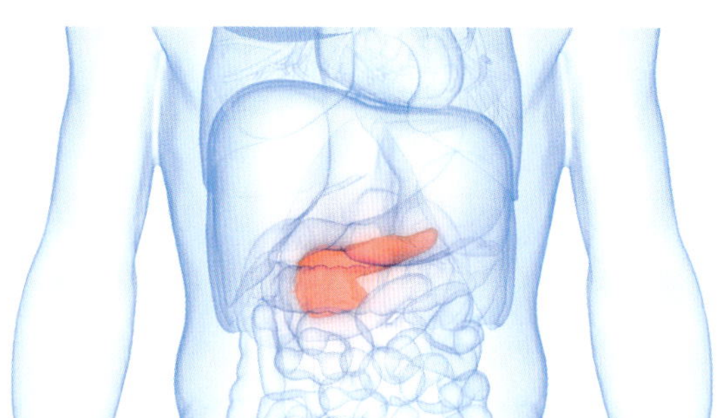

Beim Typ-2-Diabetes liegt meist eine Insulinresistenz vor, das heißt die Körperzellen sprechen auf das in der Bauchspeicheldrüse gebildete Insulin zunehmend schlechter an, sodass dort immer größere Mengen an Insulin produziert werden müssen. Irgendwann brennt die Bauchspeicheldrüse dabei buchstäblich aus – die Insulinproduktion versiegt! Die Folge sind zu hohe Blutzuckerspiegel (Hyperglykämie). Ein Mangel an Vitamin D macht unsere Körperzellen nicht nur unempfindlicher gegenüber Insulin und erhöht damit die Insulinresistenz. Die Störungen im Insulinstoffwechsel steigern das Risiko für erhöhte Blutfette (z. B. Triglyceride), für Gefäßschäden und Übergewicht. Erhöhte Blutdruck- und Blutfettwerte (z. B. Triglyceride, Cholesterin) werden durch Vitamin D moderat gesenkt und die Glucosetoleranz bei Typ-2-Diabetikern verbessert.

3.4 Fokus: Blutdruck und Blutgefäße

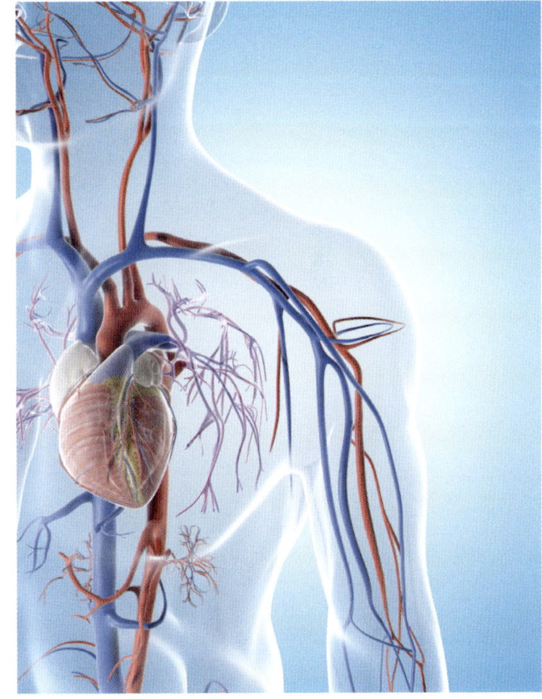

Vitamin D greift über die Wechselwirkung mit Vitamin-D-Rezeptoren in der Gefäßwand in die Blutdruckregulation ein. Eine erhöhte Kalziumaktivität in der Gefäßzelle spielt bei der Entwicklung des Bluthochdrucks eine wichtige Rolle. In tierexperimentellen Studien konnte gezeigt werden, dass 1,25(OH)$_2$D die übermäßige Kalziumaktivität in der Gefäßzelle senkt und hierüber die Elastizität der Gefäßwand fördert. Darüber hinaus verringert 1,25(OH)$_2$D die Synthese der gefäßverengenden und blutdruckerhöhenden Hormone Renin und Angiotensin II. Das Blutdruckhormon Renin wird in den Nieren gebildet und ist der Steuermann eines sehr effizienten Systems zur Blutdrucksteigerung, des Renin-Aldosteron-Angiotensin-Systems. 1,25(OH)$_2$D kann erhöhte Blutdruckwerte senken, in dem es die Aktivierung des Renin-Aldosteron-Angiotensin-System ausbremst.

Auch Parathormon kann auf vielfältige Weise das Herz-Kreislauf-System schädigen. Erhöhte Parathormon-Spiegel begünstigen z. B. die Verkalkung der Arterienwände und erhöhen den Blutdruck. Als natürlicher Gegenspieler hält Vitamin D das Parathormon in Schach.

3.5 Fokus: Gehirn

Neben vielen anderen Wirkungsbereichen hat Vitamin D auch eine ausgesprochene Schutzfunktion für die Nervenzellen des Gehirns. Daher befinden sich besonders in den Schlüsselbereichen des Gehirns wie im Hippocampus Vitamin-D-Rezeptoren, die zu dessen Gesunderhaltung beitragen. Im Hippocampus fließen Informationen verschiedener sensorischer Systeme zusammen, die verarbeitet und von dort zum Cortex zurückgesandt werden. Damit ist der Hippocampus enorm wichtig für die Gedächtniskonsolidierung, also die Überführung von Gedächtnisinhalten aus dem Kurzzeitgedächtnis in das Langzeitgedächtnis. Das Sonnenhormon 1,25(OH))$_2$D sorgt für eine gesunde Entwicklung des Gehirns und Nervensystems. Vitamin-D-Mangel beeinträchtigt nicht nur die intellektuelle Leistung, sondern erhöht auch das Risiko für Demenz, Depressionen, Parkinson und Schizophrenie. Vitamin D beeinflusst auch die Stimmungslage und den Schlaf-Wach-Rhythmus.

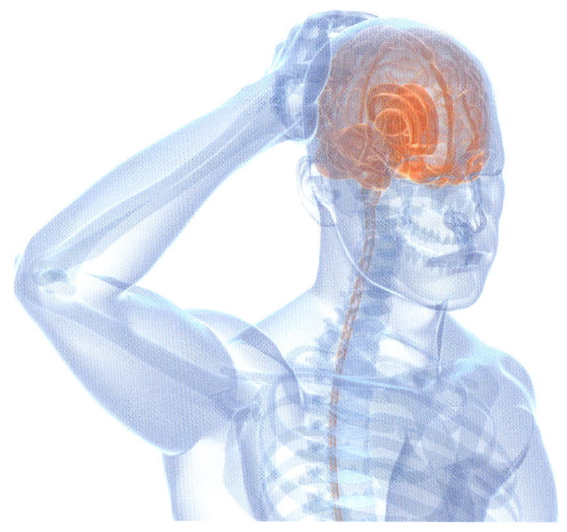

Dunkelheit schlägt mit der Zeit aufs Gemüt. An kurzen trüben Wintertagen, wenn die Stimmung immer tiefer sinkt, fühlen wir uns oft antriebslos, müde und betrübt. Jeder vierte Deutsche kennt ein solches Wintertief und bei manchen wächst es sich sogar zur behandlungsbedürftigen Depression aus. In der Medizin spricht man in solchen Fällen von einer saisonal abhängigen Depression.

In Hirnregionen, die mithilfe eines Netzwerks von Nervenbotenstoffen die Stimmung beeinflussen, sind Vitamin-D-Rezeptoren nachgewiesen worden. Vitamin D kann die Verfügbarkeit des Glücksbotenstoffs Serotonin im Gehirn steigern. Hierüber sorgt das Sonnenvitamin für eine sonnige Stimmungslage. Mit der auf-

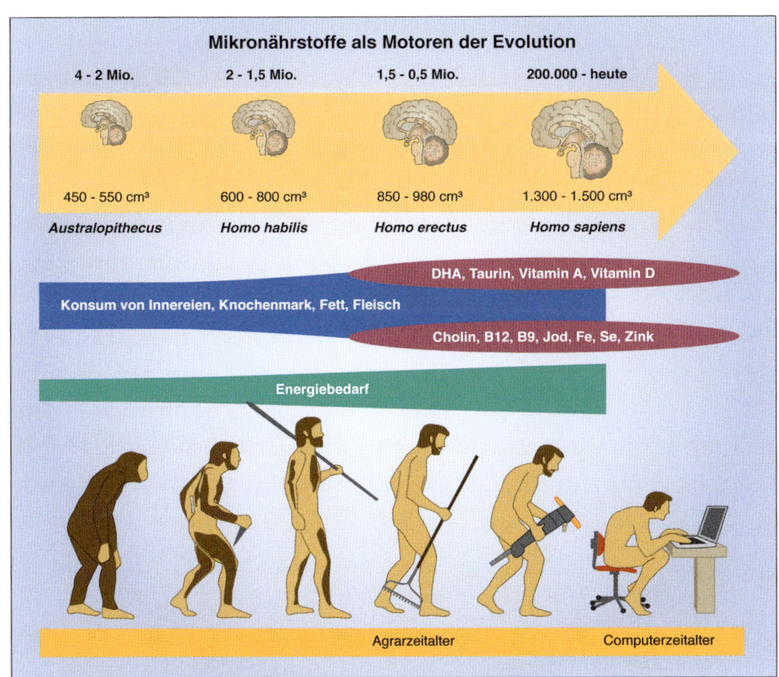

Abb. 3.6 Mikronährstoffe als Motoren der Evolution

gehenden Sonne wird jeden Tag das Pendel unserer inneren Lebensuhr durch das Sonnenhormon neu angestoßen.

Schnittstellen zwischen Schmerzen und Vitamin D-Mangel

Das Vorkommen von Vitamin-D-Rezeptoren und des Enzyms 1αOHase sind in zahlreichen Bereichen des Zentralnervensystems, insbesondere im Hippokampus und Hypothalamus, nachgewiesen worden. Diese Bereiche sind auch an der Entwicklung muskuloskelettaler Schmerzen (z. B. Fibromyalgie) beteiligt. Auch die Ausbildung des Vitamin-D-Rezeptors (VDR) in vielen Zellen des Immunsystems wie Monozyten, dendritischen Zellen und Lymphozyten legt eine potenziell wichtige Rolle des Vitamin-D-Signalwegs für die Immunabwehr nahe. Zusätzlich bilden Zellen des Immunsystems (z. B. Monozyten) die 1α-Hydroxylase (1αOHase) selbst aus und verfügen daher über ein komplettes Vitamin-D-System, das auch lokal reguliert werden kann.

Ein Mangel an Vitamin D (25(OH)D < 20 ng/ml) ist mit einer Vielzahl verschiedener muskuloskelettaler Schmerzen und Erkrankungen verbunden wie Brust-, Kopfschmerzen, Fibromyalgie, Gelenk-, Muskel- und Rückenschmerzen, Fatigue bis hin zu Tumorschmerzen. Ein dauerhafter Vitamin-D-Mangel kann zudem Störungen in der Autoimmuntoleranz begünstigen und das Risiko für chronische Entzündungen erhöhen. Demzufolge können auch Entzündungsschmerzen (z. B. bei rheumatoider Arthritis) und neuropathische Schmerzen (z. B. bei diabetische Neuropathie, Multiple Sklerose) durch eine Hypovitaminose D verstärkt werden. Als Sonnenhormon reguliert $1{,}25(OH)_2D$ über Vitamin-D-Rezeptoren zahlreiche Komponenten des Immunsystems. Zu den Faktoren die dabei auch einen Rolle bei der Ausprägung und Intensität von Schmerzen haben ist vor allem sein Effekt auf Gewebshormone, Entzündungsfaktoren sowie die Regulierung der

Th1- und Th2-Balance und pro-inflammatorischen Th17-Zellen zu nennen (siehe Tab. 3.1).

Tab. 3.1 Effekte von 1,25(OH)2D auf Immunzellen

Faktor/Zellart	Effekt
Antimikrobielle Peptide (AMP)	↑
Entzündung	↓
Th1-Zellen	↓
Th2-Zellen	↑
Regulatorische T-Zellen	↑
Prostaglandin E2	↓
Tumornekrosefaktor alpha	↓
Leukotrien B4	↓

Eine gute Versorgung mit Vitamin D (25(OH)D: 40–60 ng/ml) ist in allen Lebensphasen bedeutsam für die Entwicklung und Funktionalität des Nervensystems. Vitamin D spielt eine zentrale Rolle bei der Hirnentwicklung, der Regulierung neuronaler Funktionen, der Ausprägung und Wirkung verschiedener Nervenwachstumsfaktoren und besitzt ausgeprägte nervenzellschützende Eigenschaften. Vitamin D moduliert darüber hinaus die neuronale Erregbarkeit sowie die Empfindlichkeit von Neurotransmittern gegenüber ihren Rezeptoren (z. B. GABA, NMDA). Ein Mangel an Vitamin D korreliert direkt mit der Ausprägung der muskulären Schmerzsymptomatik bei Fibromyalgie. Vitamin D kann die Muskelkoordination verbessern und die rezeptorvermittelte Muskelproteinsynthese stimulieren. Im Nervensystem wirkt 1,25$(OH)_2$D über Wechselwirkung mit Vitamin-D-Rezeptoren als Neurosteroid und beeinflusst unter anderem die Bildung von neurotrophen Faktoren wie dem Nervenwachstumsfaktor BDNF (Brain Derived Neurotrophic Factor). Neurotrophe Faktoren kontrollieren Nervenzellen und sind an der Signalübertragung beteiligt. Auch an der Bildung des Nervenwachstumsfaktors GDNF (Glial Derived Neurotrophic Factor) ist $1{,}25(OH)_2D$ im Gehirn beteiligt. Im Vergleich zu gesunden Kontrollen weisen beispielsweise Patienten mit Fibromyalgie deutlich reduzierte GDNF-Spiegel in der Gehirn-Rückenmarks-Flüssigkeit auf. Der GDNF ist ein körpereigener Nervenwachstumsfaktor des Gehirns. Er wird von so genannten Gliazellen produziert, einer Hauptzellart des Gehirns, und funktioniert dort wie eine Art Düngemittel oder Lebenselixier für alternde Nervenzellen.

Fazit: Bei muskuloskelettalen Schmerzen sollte ein Vitamin-D-Mangel (25(OH)D < 20 ng/ml) unter ärztlicher Kontrolle durch die Supplementierung von Vitamin D kompensiert werden und labordiagnostisch der Erfolg der Vitamin-D-Einnahme überprüft werden (Zielwert: 25(OH)D 40–60 ng/ml). Die Lebensqualität und Schmerzbelastung kann durch Vitamin D signifikant verbessert werden.

4 Prävention beginnt mit der Vitamin-D-Gesundheit im Mutterleib

Uwe Gröber

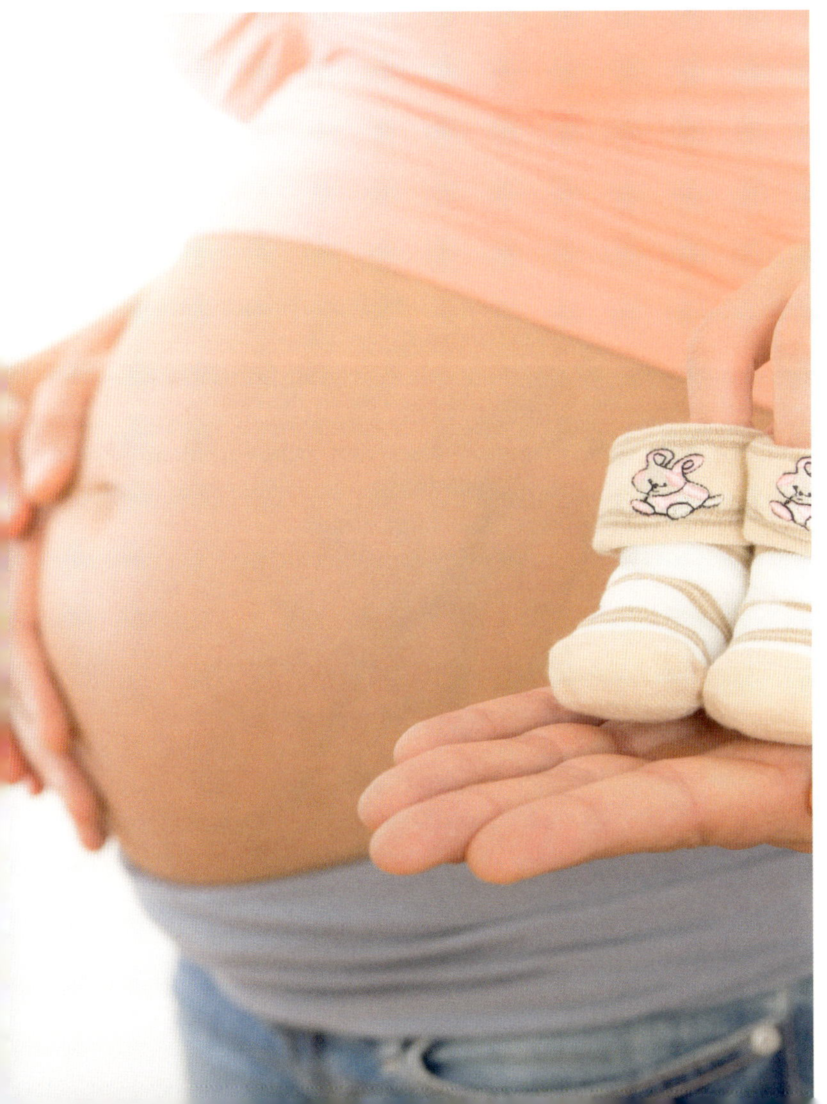

4.1 Besondere Risikogruppen für einen Vitamin-D-Mangel

Aktuelle nationale und internationale Studien beschreiben eine mangelhafte Vitamin-D-Versorgung in allen Altersklassen. Unabhängig von der Tatsache, dass die gesamte deutsche Bevölkerung unter einem Vitamin-D-Mangel in epidemieartigem Ausmaß leidet, sind einige Personengruppen besonders gefährdet. Dazu zählen vor allem:

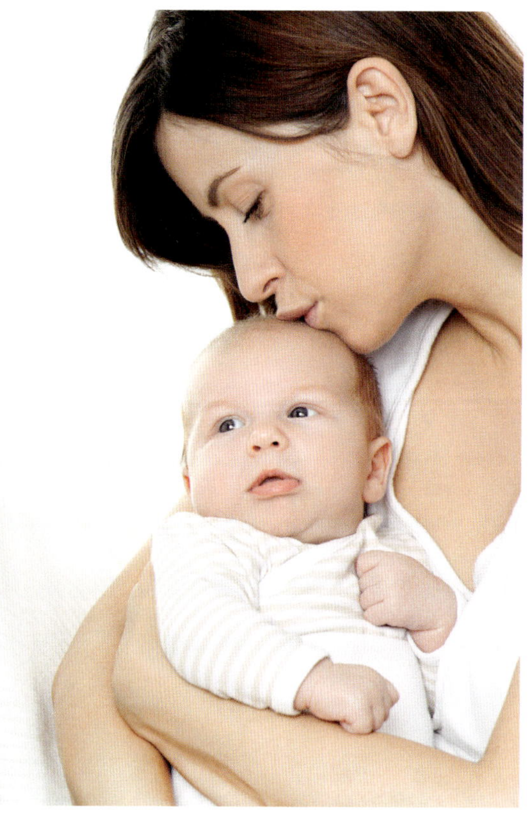

- Schwangere und Stillende,
- Säuglinge, Kinder und Jugendliche,
- ältere Menschen und Heimbewohner,
- übergewichtige und fettleibige Menschen,
- Personen mit Fettmalabsorption (gestörter Fettverwertung),
- Personen mit Migrationshintergrund und dunkler Haut,
- Personen, die aus religiösen Gründen durch das Tragen traditioneller Kleidung (z. B. Verschleierung) nur eine sehr geringe Sonnenlichtexposition haben.

4.2 Fokus: Schwangere, Stillende und Kinder

Eine Schwangerschaft ist von einer Vielzahl physiologischer Veränderungen geprägt. Durch die Neubildung des fetalen und mütterlichen Gewebes und der damit gesteigerten Zellteilungsrate ergibt sich zwingend ein erheblicher Mehrbedarf an Mineralstoffen und Vitaminen. Für die Gesundheit von Mutter und Kind kommt dem Vitamin D dabei eine besondere und einzigartige Bedeutung zu. In der Schwangerschaft erfolgt nämlich eine drastische Veränderung im Vitamin-D-Stoffwechsel. Ab der 12. Schwangerschaftswoche steigt der Blutspiegel des Sonnenhormons 1,25(OH)$_2$D auf das 3-fache einer Nichtschwangeren an. Trotz des damit verbundenen erhöhten Kalziumspiegels im Blut kommt es nicht zu einer Hyperkalzämie (erhöhte Kalziumwerte im Blut) oder einer vermehrten Kalziumausscheidung im Urin. Grund für diese ungewöhnliche Stoffwechsellage ist eine Entkopplung des Kalzium-Parathormon-Systems im Vitamin-D-Stoffwechsel. Nach Untersuchungen der Gynäkologen und Vitamin-D-Forscher Prof. Bruce Hollis und Dr. Carol Wagner von der Medizinischen Universität von South Carolina bleibt die Kalziumausscheidung mit dem Urin auf einem konstanten Niveau selbst bei 25(OH)D-Spiegeln von über 40 ng/ml.

Die Plazenta hat die Kapazität ähnlich wie die Nieren 25(OH)D in das aktive Sonnenhormon 1,25(OH)$_2$D umzuwandeln. Sowohl die Plazenta als auch das fetale Gewebe besitzen zahlreiche Rezeptoren für Vitamin D (VDR). Eine Tatsache, die bereits auf die besondere Bedeutung des Sonnenvitamins in der Schwangerschaft hinweist. Das Sonnenhormon 1,25(OH)$_2$D beeinflusst sowohl das Einwandern von Trophoblasten (Nährzellen für den Embryo) in den mütterlichen Uterus, als auch die Gefäßneubildung der Plazenta. Störungen der Gefäßneubildung sind mit Einnistungsstörungen, Fehlgeburten und schwerwiegenden Schwangerschaftskomplikationen wie Präeklampsie verbunden. Auch die gesunde Entwicklung des fetalen Skeletts, des fetalen Gehirns und die Reifung des fetalen Immunsystems sind von einer gesunden Vitamin-D-Status abhängig.

Prävention beginnt mit der Vitamin-D-Gesundheit im Mutterleib

In einer Studie an Schwangeren aus Deutschland lag der durchschnittliche 25(OH)D-Status bei 10 ng/ml (Normalwert: 40–60 ng/ml). In den Sommermonaten hatten 49 % und in den Wintermonaten 98 % der Schwangeren einen ausgeprägten Vitamin-D-Mangel (< 20 ng/ml). Neben einer gesunden Lebensführung ist ein guter Vitamin-D-Status (25(OH)D: 40–60 ng/ml) bei Frau und Mann eine wichtige Voraussetzung, um glücklich schwanger zu werden. Dazu müssen Frauen und ihre Männer täglich 40 bis 60 I. E. Vitamin D pro kg Körpergewicht supplementieren. Bei der Frau unterstützt das Sonnenvitamin die Fruchtbarkeit, einen störungsfreien Schwangerschaftsverlauf, eine komplikationsarme Geburt sowie eine gesunde embryonale und fetale Entwicklung des Kindes im Mutterleib.

Beim Mann kann Vitamin D die Fertilität unterstützen. Die Spermienqualität und Spermienbeweglichkeit des Mannes wird durch Vitamin D verbessert. In einer Untersuchung an 300 Männern wurde eine direkte Abhängigkeit der Spermienbeweglichkeit vom Vitamin-D-Status 25(OH)D-Spiegel beobachtet. 44 % der Männer hatten einen Vitamin-D-Mangel (25(OH)D: < 20 ng/ml). Im Vergleich zu Männern mit einer guten Vitamin-D-Versorgung (25(OH)D: > 30 ng/ml) hatten Männer mit einem ausgeprägten Vitamin-D-Mangel (25(OH)D: < 10 ng/ml) eine signifikant schlechtere Spermienbeweglichkeit. Auch die Spermienqualität dieser Männer war schlechter. Bei Mäusen lässt sich eine durch Vitamin-D-Mangel bedingte Infertilität durch die Gabe der stoffwechselaktiven Form des Sonnenhormons $1{,}25(OH)_2D$ beseitigen. Mittlerweile konnten im gesamten männlichen Reproduktionstrakt (z. B. Hodengewebe, Samenleiter) Vitamin-D-Rezeptoren nachgewiesen werden. Der Vitamin-D-Status des Mannes trägt damit entscheidend zu einer erfolgreichen Schwangerschaft bei.

INFO

Da der Vitamin-D-Status der Mutter nicht nur Konsequenzen für ihre eigene Gesundheit hat, sondern auch ganz entscheidend die spätere Gesundheit und Entwicklung ihres Kindes beeinflusst, sollte bereits im Rahmen der Schwangerschaftsplanung der 25(OH)D-Status bei Frau und Mann kontrolliert und entsprechend kompensiert werden.

4.2.1 Vorgeburtliche Prägung und Vitamin-D-Mangel

Bereits im Mutterleib werden die Grundlagen für Erkrankungen im Alter wie Adipositas, Diabetes mellitus oder kardiovaskuläre Krankheiten gelegt. Dabei spielen die Ernährung, der Vitamin-D- und der Hormonhaushalt der Mutter eine wichtige Rolle. Aus der Natur ist schon lange bekannt, dass Umwelteinflüsse die Entwicklung von Tieren wesentlich beeinflussen können. So zeigen Studien an Bienenvölkern, dass nur die Bienenlarven, die von den Arbeiterinnen mit Gelee Royal gefüttert werden, sich zur Königin entwickeln. Auch beim Menschen gilt mittlerweile als wissenschaftlich belegt, dass die vorgeburtliche Prägung dauerhafte Folgen für die betroffenen Kinder bis ins hohe Lebensalter haben kann, z.B. erhöhte Krankheitsrisiken für Autoimmunerkrankungen, Diabetes mellitus Typ 1 und 2, kardiovaskuläre Erkrankungen oder Krebs. So können z.B. falsch programmierte Immunzellen des Kindes im Mutterleib jahrelang nach der Geburt überleben. Kommen diese defekten Immunzellen später mit harmlosen Pollen in Kontakt, läuft das Immunsystem schnell aus dem Ruder und es entwickelt sich eine Allergie.

Die sogenannte perinatale Programmierung bezeichnet einen Prozess, bei dem während besonders kritischer Entwicklungsphasen im Mutterleib durch Einwirkung von Faktoren wie Nahrungsinhaltsstoffen oder Hormonen die künftige Funktionsweise von Organen dauerhaft geprägt wird, sodass im Fall einer Störung aus dieser Fehlprogrammierung im späteren Leben chronische Erkrankungen (z.B. Diabetes mellitus, Krebs) entstehen können. Man geht sogar davon aus, dass die Einflüsse aus dem Mutterleib das kindliche Erbgut epigenetisch prägen und entsprechend an die nachfolgenden Generationen weitergereicht werden.

Prävention beginnt mit der Vitamin-D-Gesundheit im Mutterleib

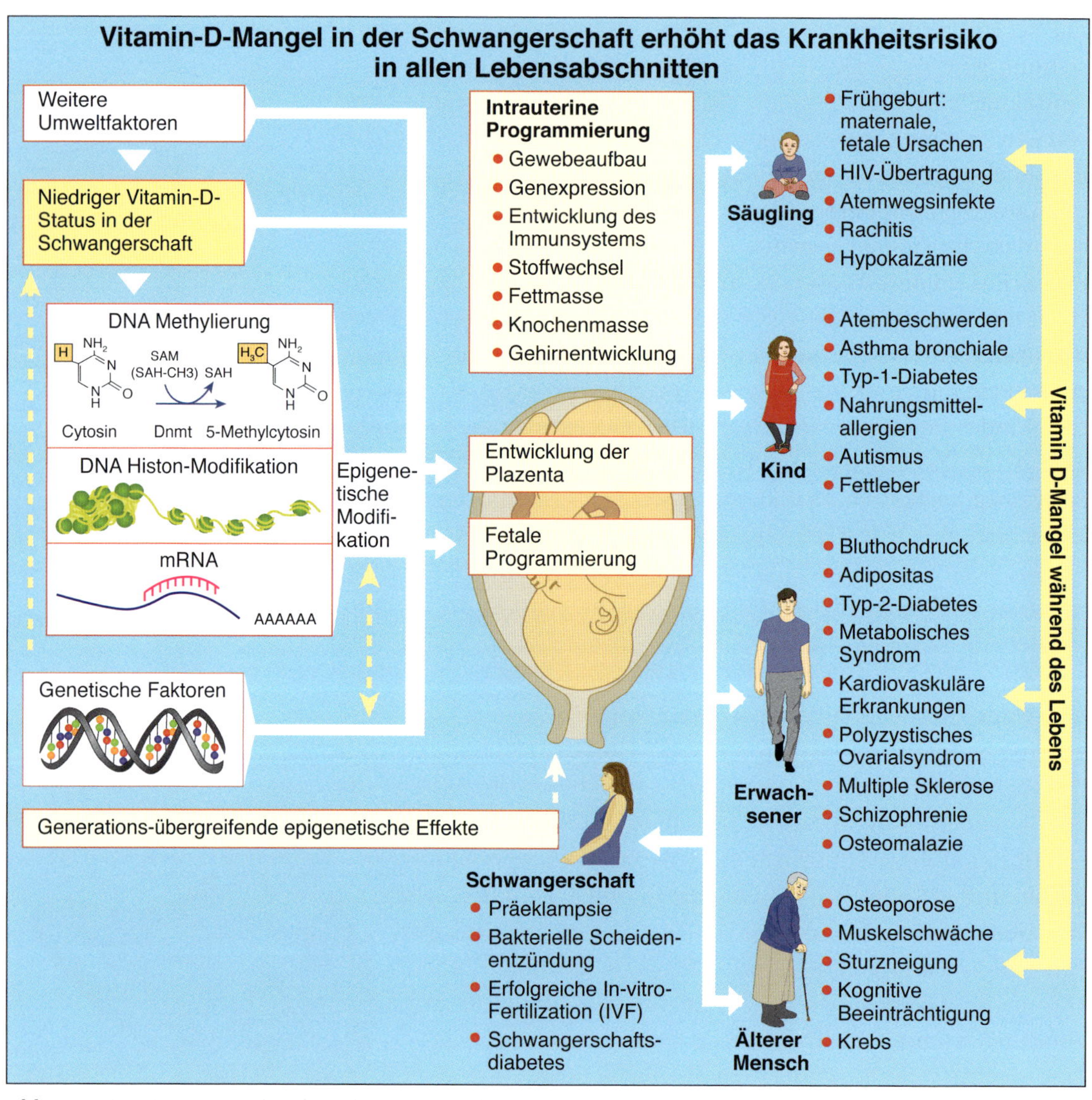

Abb. 4.1 Vitamin-D-Mangel in der Schwangerschaft erhöht das Krankheitsrisiko in allen Lebensabschnitten.

Die Bedeutung des maternalen Vitamin-D-Status auf die spätere Entstehung von Typ-1-Diabetes beim Neugeborenen beschreibt z.B. eine aktuelle norwegische Kohorten-Studie an 20072 Frauen. Dabei war ein niedriger mütterlicher 25(OH)D-Status (≤21,6 ng/ml) in der Schwangerschaft gegenüber einem guten 25(OH)D-Status (>35,6 ng/ml) mit einem mehr als 2-fach erhöhten Risiko verbunden, dass die Kinder im späteren Lebensalter Typ-1-Diabetes entwickeln. Ein Vitamin-D-Mangel in der Schwangerschaft hat folglich nicht nur einen negativen Einfluss auf den mütterlichen und fetalen Knochenstoffwechsel, sondern vor allem durch die fetale epigenetische Prägung (vorgeburtliche Prägung) auf das Erkrankungsrisiko des Kindes in seinem gesamten weiteren Lebensverlauf (siehe Abb. 4.1). Deshalb sollte grundsätzlich bereits vor Schwangerschaftsbeginn und während der Schwangerschaft und Stillzeit auf einen gesunden 25(OH)D-Status von 40–60 ng/ml geachtet werden.

4.2.2 Folgen des Vitamin-D-Mangels für die Mutter

Leider verläuft nicht jede Schwangerschaft problemlos. Erkrankungen wie Präeklampsie, Schwangerschaftsdiabetes, virale und bakterielle Infektionen sowie das Risiko einer Frühgeburt können das Leben von Mutter und Kind gefährden. Teilweise treten schwangerschaftsbedingte Spätschäden erst nach Jahren auf. Im Hinblick auf diese Schwangerschaftskomplikationen kommt dem maternalen 25(OH)D-Status im gesamten Schwangerschaftsverlauf aber auch in der Stillzeit eine besondere Bedeutung zu. Ein Vitamin-D-Mangel begünstigt zahlreiche Stoffwechselstörungen bei der Schwangeren (z.B. Entzündungsprozesse, Radikalstress, Fehlfunktion des Endothels).

In einer Metaanalyse mit über 2000 Schwangeren war das Risiko für Präeklampsie (Schwangerschaftsbluthochdruck) bei einem

25(OH)D-Wert <20 ng/ml mehr als verdoppelt und bei einem Wert <30 ng/ml signifikant um 80 % erhöht. Nach einer Auswertung von 10 Beobachtungsstudien haben Schwangere mit einem ausgeprägten Vitamin-D-Mangel (25(OH)D <20 ng/ml) ein um 40 % signifikant erhöhtes Risiko einen Schwangerschaftsdiabetes zu entwickeln. Da das Sonnenhormon die immunologisch-inflammatorische Stoffwechsellage reguliert, ist auch das Risiko für Frühgeburten bei Schwangeren mit einem ausgeprägten Vitamin-D-Mangel (25(OH)D <20 ng/ml) Studien zufolge um 60 % signifikant erhöht. Die Reifung des fetalen Skeletts und die Gefäßneubildung der Plazenta sind kritische Faktoren für die gesunde intrauterine Entwicklung des Kindes. Wie eine Metaanalyse mit über 6 000 Schwangeren belegt, haben Frauen mit einem Vitamin-D-Mangel (25(OH)D <20 ng/ml) ein signifikant um 52 % erhöhtes Risiko, ein unterentwickeltes Kind auf die Welt zu bringen. Bei 25(OH)D-Spiegeln <15 ng/ml ist das Risiko nahezu doppelt so hoch.

Darüber hinaus gibt es zahlreiche Hinweise aus klinischen Studien, dass ein Vitamin-D-Mangel (25(OH)D <20 ng/ml) bei der Mutter das Risiko für bakteriell ausgelöste Erkrankungen der Vagina steigert.

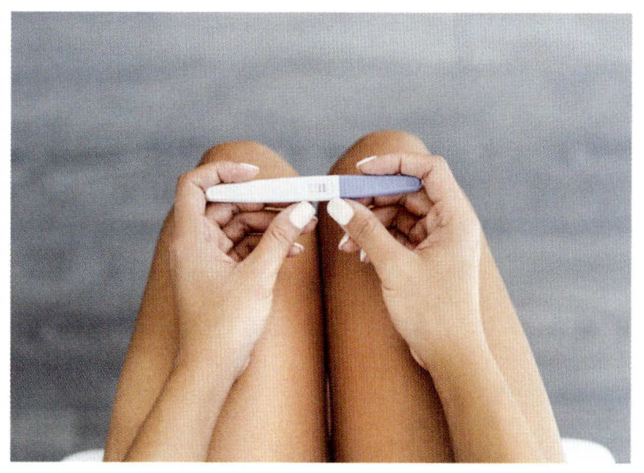

Wie erwähnt, unterstützt Vitamin D auch die Fruchtbarkeit der Frau. Das polyzystische Ovarialsyndrom (PCOS) ist eine der häufigsten Stoffwechselstörungen geschlechtsreifer Frauen und gleichzeitig die häufigste Ursache für eine **Unfruchtbarkeit** aufgrund von Zyklusstörungen. **Übergewichtige** Frauen scheinen deutlich häufiger vom PCOS betroffen zu sein.

Das PCOS ist eine komplexe hormonelle Störung bei Frauen, die durch die Bildung von zahlreichen sackförmigen, mit Flüssigkeit gefüllten Blasen, sogenannten Zysten, in den Eierstöcken gekennzeichnet ist. Begleitet wird die zystische Veränderung der Eierstöcke von einer erhöhten Konzentration von männlichen Geschlechtshormonen im Blut, welche von den Zellen der Zystenwand produziert werden. Je ausgeprägter diese Krankheit ist, desto mehr männliche Geschlechtshormone werden deshalb produziert. In der Folge treten Zyklusstörungen und unregelmäßige Regelblutungen auf, die ganz versiegen können.

Bei Frauen mit PCOS findet sich in Studien häufig ein ausgeprägter Vitamin-D-Mangel.

Bei Frauen mit PCOS findet sich in Studien häufig ein ausgeprägter Vitamin-D-Mangel (25(OH)D < 10 ng/ml). Der Vitamin-D-Mangel ist bei Frauen mit PCOS mit multiplen Stoffwechselstörungen verbunden (z. B. Insulinresistenz). Vitamin D und Kalzium können dazu beitragen, die Zyklusstörungen zu normalisieren und die Fruchtbarkeit der Betroffenen zu verbessern. Darüber hinaus kann ein mütterlicher Vitamin-D-Mangel zu einer Störung der Immunbalance zwischen Th1-, Th17-, Th2- und T_{reg}-Zellen führen, und damit das Risiko einer Abstoßungsreaktion in Form eines Aborts erhöhen.

Vitamin-D-Mangel steigert deutlich das Risiko für Schwangerschaftskomplikationen, wie Präeklampsie. Die Präeklampsie ist eine nur in der Schwangerschaft auftretende Erkrankung, die durch erhöhten Blutdruck, vermehrte Eiweißausscheidung im Urin und Wassereinlagerungen im Gewebe gekennzeichnet ist (siehe Abb. 4.2). Als Ursache wird ebenfalls eine Verschiebung der Immunbalance zwischen den Th1-, Th17-, Th2- und T_{reg}-Zellen zugunsten der Th1- und Th17-Zellen diskutiert. Eine Präeklampsie zeigt sich erst in der zweiten Schwangerschaftshälfte, nur selten kommt die Erkrankung vor der 20. Schwangerschaftswoche vor. In einer Untersuchung an 274 Schwangeren war ein ausgeprägter Vitamin-D-Mangel (< 15 ng/ml) mit einem fünffach erhöhten

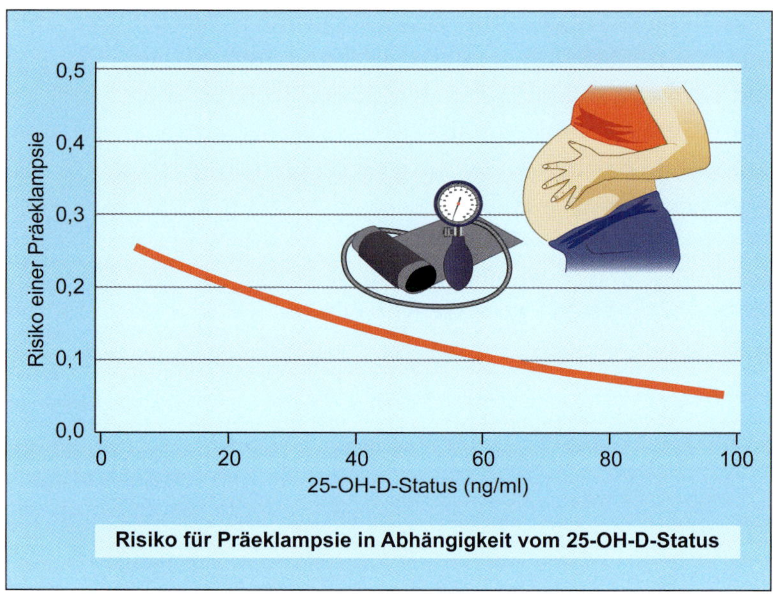

Abb. 4.2 Vitamin-D-Status und Präeklampsie

Risiko für eine Präeklampsie verbunden. Eine gute Versorgung mit Vitamin D kann das Risiko für eine Präeklampsie deutlich senken, das belegt auch eine größere klinische Studie mit 494 Schwangeren. Dabei führte die Ergänzung von 4 000 I. E. Vitamin D täglich in der zweiten Schwangerschaftshälfte zu einer Reduktion des Risikos einer Präeklampsie um 30 %. Die Vitamin-D-Tagesdosis von 4 000 I. E. wurde ausgezeichnet vertragen und war die effektivste Dosierung, um bei den schwangeren Frauen einen normalen 25(OH)D-Status zu erreichen.

Bis Anfang des 20. Jahrhunderts war ein Vitamin-D-Mangel unter anderem daran beteiligt, dass viele Frauen die Geburt ihres Kindes nicht überlebten. Vitamin-D-Mangel in utero führt zu infantiler Rachitis, die ein flaches und deformiertes Becken neben anderen

Skelettfehlbildungen verursacht. Für Frauen im gebärfähigen Alter hatte das verheerende Konsequenzen, weil ihr flaches Becken mit einem kleinen Beckenausgang die Geburt erschwerte, wenn nicht sogar unmöglich machte. Die durch Vitamin-D-Mangel bedingten Störungen des Knochenstoffwechsels können auch dazu führen, dass der Beckenknochen unter der hohen Belastung der Geburt bricht. Eine unzureichende Versorgung mit Vitamin D löst zudem eine Muskelschwäche der Gebärmutter- und der Rumpfmuskulatur aus. Zur Rumpfmuskulatur werden Rücken-, Brust-, Bauch-, Beckenbodenmuskulatur sowie Zwerchfell gezählt.

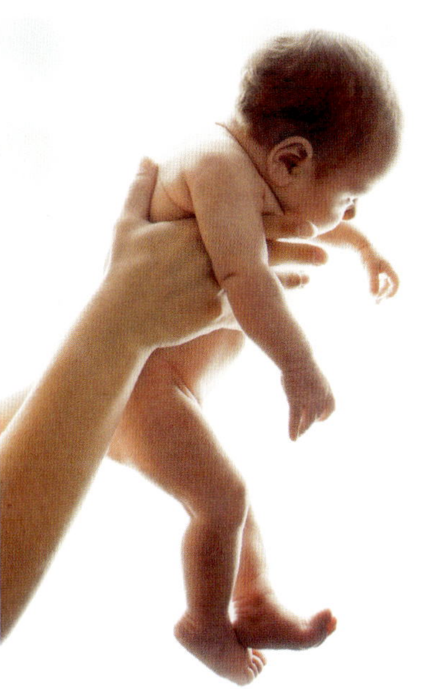

Die beschriebenen Faktoren lassen eine natürliche Geburt über den Geburtskanal nicht mehr zu. Eine Geburt mittels Kaiserschnitt (cäsarischer Schnitt), wird notwendig. Laut dem römischen Schriftsteller Plinius leitet sich der Name Cäsar daraus ab, dass der erste Träger dieses Namens aus dem Mutterleib geschnitten wurde. In einer zweijährigen Studie an 243 Schwangeren hatten die Frauen zum Zeitpunkt der Geburt mit einem ausgeprägten Vitamin-D-Mangel (25(OH) D: < 15 ng/ml) gegenüber denjenigen mit einem normalen Vitamin-D-Status ein fast vierfach erhöhtes Risiko für eine Geburt durch Kaiserschnitt (siehe Abb. 4.3).

Darüber hinaus kann eine gute Versorgung mit Vitamin D das Risiko für Beckenbodenbeschwerden (z. B. Inkontinenz) verringern. Schätzungen zufolge tritt bei bis zu 80 % der Mütter nach der Geburt ein Babyblues, eine sogenannte Wochenbettdepression auf. Verursacht wird dieses Stimmungstief vor allem durch die extreme hormonelle Umstellung des Körpers. Frauen, die eine Wochenbettdepression haben, sind ständig erschöpft, leicht reizbar und

Vitamin D für eine gesunde Schwangerschaft:
Neben der Versorgung mit Folsäure, Eisen, Kalzium, Magnesium und Jod sollten Frauen, die schwanger werden wollen und solche die es bereits sind, unbedingt auf eine optimale Versorgung mit Vitamin D achten. Bei einem normalen Körpergewicht empfehlen wir täglich 40–60 I.E. Vitamin D pro kg Körpergewicht (z.B. 4 000 I.E. pro Tag) einzunehmen. Übergewichtige Frauen benötigen in Abhängigkeit des Körpergewichts und der Fettmasse 2–3-mal so viel Vitamin D wie Normalgewichtige zur Aufrechterhaltung eines normalen 25(OH)D-Status (25(OH)D: > 30 ng/ml).

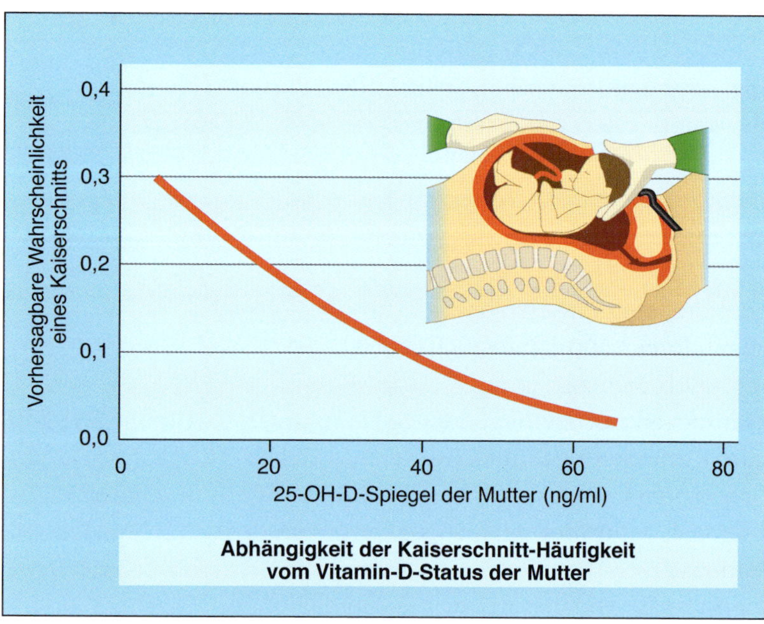

Abb. 4.3 Vitamin-D-Status und Kaiserschnitt

haben häufig das Gefühl, ihrer Aufgabe nicht gewachsen zu sein. Auch werden sie von Selbstvorwürfen geplagt. Möglicherweise kann Vitamin D neben langkettigen essenziellen Omega-3-Fettsäuren EPA und DHA (z. B. 2 000 mg EPA/DHA pro Tag) das Auftreten dieser depressiven Phasen verringern.

In einer aktuellen klinischen Studie an Schwangeren mit Vitamin-D-Mangel, die 2019 in dem hochrangigen Fachjournal The Journal of Clinical Endocrinology and Metabolism publiziert wurde, führte die Supplementierung von Vitamin D zu einer Reduktion der Präeklampsie um 60 %, zu einer Reduktion des Schwangerschaftsdiabetes um 50 % und einer Risikoreduktion für Frühgeburten um 40 %.

4.2.3 Folgen des Vitamin-D-Mangels für das Kind

Ein Vitamin-D-Mangel während der Schwangerschaft ist mit verschiedenen kurz- und langfristigen Gesundheitsrisiken für den Säugling und das Kind verbunden. Diese gehen weit über Mineralisations- und Wachstumsstörungen des Knochens, den typischen Symptomen der Vitamin-D-Mangel-Krankheit Rachitis, hinaus.

Frühgeborene, besonders diejenigen mit einem Geburtsgewicht unter 1 500 g, haben ein hohes Risiko für eine unzureichende Mineralisierung des Knochens. Die ESPGHAN (»European Society of Paediatric Gastroenterology, Hepatology and Nutrition«) empfiehlt für Frühgeborene eine tägliche Zufuhr von 800 bis 1 000 I. E. Vitamin D, um 25(OH)D-Spiegel von mindestens 30 ng/ml zu erreichen und dadurch die Kalziumaufnahme und -verwertung zu verbessern.

Prävention beginnt mit der Vitamin-D-Gesundheit im Mutterleib

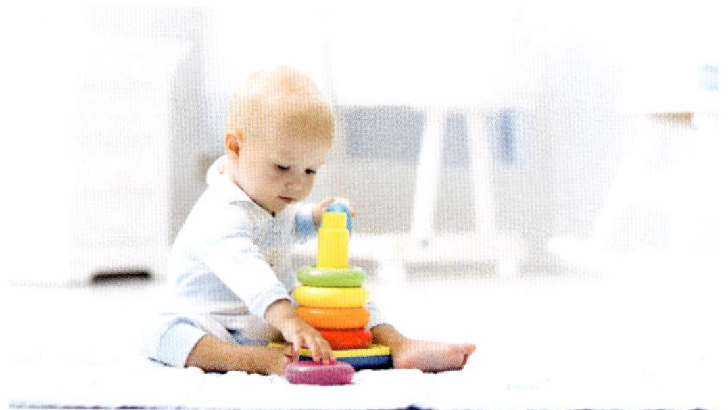

Nach der Geburt kommt es beim Neugeborenen zu einem Abfall des Kalziumspiegels im Blut, da es von der mütterlichen Kalziumversorgung abgeschnitten wurde. Niedrige Kalziumblutspiegel begünstigen das Auftreten von Neugeborenenkrämpfen, die ein lebensbedrohliches Ausmaß annehmen können. Der von der Mutter übernommene Vitamin-D-Mangel und die niedrigen Kalziumblutspiegel können auch die Herzmuskelleistung des Neugeborenen schwächen, bis hin zum Herzstillstand.

Da der mütterliche Vitamin-D-Status einen großen Einfluss auf das Immunsystem des Kindes hat, dürfte ein Vitamin-D-Mangel in der Schwangerschaft das Risiko beim Kind für Autoimmunerkrankungen wie Typ-1-Diabetes, Multiple Sklerose oder rheumatoide Arthritis erhöhen. Kinder mit Vitamin-D-Mangel hatten in Studien ein vierfach erhöhtes Risiko für Typ-1-Diabetes. In einer Studie an 12 058 Kindern aus Finnland, wo weltweit der Typ-1-Diabetes am häufigsten ist, hatten diejenigen Kinder, die im ersten Lebensjahr täglich 2 000 I. E. Vitamin D bekamen, nach 30 Jahren gegenüber denjenigen, die kein Vitamin D bekamen, ein bis zu 80 % verringertes Risiko für Typ-1-Diabetes.

Vitamin D hat eine besondere Bedeutung bei der gesunden Reifung des Gehirns und des Nervensystems. Es verwundert daher nicht, dass ein Vitamin-D-Mangel der Mutter mit einem erhöhten Auftreten von psychischen Störungen beim Kind und Erwachsenen wie Autismus und Schizophrenie in Verbindung gebracht wird.

Auch die gesunde Entwicklung der Atemwege beim Kind wird durch Vitamin D unterstützt und nach einigen Studien scheint eine gute Versorgung mit Vitamin D in der Schwangerschaft und im ersten Lebensjahr aufgrund der immunmodulierenden Wirkungen des Sonnenvitamins sogar das Risiko für Atemwegserkrankungen wie Asthma bronchiale und allergische Rhinitis (Heuschnupfen) im späteren Lebensalter zu verringern.

Stillende Mütter, die sicher gehen wollen, dass ihr gestilltes Kind über die Muttermilch ausreichend Vitamin D erhält sollten 4 000–6 000 I. E. Vitamin D am Tag ergänzen.

4.3 Fokus: Vitamin-D-Gesundheit bei Kindern in Deutschland

Nach den Ergebnissen großer deutscher Studien ist die Vitamin-D-Versorgung bei den meisten Kindern und Jugendlichen mehr als mangelhaft. In einer repräsentativen Stichprobe des Kinder- und Jugendgesundheitssurveys (KIGGS) hatten unter den Kleinkindern im Alter von 0–2 Jahren die Mädchen durchschnittlich einen 25(OH)D-Spiegel von 23 ng/ml und die Jungs von 24,5 ng/ml. Alarmierend ist, dass der Vitamin-D-Spiegel mit zunehmendem Alter unter den Kindern und Jugendlichen sogar abnimmt. Jungen im Alter von 14–17 Jahren und Mädchen im Alter von 11–13 Jahren weisen mit 14,2 ng/ml bzw. 13,7 ng/ml die niedrigsten Vitamin-D-Spiegel auf. Auch wurden deutliche saisonale Unterschiede der 25(OH)D-Spiegel beobachtet mit den niedrigsten Durchschnittswerten im Februar (10,56 ng/ml) und dem höchsten im August (24,16 ng/ml).

Bei Kindern mit Migrationshintergrund liegt der Durchschnittswert mit 13,4 ng/ml deutlich unter dem der Kinder ohne Migrationshintergrund (16,7 ng/ml). Legt man einen Grenzwert des 25(OH)D-Spiegels von 20 ng/ml zugrunde, so liegt bei 62 % der 3- bis17-Jäh-

INFO

Skandal: In Deutschland werden derzeit von den gesetzlichen Krankenkassen die Kosten für eine präventive Vitamin-D-Supplementierung jenseits des 12. bis 18. Lebensmonats nicht übernommen. Man fragt sich warum, denn die Tageskosten für die Vitamin-D-Tablette dürften hierbei pro Kind etwa 2–3 Cent ausmachen!

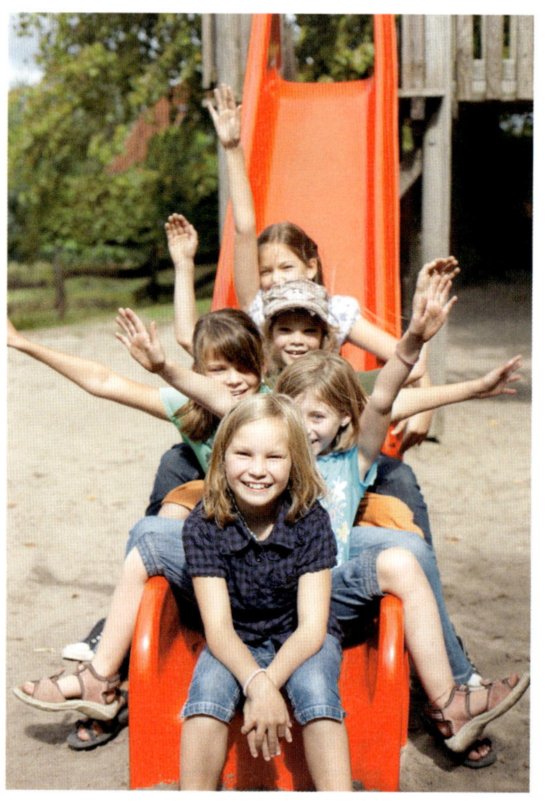

Vitamin-D-Gesundheit im Kindes- und Jugendalter

1. Kinder- und Jugendärzte sollten Eltern darauf hinweisen, wie bedeutsam die tägliche intensive Bewegung (mindestens eine Stunde) ihrer Kinder im Freien ist. Über die Sonnenlichtexposition wird die Vitamin-D-Versorgung verbessert und über die Bewegung der Aufbau der Knochenmasse gesteigert.

2. Eine Sonnenlichtexposition in den Monaten April bis September von 5–15 Minuten, zweimal pro Woche zwischen 10 und 15 Uhr ohne Lichtschutzfaktor mit freien Armen und Beinen ist zur adäquaten Vitamin-D-Produktion im Kindes- und Jugendalter (Hauttyp 2 und 3) ausreichend. Ein Sonnenbrand sollte natürlich vermieden werden.

3. Frühgeborene (Geburtsgewicht < 1 500 g) sollten mindestens 800–1 000 I. E. Vitamin D täglich in Form von Tropfen oder Tabletten erhalten.

4. Säuglinge, die ausschließlich gestillt werden und keine Vitamin-D-Präparate erhalten: Die stillenden Mütter dieser Säuglinge sollten täglich 4 000–6 000 I. E. Vitamin D ergänzen, damit ihr Kind ausreichend mit Vitamin D über die Muttermilch versorgt wird.

5. Strikt vegan oder makrobiotisch ernährte Kinder (besonders Säuglinge und Kleinkinder), die keine ausreichenden Kalzium-, Vitamin-D- und Fettzusätze erhalten: Diese Kinder sollten täglich 400–1 000 I. E. Vitamin D in Form von Tropfen oder Tabletten einnehmen.

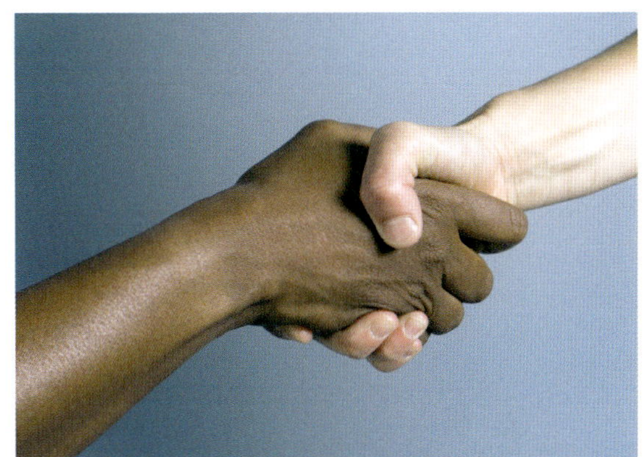

6. Kinder mit geringer Eigensynthese über die Haut aufgrund zu geringer Sonnenlichtexposition sollten täglich 400–1 000 I. E. Vitamin D in Form von Tropfen oder Tabletten supplementieren.

7. Kinder und Jugendliche aus Einwandererfamilien mit dunkler Hautpigmentierung, wie sie regelmäßig bei türkischem, arabischem, asiatischem oder afrikanischem ethnischem Hintergrund vorliegt oder mit besonderen Lebensgewohnheiten: Durch das dunkle Hautpigment ist nur eine begrenzte körpereigene Vitamin-D-Synthese in der Haut mithilfe der Sonne möglich.

8. Heranwachsende Mädchen, die sich aus religiösen bzw. kulturellen Gründen durch das Tragen traditioneller Kleidung (z. B. Burka) oder durch die Meidung außerhäuslicher Aufenthalte nur wenig der Sonne aussetzen, sollten täglich 1 500–2 000 I. E. Vitamin D supplementieren.

rigen Nicht-Migranten und bei 76 % der Migranten ein Vitamin-D-Mangel vor. Des Weiteren zeigten sich, wie zu erwarten war, bei adipösen und übergewichtigen Kindern und Jugendlichen deutlich niedrigere 25(OH)D-Spiegel als bei Normalgewichtigen.

Wichtig

In einigen Fällen kann bei Patienten mit granulomatösen Erkrankungen wie Tuberkulose oder Sarkoidose eine Hyperkalzämie (zu hohe Blutkalziumspiegel) auftreten, wenn der 25(OH)D-Status über 30 ng/ml liegt. Patienten mit Sarkoidose haben durch die Granulome eine gestörte $1{,}25(OH)_2D$-Produktion. Daher sollte bei diesen Patienten der Blutkalziumspiegel unter einer Therapie mit Vitamin D überwacht werden und der 25(OH)D-Zielwert zwischen 20 bis 30 ng/ml liegen!

In Anbetracht dieser Ergebnisse und in Kenntnis der Tatsache, dass wir im Rahmen der kindlichen Entwicklung die effektivste Prävention betreiben können, um im höheren Lebensalter Gesundheitskosten einzusparen, müssten diese Ergebnisse bei Kinderärzten und bei den jeweiligen Fachgesellschaften wie ein Blitz einschlagen und eine sofortige Reaktion auslösen.

4.4 Fokus: Hautpigmentierung

Personen, mit dunkler Hautfarbe haben ein natürliches Problem Vitamin D mithilfe des Sonnenlichts zu bilden. Melanin ist ein natürlicher Sonnenschutz, der effizient UV-B- und UV-A-Stahlen absorbiert, wodurch UV-sensitive Moleküle vor ihrer Zerstörung durch exzessive Sonnenexposition geschützt werden. Das Hautpigment ist in der Absorption von UV-B-Strahlung so effizient, dass Afrikaner und afrikanische Nachkommen mit Hauttyp 5 und 6 (nie Sonnenbrand, immer Bräunung) eine um bis zu 95 % verminderte Kapazität für die Bildung von Vitamin D in ihrer Haut haben gegenüber weißen Personen mit Hauttyp 2. Das entspricht bei einem Weißen der Verwendung von Sonnenschutzcremes mit einem Lichtschutzfaktor 30. Dadurch wird die Kapazität der Haut zur Bildung von Vitamin D um über 95 % gehemmt.

4.5 Fokus: Personen mit gestörter Fettverwertung

Bei Personen mit Mukoviszidose, chronisch entzündliche Darmerkrankungen (z. B. Morbus Crohn), Magen-Bypass oder Erkrankungen der Gallenwege ist die Resorption von Vitamin D aus dem Fettanteil der Nahrung stark beeinträchtigt. Der Vitamin-D-Bedarf von Patienten mit gestörter Fettverwertung zum Erzielen eines normalen Vitamin-D-Status ist deshalb deutlich erhöht. Da bei diesen Patienten die Kapazität der Haut zur Produktion von Vitamin D durch die gestörte Fettverwertung im Magen-Darm-Trakt jedoch nicht eingeschränkt ist, kann zur Vorbeugung und Behandlung eines Vitamin-D-Mangels eine UV-B-Lichtquelle verwendet werden. So konnte in einer kleinen Studie an Patienten mit Mukoviszidose der Nachweis geführt werden, dass sich nach Behandlung von etwa 9 % der Körperoberfläche mit einer UV-B-Lampe der Vitamin-D-Status verbesserte.

4.6 Fokus: Übergewichtige und Fettleibigkeit

Trotz kostenintensiver Ernährungskampagnen in den vergangenen Jahren leiden immer mehr Menschen in unserem Land an Übergewicht und an den Folgeerkrankungen, wie z. B. dem Metabolischen Syndrom. Der deutschen Gesundheitspolitik ist es offensichtlich nicht gelungen, die Häufigkeit von Übergewicht in der Bevölkerung zu verringern, im Gegenteil, die Folgeerkrankungen wie Insulinresistenz, Fettleber oder Typ-2-Diabetes nehmen weiter extrem zu, ebenso die kardiovaskulären und orthopädischen Folgeerkrankungen.

In unserer Konsumgesellschaft klafft zwischen einer gesunden, kalorienrestriktiven und mikronährstoffreichen Ernährung in der Theorie und dem tatsächlichen Ernährungsverhalten eine sehr große Lücke. Das wird durch die aktuellen Ergebnisse der Nationalen Verzehrsstudie II (NVS II) aus dem Jahre 2008 unterstrichen, einer bundesweiten Befragung zur Ernährung von 15 371 Jugendlichen und Erwachsenen, die im Auftrag des Bundesministeriums für Ernährung, Landwirtschaft und Verbraucherschutz durchgeführt wurde:

Wie lange sollte eine Person zur Deckung ihres Vitamin-D-Bedarfs dem Sonnenlicht exponiert werden?
Das hängt von der Tageszeit, den Wetterbedingungen, der Jahreszeit, dem geografischen Breitengrad und von der Hautpigmentierung, d. h. vom Melanin-Gehalt in der Haut ab. In Stuttgart, das auf dem 48. nördlichen Breitengrad liegt, wird an einem klaren Tag im Juni für eine weiße Person mit Hauttyp 2 die Exposition von Armen und Beinen für etwa 5–10 Minuten in der Zeit von 11 Uhr vormittags und 15 Uhr nachmittags empfohlen. Das führt zur Produktion von ungefähr 3 000–5 000 I. E. Vitamin D. Im Gesicht sollten stets Sonnenschutzcremes aufgetragen werden, da das Gesicht nur 9 % der Körperoberfläche ausmacht, jedoch am meisten der Sonne ausgesetzt ist und durch zusätzliche Sonnenexposition geschädigt wird. Nach einem ausreichenden Sonnenbad, das jedoch nie zum Sonnenbrand führen darf, wird empfohlen, eine Sonnencreme mit LSF 30 aufzutragen oder Kleidung, die UV-B- und UV-A-Strahlung wirksam absorbiert zu tragen, um sich vor der schädigenden Wirkung exzessiver Sonnenexposition und einem Sonnenbrand zu schützen.

- In Deutschland, so das Ergebnis der NVS II, sind mittlerweile 66 % der Männer und 51 % der Frauen übergewichtig oder adipös.
- Mit zunehmendem Alter nimmt dabei der Anteil an übergewichtigen und adipösen Personen bei Männern und Frauen deutlich zu. Während von den jungen Erwachsenen noch etwa 25 % übergewichtig oder adipös sind, steigt der Anteil im Alter von 70–80 Jahren auf 84,2 % bei den Männern und 74,1 % bei den Frauen.

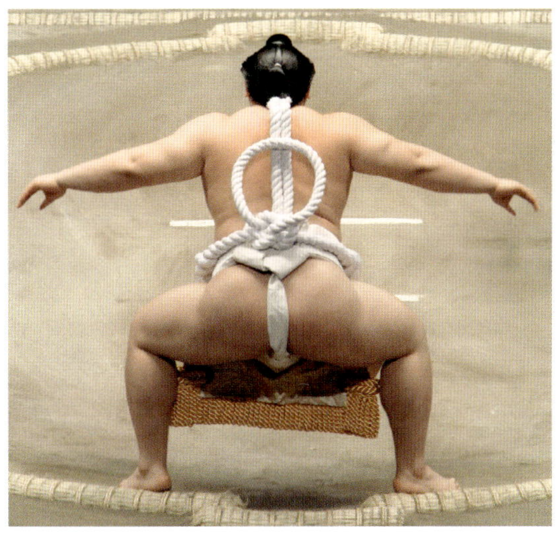

Sie werden sich zu Recht fragen, was das mit Vitamin D zu tun hat! Da Vitamin D direkten Einfluss auf den Insulin- und Fettstoffwechsel hat, trägt eine gesunde Vitamin-D-Versorgung zu einem normalen Körpergewicht bei. Vitamin-D-Mangel ist ein Risikofaktor für Übergewicht. Ist der Anteil an Körperfett zu hoch verschwindet das Sonnenvitamin im Körperfett und wird dort vermehrt abgebaut. Es steht somit dem Organismus nur noch eingeschränkt zur Verfügung. Übergewichtige haben deshalb einen 2–3-mal so hohen Vitamin-D-Bedarf wie Normalgewichtige. Wie viel ein Übergewichtiger wirklich braucht, lässt sich nur durch Kontrolle des 25(OH)D-Status unter der Supplementierung von Vitamin D herausfinden.

Übergewicht

Von Übergewicht spricht man, wenn das Verhältnis von Körpergröße zu Körpergewicht (Body-Mass-Index, BMI) zwischen 25–29,9 kg/m² liegt. Der BMI errechnet sich mit folgender Formel: Körpergewicht (in kg) geteilt durch die Körpergröße (in m) zum Quadrat (m²).

Beispiel: Ein Mann der 87 kg schwer und 1,76 m groß ist hat einen BMI von 28 kg/m² und somit Übergewicht. Normalgewicht liegt bei Frauen bei einem BMI zwischen 18,5 bis 24 kg/m² und bei Männern bei einem BMI zwischen 19 bis 24,9 kg/m² vor. Von Fettleibigkeit bzw. Adipositas spricht man, wenn der BMI bei über 30 kg/m² liegt

Da es bei Personen mit Veränderungen im Körpergewicht (Über- und Untergewicht) schwierig ist, Standardempfehlungen für Vitamin D zu machen, die dem Bedarf gerecht werden, sollte man die Vitamin-D-Zufuhrempfehlungen auf das Körpergewicht beziehen: 40–60 I. E. Vitamin D pro Kilogramm Körpergewicht pro Tag.

Nach den Ergebnissen einer aktuellen Studie haben adipöse Personen mit einem 25(OH)D-Spiegel <11,6 ng/ml gegenüber solchen mit einem 25(OH)D-Spiegel über 21,4 ng/ml ein mehr als 4-fach erhöhtes Risiko, am Metabolischen Syndrom zu erkranken. Vitamin-D-Mangel ist somit ein wichtiger unabhängiger und treibender Risikofaktor für das Metabolische Syndrom.

In Deutschland leiden bereits über 30 % der Erwachsenen an einer nichtalkoholischen Fettleber!

Es verwundert daher nicht, dass ein Mangel an Vitamin D auch das Risiko für die Entwicklung einer nichtalkoholischen Fettleber deutlich erhöht. Nach aktuellen Schätzungen leiden in Deutschland bereits über 30 % der Erwachsenen an dieser modernen Volkskrankheit. Insbesondere bei Adipösen ist das Risiko für eine Fettleber hoch – nicht nur bei Erwachsenen, sondern auch bei Jugendlichen. Von den Übergewichtigen mit einem BMI >30 haben etwa 70 % eine Fettleber, bei den Typ-2-Diabetikern sind es sogar 90 %. Bei bis zu 40 % aller adipösen Kinder ist die Leber bereits gefährlich verfettet. Die Leber leidet dabei meist stumm und ihr schlechter Zustand wird häufig erst im fortgeschrittenen Stadium erkannt. Denn die Symptome der nichtalkoholischen Fettleber sind unspezifisch, wie Abgeschlagenheit, Müdigkeit und Schmerzen im rechten Oberbauch. Dafür sind die Folgeerkrankungen der Fettleber dafür umso gravierender: Typ-2-Diabetes, Herzinfarkt, Schlaganfall, Leberkrebs und Leberzirrhose.

Die nichtalkoholische Fettleber und der Typ-2-Diabetes sind beide über die Insulinresistenz eng mit dem Metabolischen Syndrom verbunden. Das Metabolische Syndrom wird auch als tödliches Quartett aus Insulinresistenz, Bluthochdruck, einer gestörten Zusammensetzung der Blutfette und vor allem bauchbetontem Übergewicht bezeichnet. Übergewichtige entwickeln häufig eine Insulinresistenz, dadurch sprechen die Körperzellen auf das in der Bauchspeicheldrüse gebildete Insulin zunehmend schlechter an, sodass dort immer größere Mengen an Insulin produziert werden müssen. Nach dem Verzehr von einfachen Kohlenhydraten (z. B. Fruchtzucker) wird folglich deutlich mehr Insulin ins Blut abgegeben als bei schlanken Personen, deren Körperzellen empfindlich auf Insulin reagieren. Die großen Insulinmengen fördern in der Leber die Umwandlung von Kohlenhydraten zu Fett. Die Insulinresistenz wird damit zu einem treibenden Faktor für die Entwicklung einer nichtalkolholischen Fettleber.

Während früher Alkohol die Hauptursache für die Entwicklung einer Fettleber war, gehören heute fette und süße Nahrung (z. B. mit Fruchtzucker gesüßte Softdrinks) sowie Bewegungsmangel zu den wichtigsten Auslösern dieser Volkskrankheit. Personen mit nichtalkoholischer Fettleber sollten daher vor allem auf gesüßte Getränke und Lebensmittel, die entweder von Natur aus viel Fruchtzucker enthalten oder damit gesüßt sind, verzichten. Dazu zählen Honig, Konfitüren, Obstsäfte, Obstsaftschorlen, aber auch getrocknete Früchte. So stecken bereits in 100 g getrockneten Datteln 25 g Fruchtzucker. Auch Honig besteht zu rund 38 % aus Fruchtzucker, ein großes Glas Apfelsaft enthält 30 g und ein Pfund Weintrauben 35 g Fruchtzucker.

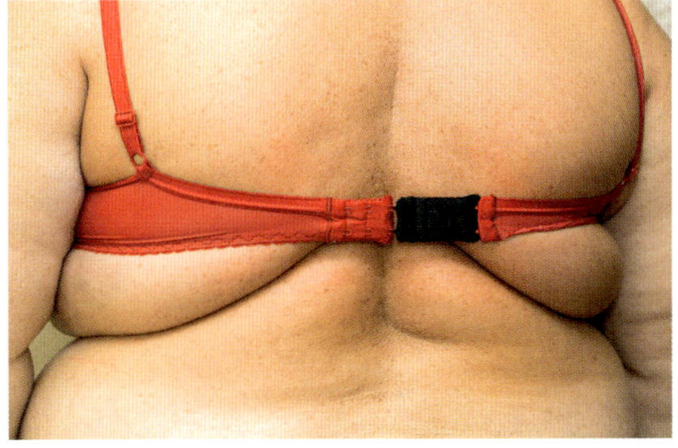

4.7 Fokus: Alte Menschen, Erkrankungen und Medikamente

Im Vergleich zu einem 20-Jährigen nimmt bei einem 70-Jährigen die Fähigkeit der Haut, Vitamin D zu produzieren, bis zu 75 % ab. Viele Krankheiten wie Diabetes, Bluthochdruck, Krebs, Rheuma, Morbus Crohn, Osteoporose und andere sind mit einem deutlich erhöhten Bedarf an Vitamin D verbunden. Die in der Therapie dieser Erkrankungen eingesetzten Medikamente können zusätzlich den Vitamin-D-Bedarf erhöhen. Wenn Sie zu einer dieser Risikogruppen gehören, sollten Sie umgehend Ihren 25(OH)D-Status beim Arzt kontrollieren lassen.

4.7.1 Checkliste zur Vitamin-D-Gesundheit

Dieser Fragebogen soll Ihnen helfen, Ihr persönliches Risiko für einen Vitamin-D-Mangel einzuschätzen:

Die zutreffenden Aussagen kreuzen Sie bitte an:	
Ich lebe oberhalb des 35. Breitengrads auf der Nordhalbkugel. (Deutschland liegt auf dem 47. bis 55. Breitengrad).	☐
Ich nehme nicht täglich ein Multivitaminpräparat mit Vitamin D.	☐
Ich halte mich tagsüber selten im Freien auf.	☐
Ich esse weniger als 2–3-mal pro Woche wildgefangenen fetten Seefisch (z. B. Makrele, Lachs).	☐
Ich esse selten oder nie Pilze (z. B. Shitake-Pilze).	☐
Ich nehme nicht täglich zusätzlich ein Vitamin-D-Präparat ein.	☐
Ich habe rissige Haut seitlich der Fingernägel.	☐
Ich habe häufig rissige Hornhaut an den Fersen.	☐
Ich bin übergewichtig.	☐
Ich nehme Medikamente gegen Bluthochdruck.	☐
Ich nehme Medikamente gegen Osteoporose.	☐
Ich nehme Medikamente gegen Epilepsie oder AIDS.	☐
Ich nehme regelmäßig Kortison.	☐
Ich werde aufgrund einer Krebserkrankung mit Chemotherapie behandelt.	☐
Ich bin von einer chronischen Erkrankung des Magen-Darm-Trakts betroffen (z. B. Zöliakie, Sprue, Morbus Crohn).	☐
Ich bin älter als 60.	☐
Ich bin jünger als 20.	☐
Ich habe von Natur aus eine dunkle Hautfarbe.	☐
Der feste Druck auf mein Brustbein verursacht Schmerzen.	☐
Wenn ich in die Sonne gehe, benutze ich immer Sonnenschutzcremes mit Lichtschutzfaktor.	☐
Ich trage in der Regel Kleidung, die meine Arme und Beine abdeckt.	☐

Auswertung

Sollten Sie nur eines der Kästchen angekreuzt haben, ist die Wahrscheinlichkeit sehr hoch, dass Sie von einem Vitamin-D-Mangel (25(OH)D: <20 ng/ml bzw. 50 nmol/l) betroffen sind. Bei zwei oder mehreren Kästchen empfehlen wir in jedem Fall Ihren 25(OH)D-Status beim Arzt kontrollieren zu lassen. Ein gesunder und idealer 25(OH)D-Status liegt zwischen 40–60 ng/ml (= 100–150 nmol/l).

5 Vitamin D und Arzneimittel

Uwe Gröber, Michael F. Holick

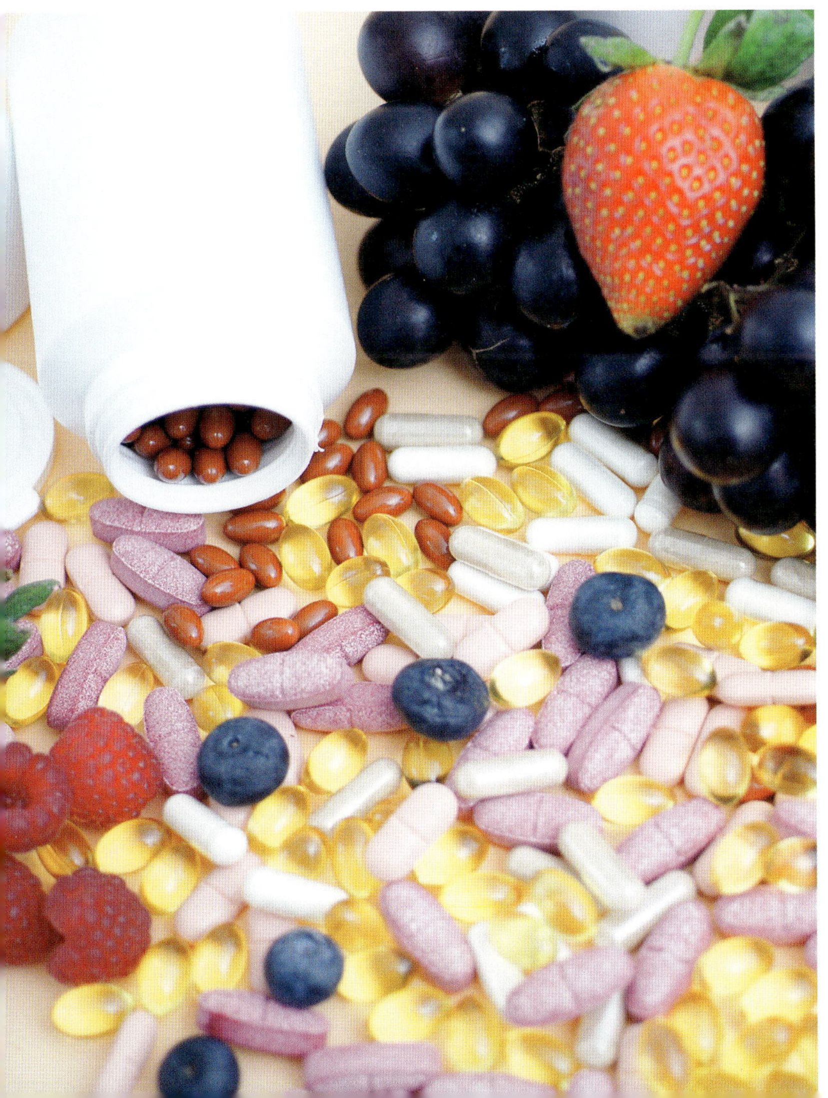

Abb. 5.1
Important drug-micronutrient interactions

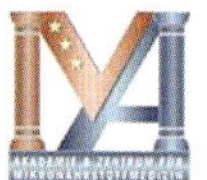

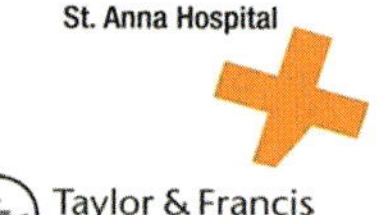

CRITICAL REVIEWS IN FOOD SCIENCE AND NUTRITION
https://doi.org/10.1080/10408398.2018.1522613

REVIEW

Important drug-micronutrient interactions: A selection for clinical practice

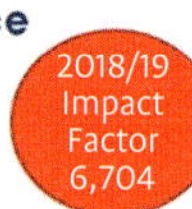

Uwe Gröber[a], Joachim Schmidt[a], and Klaus Kisters[a, b]

[a]Academy of Micronutrient Medicine, Essen, Germany; [b]Medizinische Klinik I, St. Anna Hospital, Herne, Germany

ABSTRACT
Interactions between drugs and micronutrients have received only little or no attention in the medical and pharmaceutical world in the past. Since more and more pharmaceutics are used for the treatment of patients, this topic is increasingly relevant. As such interactions - depending on the duration of treatment and the status of micronutrients - impact the health of the patient and the action of the drugs, physicians and pharmacists should pay more attention to such interactions in the future. This review aims to sensitize physicians and pharmacists on drug micronutrient interactions with selected examples of widely pescribed drugs that can precipitate micronutrient deficiencies. In this context, the pharmacists, as a drug expert, assumes a particular role. Like no other professional in the health care sector, he is particulaly predestined and called up to respond to this task. The following article intends to point out the relevance of mutual interactions between micronutrients and various examples of widely used drugs, without claiming to be exhaustive.

KEYWORDS
Micronutrient; drug; interactions; proton pump inhibitors; vitamin B12; magnesium; Metaformin; thiazide diuretics; statins; selenium; vitamin D; coenzyme Q10

Drugs and micronutrients

Drugs and micronutrients use the same transport and metabolism pathways in the body for their intestinal absorption, metabolism, and elimination. This means that when one or more drugs are taken, there is always a potential risk of interactions with the nutrient status.

Micronutrients have major impact on health

Vitamins and other micronutrients have considerable potential in the prevention and treatment of diet-related diseases. In general, micronutrient is the umbrella term used to mark essential vitamins, minerals and trace elements required from the diet to sustain virtually all normal cellular and molecular functions. It is widely recognized that micronutrient deficiencies are a significant public health problem.

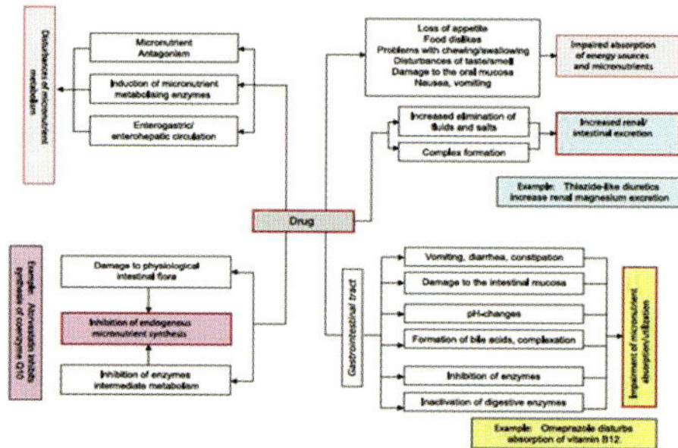

Figure 2 : Disruption of micronutrient status by drugs (Gröber et al. 2006; Gröber 2009)

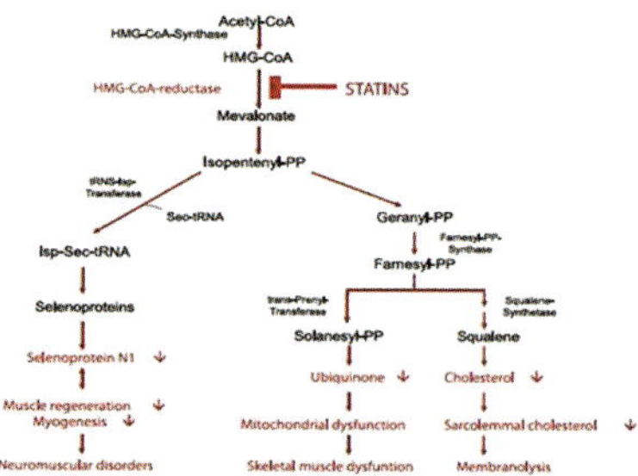

Figure 5: Statins interfere with the mevalonate pathway (Stroes et al. 2015; Ramachandran and Wierzbicki 2017; Moosmann und Behl 2004)

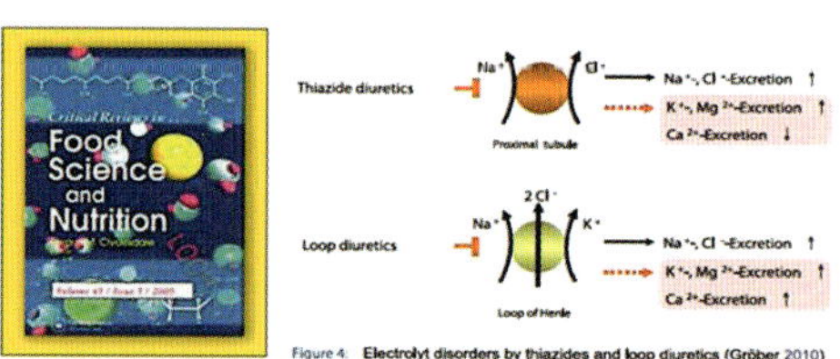

Figure 4: Electrolyt disorders by thiazides and loop diuretics (Gröber 2010)

Recommendation for clinical practice: Although previous results of vitamin D treatment of SAMS from randomized trials have produced mixed results, Vitamin D deficiency is common in statin users and evident in European population at prevalence rates that are concerning. Therefore vitamin D status (25(OH)D, ng/mL) should be monitored in all statin- treated patients and compensated by adequate vitamin D supplementation (e.g., 40–60 IU vitamin D per kg body weight per day, 25(OH)D target value: 40–60 ng/mL or 100–150 nmol/L). This applies, in particular to patients with cardiovascular diseases, diabetes, the elderly (> 60 years) with poor nutritional status, and statin treated patients with muscular disorders (Cashman et al. 2016).

CONTACT U. Gröber uwegroeber@gmx.net Academy of Micronutrient Medicine, Essen, Germany
Color versions of one or more of the figures in the article can be found online at www.tandfonline.com/bfsn.

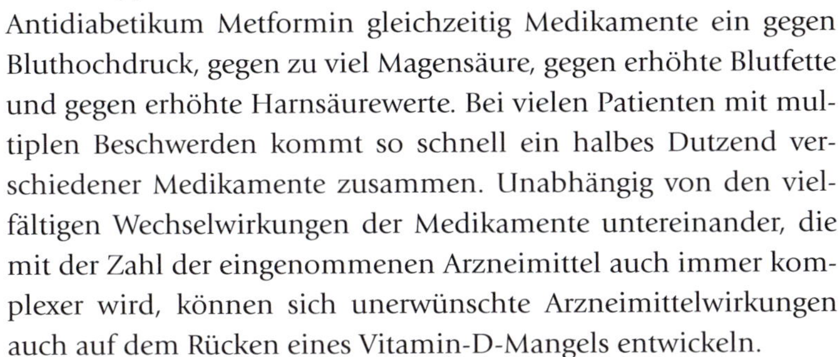

Gehören auch Sie zu den vielen Menschen, die krankheitsbedingt regelmäßig Medikamente einnehmen müssen? Mit dem Alter steigt dabei nicht nur die Anzahl der Betroffenen, sondern auch die Anzahl der einzunehmenden Medikamente. Typ-2-Diabetiker nehmen z. B. neben dem Antidiabetikum Metformin gleichzeitig Medikamente ein gegen Bluthochdruck, gegen zu viel Magensäure, gegen erhöhte Blutfette und gegen erhöhte Harnsäurewerte. Bei vielen Patienten mit multiplen Beschwerden kommt so schnell ein halbes Dutzend verschiedener Medikamente zusammen. Unabhängig von den vielfältigen Wechselwirkungen der Medikamente untereinander, die mit der Zahl der eingenommenen Arzneimittel auch immer komplexer wird, können sich unerwünschte Arzneimittelwirkungen auch auf dem Rücken eines Vitamin-D-Mangels entwickeln.

Nun werden Sie zu Recht fragen, was das denn mit Vitamin D zu tun hat? Unter den am häufigsten ärztlich verordneten Medikamenten ist eine ganze Reihe, die den Stoffwechsel des Sonnenvitamins stört. Dabei kann sowohl die Synthese als auch der Abbau von Vitamin D medikationsbedingt verändert werden. Die regulierende Funktion des aktiven Sonnenhormons ($1{,}25(OH)_2D$), wird folglich beeinträchtigt, z. B. im Knochen- und Muskelstoffwechsel. Ein durch Medikamente ausgelöster Vitamin-D-Mangel kann sich durch Störungen der Knochenmineralisation bis hin zur medikationsbedingten Osteoporose äußern – und das sogar bei Kindern. Auch muskuläre Beschwerden, wie Muskelschwäche, Muskelschmerzen und Gangstörungen (Watschelgang) können sich hinter einem arzneimittelbedingten Vitamin-D-Mangel verstecken.

Wenn Sie mit einem Medikament aus der folgenden Arzneimittelgruppe behandelt werden, sind Sie besonders gefährdet, einen

Vitamin D und Arzneimittel

ACHTUNG

Lassen Sie sich bitte nicht abschrecken von den Namen der hier aufgeführten Arzneimittel. Fragen Sie einfach Ihren Arzt, ob Sie mit einem dieser Medikamente behandelt werden. Da Ärzten die Wechselwirkungen der Medikamente mit Vitamin D oft nicht in der Ausbildung vermittelt wurden, nehmen Sie am besten dieses Buch bei Ihrem nächsten Arzttermin mit!

Arzneimittel, die den Vitamin-D-Bedarf erhöhen können (Auswahl)

- Arzneimittel gegen Epilepsie (Antiepileptika, z. B. Carbamazepin, Phenytoin),
- Blutdrucksenker (z. B. Nifedipin, Spironolacton)
- Kortison-Präparate (Glucocorticoide, z. B. Prednison, Dexamethason),
- Cholesterinsenker vom Statin-Typ (z. B. Atorvastatin),
- HIV-Medikamente (antiretrovirale Virustatika, z. B. Saquinavir, Ritonavir, Efavirenz, Zidovudin),
- medikamentöse Krebstherapie (Chemotherapie, z. B. Paclitaxel, Epirubicin, monoklonale Antikörper wie Rituximab, Trastuzumab),
- Hepatitis-B-Medikamente (z. B. Tenofovir),
- Anti-Hormone (z. B. Cyproteronacetat, Tamoxifen),
- Johanniskraut (Inhaltsstoff: Hyperforin).

medikationsbedingten Vitamin-D-Mangel und entsprechende Folgebeschwerden zu entwickeln.

Die gute Nachricht: ein medikationsbedingter Vitamin-D-Mangel ist ganz einfach mit der Messung des 25(OH)D-Spiegels festzustellen und auch einfach zu behandeln. In der Regel ist die tägliche Einnahme von 50–60 I. E. Vitamin D ausreichend, um den Vitamin-D-Mangel durch Arzneimittel auszugleichen. Empfehlenswert und praktikabel ist ein geschmacksneutrales Vitamin-D-Öl (z. B. mit 1 000 I. E. Vitamin D pro Tropfen), von dem man 2–5 Tropfen täglich mit der Hauptmahlzeit zuführt. Der 25(OH)D-Spiegel sollte zwischen 40–60 ng/ml (100–150 nmol/l) liegen!

5.1 Medikamente als Vitamin-D-Räuber

Noch einmal zur Erinnerung: Vitamin D wird in der Leber mithilfe der 25-Hydroxylase (25-OHase) in die wichtigste Speicher- und Transportform 25(OH)D umgewandelt. 25(OH)D ist das Barometer zur medizinischen Beurteilung einer mangelhaften Versorgung mit Vitamin D (25(OH)D < 30 ng/ml).

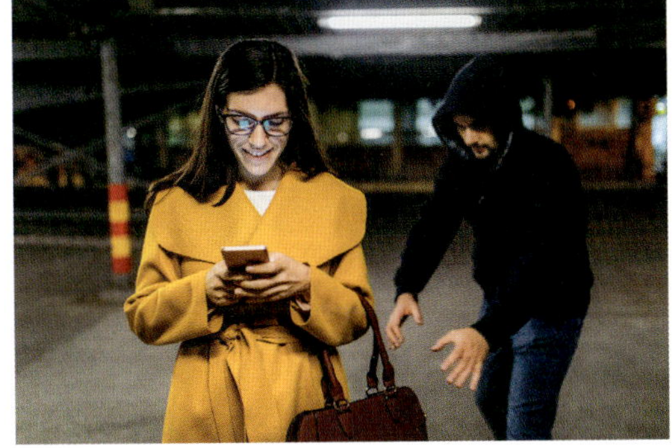

25(OH)D wird in den Nieren über das Enzym 1-alpha-Hydroxylase (1-OHase) in das stoffwechselaktive Sonnenhormon (1,25$(OH)_2$D) umgewandelt. Man bezeichnet dieses Enzym auch als renale 1-OHase – da es in der Niere vorkommt.

1,25$(OH)_2$D, ist die eigentliche Wirkform des Sonnenvitamins in unserem Körper und verantwortlich für die vielen positiven Gesundheitswirkungen auf die Zellen, Gewebe, Organe und das Immunsystem. Bemerkenswert ist, dass neben den Nieren die meisten anderen Zell- und Organsysteme eine lokale 1-OHase besitzen. Diese Zellen können in Abhängigkeit von der 25(OH)D-Verfügbarkeit und dem Bedarf das biologisch aktive Sonnenhormon mithilfe ihrer lokalen 1-OHase selber bilden (siehe Abb. 1.3).

Arzneimittel, wie das Antiepileptikum Phenytoin oder das Corticoid Dexamethason, können den Pregnan-X-Rezeptor stimulieren und hierüber die 24-Hydroxylase (24-OHase) aktivieren (siehe Abb. 5.2). Die 24-OHase baut 25(OH)D und 1,25$(OH)_2$D in nicht mehr stoffwechselaktive Vitamin-D-Metaboliten ab. Vitamin D wird dadurch inaktiviert und verliert seine Stoffwechselfunktion.

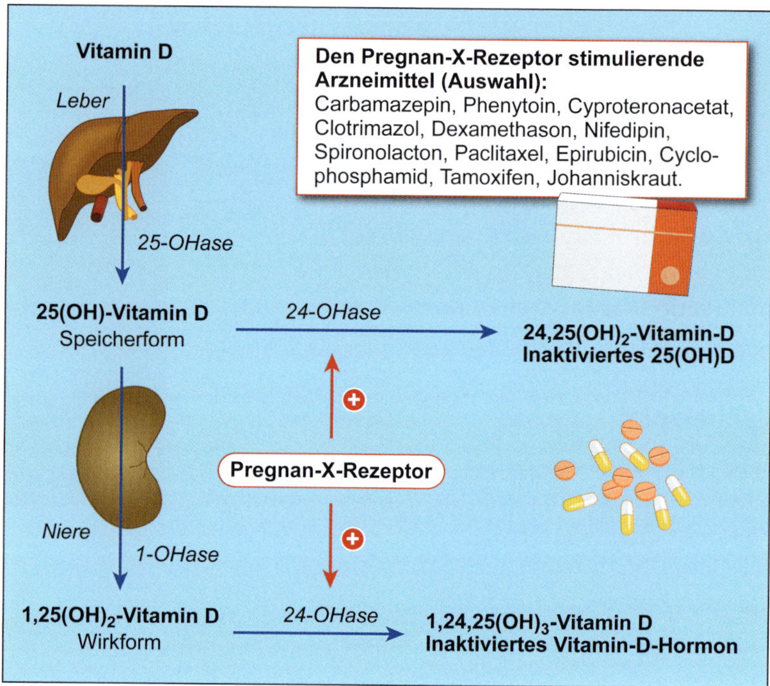

Abb. 5.2 Vitamin-D-abbauende Medikamente

Das bedeutet: Arzneimittel, die den Pregnan-X-Rezeptor stimulieren, können potenziell alle negativen Folgen auslösen, die mit einem Vitamin-D-Mangel einhergehen. Ein arzneimittelbedingter Vitamin-D-Mangel äußert sich vor allem auf der Ebene des Knochen- und Muskelstoffwechsels.

5.1.1 Antiepileptika

Bei Kindern, die mit Arzneimitteln gegen epileptische Anfälle, wie z. B. Phenytoin oder Carbamazepin behandelt werden, können schwere Störungen im Knochenwachstum auftreten. Diese gravierende Nebenwirkung wurde bereits vor 50 Jahren wissenschaftlich dokumentiert. Im schwersten Fall kann sich dabei eine »Osteopathia antiepileptica« entwickeln, das bedeutet eine medikationsbedingte Osteoporose beim heranwachsenden Kind (siehe Fallbeispiel). Unter einer Therapie mit Antiepileptika ist in Abhängigkeit von Körpergröße und Körpergewicht eine tägliche Einnahme von etwa 60 I. E. Vitamin D pro kg Körpergewicht notwendig, um normale Blutspiegel an 25(OH)D >40 ng/ml zu erreichen und einem medikationsbedingten Vitamin-D-Mangel vorzubeugen.

Fallbeispiel: Sechsjähriges Mädchen mit Muskelschwäche

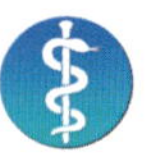

Vitamin D hat einen großen Einfluss auf die Muskelfunktion und die Muskelkraft. Ein Vitamin-D-Mangel kann sich unter anderem in Form von Muskelschwäche, Kraftlosigkeit, Muskelschmerzen, allgemeine Abgeschlagenheit, Krampfanfälligkeit und Muskelzucken bemerkbar machen. Das unterstreicht auch der folgende Fall:

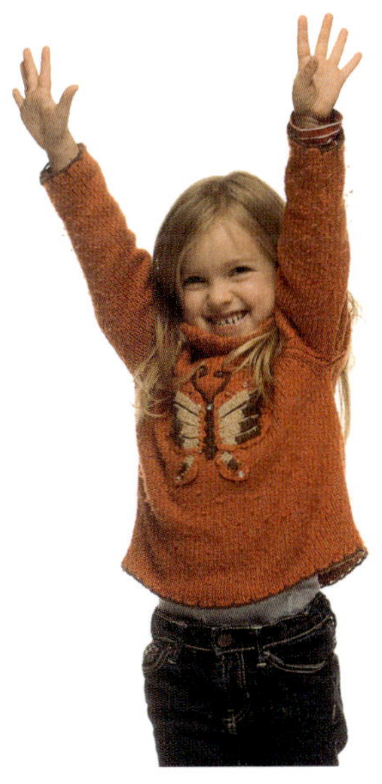

Eine Mutter sucht mit ihrer sechsjährigen Tochter den Arzt auf, da die Kleine seit einiger Zeit Schwierigkeiten beim Gehen und Treppensteigen hat. Das Mädchen hat einen unsicheren, watschelnden und schlurfenden Gang. Offensichtlich leidet sie an einer Muskelschwäche in den Oberschenkeln und unteren Extremitäten. Das Mädchen ist aufgrund einer Epilepsie in den vergangenen zwei Jahren mit dem Antiepileptikum Phenytoin (Tagesdosierung: 5 mg pro kg Körpergewicht) behandelt worden.

Bei der körperlichen Untersuchung des Mädchens stellt der Arzt einen normalen Muskeltonus und beidseits eine normale Muskelmasse fest. Auch äußerlich findet er keine Anzeichen eines Vitamin-D-Mangels.

Vitamin D und Arzneimittel

INFO

Vitamin-D-Mangel mit niedrigen Kalziumblutspiegeln (Hypokalzämie) kann eine Übererregbarkeit der Muskulatur mit erhöhter Krampfanfälligkeit verursachen. Sollten Sie mit Medikamenten gegen Epilepsie behandelt werden, lassen Sie in jedem Fall Ihren Vitamin-D-Status kontrollieren, um Störungen der Muskulatur und des Knochenstoffwechsels zu vermeiden. Generell sollten Sie bei allen unspezifischen Symptomen wie Muskelschwäche oder Muskelschmerzen, aber auch bei Erkrankungen wie Fibromyalgie oder chronischem Erschöpfungs- bzw. Müdigkeitssyndrom auf eine ausreichende Vitamin-D-Versorgung achten!

Bei der Knochendichtemessung (X-ray) finden sich keine Anzeichen einer Rachitis oder Osteoporose. Die neurologische Untersuchung deutet auf eine Rumpfmuskelschwäche hin. Im Rahmen der Muskelfunktionsprüfung stellt der Arzt schließlich eine deutlich verminderte Muskelkraft in der Oberschenkel- und der Hüftmuskulatur fest.

Dem Arzt ist bekannt, dass das Antiepileptikum Phenytoin zu einem schweren Vitamin-D-Mangel führen kann. Phenytoin steigert den enzymatischen Abbau von 25(OH)D und des Sonnenhormons 1,25(OH)$_2$D und kann hierüber Funktionsstörungen der Muskulatur und des Knochens verursachen. Seit über 60 Jahren ist in der Schulmedizin bereits bekannt, dass Medikamente gegen Epilepsie bei Kindern und Erwachsenen Störungen im Vitamin-D-Haushalt bis hin zur Rachitis oder Osteomalazie auslösen können.

Der Arzt lässt aus diesem Grund noch den Vitamin-D-Status des Mädchens in einem Labor kontrollieren. Die Messung ergibt einen ausgeprägten Vitamin-D-Mangel (25(OH)D: 5 ng/ml) mit deutlich erhöhtem Parathormonspiegel (sekundärer Hyperparathyreoidismus, siehe Tab. 5.1). Erhöhte Parathormonspiegel begünstigen einen Mangel an Phosphat in der Muskulatur und haben zudem im Tierexperiment eine muskelkatabole Wirkung.

Nach der ersten Messung wird das Mädchen aufgrund des ausgeprägten Vitamin-D-Mangels mit 60 000 I. E. Vitamin D täglich für einen Zeitraum von insgesamt zehn Tagen behandelt (Gesamtdosis: 600 000 I. E. Vitamin D$_3$ für zehn Tage). Das Antiepileptikum Phenytoin wurde langsam vom Arzt ausgeschlichen und schließlich abgesetzt.

Tab. 5.1 Laborwerte des sechsjährigen Mädchens

Laborparameter	1. Messung	2. Messung (nach 4 Wo.)	Normalbereich
25(OH)D (ng/ml)	5	39,11	30–60
Parathormon (ng/l)	488	25,5	12–65
Kalzium (mg/dl)	8,1	9	8,8–10,8
Alkalische Phosphatase (U/l)	1622	809	223–635

Nach einer Woche war das Mädchen wieder in der Lage normal zu gehen und Treppen zu steigen. Nach drei Wochen ging die Muskelschwäche erheblich zurück und es verbesserte sich auch ihr Gangbild. Eine Kontrolle des Vitamin-D-Status und anderer Laborparameter (zweite Messung) erfolgte nach vier Wochen. Bemerkenswert ist, dass das Mädchen auch ein Jahr später nach Absetzen des Phenytoins in guter Verfassung ist.

5.1.2 Glucocorticoide

Kortisonhaltige Arzneimittel, die sogenannten Glucocorticoide, werden aufgrund ihrer entzündungshemmenden Eigenschaften bei vielen Erkrankungen, die entzündlich geprägt sind, eingesetzt. Das Anwendungsspektrum der Glucocorticoide reicht von entzündlichen Darmerkrankungen, Gelenkserkrankungen, Hauterkrankungen bis hin zu Atemwegserkrankungen (z. B. Asthma) und Allergien. Glucocorticoide wie Prednison und Dexamethason können ebenfalls den Pregnan-X-Rezeptor stimulieren und in der Folge Vitamin D über die 24-OHase in nicht mehr stoffwechselaktive Metaboliten abbauen. Die regelmäßige Einnahme von Vitamin D (z. B. 60 I. E. Vitamin D pro kg Körpergewicht pro Tag) wirkt den kortisonbedingten Nebenwirkungen auf den Vitamin-D- und Knochenstoffwechsel entgegen.

Bei Atemwegserkrankungen, wie Asthma bronchiale, ist eine mangelhafte Vitamin-D-Versorgung (25(OH)D < 30 ng/ml) besonders häufig. Auch hier wirkt die Einnahme von Vitamin D den kortisonbedingten Störungen des Knochenstoffwechsels entgegen. Zusätzlich kann Vitamin D die Häufigkeit von Atemwegsinfekten bei den betroffenen Patienten verringern und die antientzündliche Wirksamkeit der Medikamente unterstützen.

5.1.3 AIDS- und HIV-Medikamente

Die in der Therapie von HIV und AIDS eingesetzten Medikamente wirken der Vermehrung des Virus im Körper entgegen. Dabei setzen sie an verschiedenen Stellen an. Einige dieser Medikamente lassen gar nicht erst zu, dass das Virus in die Zelle eindringt. Andere verhindern, dass HIV sein Erbgut in die Zelle einbaut und das Kommando in der Zelle übernimmt. Und wieder andere verhindern, dass HIV-infizierte Körperzellen neue Viren herstellen können. Bei einer HIV-Therapie werden immer mehrere verschiedene Arzneimittel eingesetzt. Sie unterbinden die Vermehrung von HIV im Körper sozusagen mit vereinten Kräften. Deswegen spricht man bei HIV-Therapien auch von Kombinationstherapien.

Die Kombinationstherapie ist mit einem besonders hohen Risiko für Nebenwirkungen verbunden. Störungen der Knochenmineralisation treten dabei häufig auf. In der medikamentösen Anti-HIV-Therapie werden Arzneimittel wie Ritonavir, Saquinavir und Efavirenz eingesetzt, die den Pregnan-X-Rezeptor stimulieren können und dadurch in der Folge den Abbau von Vitamin D über die 24-OHase steigern. Die Infektion mit dem HIV-Virus steigert zusätzlich den Vitamin-D-Bedarf.

DONNERSTAG, 12. JÄNNER 2012 **Salzburger Nachrichten** WISSEN / GESUNDHEIT 19

Interview

Vitamin D gegen Nebenwirkungen von Arzneimitteln

Uwe Gröber, Leiter der Akademie für Mikronährstoffmedizin in Essen, befasst sich mit Störungen des Vitamin-D_3-Haushalts durch Arzneimittel. Entgegen der Gesellschaft für Ernährung setzt Gröber den idealen Vitamin-D-Status (25(OH)D im Serum) nicht bei 50, sondern bei 75 bis 160 Nanomol pro Liter an.

SN: Herr Gröber, hat der gesunde Mensch hierzulande im Winter einen Vitamin-D-Mangel?

Gröber: Ja, das gilt für die Wintermonate definitiv, in Granit gemeißelt.

SN: Welche Folgen kann ein Mangel haben?

Gröber: Ein unzureichender Vitamin-D-Status dürfte ein wichtiger Faktor bei der Entstehung chronischer Erkrankungen sein wie Multiple Sklerose, Typ-1-Diabetes, entzündliche Darmerkrankung, Infektionen, Bluthochdruck, Herzinsuffizienz, Krebs.
Beispiel Bluthochdruck: Epidemiologische und klinische Studien zeigen einen Zusammenhang zwischen zu wenig Sonne, Vitamin-D-Mangel und Hypertonie. Personen mit Vitamin-D-Mangel haben ein 3,2-fach erhöhtes Risiko für Bluthochdruck. Umgekehrt wird bei Älteren das Risiko für Atemwegsinfekte durch Vitamin D signifikant geringer.

SN: Würde die Zufuhr von Vitamin D demnach helfen, einen hohen Bluthochdruck zu senken?

Gröber: Bei vielen Stoffwechselprozessen – etwa Insulinstoffwechsel – ergänzen sich Vitamin D und Magnesium. Dass Magnesium den Blutdruck senkt, ist vielfach belegt. Das heißt nicht, dass ein Bluthochdruck mit Schweregrad II oder III allein durch Vitamin D und Magnesium normalisiert werden kann. Aber eine kontrollierte Gabe von Vitamin D und Magnesium kann helfen, die Dosierung der Medikamente wie Diuretika oder ACE-Hemmer zu senken. Das würde die Nebenwirkungen der medikamentösen Hochdrucktherapie – etwa Störungen der Glucosetoleranz – verringern. Übrigens zeigen Studien bei Typ-2-Diabetikern, dass die Gabe von Vitamin D_3 die Glucosetoleranz verbessert und die Insulinresistenz verringert. Auch Cholesterinsenker wie Statine wirken besser, wenn der Vitamin-D-Status normal ist. Vitamin D kann zudem die Nebenwirkungen auf die Muskulatur deutlich verringern.

„Bessere Wirkung bei normalem Vitamin-D-Status."

Uwe Gröber, Nährstoffexperte

Bild: SN/PRIVAT

SN: Bei welchen Therapien spielt Vitamin D Ihrer Meinung nach noch eine große Rolle?

Gröber: Weite Gebiete sind die Behandlung von Patienten mit Epilepsie und die begleitende Unterstützung von Krebstherapien, um deren Nebenwirkungen zu verringern.
Bis zu 50 Prozent der Patienten, die langfristig mit Antiepileptika behandelt werden, bekommen Osteoporose. Das Risiko für Knochenfrakturen ist bei diesen Patienten zwei bis sechs Mal höher als in der Normalbevölkerung. Dabei spielen Wechselwirkungen mit dem Vitamin-D_3-Haushalt eine zentrale Rolle. Bei einer Therapie mit Antiepileptika sollte der Vitamin-D_3-Status ein bis zwei Mal jährlich kontrolliert werden. Wenn nötig sollte man den Vitamin-D_3-Status durch eine gezielte Supplementierung – zum Beispiel 4000 IE (Internationale Einheiten) pro Tag – ausgleichen.
Was Krebspatienten betrifft, haben bis zu 80 Prozent eine Unterversorgung mit Vitamin D. Viele Krebspatienten bekommen aber Medikamente, die auf die Knochen wirken. Wenn der Vitamin-D-Status normal ist, sind die Nebenwirkungen geringer. **JOB**

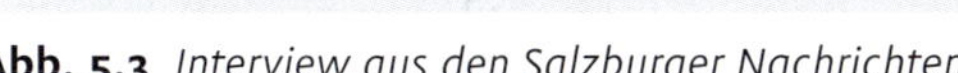

Abb. 5.3 *Interview aus den Salzburger Nachrichten*

Medikamentöse Therapie (z. B. Tenofovir) der chronischen Hepatitis B

Eine chinesische Studie mit 426 chronisch HBV-infizierten Patienten zeigt, dass niedrige 25(OH)D-Spiegel mit einer erhöhten Anzahl an klinischen Ereignissen (z. B. Leberkarzinom, Lebertransplantation, Tod) verbunden sind. Auch das Ansprechen der antiviralen Therapie hängt bei der medikamentösen Therapie der chronischen Hepatitis B vom 25(OH)D-Status ab.

HIV-Therapie
Bei HIV-Infizierten ist eine unzureichende Versorgung mit Vitamin D (25(OH)D <30 ng/ml) besonders häufig. Da ein Vitamin-D-Mangel den Krankheitsverlauf nachteilig beeinflusst, sollte bei HIV-Patienten immer der 25(OH)D-Status kontrolliert und begleitend Vitamin D supplementiert werden. In der Regel ist die tägliche Einnahme von 60 I. E. Vitamin D pro kg Körpergewicht pro Tag ausreichend.

5.1.4 Krebsmedikamente

Eine unzureichende Versorgung mit Vitamin D (25(OH)D <30 ng/ml) findet sich besonders häufig bei Krebspatienten. Ein Vitamin-D-Mangel kann den Verlauf einer Krebserkrankung (z. B. Brust-, Darm-, Blasen-, Brustkrebs) nachteilig beeinflussen und führt bei den Betroffenen zu einer Beeinträchtigung der Lebensqualität erhöhten Rate an Nebenwirkungen und Abnahme der Effektivität der krebszellzerstörenden Wirkung der medizinischen Krebstherapie.

Chemotherapie
Ein Reihe der in der medikamentösen Krebstherapie eingesetzten Arzneimittel (z. B. Anthrazykline: Epirubicin [E], Doxorubicin [D], Taxane: Docetaxel [Doc]) kann zusätzlich den Vitamin-D-Abbau fördern und damit sogar das Risiko für eine Knochenschädigung erhöhen. In den Therapiebüchern sind häufig die entsprechen Medikamente aufgelistet in Form von Abkürzungen.

Beispiel: Brustkrebs: 3 × FEC, 3 × Doc. Das bedeutet: Die Patientin mit Brustkrebs erhält drei Therapiezyklen mit einer Kombination aus 5-(F)lurouracil, (E)pirubicin und (C)yclophosphamid. Epirubicin und Cyclophosphamid können den Pregnan-X-Rezeptor stimulieren und dadurch in der Folge den Abbau von Vitamin D über die 24-OHase steigern. Nach den drei Zyklen mit FEC erhält die Patientin drei weitere Zyklen mit Docetaxel (Doc). Auch die Therapie mit Docetaxel kann zu einer weiteren Verschlechterung des Vitamin-D-Status beitragen.

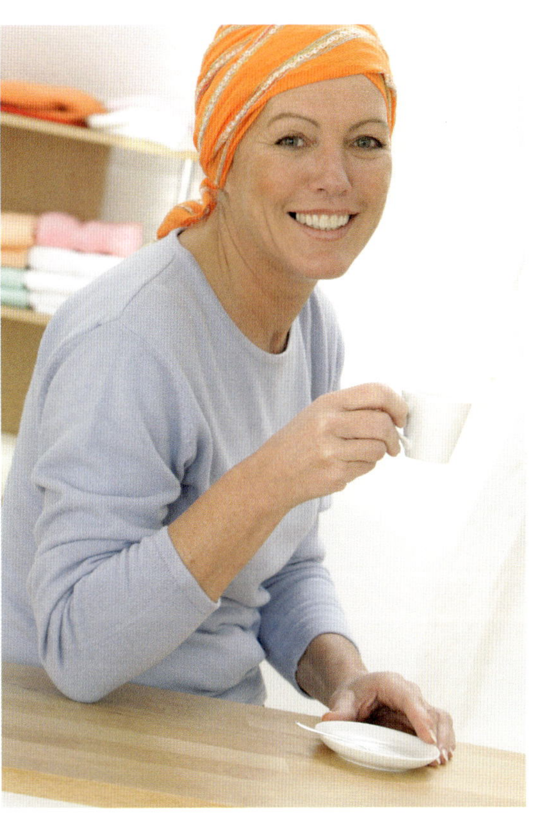

Bei Krebspatienten sollte bei Diagnosestellung grundsätzlich der Vitamin-D-Status kontrolliert und entsprechend kompensiert werden. In der Regel ist die tägliche Einnahme von z. B. 60 I. E. Vitamin D pro kg Körpergewicht ausreichend.

Vitamin D verbessert die krebszellzerstörende Wirkung von Rituximab

Der 25(OH)D-Status ist ein bedeutender prognostischer Faktor beim aggressiven B-Zell-Non-Hodgkin-Lymphom (NHL). Die Chemotherapie dieser Blutkrebsart erfolgt in der Regel mit 6–8 Zyklen des CHOP-Protokolls und 8 Gaben von Rituximab (R-CHOP-Protokoll). Rituximab ist ein monoklonaler Antikörper gegen das Oberflächenantigen CD20. Dieses Oberflächenantigen wird hauptsächlich von B-Lymphozyten exprimiert. Rituximab (R) wird in der Krebstherapie zusätzlich zum CHOP-Schema (R-CHOP: Rituximab, Cyclophophamid, Doxorubicin, Vincristin, Prednisolon) zur Behandlung von Non-Hodgkin-Lymphomen (z. B. diffus-großzelliges B-Zell-Lymphom) eingesetzt. Dabei bindet Rituximab an CD20 und mobilisiert so die körpereigene Immunantwort. Zusätzlich besitzt der Antikörper eine abtötende Wirkung auf die CD20-positive Zelle. Aktuellen Studien zufolge haben Patienten mit diffusem großzelligem B-Zell-Lymphom mit einem 25(OH)D-Spiegel <30 ng/ml einen ungünstigeren Krankheitsverlauf als Patienten mit normalem Vitamin-D-Status. Ein Vitamin-D-Mangel kann die Antikörpertherapie bei Lymphompatienten unwirksam machen und die Überlebensrate senken, wie aktuelle Studien an Patienten mit diffus-großzelligem B-Zell-Lymphom (DLBCL) aus den Jahren 2014 und 2018 zeigen.

So zeigt eine Interventionsstudie an 155 Patienten mit aggressivem B-Zell-Lymphom aus dem Jahre 2018 (Hohaus et al. Cancer Med, 2018), dass die Supplementierung von Vitamin D die tumorzellzerstörende Wirkung von Rituximab unterstützt und das ereignisfreie Überleben der Betroffenen signifikant verlängert. Die 155 Patienten hatten vor Therapiebeginn einen 25(OH)D-Wert im Durchschnitt von 14 ng/ml. 105 Patienten hatten einen ausgeprägten Vitamin-D-Mangel (<20 ng/ml), 32 Patienten einen mangelhaften Vitamin-D-Status (20–29 ng/ml) und nur 18 Patienten einen normalen Vitamin-D-Status (≥30-100 ng/ml). Im Anschluss erfolgte die Supplementierung von Vitamin D um die mangelhafte Versorgung mit Vitamin D (VD) auszugleichen. Während der Chemotherapie (Zeitraum: 147 Tage) mit R-CHOP wurden dabei drei verschiedenen Schemata eingesetzt:

- Schema 1: VD-Gesamtdosis: 525 000 I.E., VD-Tagesdosis: 3.571 I.E.
- Schema 2: VD-Gesamtdosis: 675 000 I.E., VD-Tagesdosis: 4.591 I.E.
- Schema 3: VD-Gesamtdosis: 825 000 I.E., VD-Tagesdosis: 5.612 I.E.

Bei den Patienten, die durch die Supplementierung von Vitamin D (VD) einen normalen 25(OH)D-Status ≥30 ng/ml erzielten gegenüber denjenigen, die nur einen mangelhaften 25(OH)D-Status (<30 ng/ml) erreichten war das ereignisfreie Überleben signifikant länger. Nach internationalen Ernährungsempfehlungen sollte der 25(OH)D-Status bei einer R-CHOP-Therapie mindestens bei ≥30–50 ng/ml (besser: 40–90 ng/ml) liegen.

Auch die Nebenwirkungsrate (z. B. Schleimhäute) unter dem monoklonaler Antikörper Trastuzumab (Herceptin) wird bei einem Vitamin-D-Mangel drastisch erhöht. Die in der Begleittherapie eingesetzten Bisphosphonate, Aromatasehemmer (z. B. Letrozol) oder das in der Brustkrebstherapie häufig eingesetzte Antihormon Tamoxifen können unter dem Aspekt der Wirkung und verringerten Rate von Nebenwirkungen (z. B. Knochen-, Gelenkschmerzen) von Vitamin D profitieren.

Aromatasehemmer und Tamoxifen

Aromatasehemmer und Tamoxifen sind Medikamente, die zur Therapie von hormon-empfindlichem Brustkrebs bei Frauen nach den Wechseljahren eingesetzt werden. Diese Arzneimittel gehören zu den sogenannten Antihormonen, da sie die Wirkung des weiblichen Sexualhormons Estrogen hemmen. Zu den Aromatasehemmern zählen die Arzneistoffe Anastrozol, Letrozol und Exemestan. Diese werden im frühen und im fortgeschrittenen Stadium einer Brustkrebserkrankung eingesetzt.

Bei bis zu 50 % der behandelten Patientinnen treten unter einer Therapie mit Aromatasehemmern Knochen- und Gelenkschmerzen, sogenannte Arthralgien auf. Darüber hinaus kann es zu einer Abnahme der Knochendichte und zu einem erhöhten Risiko für Knochenfrakturen kommen. Studien belegen, dass die Supplementierung von Vitamin D (z. B. 5 000 I. E. Vitamin D pro Tag), mit dem Ziel einen 25(OH)D-Spiegel ≥40 ng/ml zu erreichen das

Auftreten von Gelenkschmerzen deutlich reduzieren kann. Auch die therapeutische Wirkung von Tamoxifen wird durch Vitamin D unterstützt.

5.1.5 Antibabypille

Weibliche Sexualhormone, insbesondere Östrogene, stimulieren die Synthese des Vitamin-D-bindenden Protein (VDBP). Das erklärt, warum das gesamte bzw. totale 25(OH)D im Blut während der Schwangerschaft höher ist als bei nicht-schwangeren Frauen. Der Anteil am freien und funktionell verfügbaren 25(OH)D bleibt dagegen in beiden Gruppen gleich. Nach der sogenannten „freien Hormon-Hypothese" ist nur der freie Anteil biologisch aktiv. Zur labordiagnostischen Beurteilung, ob ein Patient ausreichend mit Vitamin D versorgt ist, wird in der Regel das gesamte bzw. totale 25(OH)D bestimmt. Diese Bestimmung differenziert aber nicht zwischen dem an das VDBP gebundenen Anteil und dem freien, biologisch verfügbaren 25(OH)D.

Eine aktuelle Studie der Medizinischen Universität Graz, bei welcher der Einfluss der Antibabypille auf den Vitamin-D-Status (25(OH)D) bei 176 Frauen im gebärfähigen Alter (± 25) untersucht wurde, bestätigt dies. Die Einnahme von oralen Kontrazeptiva steigert den Anteil am gesamten bzw. totalen 25(OH)D im Blut um über 25 %, während das freie 25(OH)D unverändert bleibt. Etwa 90 % des 25(OH)D sind an VDBP, 10–15 % sind an Albumin gebunden, so dass nur ein kleiner Anteil von < 1 % ungebunden und damit frei verfügbar vorliegt. Wenn nur das totale und nicht das freie 25(OH)D im Blut durch orale Kontrazeptiva signifikant erhöht wird, lässt das vermuten, dass die Messung des gesamten 25(OH)D zur Einschätzung des Vitamin-D-Status bei gebärfähigen Frauen bisher überbewertet wurde.

5.1.6 Johanniskraut

Dieses populäre pflanzliche Antidepressivum (siehe Abb. 5.4) enthält den stimmungsaufhellenden Wirkstoff Hyperforin. Auch Hyperforin kann den Pregnan-X-Rezeptor stimulieren und in der Folge Vitamin D über die 24-OHase in nicht mehr stoffwechselaktive Metaboliten abbauen. Auch pflanzliche Heilmittel können Nebenwirkung haben. Wenn Sie regelmäßig Johanniskraut-Präparate einnehmen, empfehlen wir Ihnen mindestens 2 000 I. E. Vitamin D täglich zu supplementieren und am besten Ihren 25(OH)D-Spiegel kontrollieren zu lassen. Übrigens: Vitamin D sorgt auch für ein sonniges Gemüt.

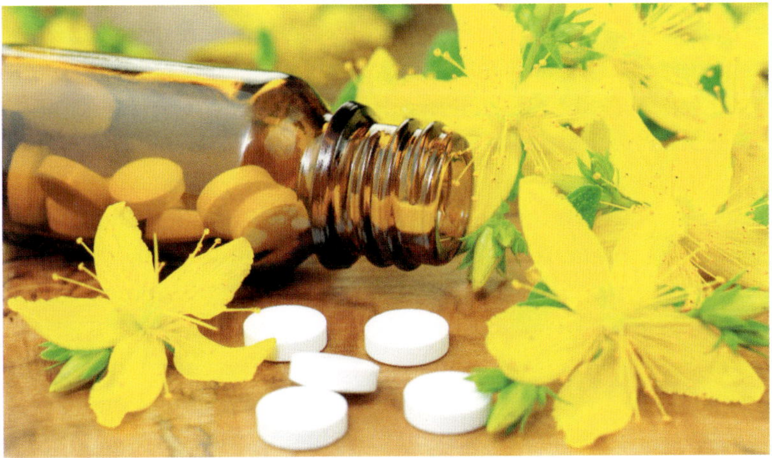

Abb. 5.4 *Johanniskraut*

5.2 Bessere Wirkung, weniger Nebenwirkungen mit Vitamin D

Vitamin D kann nicht nur die Nebenwirkungen einiger Arzneimittel auf die Knochen und Muskulatur verringern, sondern auch das therapeutische Wirkprofil verschiedener Medikamente verbessern.

5.2.1 Cholesterinsenker vom Statin-Typ

Cholesterinsenker vom Statin-Typ – in der Fachsprache auch Statine genannt – werden seit Jahren erfolgreich zur Senkung erhöhter Cholesterinspiegel eingesetzt, um einer Gefäßverkalkung vorzubeugen, die langfristig zu Herzinfarkt oder Schlaganfall führen kann. Eine gute Versorgung mit Vitamin D senkt nicht nur die allgemeine, sondern auch die kardiovaskuläre Mortalität. Bemerkenswert ist, dass Vitamin D auch einen günstigen Einfluss auf die Blutfette hat. Erhöhte Triglyceridspiegel werden durch Vitamin D gesenkt und zu niedrige HDL-Cholesterinspiegel angehoben.

In einer aktuellen Studie an Patienten, die mit dem Cholesterinsenker Atorvastatin behandelt wurden, konnte gezeigt werden, dass die cholesterinsenkende Wirkung dieses Medikaments bei einem normalen 25(OH)D-Status viel effektiver ist als bei einem Vitamin-D-Mangel. Die therapeutische Wirkung der Statine wird durch Vitamin D unterstützt. Eine unzureichende Versorgung mit Vitamin D (25(OH)D <30 ng/ml) scheint nach aktuellen Studien auch Muskelschmerzen und andere muskuläre Störungen, die häufig unter einer Therapie mit Cholesterinsenkern von Statin-Typ auftreten, zu begünstigen. Die Supplementierung von 50 000 I. E. Vitamin D pro Woche, über einen Zeitraum von

12 Wochen führte in einer aktuellen Studie an Patienten, die unter statinbedingten Muskelschmerzen litten, nicht nur zu einer Verbesserung des 25(OH)D-Status von 20,4 auf 48,2 ng/ml, sondern zusätzlich bei 92 % der Patienten zu einem vollständigen Abklingen der muskulären Symptome.

In einer weiteren aktuellen Interventionsstudie an 150 Patienten mit Hypercholesterinämie (Alter: ± 60 Jahre) und mit einem unzureichenden 25(OH)D-Status (< 32 ng/ml), die aufgrund von statinbedingten Muskelschmerzen nicht mit einem Statin behandelt werden konnten, wurde zunächst der 25(OH)D-Status durch die Supplementierung von 2 × 50 000 I. E. Vitamin D pro Woche für drei Wochen und danach 1 × 50 000 I. E. Vitamin D pro Woche ausgeglichen. Nach drei Wochen wurden die Statine erneut zur Therapie der Hypercholesterinämie eingesetzt. Unter der begleitenden Supplementierung von Vitamin D waren nach 8,1 Monaten 131 von 150 Patienten (= 87 %) frei von Muskelschmerzen und die Statine wurden gut vertragen. Der 25(OH)D-Spiegel stieg von durchschnittlich 21 auf 40 ng/ml und normalisierte sich bei 117 (78 %) von anfangs 150 Patienten mit Vitamin-D-Mangel und Statinunverträglichkeit. Das LDL-Cholesterin wurde im Durchschnitt von 146 mg/dl auf 95 mg/dl deutlich gesenkt.

In einer aktuellen klinischen Studie aus dem Frühjahr 2015 an 134 Patienten mit Statinintoleranz, die im North American Journal of Medical Sciences veröffentlicht wurde, konnte gezeigt werden, dass eine Unverträglichkeit auf Statine (z. B. Muskelschmerzen), die in Verbindung mit einem Vitamin-D-Mangel auftritt, in 88 bis 95 % der Fälle komplett und sicher aufgehoben werden kann durch die wöchentliche Supplementierung von 50 000 bis 100 000 I. E. Vitamin D. Die Bedeutung eines Vitamin-D-Mangels auf die Nebenwirkungsrate der Statine wird zudem ausführlich in den Leitlinien der europäischen Gesellschaft für Arteriosklerose aus dem Jahre 2015 beschrieben. Auch eine der international bedeutendsten Fachzeitschriften der Ernährungsmedizin, Critical Reviews in Food Science and Nutrition, empfiehlt im Dezember 2018 den 25(OH)D-Status bei Patienten mit Statin-Therapie zu kontrollieren und regelmäßig Vitamin D (z. B. 50 I. E. Vitamin D pro kg Körpergewicht pro Tag) zu supplementieren.

5.2.2 Knochenwirksame Arzneimittel: Bisphosphonate

Bisphosphonate gehören zu einer Arzneimittelgruppe, die vor allem in der Therapie von Knochen- und Kalziumstoffwechselerkrankungen eingesetzt werden. In der Osteoporosetherapie zählen Bisphosphonate derzeit zu den am häufigsten verordneten Arzneimitteln. Darüber hinaus werden Bisphosphonate auch in der Therapie von Krebserkrankungen (z. B. Knochenmetastasen) eingesetzt. In Deutschland sind folgende Bisphosphonate zugelassen: Etidronat, Clodronat, Alendronat, Ibandronat, Risedronat und Zoledronat. Bisphosphonate haben eine hohe Affinität zur Knochenoberfläche und reichern sich in der Zwischenzellsubstanz des Knochens an. Hier hemmen sie den Knochenabbau durch die knochenabbauenden Zellen, die sogenannten Osteoklasten. Bisphosphonate wirken damit effektiv dem fortschreitenden Knochenabbau bei Osteoporose entgegen.

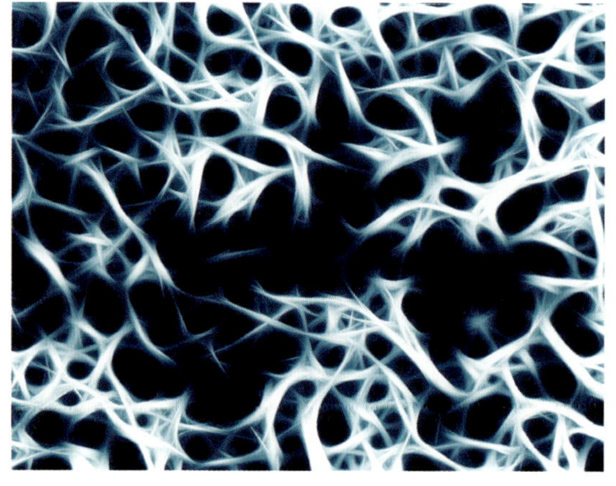

Vitamin D kann die Wirksamkeit der Bisphosphonate auf die Knochen verbessern und gleichzeitig Nebenwirkungen verringern. Das Sonnenvitamin steigert die Kalziumaufnahme aus dem Darm und fördert den Einbau des Knochenminerals in die Knochen. Ein Vitamin-D-

Parathormon und Knochenabbau
Parathormon (PTH) ist ein Hormon aus den Nebenschilddrüsen. Seine Hauptfunktion ist die Erhöhung der Kalziumspiegel im Blut. Dazu steigert es die Aktivität der Osteoklasten, welche Kalzium aus dem Knochen lösen. Erhöhte Parathormonspiegel begünstigen somit knochenabbauende Prozesse und die Entwicklung einer Osteoporose. Vitamin D hält die Parathormon-Bildung in Schach und wirkt dadurch den parathormonbedingten Störungen des Knochen- und Muskelstoffwechsels entgegen. (siehe Abb. 3.2).

Mangel beeinträchtigt daher die Knochenwirkung der Bisphosphonate und kann zusätzlich zu einem Anstieg des Parathormon-Spiegels im Blut führen. In einer aktuellen Studie an 210 postmenopausalen Frauen, die mit einem Bisphosphonat behandelt wurden, war die Ansprechrate und die Knochenwirksamkeit der medikamentösen Therapie bei einem 25(OH)D-Spiegel ≥33 ng/ml (= 82,5 nmol/l) am besten. Ein Abfall der 25(OH)D-Spiegel um 1 ng/ml war mit einer um 5 % geringeren Ansprechrate auf die Bisphosphonat-Therapie verbunden.

Nach aktuellen Studien wird ein Anstieg des Parathormon-Spiegels erst ab einem 25(OH)D-Spiegel ≥40 ng/ml (25(OH)D: 40–60 ng/ml) effizient verhindert. Vitamin D hält das Parathormon in Schach und beugt erhöhten Parathormon-Spiegeln vor. Einige Studien belegen, dass erhöhte Parathormon-Spiegel die knochenschützende Wirkung der Bisphosphonate verringern und zusätzlich das Nebenwirkungsrisiko der Bisphosphonate erhöhen (z. B. Nekrosen des Kieferknochens). Bei Krebspatienten haben erhöhte Parathormon-Spiegel zusätzlich einen negativen Einfluss auf den Krankheitsverlauf.

INFO

Wenn Sie mit einem Bisphosphonat behandelt werden, sollten Sie in jedem Fall darauf achten, dass Ihr 25(OH)D-Spiegel zwischen 40 bis 60 ng/ml liegt. Bevor Sie mit einem derartigen Medikament therapiert werden, sollte der Arzt deshalb Ihren Vitamin-D-Status kontrollieren und entsprechend durch Vitamin-D-Präparate ausgleichen.

Die Kiefernekrose ist eine gesicherte Nebenwirkung der Bisphosphonate (z. B. Pamidronat, Zoledronat), die in der Krebstherapie eingesetzt werden. Eine Therapie mit Bisphosphonaten ist bei einem Vitamin-D-Mangel kontraindiziert, d. h. vor dem Einsatz von Bisphosphonaten muss der Arzt den 25(OH)D-Haushalt in jedem Fall auf einen normalen Status von 40–60 ng/ml durch Supplementierung einstellen. Das belegen die neusten Arbeiten aus der wichtigsten medizinischen Fachzeitschrift der Krebstherapie, dem Oncologist. Die Osteomalazie, der Vitamin-D-Mangel beim Erwachsenen, ist ein wichtiger Risikofaktor für die Entwicklung einer Nekrose des Kieferknochens. Der erste Schritt bei der Entwicklung der Kiefernekrose ist meistens die fehlende Heilung des Mundepithels, welche mit einer gestörten Funktion der Keratinozyten im Mund einhergeht. Letztere brauchen zu ihrer Reifung und Differenzierung Vitamin D, welches gleichzeitig ihre überschießende Proliferation hemmt. Vitamin D stimuliert zudem in den Keratinozyten die Produktion antimikrobieller Substanzen wie Cathelicidin und unterstützt damit eine gesunde Mundflora.

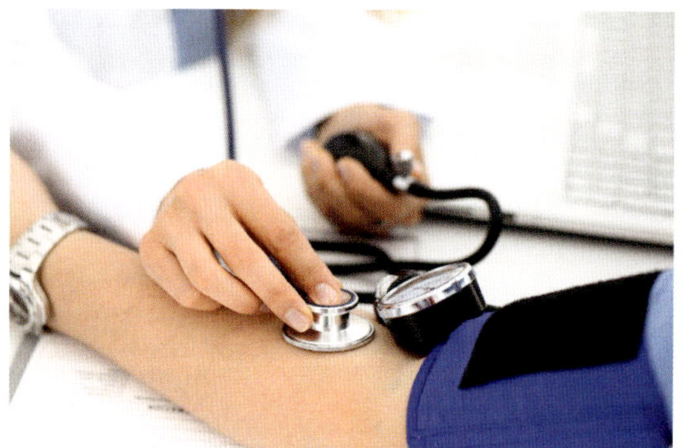

5.2.3 Arzneimittel gegen Bluthochdruck

Eine unzureichende Versorgung mit Vitamin D ist ein unabhängiger Risikofaktor für Bluthochdruck. Dies wird zusätzlich durch die Tatsache unterstrichen, dass die Blutdruckwerte im Sommer durchschnittlich niedriger sind als im Winter. Personen mit einem Vitamin-D-Mangel haben Studien zufolge ein 3,2-fach erhöhtes Risiko, Bluthochdruck zu entwickeln, gegenüber Personen mit gutem Vitamin-D-Status. In einigen Studien wurde der diastolische und systolische Blutdruck durch die Supplementierung von

Vitamin D gesenkt. Parathormon ist ein eigenständiger Risikofaktor für kardiovaskuläre Erkrankungen wie Bluthochdruck oder Herzinsuffizienz. Dieses Hormon aus den Nebenschilddrüsen kann auf verschiedenen Ebenen direkt oder indirekt das Herz-Kreislauf-System schädigen. Erhöhte Parathormon-Spiegel können die intrazelluläre Kalziumaktivität steigern und damit die Entwicklung eines Bluthochdrucks begünstigen. Vitamin-D-Mangel fördert die Parathormon-Bildung.

Vitamin D und Magnesium ergänzen sich bei vielen Stoffwechselprozessen (z. B. Insulinstoffwechsel) sowie in ihrer Wirkung auf die Gefäßfunktion und die Gefäßreaktivität. Auch wenn durch alleinige Gaben von Vitamin D und Magnesium eine Blutdrucknormalisierung bei Bluthochdruck Schweregrad II oder III nach WHO Kriterien nicht zu erwarten ist, so könnte doch durch die labordiagnostisch kontrollierte Supplementierung von Vitamin D und Magnesium eine Verminderung der Dosierung anderer blutdrucksenkender Medikamente (z. B. Diuretika, ACE-Hemmer, Kalziumantagonisten) angestrebt werden. Hierdurch ließen sich sicherlich zahlreiche, durch die Hochdrucktherapie bedingte Nebenwirkungen (z. B. Störungen der Glucosetoleranz) vermindern.

5.2.4 Tuberkulosemittel

Bis in das 20. Jahrhundert hinein hat man häufig Lebertran in der Therapie der Tuberkulose eingesetzt. 1849 beschrieb der britische Arzt Williams im London Journal of Medicine die erfolgreiche Verwendung von Lebertran in der Therapie der Tuberkulose. Er berichtete, dass von seinen 234 Patienten mit Tuberkulose 206 eine merkliche und eindeutige Verbesserung nach der Einnahme von Lebertran hatten.

TIPP

Bis heute sind eine Reihe von Arzneimitteln beschrieben worden, die den Pregnan-X-Rezeptor stimulieren und hierüber den Vitamin-D-Abbau fördern können. Allerdings sind noch nicht alle dieser Medikamente entdeckt worden. Deshalb empfehlen wir Ihnen, wenn Sie regelmäßig Arzneimittel einnehmen müssen, bei Ihrem Hausarzt den 25(OH)D-Status kontrollieren zu lassen, um langfristig Störungen im Vitamin-D-Haushalt zu vermeiden. Die gezielte Einnahme von Vitamin D kann nicht nur medikationsbedingte Nebenwirkungen auf die Knochen und Muskulatur verringern, sondern auch bei vielen Medikamenten das therapeutische Wirkprofil und damit die Arzneimitteltherapie verbessern.

Zur Therapie der Tuberkulose stehen verschiedene speziell gegen die Erreger wirksame Antibiotika zur Verfügung, die unter dem Begriff Antituberkulotika zusammengefasst werden. Eine aktuelle Studie aus England wirft nun ein neues Licht auf die Rolle des Sonnenvitamins in der Therapie der Tuberkulose: Demnach ist die Wirkung von Antibiotika auf den Tuberkulose-Erreger wesentlich stärker ausgeprägt, wenn die Patienten gleichzeitig Vitamin D einnehmen.

In dieser Studie erhielten 146 Patienten mit offener Lungentuberkulose zusätzlich zur Standardtherapie mit verschiedenen Tuber-

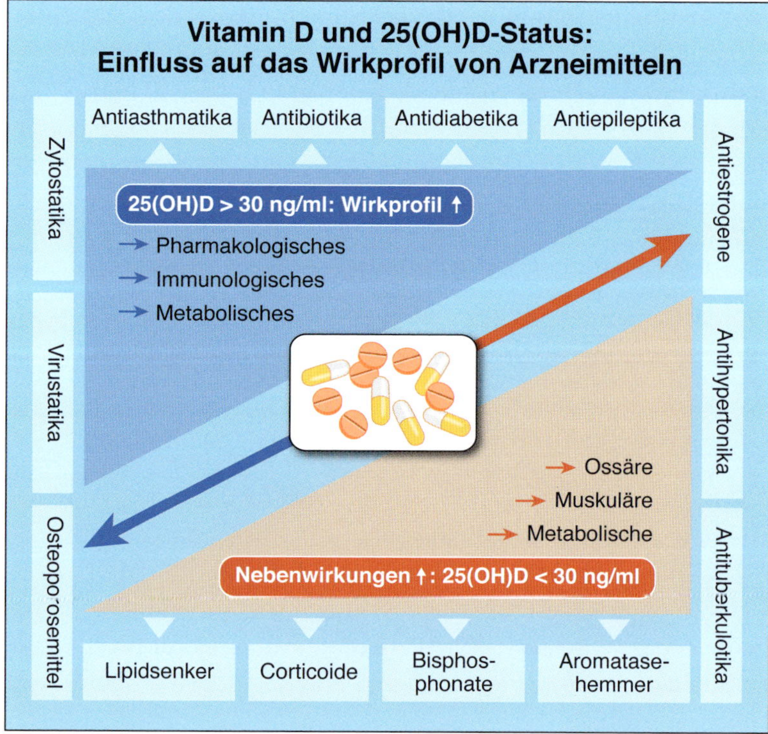

Abb. 5.5 Einfluss von Vitamin D auf das Wirkprofil von Arzneimitteln

kulosemitteln (Isoniazid, Rifampicin, Pyrazinamid, Ethambutol) viermal (am Tag 7, 14, 28 und 42) entweder 100 000 I. E. Vitamin D oder viermal ein Placebo. Der durchschnittliche 25(OH)D-Spiegel lag nach 56 Tagen in der Vitamin-D-Gruppe bei 40,56 ng/ml und in der Placebogruppe bei 9,12 ng/ml. Bemerkenswert war, dass 97 % der Testpersonen zu Studienbeginn einen Vitamin-D-Mangel hatten.

Bei allen Patienten war die Krankheit nach durchschnittlich sechs Wochen (43,5 Tagen) ausgeheilt, bei denjenigen, die zusätzliches Vitamin D erhielten, allerdings schon nach fünf Wochen (36 Tagen). Eine besondere Rolle spielt dabei offenbar ein spezieller Vitamin-D-Rezeptor, der nicht bei allen Menschen identisch ist. Patienten mit diesem speziellen Rezeptor sprachen erheblich stärker auf die begleitende Therapie mit 4 × 100 000 I. E. Vitamin D an (Abb. 5.5).

6 Vitamin D im Netzwerk anderer Mikronährstoffe

Uwe Gröber

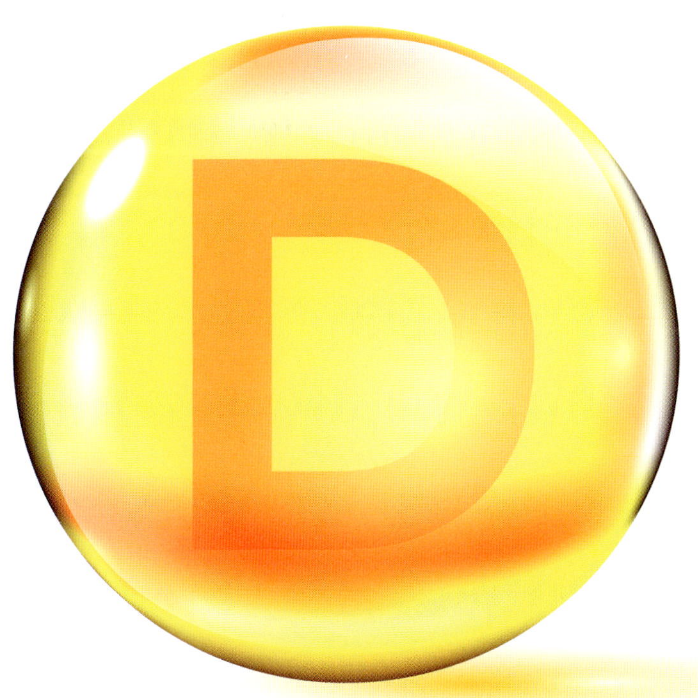

Vitamin D im Netzwerk anderer Mikronährstoffe

Die Wirkung des Sonnenvitamins wird von einer Reihe anderer Mikronährstoffe beeinflusst. Dabei können diese als Cofaktoren den Vitamin-D-Stoffwechsel regulieren (z. B. bei der Aktivierung von Enzymen oder Genen) oder die Wirkung des Sonnenhormons synergistisch unterstützen (z. B. Vitamin K_2 im Knochenstoffwechsel). Zu diesen Mikronährstoffen zählen vor allem Magnesium, Vitamin A, Vitamin B_2, Vitamin C, Vitamin K_2, Kalzium, Eisen, Zink und Bor.

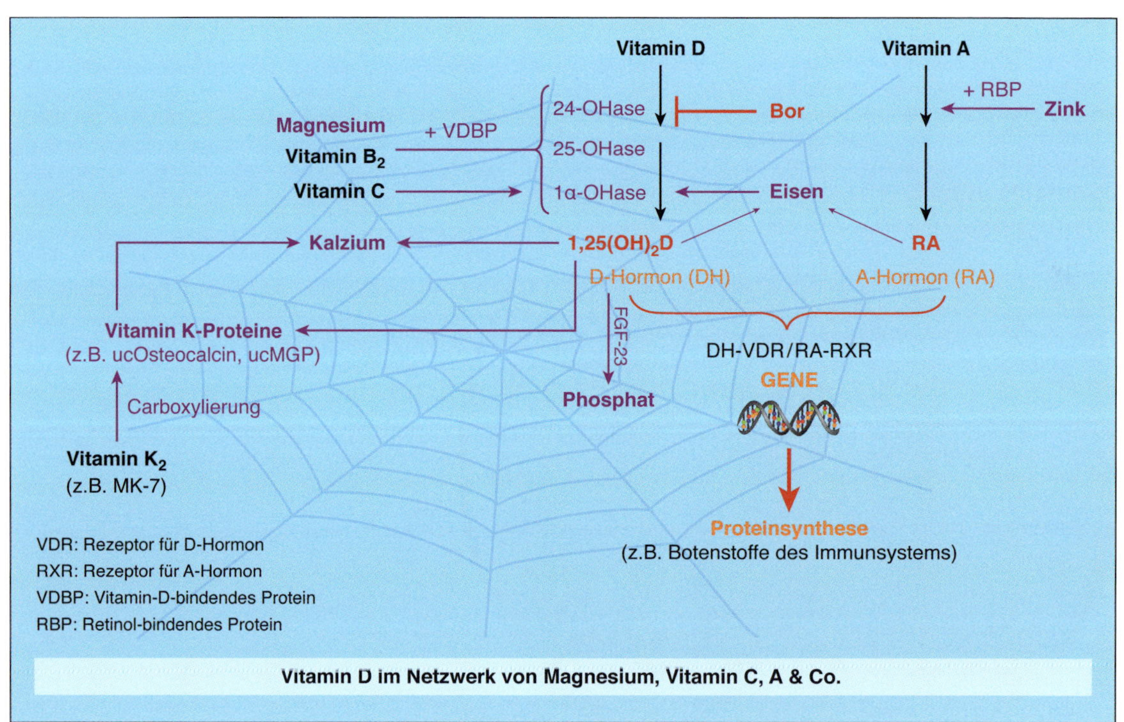

Abb. 6.1 Vitamin-D-Stoffwechsel: Im Netzwerk von Magnesium, Vitamin C, A & Co.

6.1 Magnesium

Kurz gesagt: Ohne Magnesium bleibt Vitamin D wirkungslos. Magnesium ist der Manager des mitochondrialen Energiestoffwechsels und als Schrittmacher von über 600 Enzymen an etwa 80% aller bekannten Stoffwechselprozesse beteiligt. Ob Sauerstoffverwertung, neuromuskuläre Koordination oder kardiopulmonale Leistungsfähigkeit, Magnesium ist für den störungsfreien Ablauf zahlreicher Stoffwechselprozesse von zentraler Bedeutung. Darunter sind auch alle ATP abhängigen Prozesse, die im mitochondrialen Energiestoffwechsel ablaufen. Genauso wie die meisten von uns unterversorgt sind mit Vitamin D, haben viele auch einen Magnesiummangel. Kein Wunder: Denn von 1914 bis 2018 haben Lebensmittel wie Kohl, grüner Salat, Tomaten oder Spinat etwa 90% ihres Gehaltes an Magnesium, Kalzium und Eisen verloren (Gröber, Int J Mol Sci, 2019). In Bezug auf den Vitamin-D-Stoffwechsel ist der Mineralstoff ganz eng mit der Funktion und Wirkung des Sonnenhormons verbunden (siehe Abb. 6.2).

Bei der Regulation des Blutdrucks, der Gefäßsteifigkeit, der Glucoseverwertung, des Stoffwechsels und des Lipidprofils wirken Magnesium und Vitamin D synergistisch.

Magnesium und Vitamin D unterstützen sich gegenseitig im Stoffwechsel an vielen Stellen:

1. Magnesium ist wichtig für die enzymatische Aktivierung des Sonnenvitamins zum Sonnnenhormon $1,25(OH)_2D$ und seine Wirkung über Vitamin-D-Rezeptoren. Dabei reguliert Magnesium durch drei Enzyme den Vitamin-D-Haushalt des Körpers: Die 25-Hydroxylase, die 1-alpha-Hydroxylase und die 24-Hydroxylase. Die 24-Hydroxylase kann 25(OH)D

und 1,25(OH)$_2$D durch Einfügen einer weiteren OH-Gruppe in Position 24 zu 24,25(OH)$_2$D und 1,24,25(OH)$_3$D abbauen. Im Tierversuch führte ein Magnesiummangel zu einer verminderten Aktivität der 1-alpha-Hydroxylase und einer erhöhten Aktivität der 24-Hydoxylase in den Nieren. Ein Mangel an Magnesium mündet infolgedessen in einem Vitamin-D-Mangel (Hypovitaminose D).

Die Gesamttagesdosis an Magnesium sollte immer über den Tag verteilt werden. Organisch gebundenes Magnesium in Form von Magnesiumcitrat wird vom Körper wesentlich besser verwertet als das anorganische Magnesiumoxid, das trifft vor allem auf ältere Personen zu, die häufig altersbedingte Probleme mit der Magensäureproduktion haben. Das schwerlösliche Magnesiumoxid begünstigt zudem Magen-Darm-Störungen. Magnesiumcitrat unterstützt ein gesundes Säure-Basen-Gleichgewicht, da aus einem Molekül Citrat drei Moleküle Bikarbonat gebildet werden.

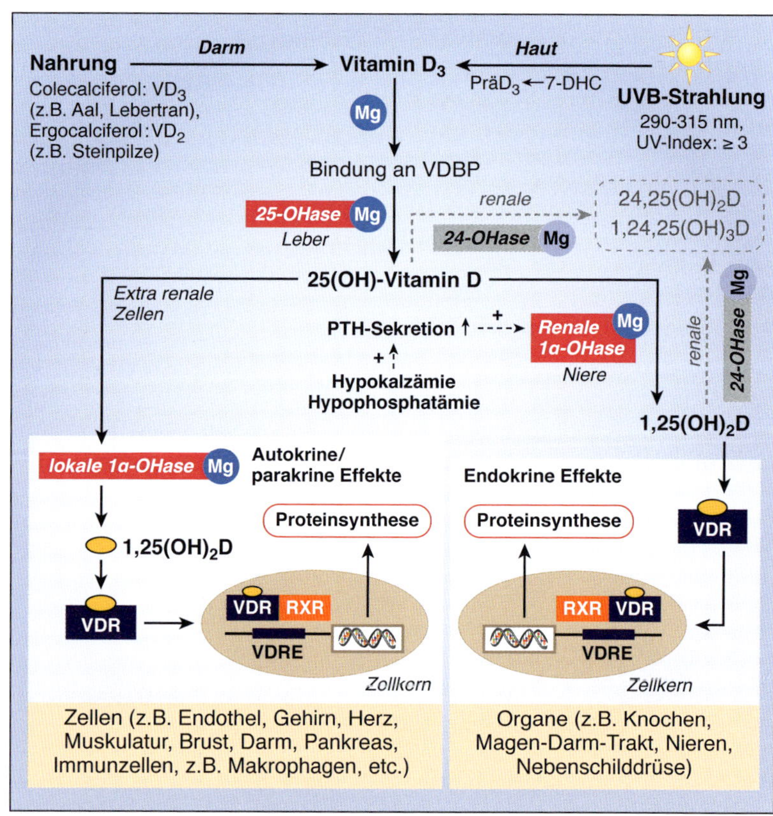

Abb. 6.2 Magnesium reguliert den Vitamin-D-Stoffwechsel

2. Magnesium ist wichtig für die Bildung des Vitamin-D-bindenden Proteins (VDBP), welches Vitamin D und seine stoffwechselaktiven Formen (z. B. 25(OH)D, 1,25$(OH)_2$D) im Blut transportiert und im Gewebe verteilt.
3. Parathormon und das Sonnenhormon 1,25$(OH)_2$D fördern im Magen-Darm-Trakt die Aufnahme von Magnesium aus dem Speisebrei. Ein Magnesiummangel kann andererseits die Ansprechrate des Gewebes auf beide Hormone beeinträchtigen. Bekanntestes Beispiel ist die so genannte Magnesium-abhängige Vitamin-D-resistente Rachitis, die nicht auf Vitamin D, sondern nur auf eine Magnesiumtherapie anspricht (siehe Abb. 6.2).

In hoher Dosierung kann Vitamin D dementsprechend den Bedarf an Magnesium steigern. Zusätzlich konnte in hoher Dosierung zum Teil eine erhöhte Ausscheidung von Magnesium über die Niere beobachtet werden. Das dürfte teilweise die Nebenwirkungen des Sonnenhormons bei zu hoher Dosierung erklären, wie Kopfschmerzen, Herzstolpern, Angstattacken und Muskelkrämpfe. Diese Symptome sind in der Regel kein Zeichen einer Überdosierung von Vitamin D, sondern eines Mangels an Magnesium.

Falls der 25(OH)D-Spiegel unter einer Vitamin-D-Therapie nicht ausreichend ansteigt, kann das auf Störungen von Cofaktoren im Vitamin-D-Stoffwechsel wie Magnesium, Vitamin B_2 oder Vitamin C zurückzuführen sein. Magnesium reguliert sowohl Vitamin-D-aktivierende Enzyme (z. B. CYP 2R1: 25-OHase, CYP 27B1: 1α-OHase) als auch Vitamin-D-deaktivierende Enzyme (z. B. CYP 24A1: 24-OHase). Dementsprechend führt im Tierversuch ein Magnesiummangel zu einer Downregulation der 1α-OHase (CYP 27B1) und Hochregulation der 24-OHase (CYP 24A1). Aktuelle Studien aus dem American Journal of Clinical Nutrition

(Dai et al., 2018) geben Hinweise darauf, das die Wirkung von Magnesium von den 25(OH)D-Ausgangwerten abhängig ist. Insbesondere bei 25(OH)D-Werten <30 ng/ml erhöht die Supplementierung von Magnesium den Vitamin-D-Spiegel. Bei 25(OH)D-Werten um 50 ng/ml oder mehr senkt Magnesium den Vitamin-D-Spiegel. Auch Genpolymorphismen des Vitamin-D-bindenden Proteins (VDBP) und des Vitamin-D-Rezeptors (VDR) sowie der verschiedenen Hydroxylasen CYP 2R1, CYP 27B1 und CYP 24A1 können daran beteiligt sein, dass nicht genügend 25(OH)D und 1,25$(OH)_2$D zur Verfügung stehen.

Bei einer täglichen Dosierung von 40–60 I. E. Vitamin D pro kg Körpergewicht ist eine begleitende Einnahme von 4–6 mg Magnesium pro kg Körpergewicht pro Tag empfehlenswert (z. B. 400 mg Magnesium/Tag, als Mg-Citrat). Beide Nährstoffe für sich allein zeigen schon beeindruckende Ergebnisse in zahllosen Studien – kombiniert man beide ergibt sich ein großer Baustein in einer ganzheitlich orientierten Gesunderhaltung und Prävention.

6.2 Vitamin A (Retinol)

Vitamin A ist unter biochemischen und ernährungsmedizinischen Aspekten der Oberbegriff für Vitamere, deren Grundgerüst einen β-Ionon-Ring mit isoprenoider Seitenkette beinhalten und die alle biologischen Effekte von Retinol sowie seiner Ester (Retinylester) besitzen. Die drei aktiven Formen von Vitamin A (Retinol, Retinal, Retinsäure) üben verschiedene physiologische Funktionen aus. Retinol gebunden an das Zink-abhängige Retinol-bindende-Protein (RBP) stellt die Transportform von Vitamin A im Blut dar und ist zudem eine wichtige Quelle für Retinsäure (RA). Retinal ist ein integraler Bestandteil des lichtsensitiven Sehpigments Rhodopsin. Beim Sehvorgang werden Lichtreize in Sinnesreize mit Hilfe der

Isomerisierung von 11-cis-Retinal (Chromophor) zum all-trans-Retinal umgewandelt.

Analog zum Sonnenhormon 1,25(OH)2D vermittelt auch Vitamin A via Retinsäure seine Effekte über intrazelluläre Rezeptoren. Die zu den Retinoiden zählende Retinsäure (RA) und ihre Derivate sind über ligandenaktivierte nukleäre Transkriptionsfaktoren an multiplen Differenzierungs-, Entwicklungs- und Wachstumsprozessen sowie an der Kontrolle der Genexpression beteiligt. Darüber hinaus stabilisiert Retinsäure über Wechselwirkungen mit Adherens- und Tight-Junctions die Blut-Retina-, die Blut-Darm- sowie die Blut-Hirn-Barriere. Vitamin A trägt somit wesentlich zu einer intakten Funktion der Endothel- und Schleimhautbarrieren (z. B. Darm) bei und ist essenziell für das Homing von T-Zellen ins darmassoziierte lymphatische Gewebe (GALT). Bisher sind zwei nukleäre Retinoid-Rezeptoren bekannt.

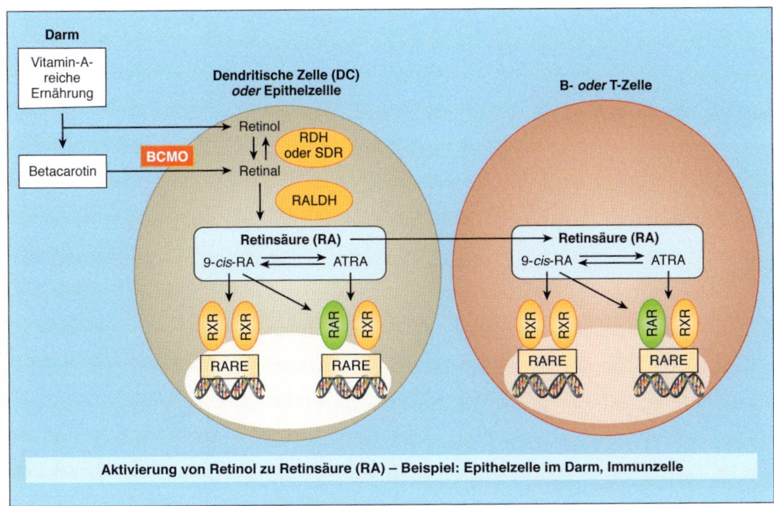

Abb. 6.3 Vitamin A: das antiinfektiöse Vitamin

- Die Retinsäure-Rezeptoren RAR (Retinoic Acid Receptor, Aktivierung durch all-trans Retinsäure, ATRA) und die
- Retinoid-X-Rezeptoren RXR (Retinoid X Receptor, Aktivierung durch 9-cis-Retinsäure, RA).

RAR und RXR sind Mitglieder einer Superfamilie zu denen auch der Steroid-Thyroid-Hormon-Rezeptor (THR), der Vitamin-D-Rezeptor (VDR) und der Peroxisomen-Proliferator-aktivierte Rezeptor (PPAR) gehören. Nach Assoziation mit den Retinsäure-Liganden bilden beide Klassen von Rezeptoren (RAR, RXR) Dimere aus und binden an die Promotorregion (RARE) bestimmter Gene (siehe Abb. 6.3). Darüber hinaus sind Einflüsse von nukleären Fettsäure-Rezeptoren (z. B. für Docosahexaensäure, DHA) sowie über RXR-Homo- (z. B. RXR-RXR) und verschiedene RXR-Heterodimere (z. B. RXR-VDR, VDR-RAR) beschrieben.

Zum Beispiel kann die Omega-3-Fettsäure Docosahexaensäure (DHA) als direkter oder indirekter Ligand von Vitamin-A-abhängigen Rezeptoren des Zellkerns Stoffwechselschritte anregen, die entscheidend zur embryonalen und fetalen Entwicklung des ZNS beitragen (z. B. fetale, embryonale Morphogenese). Die Wirkung von

Retinol → Retinal → Retinsäure
Retinsäure (RA) wird aus Retinol in zwei aufeinander folgenden Schritten gebildet. Im ersten Schritt erfolgt dabei eine reversible Umwandlung von Retinol zu Retinaldehyd, besser bekannt als Retinal durch das mikrosomale, zinkabhängige Enzym Retinol-Dehydrogenase (RDH, SDR). Im zweiten Schritt wird Retinal irreversibel durch die Retinaldehyd-Dehydrogenase (RALDH), von der drei Isoformen RALDH1, RALDH2 und RALDH3 bekannt sind, in Retinsäure (RA) umgewandelt (siehe Abb. 6.3).

DHA ist damit von einer adäquaten Verfügbarkeit von Vitamin A abhängig. Die hormonaktiven Metaboliten von Vitamin A (9-cis-Retinsäure, all-trans-Retinsäure) und Vitamin D (1,25$(OH)_2$D) regulieren als Liganden ihrer Kernrezeptoren in der Regel gemeinsam die Bildung wichtiger Faktoren des Immunsystems.

Zum einen unterstützen sich beide Prohormone Vitamin A und Vitamin D gegenseitig im Zellstoffwechsel. Sie können andererseits aber auch als direkte Gegenspieler wirken. Alle nicht knochenbezogenen Wirkungen des Sonnenhormons (DH) sind indirekt auch von Vitamin A abhängig. So konnte in Studien zur immunregulierenden Wirkung beider Vitamine gezeigt werden, dass die Kombination aus Vitamin D und Vitamin A (z. B. im Lebertranöl) einen günstigen additiven Effekt auf die Prävention von Atemwegsinfektionen hat. Auch bei entzündlich geprägten Autoimmunerkrankungen (z. B. Multiple Sklerose) sollte Vitamin D mit Vitamin A (Retinol) kombiniert werden. Vitamin A und Vitamin D sind vor allem wichtige Partner bei der Hirnreifung (z. B. Hippokampus). Stressbedingte Funktionsstörungen des Gehirns konnten im Tierversuch durch Vitamin A und Vitamin D verringert werden. Auch ein Mangel an Zink hat negative Auswirkungen auf die Hirnreifung, die durch einen Mangel an Eisen zusätzlich verstärkt werden.

Beide Hormone (DH, RA) hemmen zusammen die Zündkerze im Entzündungsstoffwechsel NFkappaβ. Vitamin D und Vitamin A (Retinol) werden im Stoffwechsel in ihre hormonaktiven Formen 1,25$(OH)_2$D (DH) bzw. 9-cis-Retinsäure (RA) umgewandelt. Diese entfalten ähnlich den Sexualhormonen ihre vielfältigen Wirkungen über die gemeinsame Bindung an den VDR/RXR-Komplex (siehe Abb. 6.4).

Vitamin D-Rezeptor (VDR) für 1,25$(OH)_2$D (DH) und Vitamin A-Rezeptor (RXR) für 9-cis-Retinsäure (RA) (bzw. RAR für all-trans-Retinsäure)

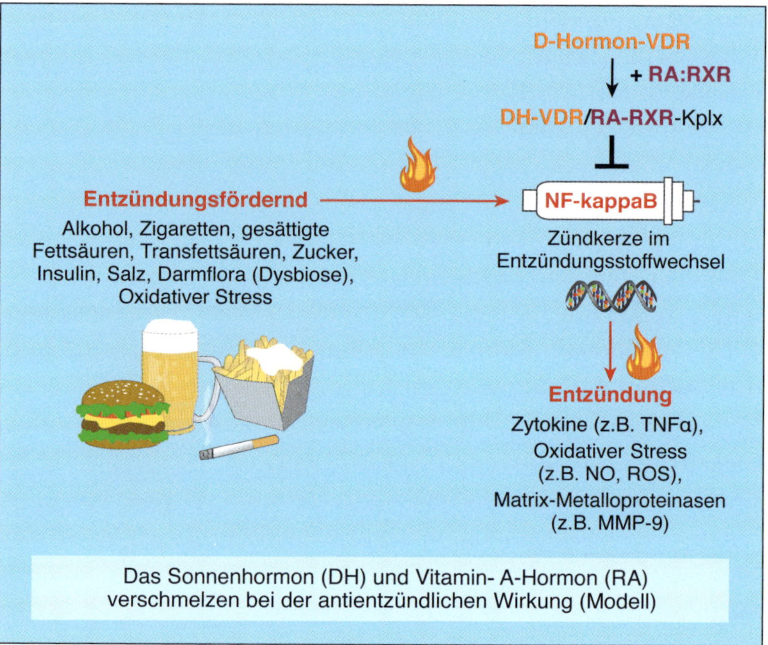

Abb. 6.4 Das Sonnenhormon (DH) und Vitamin-A-Hormon (RA) verschmelzen bei der antientzündlichen Wirkung (Modell)

VDR und RXR/RAR gehören bekanntlich zur großen Familie der Steroidhormon-Rezeptoren (z. B. Rezeptor für Schilddrüsenhormone). Aktuellen Schätzungen zufolge stehen direkt oder indirekt mehr als 6 000 der 23 000 Gene des Menschen unter der Kontrolle von 1,25(OH)$_2$D. Über 500 Gene stehen unter Kontrolle von Vitamin A und den Retinoiden. Dabei ist von Bedeutung, dass das durch 1,25(OH)$_2$D (DH) und 9-cis-Retinsäure (RA) aktivierte Ablesen eines Gens in der Regel erst dann erfolgt, wenn sich VDR und RXR am Gen zu einem Molekülverbund (Komplex) mit zwei unterschiedlichen Untereinheiten, zu einem so genannten Heterodimer (VDR/RXR) verschmelzen. Die eigentlichen Effekte von Vitamin D nach Aktivierung über 25(OH)D zum Sonnenhormon $1{,}25(OH)_2D$ (DH) erfolgt also meistens über den Vitamin D-Hormon-Rezeptor (VDR) zusammen mit dem Vitamin A-Hormon-Rezeptor (RXR) (siehe Abb. 6.4).

Über die Kontrolle der Genexpression ist Vitamin A, wie auch Vitamin D, vor allem an der Proliferation und Differenzierung von Epithelien und Zellen (z. B. Immunzellen) beteiligt. Hier seien nur einige aufgezählt, wie die Regeneration der Schleimhäute (z. B. Darm, Atemwege), die Spermatogenese, die Oogenese, die Hämatopoese und die Embryogenese. Vitamin A übt wie Vitamin D eine Vielzahl von epigenetischen Effekten aus, die mit der Funktionsfähigkeit des Hippokampus in Verbindung stehen (z. B. Gedächtnis, Erinnerung). Vitamin A reguliert wie Vitamin D dabei die Ablesbarkeit von Genen durch Histonacetylierung. Durch die Interaktion beider Hormone wird also die Ausprägung einer Vielzahl von Faktoren geregelt, die besonders im Wachstum und der Entwicklung von Zellen und Geweben (z. B. Embryo, Schleimhäute der Atemwege und des Magen-Darm-Traktes) eingreifen. Gerät das Verhältnis von Vitamin D zu Vitamin A aus dem Gleichgewicht, können sich beide Vitamine auch wie direkte Gegenspieler verhalten.

6.2.1 Vitamin-A-Mangel und Folgen

Von einem Mikronährstoffmangel an Vitamin A oder Eisen sind etwa ein Drittel der Weltbevölkerung betroffen. Ein Mangel an Vitamin A ist mit Störungen der Sehfunktion (z. B. Nachtblindheit, Anpassung an unterschiedliche Lichtverhältnisse), Eisenmangelanämie, Wachstumsretardierung, übermäßige Verhornung von Epithelien (ein- oder mehrlagige Deckschicht der Zellen), erhöhter Infektanfälligkeit, erhöhter Durchfallrate, reduzierten Impferfolgen und Fruchtschädigung in der Schwangerschaft (→ teratogene Wirkung) verbunden.

Nach Angaben der WHO sind von einem Mangel an Vitamin A schätzungsweise 19 Millionen Schwangere betroffen. Darüber hinaus waren laut WHO zwischen 1995 und 2005 weltweit 5 Millionen Vorschulkinder und 10 Millionen Schwangere durch einen Mangel an Vitamin A durch Nachtblindheit gefährdet. In einer Meta-Analyse von 43 randomisierten Studien mit über 215.000 Kleinkindern (Alter: <5 Jahre) führte die Supplementierung von Vitamin A zu einer signifikanten Reduktion der allgemeinen Sterblichkeit (z. B. durch Masern) um 24 % (95 % CI: 0,76 (0,69–0,83; p = 0,002) sowie der durchfallbedingten Mortalität um 28 %. Die Supplementierung von Vitamin A reduzierte zudem die Inzidenz von Durchfall (Diarrhö) um 15 %, Maserninfektionen um 50 % und reduzierte zusätzlich die Prävalenz von Sehstörungen (z. B. Erblindung, trockenes Auge) um etwa 70 % (→ Masern erhöhen Ausscheidung von Retinol und RBP über die Nieren).

6.2.2 Häufig übersehen: Die genetisch bedingte Vielfalt der BCMO

Um den täglichen Bedarf an Vitamin A (Retinol) zu decken wird gerne von den Fachgesellschaften der Verzehr von Carotinoiden mit Provitamin-A-Charakter (z. B. Betacarotin aus Karotten) empfohlen, da letztere als Vorstufen für die Bildung von Retinol dienen. Aktuelle Daten zeigen jedoch, dass die Bildung von Retinol aus Carotinoiden lange Zeit überschätzt wurde. Die Umwandlungsrate von Provitamin A zu Retinol liegt nur im Bereich von 12:1 bis 24:1, d. h. es müsste also täglich eine große Menge an Gemüse und Obst mit Carotinoiden verzehrt werden, um den Bedarf an Vitamin A zu decken.

Die Verwertbarkeit von alimentärem Betacarotin zu Retinal mit Hilfe des Enzyms Beta-carotin-15,15'-Monooxygenase (BCMO) variiert interindividuell sehr stark, mit einem hohen Anteil von Low-Respondern (geringes Ansprechen) von bis zu 45 %. Seit einiger Zeit sind Polymorphismen bekannt, welche die Enzymaktivität des BCMO stark reduzieren (z. B. bei jungen Frauen um bis zu 50 %). Die genetisch bedingte Vielfalt von Enzymen (z. B. BCMO) wird in der Fachsprache als genetischer Polymorphismus bezeichnet. Diese sind für erhebliche interindividuelle Unterschiede in der Verstoffwechselung von Substanzen (z. B. Carotinoide) verantwortlich!

6.3 Vitamin B_2 (Riboflavin)

Wussten Sie, dass Vitamin B_2 als gelblicher Farbstoff häufig in der Lebensmittelindustrie unter der Bezeichnung E101 eingesetzt wird? Riboflavin ist in erster Linie für alle energieliefernden Prozesse in unserem Körper wichtig. Der Ausspruch »Milch macht müde Männer munter« macht durchaus Sinn. Denn das vor allem in der Milch (lac = Milch, flavus = gelb) enthaltende Riboflavin, ist in den Zellkraftwerken jeder Körperzelle an der Energiegewinnung aus Fetten, Kohlenhydraten und Eiweißen beteiligt. Therapeutisch ist der »gelbe Energizer« vor allem in der Vorbeugung und Therapie der Migräne sowie bestimmter Haut- und Augenerkrankungen interessant.

Riboflavin spielt bekanntlich eine zentrale Rolle als Coenzym (FAM, FMN) in der mitochondrialen Atmungskette. Bei diesem Stoffwechselprozess werden Makronährstoffe (Fette, Kohlenhydrate, Eiweiße) in den Energiekraftwerken unserer Zellen, den so genannten Mitochondrien, zur Herstellung purer Stoffwechselenergie in Form des Adenosintriphosphat (kurz: ATP) verbrannt. ATP ist das Benzin für alle energieabhängigen Prozesse unseres Körpers. Riboflavin ist zudem als Antioxidan ein wichtiger Zellschutzfaktor gegen aggressive freie Radikale. Zusammen mit Eisen ist es außerdem an der Produktion der roten Blutkörperchen (Erythrozyten) beteiligt, welche alle Körperzellen mit Sauerstoff versorgen. Auch andere B-Vitamine wie Vitamine B_6 und Niacin sind auf diesen Stoffwechselaktivator angewiesen. Besondere Bedeutung hat Vitamin B_2 für den Vitamin-D-Stoffwechsel.

Denn die Riboflavin-abhgängigen Enzyme aus der Gruppe der Mono-Oxygenasen und der Oxido-Reduktasen sind an Schlüsselschritten in der Biosynthese von Steroiden und Vitamin D beteiligt. So spielen die Flavoproteine FAD und FMN beim Austausch von Elektronen in der mitochondrialen Elektronentransportkette und bei der Übertragung von Hydroxyl-(OH)-Gruppen eine wesentliche Rolle. Hydroxyl-(OH)-Gruppen übertragende Enzyme wie 24-Hydoxylase (24-OHase), die 25-Hydroxylase (25-OHase) und die 1α-Hydroxylase (1α-OHase) werden von Riboflavin reguliert. Daher ist unter anderem die Bildung von 25-Hydroxy-Vitamin D (25(OH)D), 1,25-Dihydroxy-Vitamin D ($1,25(OH)_2D$) sowie der Abbauprodukte $24,25(OH)_2D$ und $1,24,25(OH)_3D$ von Riboflavin abhängig. Das Ansprechen auf eine Hochdosistherapie mit Vitamin D (z. B. bei Multipler Sklerose) kann durch die Supplementierung von Riboflavin (z. B. 50 mg/d, p. o.) optimiert werden.

6.4 Vitamin K

Vitamin K ist keine einheitliche Substanz, sondern eine Gruppe engverwandter Derivate mit einer 2-Methyl-1,4-Naphthoquinon-

Struktur als gemeinsames Grundgerüst. Diesen Grundkörper, der auch als Menadion bezeichnet wird, enthalten alle Vitamin K-Derivate. Menadion kommt in der Natur nicht vor, kann aber synthetisch hergestellt werden und ist auch bekannt unter der Bezeichnung Vitamin K_3. Die einzelnen Substanzen aus der Gruppe der K-Vitamine werden auch als K-Vitamere bezeichnet. Sie unterscheiden sich vor allem durch die Länge und Sättigung der isoprenoiden Seitenkette am C3.

Die wichtigsten natürlich vorkommenden K-Vitamine sind das in grünen Pflanzen enthaltene Phylloquinon (2-Metyhl-3-phytyl-1,4-naphthoquinon, Phytomenadion), auch als Vitamin K_1 bekannt, sowie das von Darmbakterien (z. B. Bacteroides) mit unterschiedlich langen Seitenketten gebildete Menaquinon, auch als Vitamin K_2 bezeichnet. Dabei weist das aus Natto gewonnene MK-7 einige physikochemische Vorteile gegenüber dem Vitamin K_1 auf. Menaquinon-7 (MK-7) ist aufgrund seiner Molekülstruktur lipophiler und besitzt im Vergleich zu Vitamin K_1 eine deutlich längere Halbwertszeit (HWZ: 3 Tage). Bei regelmäßiger Zufuhr von MK-7 resultieren daher nicht nur stabilere, sondern auch etwa 7–8fach höhere Blutspiegel. Im Vergleich zu Vitamin K_1 ist die Verteilung von MK-7 in verschiedenen Geweben signifikant besser. MK-7 ist daher auch effizienter in der Carboxylierung extrahepatischer (z. B. Osteocalcin) und hepatischer Proteine (z. B. Prothrombin). Im Vergleich zu MK-7 ist bei MK-4 eine orale Bioverfügbarkeit in nutritiven Dosierungen (z. B. 420 µg MK-4) nicht nachweisbar. Die in der Nahrung enthaltene geringe MK-4-Menge trägt damit auch nicht zum Aufbau des Vitamin K-Status und Carboxylierungsgrades Vitamin-K-abhängiger Proteine bei.

Menaquinone finden sich vor allem in tierischen Lebensmitteln wie Rinderleber sowie in bakteriell fermentierten Nahrungsmitteln wie Joghurt und einigen Käsesorten (z. B. MK-8 und MK-9: 5–20 µg/100 g). Die reichhaltigste Quelle für MK-7 mit ~10 µg/g ist ein japanisches Gericht mit einer langen Ernährungstradition namens Natto, das aus bakteriell fermentierten Sojabohnen besteht. Das Bakterium, das im Soja MK-7 produziert heißt *Bacillus subtilis natto*. Die ersten schriftlichen Dokumente über Natto finden sich in dem japanischen Kochbuch »Shin Sarugakki« von Fujiwara no Akihira, der von 989–1066 vor Christus lebte.

6.4.1 Vitamin K-Bedarf

Die Empfehlungen für den Vitamin K-Bedarf sind nicht genau bekannt und beziehen sich von Seiten der Ernährungsgesellschaften meist auf den Bedarf der Leber für die Bildung von Blutgerinnungsfaktoren. Unter Einbeziehung der Plasmathrombinspiegel wird für alle Altersgruppen jenseits des Neugeborenenalters eine adäquate tägliche Vitamin-K_1-Zufuhr von 1 µg pro kg Körpergewicht empfohlen.

Eine aktuelle Untersuchungen der Universität Maastricht, bei der 896 Blutproben gesunder Personen ausgewertet wurden, zeigt jedoch, dass obwohl alle Blutgerinnungsproteine durch Vitamin K vollständig carboxyliert waren, bei einem Großteil der untersuchten Personen eine hohe Konzentration an uncarboxylierten Gla-Proteinen (Osteocalcin, Matrix-Gla-Protein) vorliegt. Uncarboxyliertes Osteocalcin (ucOc) und uncarboxyliertes Matrix-Gla-Protein (ucMGP) sind funktionelle Laborparameter für einen Vitamin K_2-Mangel und mit einem erhöhten Risiko für Knochenfrakturen bzw. Gefäßkomplikationen assoziiert. Nach den Ergebnissen dieser Untersuchung muss davon ausgegangen werden, dass ein Großteil der Bevölkerung nicht ausreichend mit Vitamin K_2, insbesondere mit MK-7 versorgt ist.

Aufgrund der häufigen Unterversorgung mit Vitamin K_2 als MK-7 kann unter präventiven Aspekten die Supplementierung von 0,5–1 µg MK-7 pro kg Körpergewicht pro Tag empfohlen werden.

6.4.2 Aufgaben

Vitamin K aktiviert im Körper verschiedene Proteine, die als Folge der Vitamin-K-abhängigen Carboxylierung Kalzium-Ionen binden und darüber stoffwechselaktiv werden. Carboxyliertes Osteocalcin (cOc) bindet so im Knochengewebe Kalzium, welches mit Hilfe der Knochenaufbauenden Zellen (Osteoblasten) in das Hydroxylapatit des Knochens eingebaut wird. 1,25$(OH)_2$D steigert die Synthese des uncarboxylierten Osteocalcins. Eine geringe diätetische Vitamin K-Zufuhr und ein hoher Anteil an uncarboxyliertem Osteocalcin (ucOc) sind eigenständige Risikofaktoren für Hüftgelenkfrakturen. Während carboxyliertes Osteocalcin (cOc) den Einbau von Kalzium in die Knochenmatrix fördert und einer Hypermineralisierung des Knochens vorbeugt wirkt das Vitamin-K-abhängige Matrix-Gla-Protein (cMGP) der Gefäßverkalkung sowie altersbedingten Verschleißerscheinungen der Arterien entgegen und schützt die Blutgefäße vor einer Kalziumüberladung.

Die Ergebnisse eine aktuellen Metaanalyse von 19 Studien mit MK-4 oder MK-7 auf die Knochengesundheit unterstreichen, dass die Supplementierung von Vitamin K_2 den Gehalt an ucOc durchschnittlich um 40 bis 50 % senkt, wobei Frauen ohne Osteoporose von einer stärkeren Reduktion profitieren als Patientinnen mit Osteoporose. Im Vergleich zur Kontrolle wird die Knochendichte der Wirbelsäule signifikant verbessert, nicht aber der Hüfte. Dieser Effekt ist auf Frauen mit Osteoporose beschränkt. Auch das relative Frakturrisiko wird bei Frauen mit Osteoporose um 50 % durch Vitamin K_2 gesenkt.

Im Hinblick auf den Knochenstoffwechsel kann unter synergistischen Aspekten eine Kombination von Vitamin D plus MK-7 empfohlen werden.

6.4.3 Vitamin D niemals ohne Vitamin K_2 – Imperativ oder Konjunktiv?

Die dramatische Aussage »Vitamin D niemals ohne Vitamin K_2« bewegt seit einigen Jahren nicht nur die medizinische Fachwelt, sondern auch viele gesundheitsbewusste Verbraucher. In zahlreichen Publikationen zu Vitamin D wurde über die unzähligen positiven Effekte des Sonnenhormons in der Prävention und Therapien berichtet. Allerdings wurde die anfängliche Euphorie zu Vitamin D ein wenig getrübt, als die ersten Stimmen laut wurden die darlegten, man dürfe Vitamin D nur zusammen mit Vitamin K_2 supplementieren.

6.4.4 Gemeinsamkeiten von Vitamin D und Vitamin K

Beide fettlöslichen Vitamine spielen bekanntlich eine zentrale Rolle bei der Aufrechterhaltung des Kalzium-Blutspiegels und der Knochenmineralisierung. Dementsprechend sind sowohl ein Vitamin-D-Mangel (25(OH)D <20 ng/ml) bzw. eine Vitamin-D-Insuffizienz (25(OH)D <30 ng/ml) und eine suboptimale Versorgung mit Vitamin K_2 mit Störungen im Kalzium-Haushalt und Knochenstoffwechsel verbunden.

Das Zusammenspiel zwischen Vitamin D und Vitamin K_2 wird deutlich vor allem in Bezug auf die Synthese des Peptidhormons Osteocalcin, welches unentbehrlich ist für die Bildung von Hydroxylapatit-Kristallen im Knochengwebe (siehe Abb. 6.5). Vitamin K ist als Coenzym essenziell für die γ-Carboxylierung spezifischer Glutaminsäure-(Glu)-Reste in verschiedenen Vitamin-K-abhängigen Proteinen (z. B. Osteocalcin, MGP). Die so gebildeten γ-Carboxyglutaminsäure-(Gla)-Verbindungen sind in der Lage Kalzium-Ionen komplex zu binden, was seinerseits zu einer Konformationsänderung des Proteins führt, die Voraussetzung für

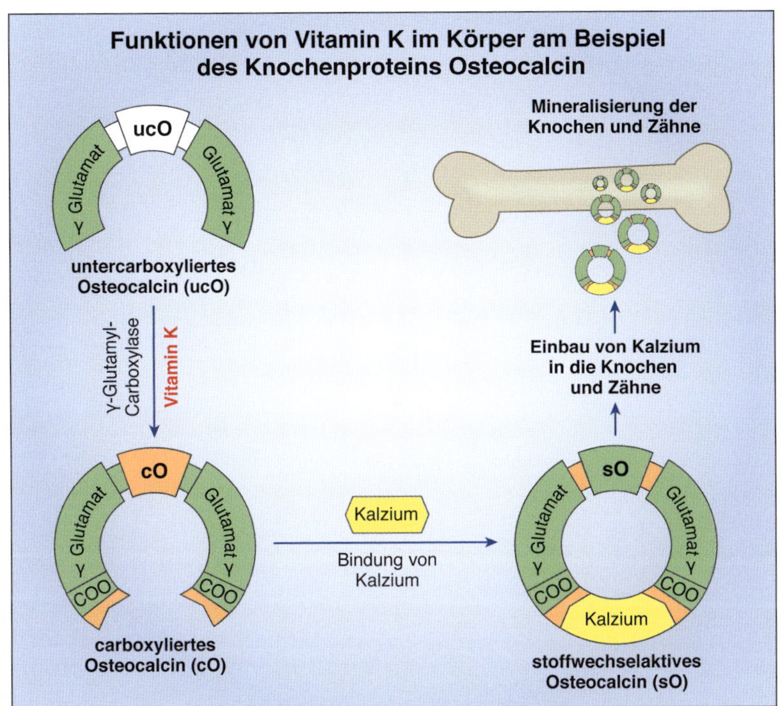

Abb. 6.5 Funktionen von Vitamin K im Körper am (hypothetisches Modell)

seine physiologische Funktion ist. Auf diese Weise entstehen zum Beispiel durch posttranslationale Modifizierung aus Vorstufen die Gerinnungsfaktoren Faktor II (Prothrombin), Faktor VII, IX und X. Carboxyliertes Osteocalcin (cOc) bindet im Knochengewebe Kalzium, welches mit Hilfe der Osteoblasten in das Hydroxylapatit des Knochens eingebaut wird.

In seiner hormonaktiven Form 1,25$(OH)_2$D steigert das Sonnenhormon die Synthese des uncarboxylierten Osteocalcins (ucOc) und des dephosphorylierten uncarboxylierten Matrix-Gla-Protein (dp-ucMGP). Während carboxyliertes Osteocalcin (cOc) den Einbau von Kalzium in die Knochenmatrix fördert und einer Hypermineralisierung des Knochens vorbeugt, wirkt das Vitamin-K-abhängige Matrix-Gla-Protein (cMGP) der Gefäßkalzifizierung sowie altersbedingten Verschleißerscheinungen der Arterien entgegen und schützt die Blutgefäße vor einer Kalziumüberladung (siehe Abb. 6.6).

Vitamin K_2 übt seine biochemischen Funktionen allerdings nicht nur durch die Carboxylierung und Aktivierung Vitamin-K-abhän-

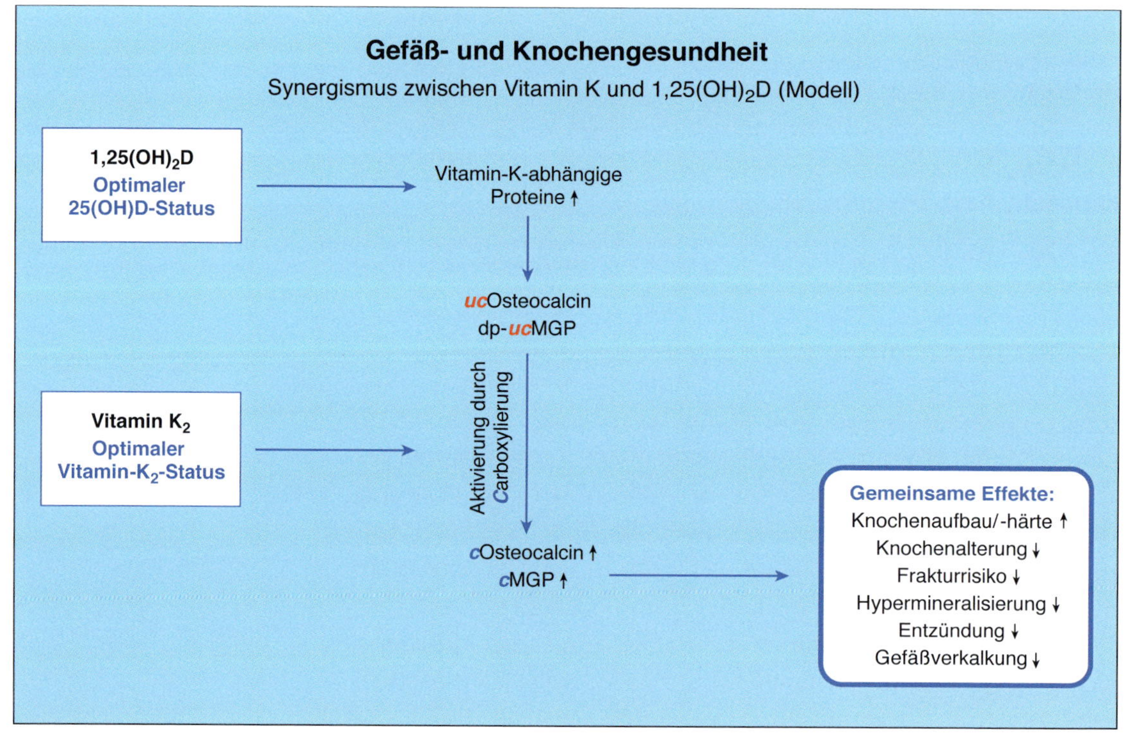

Abb. 6.6 Synergismus zwischen Vitamin D und Vitamin K (Modell)

giger Proteine aus, sondern ist auch in der Lage, direkt die Expression von Genen über die Bindung an Steroidhormon- und Xenobiotika-Rezeptoren (SXR) zu beeinflussen. Darüber hinaus überschneiden sich Vitamin D und Vitamin K_2 im Metabolom auch auf der zellulären Ebene. Die γ-Caboxylierung wird von einer zyklischen Transformation geprägt, bei der oxidierte und reduzierte Formen des Vitamin K_2 als treibende Faktoren beteiligt sind. Diese zyklische Umwandlung dient im antioxidativen Schutzsystem als Quelle des Elektronentransfers, um gesunde Zellen gegen oxidativen Stress zu schützen. Wie in Tierversuchen gezeigt werden konnte, besitzt auch Vitamin D antioxidative Kapazität. In der Summe kann daraus geschlossen werden, dass Vitamin D und Vitamin K_2 auf vielen Stoffwechselebenen miteinander interagieren und sich zum Teil in ihrer Wirkungsweise synergistisch unterstützen. Dabei fungieren die Vitamin-D-Metaboliten 25(OH)D und $1{,}25(OH)_2D$ als eine Art Turmwächter, welche die intestinale Kalziumaufnahme kontrollieren, während Vitamin K_2 ähnlich wie ein Verkehrspolizist im Blut den Kalziumstrom in die Knochen und Gefäße reguliert (siehe Abb. 6.6).

Die Kombination von Vitamin D und Vitamin K wirkt sich positiv auf die Knochendichte von postmenopausalen Frauen aus.

In verschiedenen randomisierten Interventionsstudien wurde die Effektivität der Kombination von Vitamin D mit Vitamin K auf die Knochengesundheit untersucht (siehe Tab. 6.1).

Erste Hinweise auf einen Synergismus beider Vitamine geben Studien bei denen die Kombination von Vitamin K_2 mit Vitamin D die Knochendichte bei postmenopausalen Frauen stärker erhöht als die Gabe von Vitamin K_2 alleine. Zusammenfassend kann man feststellen, dass die Kombination von Vitamin D mit Vitamin K sich günstig auswirkt auf die Knochendichte von postmenopausalen Frauen.

Tab. 6.1 Auswahl von VD + VK-Kombinationsstudien

Autor/Jahr	Land	Probanden	Intervention	Zeitraum	Parameter	Ergebnis
Ushiroyama et al., 2002	Japan	n = 126 postmenopausale Frauen mit Osteopenie und Osteoporose, (Alter: ± 53)	a) Diät b) 45 mg Vitamin K_2 (MK-4)/d c) 1 µg 1α OH-Vitamin D/d d) 1α OH-Vitamin D + Vitamin K_2	2 Jahre	Veränderung der Knochendichte (BMD) in %	D + K Kombi steigert BMD % nach 2 Jahren (4,92 +/− 7,89 %) stärker als Vitamin K_2 (0,135 +/− 5,44 %) alleine
Braam et al., 2003	Niederlande	n = 155 postmenopausale Frauen zwischen 50–60 Jahren	a) Plazebo b) Mineralien + Vitamin D (8 µg/d) c) Mineralien + Vitamin D+ Vitamin K_1 (1 mg/d)	3 Jahre	Knochenverlust	Mineralien + Vitamin D + Vitamin K reduzierte Knochenverlust am Schenkelhals
Sato et al., 2005 *Anmerkung:* Studie wurde zurückgezogen aufgrund manipulierter klinischer Daten!	Japan	n = 200 ältere Frauen mit Alzheimer (Alter: ± 78)	a) Plazebo b) 45 mg MK-4 + 1000 I. E. Vitamin D_2 + 600 mg Ca	2 Jahre	Knochendichte (BMD) und Frakturrate	Knochendichte BMD stieg in der Vitamin D + K-Gruppe

Tab. 6.1 (Fortsetzung) Auswahl von VD + VK-Kombinationsstudien

Autor/Jahr	Land	Probanden	Intervention	Zeitraum	Parameter	Ergebnis
Cheung et al., 2008	Kanada	n = 440 postmeno-pausale Frauen mit Osteopenie (Alter: ± 59)	a) 1500 mg Kalzium + 800 I. E. Vitamin D b) 5 mg Vitamin K_1 + Kalzium + Vitamin D	2–4 Jahre	Knochen-dichte (BMD)	Kein Effekt auf BMD
Binkley et al., 2009	USA	n = 381 postmeno-pausale Frauen (Alter: ± 62)	a) 315 mg Kalzium + 200 I. E. Vitamin D_3 b) 1 mg Vitamin K_1 + Kalzium + Vitamin D_3 c) MK-4 (45 mg/d) + Kalzium + Vitamin D_3	1 Jahr	Knochen-dichte (BMD)	Kein Effekt auf BMD
Je et al., 2011	Südkorea	n = 78 postmeno-pausale Frauen (Alter: ± 68)	a) 400 I. E. Vitamin D + 630 mg Ca b) Vitamin D + Ca + 45 mg Vitamin K_2	6 Monate	Knochen-dichte (BMD)	Signifikanter Anstieg der BMD in der D + K Gruppe

Tab. 6.1 (Fortsetzung) Auswahl von VD + VK-Kombinationsstudien

Autor/Jahr	Land	Probanden	Intervention	Zeitraum	Parameter	Ergebnis
O'Connor et al., 2014	Irland	n= 46 Patienten mit M. Crohn (Alter: ± 45)	a) Plazebo b) 1 mg Vitamin K_1 + 400 I. E. Vitamin D + 500 mg Ca	1 Jahr	Knochendichte (BMD)	Leichter Anstieg der BMD in D + K Gruppe
Mazzanti et al., 2015	Italien	n = 60 postmenopausale Frauen (Alter: ± 55)	a)Olivenöl b) Olivenöl angereichert mit Vitamin D_3, K_1, und B_6	1 Jahr	Knochendichte (BMD)	Vitaminisiertes Öl mit D, K, und B_6 steigert T-score der BMD

Fazit: Die bisher vorliegenden Studien sind extrem heterogen. Kritikpunkte: Vitamin D wurde nicht in einer rationalen Tagesdosierung eingesetzt (z. B. 50 I. E./kg KG/d) und zum Verhältnis von Vitamin D und Vitamin K liegen bisher keine wissenschaftlichen Studien vor. Zudem wurde in einigen Studien Vitamin K_1 eingesetzt, anstelle des besser bioverfügbaren Vitamin K_2 (z. B. MK-7). In den kommenden Jahren sind weitere größere Interventionsstudien dringend erforderlich mit einer definierten Dosierung und einem rationalen Verhältnis an Vitamin D und Vitamin K_2. Auch Dosis-Findungs-Studien (z. B. Schwellenwert) zu Vitamin K_2 fehlen bisher.

Aufgrund der häufigen Unterversorgung mit Vitamin K_2 als MK-7 kann unter präventiven Aspekten die Supplementierung von 0,5–1 µg MK-7 pro kg Körpergewicht pro Tag empfohlen werden. Vitamin D kann – muss aber nicht – unter synergistischen Aspekten mit Vitamin K_2 kombiniert werden, insbesondere in der Osteoporose-Therapie (z. B. 2–5 µg MK-7 pro kg KG/d). Die Behauptung,

Vitamin D würde ohne Vitamin K_2 eine Gefäßverkalkung verursachen, entbehrt bisher der wissenschaftlichen Evidenz, insbesondere, wenn ein gesunder 25(OH)D-Status von 40–60 ng/ml eingehalten wird. Auch die Datenlage zu MK-7 unter dem Aspekt der Gefäßverkalkung ist noch nicht abschließend geklärt. Die Ergebnisse größerer Studien (z. B. Universität Maastricht) werden dazu mit Spannung erwartet.

6.5 Vitamin C

Die Synthese des Sonnenhormons $1{,}25(OH)_2D$ aus seiner Speicherform 25(OH)D ist bei einem Vitamin-C-Mangel signifikant verringert, denn Ascorbinsäure ist Cofaktor der 1alpha-Hydroxylase (1α-OHase). Die positiven Wirkungen einer Supplementierung von Vitamin D auf den Knochen- und Kalziumstoffwechsel ist daher bei einem Mangel an Vitamin C beeinträchtigt. Vitamin-C-Mangel führt in der Wachstumsphase sogar zu Störungen des Knochenstoffwechsels mit einer erniedrigten Knochendichte. Wie aktuell Genomanalysen belegen, werden Schlüsselgene, die für die Synthese (z. B. CYP 27B1 = 1α-OHase) und den Transport (z. B. SLC 23A1 = Natrium-abhängiger VC-Transporter) beider Vitamine wichtig sind, von Vitamin C und Vitamin D geteilt (Dong et al, Sci Rep, 2019).

6.6 Kalzium

Kalzium ist mengenmäßig das wichtigste Mineral in unserem Körper und ein bedeutsamer Baustein des Knochengewebes und der Zähne. Der Löwenanteil des Kalziums, mit etwa 99 %, findet sich als Hydroxylapatit in den Knochen und nur 1 % in den Körperflüs-

> Der 25(OH)D-Status sollte für die optimale Kalziumresorption und -verwertung zwischen 40–60 ng/ml liegen. Unnötige Kalziumverluste über den Urin werden durch das Knochenvitamin verhindert. Vitamin D ist sozusagen der Schlüssel, der Kalzium die Tür zum Knochen öffnet.

sigkeiten. Das Knochengewebe ist damit für den Organismus das wichtigste Kalziumreservoir, auf das er immer bei Bedarf zurückgreift. Die Hauptmasse des Knochens, etwa 90 % wird bis zum 20. Lebensjahr gebildet. Weitere 10 % bis zur maximal erreichbaren Knochenmasse (»Peak bone mass«: Spitzenknochenmasse) werden bis zum 35. Lebensjahr aufgebaut. Danach nimmt die Knochenmasse kontinuierlich ab. Frauen weisen allgemein eine geringere Knochenmasse auf als Männer. Ein 25(OH)D-Status ≥32 ng/ml bildet eine wichtige Vorraussetzung für die Kalziumaufnahme aus dem Darm und die Verstoffwechselung im Körper.

Kalzium ist für die Lebensfähigkeit jeder unserer Körperzellen unerlässlich. Neben seiner Funktion als Knochenbaustoff spielt Kalzium eine wichtige Rolle bei der Stabilisierung der Zellmembranen, der Reizübertragung im Nervensystem, der Muskelkontraktion und der Blutgerinnung.

Kalzium und Magnesium stören sich nicht gegenseitig bei der Aufnahme. Beide können durchaus im Verhältnis von etwa 3:1 bzw. 2:1 zwischen Kalzium und Magnesium supplementiert werden. Ohne Magnesium kann unser Kalzium- und Vitamin-D-Stoffwechsel nicht reibungslos ablaufen!

Zu den wichtigsten Faktoren, die zu einer mangelhaften Kalziumversorgung beitragen, gehören eine zu geringe Zufuhr von Milch und Milchprodukten, häufiger Genuss von Kaffee und schwarzem Tee, Rauchen, sowie der Konsum von Fast Food (z. B. Pizza, Hamburger) und phosphathaltigen Softdrinks (z. B. Cola, Limonade). Auch Vitamin-D-Mangel, Störungen der Nebenschilddrüse sowie im Haushalt der weiblichen und männlichen Sexualhormone beeinträchtigen den Kalziumhaushalt. Dauerhafte Einnahme von Arzneimitteln wie Kortison, Abführmittel, Antiepileptika und Magensäurepuffer erhöhen nicht nur den Bedarf, sondern können auch den Kalziumverlust mit dem Stuhl oder Urin steigern. Vor allem die zur Behandlung entzündlicher Krankheiten wie Rheuma eingesetzten Glukokortikoide (Kortison-Präparate) sind wahre Kalziumräuber und Knochenkiller!

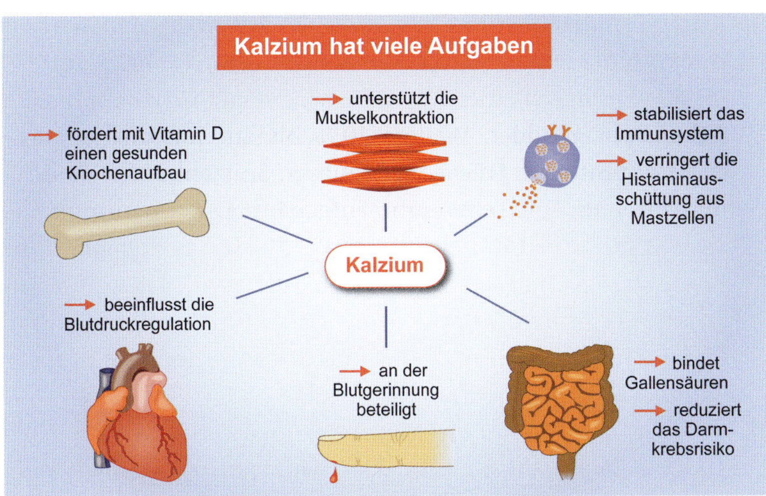

Abb. 6.7 Aufgaben von Kalzium

In einer aktuellen Studie im New England Journal of Medicine war der Benefit in der Gruppe mit der höchsten Vitamin-D-Dosierung (Median 800 I. E./Tag) bei einer geringeren Kalziumeinnahme (< 1 000 mg/d) größer als bei denjenigen, die 1 000 mg/d Kalzium als Supplement oder mehr einnahmen. Zwei klinisch relevante Aspekte könnten hier eine Rolle spielen:

1. Vitamin D hat einen kalziumsparenden Effekt. Das eröffnet insbesondere in der Frakturprävention älterer Personen eine gute klinische Alternative, nämlich Vitamin-D-Monosupplementierung plus Kalziumeinnahme über natürliche Nahrungsmittelquellen, wie Milchprodukte, die neben Kalzium auch Protein liefern. Da Vitamin D kalziumsparend wirkt, könnte dabei der Zielwert für die tägliche Kalziumeinnahme von 1200 mg auf etwa 800 mg Kalzium am Tag verringert werden, was über natürliche Nahrungsmittel durchaus erreicht werden kann.

Die Gesamttagesdosis an Kalzium sollte immer über den Tag verteilt werden. Organisch gebundenes Kalzium in Form von Kalziumcitrat wird vom Körper wesentlich besser verwertet als das anorganische Kalziumcarbonat, das trifft vor allem auf ältere Personen zu, die häufig altersbedingte Probleme mit der Magensäureproduktion haben. Das unlösliche Kalziumcarbonat ist der Kalk, der sich in der Kaffee- oder Waschmaschine festsetzt! Vitamin D fördert zusätzlich die Kalziumverwertung. Grundsätzlich ist zuerst der 25(OH)D-Status zu normalisieren bevor man Kalzium supplementiert. Über eine ausgewogene Mischkost kann der tägliche Kalziumbedarf in der Regel abgedeckt werden.

2. Kalzium-Präparate ohne Vitamin D sollten anhand neuster Daten in der Frakturprävention älterer Personen nicht mehr eingesetzt werden, da die Wirkung auf nicht-vertebrale Frakturen neutral ist und das Hüftbruchrisiko möglicherweise sogar erhöht wird. Dies hängt wahrscheinlich mit der Hemmung der Phosphataufnahme durch Kalziumpräparate zusammen, was das Gleichgewicht des Kalzium-Phosphat-Produkts, das in den Knochen eingebaut wird, stören und so zu einem erhöhten Knochenbruchrisiko beitragen kann. Das Sonnenhormon $1{,}25(OH)_2D$ fördert dagegen die Aufnahme von Kalzium und Phosphat.

Unnötige Kalziumverluste über den Urin werden durch das Knochenvitamin verhindert. Vitamin D ist sozusagen der Schlüssel, der Kalzium die Tür zum Knochen öffnet. Für einen gesunden Kalzium- und Knochenstoffwechsel sollte der 25(OH)D-Status zwischen 40 und 60 ng/ml liegen. Eine gute Versorgung mit Kalzium und Vitamin D beugt im Alter auch vorzeitigem Zahnverlust vor. Neben Kalzium und Vitamin D sind auch Vitamin K, Magnesium, Vitamin C, Zink und Bor für die Knochengesundheit wichtig. Basis für einen gesunden Knochen bildet neben der Ernährung regelmäßige körperliche Aktivität, vor allem kontrollierter Kraftsport.

6.7 Eisen

Der Knochen ist ein lebendes Gewebe. Er besteht aus einem Fasergerüst, das durch Kalzium, Phosphor und anderen Mineralstoffen gehärtet ist. Zwei verschiedene Strukturen bilden den Knochen: fester (kortikaler) Knochen und poröser (trabekulärer) Knochen. Die kortikale Knochenstruktur bildet die äußere Schicht – eine starke, dichte Struktur aus Gewebefasern. Innerhalb dieser äußeren Schicht befindet sich der schwammartige trabekuläre Knochen. Damit Knochen bruchresistent sind, müssen sie stark sein. Die Knochenstärke wiederum ist abhängig von zwei Hauptfaktoren: der Knochenmasse und der Knochenqualität.

In Studien konnte man bei Patienten mit Osteoporose häufig eine Störung im Eisenstoffwechsel beobachten. Eisen ist das häufigste Spurenelement im menschlichen Körper. Neben dem Sauerstofftransport ist es an vielen Stoffwechselprozessen beteiligt, die unter anderem die Knochengesundheit beeinflussen. Als Biokatalysator unterstützt das Spurenelement zusammen mit Vitamin C die Aktivierung von Vitamin D ($\rightarrow$25(OH)D $\rightarrow$1,25$(OH)_2$D) sowie die Synthese des Kollagens, dem Hauptbestandteil von Bindegeweben ($\rightarrow$ Prolyl-Hydroxylase, Lysyl-Hydroxylase). Ein Mangel an Eisen- und/oder Vitamin C ist daher ein Risikofaktor für Störungen des Bindegewebes, des Knochenstoffwechsels und für die Entstehung einer Osteoporose.

Ein Eisenmangel führt im Tierversuch zu einem unzureichend mineralisierten Knochenskelett in Verbindung mit krankhaften Störungen der Mikroarchitektur des trabekulären Knochenanteils und abnehmender Knochenstärke. Ein ausgeprägter, schwerer Mangel an Eisen führt zudem zur Abnahme biochemischer Marker, welche die knochenneubildung charakterisieren, die so genannten Prokollagen Typ-I-Propeptide. Letztere sind ein direktes quantitatives Maß der Aktivität knochenaufbauender Zellen (Osteoblasten) und der Neubildung von Kollagen Typ-I. Diese Parameter konnten im Tierversuch durch die Supplementierung von Eisen normalisiert werden. Damit wird Eisen zu einem Schlüsselnährstoff für die Knochengesundheit. Die knochenprotektiven Eigenschaften von Eisen konnten auch in klinischen Studien an Patienten mit Eisenmangelanämie nachgewiesen werden. Ein normaler Eisenstatus ist insofern wichtig für den Vitamin-D-Stoffwechsel und eine gesunde Knochenmineralisation. Valide Laborparameter zur Kontrolle des Eisenstatus sind das CRP, das Ferritin und der lösliche Transferrin-Rezeptor.

6.7.1 Vitamin D und Vitamin A beeinflussen die Eisenverwertung

Aktuelle Studien belegen, dass Vitamin D und Vitamin A (Retinol) auch die Aufnahme und Verwertung von Eisen beeinflussen. Die Resorption von Eisen erfolgt als zweiwertiges Eisen im Darm. Dabei wird dreiwertiges Eisen (Fe III) durch das duodenale Cytochrom b (Dcytb) zum zweiwertigen Eisen (Fe II) reduziert und in dieser Form über den divalenten Metalltransporter 1 (DMT-1) in die Darmzelle aufgenommen (siehe Abb. 6.8). In der Darmzelle wird das Fe II entweder in Form von intrazellulärem Ferritin gespeichert oder zur basolateralen Membran transportiert. An der basolateralen Membran wird Eisen in Form von Fe II von dem Eisen-Exporter Ferroportin gebunden. Dieser ist für den Eisentransport aus dem Zellinneren der Darmzellen heraus ins Blut zuständig. Auch in der Membran von Leberzellen und einigen Zellen des Immunsystems (z. B. Monozyten, Makrophagen) findet sich Ferroportin. Die Aktivität des Ferroportins wird durch das Protein Hepcidin reguliert. Letzteres wird hauptsächlich in der Leber gebildet und besitzt eine Schlüsselfunktion bei der Regulation der Aufnahme und Gewebeverteilung des Eisens. In Darmzellen oder in Monozyten bindet Hepcidin an Ferroportin. Dadurch können diese Zellen kein Eisen mehr ausschleusen und ins Blut abgeben. In der Folge sinkt der Eisenspiegel im Blutserum und eine Blutarmut kann sich entwickeln. Das HAMP-Gen, welches für die Produktion von Hepcidin verantwortlich ist wird auch bei Infektionen oder Entzündungen (z. B. Interleukin-6) vermehrt aktiviert und führt zu einem Anstieg der Hepcidinspiegels. Hierdurch wird die Funktion des Ferroportins blockiert, was dazu beitragen kann, dass sich eine entzündungsbedingte Blutarmut (Anämie) entwickelt. Lange Zeit hatte man sich gewundert, warum bei Patienten mit Blutarmut aufgrund einer chronischen Nierenerkrankung erhöhte Hepcidinspiegel und gleichzeitig erniedrigte Retinol- und 25(OH)D-Spiegel gemeinsam im Blut auftreten. Aktuelle Studien konnten diesen Zusammenhang nun aufklären. Da ein Mangel an Vitamin D (25(OH)D <20 ng/ml) und/oder Vitamin A die Produktion von Hepcidin in Leber- und Immunzellen steigert und damit die Aktivität von Ferroportin senkt, kommt es zu einem Abfall des Eisenspiegels im Blut. Demgegenüber senkt ein normaler Retinol- und Vitamin-D-Status (25(OH)D: 30–60 ng/ml) die Aktivität des HAMP-Gens und verringert die Hepcidinspiegel im Blut (siehe Abb. 6.8, siehe Abb. 6.9). Somit fördern Vitamin D und Vitamin A die Aktivität des Ferroportins und verbessern die Eisenaufnahme und zelluläre Eisenverwertung. Der Einfluss von Vitamin D und/oder Vitamin A auf die Eisen-Hepcidin-Ferroportin-Achse wird durch die Ergebnisse einer kürzlich durchgeführten Pilot-Studie an gesunden Freiwilligen bestätigt. Bei diesen führte eine einmalige orale Gabe von 100 000 I. E. Vitamin D_2 zu einem signifikanten Anstieg des 25(OH)D-Spiegels von 27 ng/ml auf 44 ng/ml. Die Verbesserung des 25(OH)D-Status war gleichzeitig mit einem 34 %igen Abfall der Hepcidin-Spiegel im Blut innerhalb von 24 Stunden verbunden.

Auch bei Schwangeren gehen Eisen- und Vitamin-D-Mangel häufig Hand in Hand. In einer aktuellen Studie an 158 Schwangeren (Alter: ≤ 18 Jahre) wurde der mütterliche Vitamin-D- und Eisenstatus in der Schwangerschaftsmitte und bei Geburt untersucht. Dabei war der mütterliche 25(OH)D-Spiegel positiv mit dem Hämoglobinspiegel verbunden. Das Risiko für eine Anämie war bei den

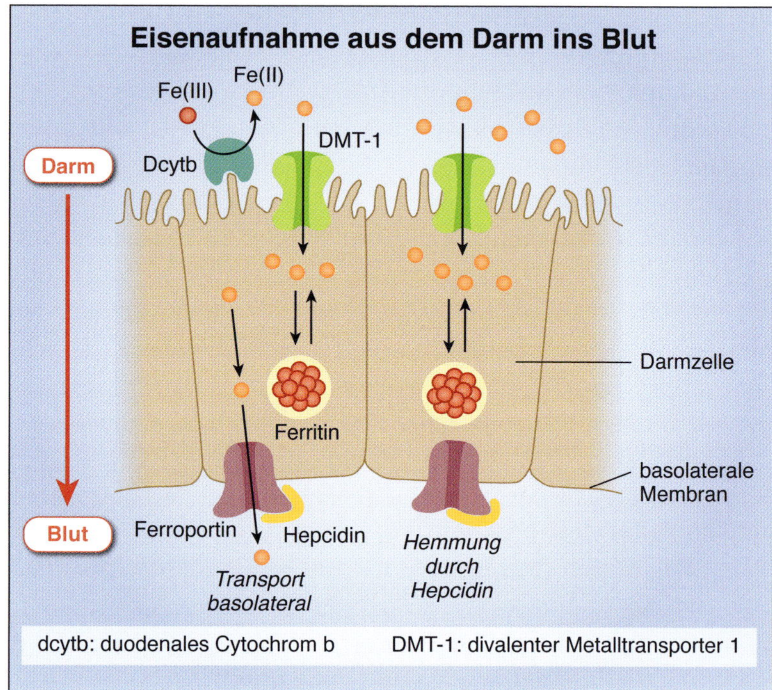

Abb. 6.8 Die Eisenaufnahme im Darm

jungen Frauen mit einem 25(OH)D-Spiegel < 20 ng/ml gegenüber denjenigen mit einem 25(OH)D-Status ≥ 20 ng/ml sogar 8-mal größer. Bei allen Frauen, die schwanger werden wollen und Schwangeren sollte nicht nur die Folsäureversorgung im Fokus stehen, sondern generell auch der Vitamin-D-Status labormedizinischen kontrolliert und entsprechend kompensiert werden. Eisen- und Vitamin-D-Mangel scheinen in der Schwangerschaft nicht nur das Risiko für Schwangerschaftskomplikationen (z. B. Präeklampsie) zu erhöhen, sondern sind nach aktuellen Studien bei Kindern auch mit einem signifikant erhöhten Risiko an ADHS zu erkranken vergesellschaftet. In der Summe unterstreichen aktuelle Forschungsergebnisse die Bedeutung des Vitamin-D-Status (25(OH)D) für die physiologische Verwertung des Eisens. Da Vitamin D und A die Schlüsselproteine Hepicidin und Ferroportin des Eisenstoffwechsels beeinflussen, sollte deshalb bei verschiedenen Formen einer Anämie (z. B. Schwangerschaft, Nieren-, Krebserkrankung) immer auch auf einen gesunden 25(OH)D-Status (25(OH)D 40–60 ng/ml) und Vitamin A-Haushalt geachtet werden.

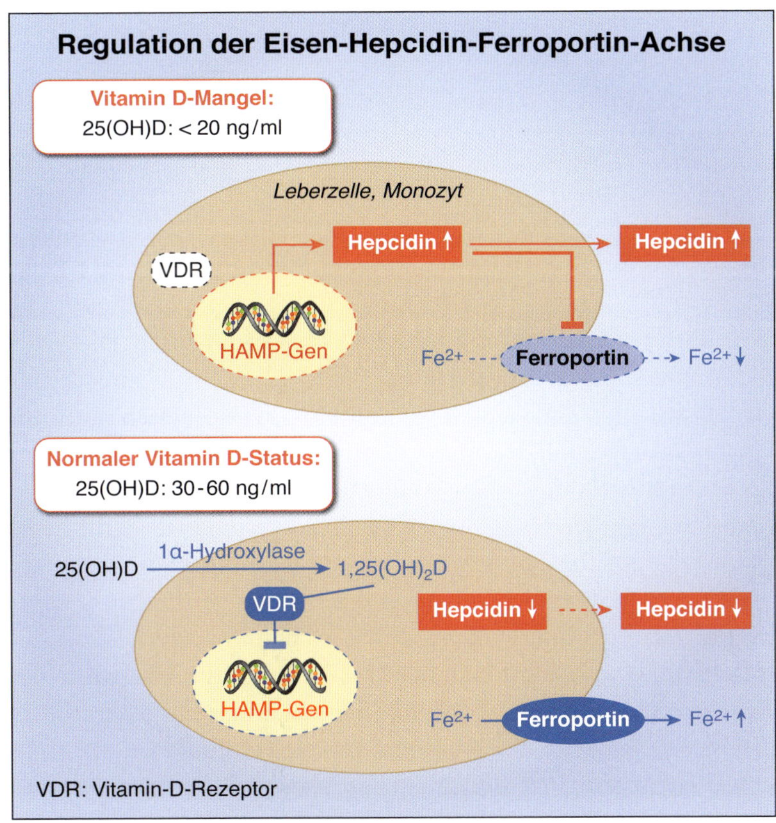

Abb. 6.9 Vitamin D reguliert die Eisenaufnahme

6.8 Zink

In über 3000 Enzymen und Proteinen spielt Zink als katalytisches Zentrum oder strukturgebendes Ion eine zentrale Rolle im Metabolismus der Kohlenhydrate, Proteine, Lipide und Nukleinsäuren (→ Erbinformation, DNA-Synthese). In Enzymen vermag es effektiv Hydroxylierungsprozesse zu beschleunigen und Konformationsänderungen zu unterstützen. In Zink-Finger-Proteinen dient es der Strukturgebung, um eine sequenzspezifische Bindung an die DNA zu ermöglichen. Enzyme (Biokatalysatoren) bringen unseren Stoffwechsel erst in Gang und bewahren uns dann vor überschießenden Reaktionen. Ohne Zink wäre die Aktivität vieler Enzyme nicht möglich.

Für eine schlagkräftiges Immunsystem ist Zink von zentraler Bedeutung. Zink steigert die zelluläre und humorale Immunfunktion. Die für die zelluläre Immunantwort verantwortlichen T-Lymphozyten machen im Thymus unter dem Einfluss des Peptidhormons Thymulin einen Reifungsprozess durch. Dieser als T-Zelldifferenzierung bezeichnete Prozess ist obligat zinkabhängig, da nur der Zink-Thymulin-Komplex physiologisch aktiv ist. Bei Zinkmangel fallen die Konzentrationen des Zink-Thymulin-Komplexes im Blut ab. Die Aktivität der T-Helfer-, T-Killer- und natürlichen Killerzellen sowie die Proliferationsrate der T-Lymphozyten und die Phagozytoserate der Granulozyten wird stark beeinträchtigt. Darüber hinaus wird auch eine verringerte Sekretion des Zytokins Interleukin-2 durch T-Lymphozyten beobachtet. Interleukin-2 stimuliert über den IL-2-Rezeptor das Wachstum der T-Zellen und aktiviert die B-Lymphozyten und natürlichen Killerzellen. Die Folge ist eine immunologische Fehlfunktion mit einer erhöhten Anfälligkeit für virale und allergisch bedingte Erkrankungen (z. B. Erkältungs-, Grippe- und Herpesviren).

Die Speicherung und Verteilung von Vitamin A im Körper ist an Zink gebunden. Denn Zink ist verantwortlich für die Bildung des Retinol-bindenden Proteins (RBP), welches Vitamin A im Körper zu den Zellen und Geweben transportiert. Zinkmangel beeinträchtigt daher genauso wie ein Mangel an Vitamin A (Retinol) den Sehvorgang. Zink schützt die Zellen durch seine Beteiligung an dem antioxidativen Enzym Superoxid-Dismutase (SOD) vor dem Angriff freier Radikale.

Zink ist wie auch Vitamin A für die Zellteilung und Stabilisierung der Zellwände von zentraler Bedeutung. Vor allem schnell wachsende Gewebe wie die Schleimhäute (z. B. Atemwege, Magen-Darm-Trakt) sind auf eine gute Zink- und Vitamin-A-Zufuhr angewiesen. Beim Heranwachsen des Fötus im Mutterleib, dem Wachstum von Haut- und Haarzellen sowie bei der Wundheilung ist Zink unerlässlich. Die Hormonproduktion (z. B. Wachstumshormon, Sexualhormone) und die Speicherung des Insulins in der Bauchspeicheldrüse wird durch Zink gesteuert. Zink ist mitverantwortlich für die Entwicklung der Geschlechtsorgane, der Spermien und der befruchtungsfähigen Eier der Frau. Für die Bildung und Speicherung des Insulins ist Zink besonders wichtig. Daher sollten gerade Diabetiker auf ihren Zinkhaushalt achten!

6.9 Bor

Bor zeigt in tierexperimentellen und klinischen Studien am Menschen positive Effekte auf den Knochenstoffwechsel, die Gelenkfunktion, die Schilddrüsenfunktion und die kognitive Leistungsfähigkeit. Allerdings ist nach aktuellem Stand der Ernährungsmedizin Bor für den Menschen nicht essenziell, während das Ultraspurenelement für Pflanzen eine lebenswichtige Funktion besitzt (z. B.

struktureller Aufbau der Zellwände, Energiestoffwechsel). Nichts desto trotz liefern humane und tierexperimentelle Studien mit einem ernährungsbedingten Bormangel rationale Daten, dass Bor unter ernährungsmedizinischen Aspekten viele positive Auswirkungen auf die menschliche Gesundheit ausübt und als essenziell eingestuft werden könnte.

Das Ultra-Spurenelement Bor (B) ist ein äußerst hartes und hitzebeständiges Nichtmetall der 3. Hauptgruppe des Periodensystems. Bor besitzt die höchste Zugfestigkeit aller bekannten Elemente sowie die zweithöchste Härte, die nur vom Diamant übertroffen wird. Bor stabilisiert Zellmembranen und moduliert membranabhängige Transportprozesse. Dadurch können die Verwertung von Kalzium oder Magnesium verbessert werden. Bor liegt als 3-wertiges Element vor und bildet trigonale planare Verbindungen vom Typ BX3 (z. B. $B(OH)_3$). Eine zentrale Eigenschaft dieser BX3-Verbindungen ist die Fähigkeit als Elektronen-Akzeptor zu fungieren. Aus den trigonalen Komplexen können durch Bindung eines weiteren Liganden (z. B. OH) tetraedische Komplexe gebildet werden (z. B. $B(OH)_4^-$: Borat). Demnach kann Bor beispielsweise Komplexe mit Hydroxy-(OH-)haltigen Verbindungen wie $24{,}25(OH)_2D$ bilden.

Es ist also denkbar, dass Bor derartige Komplexe mit dem Vitamin-D-Metaboliten $24{,}25(OH)_2D$ bildet, dem deaktivierten Endprodukt von Vitamin D, welches durch die Reaktion von 25(OH)D mit der 24-Hydroxylase (24-OHase) entsteht. Der Komplex aus Bor mit $24{,}25(OH)_2D$ könnte – als so genannter Inhibitor – das Enzym 24-Hydroxylase hemmen oder alternativ die Bildung des Enzyms unterdrücken, so dass in der Folge 25(OH)D nicht so leicht durch die 24-Hydroxylase abgebaut und deaktiviert wird. In der Summe verbessert Bor wahrscheinlich die biologische Halbwertszeit und Bioverfügbarkeit von 25(OH)D. Diese Eigenschaft findet sich auch zwischen Bor und anderen Hormonen (z. B. Estradiol, Testosteron). In Studien an postmenopausalen Frauen konnte unter der Gabe von Bor eine signifikant verbesserte Ansprechrate auf die Supplementierung von Vitamin D und eine erhöhende Wirkung auf die 25(OH)D-Spiegel im Blutserum beobachtet werden. Eine adäquate Aufnahme von Bor ist vor allem für die trabekuläre Mikroarchitektur des Knochens und die kortikale Knochenstärke wichtig. Um die gesundheitlich positiven Effekte von Bor auszunutzen empfehlen einige Ernährungswissenschaftler und Bor-Experten eine tägliche Zufuhr bei Erwachsenen von 1–3 mg Bor pro Tag. In Bezug auf die Wirkung und Verstoffwechselung von Vitamin D scheint es so zu sein, dass vor allem Personen, die schlecht auf die Supplementierung mit Vitamin D ansprechen, von Bor profitieren können.

6.10 Kupfer

Kupfer spielt eine wichtige Rolle bei der Regulation des Knochenwachstums sowie bei der Entwicklung des Skeletts. Als Cofaktor des Enzyms Lysyl-Oxidase ist es an der Bildung von Crosslinks im Kollagen und Elastin beteiligt. Diese Kollagen-Quervernetzungsprodukte sind Faserbestandteile des Knochens, die für die Mikroarchitektur des Knochengewebes wichtig sind. Darüber hinaus kann Kupfer die Knochenauflösung (Osteolyse) durch knochenabbauenden Zellen (Osteoklasten) verhindern. Insgesamt erhöht Kupfer die Knochenstärke und hilft eine optimale Knochenqualität aufrechtzuerhalten.

6.11 Phosphor

Der Körper eines Erwachsenen enthält etwa 700 g Phosphor. Phosphor ist damit nach Kalzium mengenmäßig das häufigste Mineral im menschlichen Organismus, in dem es fast ausschließlich als Phosphat vorliegt. Als Baustein von Eiweißen, Kohlenhydraten, Fetten und Nukleinsäuren liegt Phosphor organisch gebunden vor. Daneben finden sich organische Phosphate vor allem in industriell verarbeiteten Produkten wie Schmelzkäse, Fleisch- und Wurstwaren (z. B. Brühwürstchen). Freie Phosphorsäure wird auch als Säuerungsmittel (z. B. Cola-Getränke) verwendet.

Phosphat ist essenziell für die Stabilität des Knochenskeletts, den Energiestoffwechsel aller Zellen, die DNA-Synthese und intrazelluläre Signalkaskaden. Die tägliche Aufnahme mit der Nahrung beträgt etwa 1 g, und eine ähnlich große Menge an Phosphat wird wieder über den Urin ausgeschieden. Etwa 85 % der gesamten Phosphatmenge befinden sich in den Knochen (Hydroxylapatit), 14 bis 15 % in Weichteilen und Zähnen und weniger als 1 % im extrazellulären Raum. In Form des energiereichen Adenosintriphosphates (ATP), der wichtigsten Energiequelle im Zellstoffwechsel, ist Phosphat an allen Energie verbrauchenden Stoffwechselprozessen beteiligt. Als Grundbaustein der Phospholipide ist Phosphat wichtiger Bestandteil der Zellmembranen. Zusammen mit Kalzium stellt es einen wesentlichen Baustein des Knochengewebes dar. Daneben ist das Phosphatpuffersystem für den Säure-Basen-Haushalt von Bedeutung. Phosphat ist zudem Bestandteil des erythrozytären Enzyms 2,3-Diphosphatglycerat, welches am Transport von Sauerstoff mit Hilfe des Blutfarbstoffs Hämoglobin beteiligt ist. Der Phosphathaushalt ist eng mit dem Kalzium- und Magnesiumhaushalt verknüpft und wird unter anderem über hormonelle Regelkreise gesteuert. Parathormon und Vitamin D erhöhen im Gastrointestinaltrakt die

Resorption von Kalzium und Phosphat. Gleichzeitig steigert Parathormon die Kalzium- und Phosphatfreisetzung aus dem Knochen und erhöht die Phosphatausscheidung über den Urin.

Parathormon und Calcitonin erhöhen die renale Ausscheidung, während Wachstumshormon, Insulin und Cortisol die Rückresorption in den Nieren erhöhen und damit die Phosphatausscheidung vermindern. Bei sinkendem Kalziumblutspiegel wird Parathormon vermehrt ausgeschüttet und aktiviert die knochenabbauenden Osteoklasten im Skelett, was eine vermehrte Kalzium- und Phosphatfreisetzung zur Folge hat. Im Magen-Darm-Trakt steigert Parathormon zusammen mit $1{,}25(OH)_2D$ die Resorption von Phosphat, während sie durch Calcitonin gehemmt wird. Eine besondere regulierende Funktion kommt hierbei den so genannten Phosphatoninen zu, einer seit kurzem bekannten Gruppe von Hormonen, deren primäre Aufgabe in der Steuerung des Phosphathaushalts liegt. Am besten untersucht ist darunter das im Knochen gebildete FGF-23 (Fibroblast Growth Factor-23). Es ist sozusagen das Schlüsselhormon zur Kontrolle des Phosphathaushalts.

FGF-23 ist ein Peptidhormon, welches überwiegend im Knochen von Osteoblasten und Osteozyten gebildet wird. Die physiologische Hauptfunktion des FGF-23 ist die Regulierung des Phosphatstoffwechsels im Sinne einer Anpassung der renalen Phosphatausscheidung an die orale Phosphataufnahme mit dem Ziel eine gefährliche Überladung des Körpers mit Phosphat unbedingt zu vermeiden (→ Phosphathomöostase). Steigt der Phosphatspiegel im Blut an, wird vermehrt FGF-23 ausgeschüttet, welches in den Nieren und im Darm die Ausbildung von Phosphattransportern verringert. Die Folge ist ein reduzierte Phosphataufnahme aus der Nahrung und vermehrte renale Ausscheidung von Phosphat mit dem Urin. Dabei reduziert FGF-23 die Phosphatwiederaufnahme in der Niere, steigert die renale Phosphatausscheidung und hemmt darüber hinaus die 1-alpha-Hydroxylase (1α-OHase), so dass die Synthese von 1,25$(OH)_2$D reduziert und eine Gegenregulation verhindert wird. Indirekt steigert FGF-23 durch Suppression der renalen Synthese von 1,25$(OH)_2$D die Sekretion von Parathormon (→ sekundärer Hyperparathyreoidismus). Parathormon ist ebenfalls ein Phosphatonin, welches zusätzlich die Ausscheidung von Phosphat mit dem Urin steigert.

In genetisch manipulierten Mäusen führt der Verlust von FGF-23 zu einer Hyperphosphatämie (erhöhte Phosphatspiegel im Blut) und zusätzlich durch vermehrte 1-alpha-Hydroxylierung zur Steigerung der renalen Synthese von 1,25$(OH)_2$D aus 25(OH)D. Die Bildung von FGF-23 wird also durch den Phosphatspiegel im Blut und über das Sonnenhormon 1,25$(OH)_2$D kontrolliert. 1,25$(OH)_2$D stimuliert die FGF-23-Bildung, während ein Abfall des Phosphatspiegels im Blut die Ausschüttung von FGF-23 reduziert. Damit kann über einen intelligenten Feedback-Mechanismus ein Absinken des Phosphatspiegels durch FGF-23 verhindert werden.

Ein vermeidbares Gesundheitsproblem verbirgt sich hinter der verbreiteten Verwendung von Phosphat als Nahrungsmittelzusatzstoff beziehungsweise als Konservierungsmittel. Das freie, nicht organisch gebundene Phosphat wird im Magen-Darm-Trakt sehr effektiv aufgenommen. Phosphat kann direkt über die gestörte Kalziumverwertung und/oder über die Beeinflussung von hormonellen Regelkreisen eine nachhaltige Schädigung kardiovaskulärer Organe begünstigen, als auch Alterungsprozesse beschleunigen. Wenn die Phosphatspiegel im Blut einen kritischen Wert überschreiten, verbindet sich nämlich Phosphat mit Kalzium zu schwerlöslichem Kalziumphosphat, was zu Ablagerung in den Blutgefäßen und den Nieren führen kann. In Folge der niedrigen Kalziumblutspiegel tritt eine Hypokalzämie auf die zur Übererregbarkeit von Nerven und Muskeln (→ Tetanie, Muskelkrämpfe) führt.

Das Verhältnis von Phosphor zu Kalzium sollte höchstens 1:1 betragen. In den heutigen fleischbetonten Diäten beträgt das Verhältnis jedoch einen weit höheren Phosphor-Anteil von bis zu 20:1.

7 Die Heilkraft des Sonnenvitamins

Uwe Gröber, Michael F. Holick

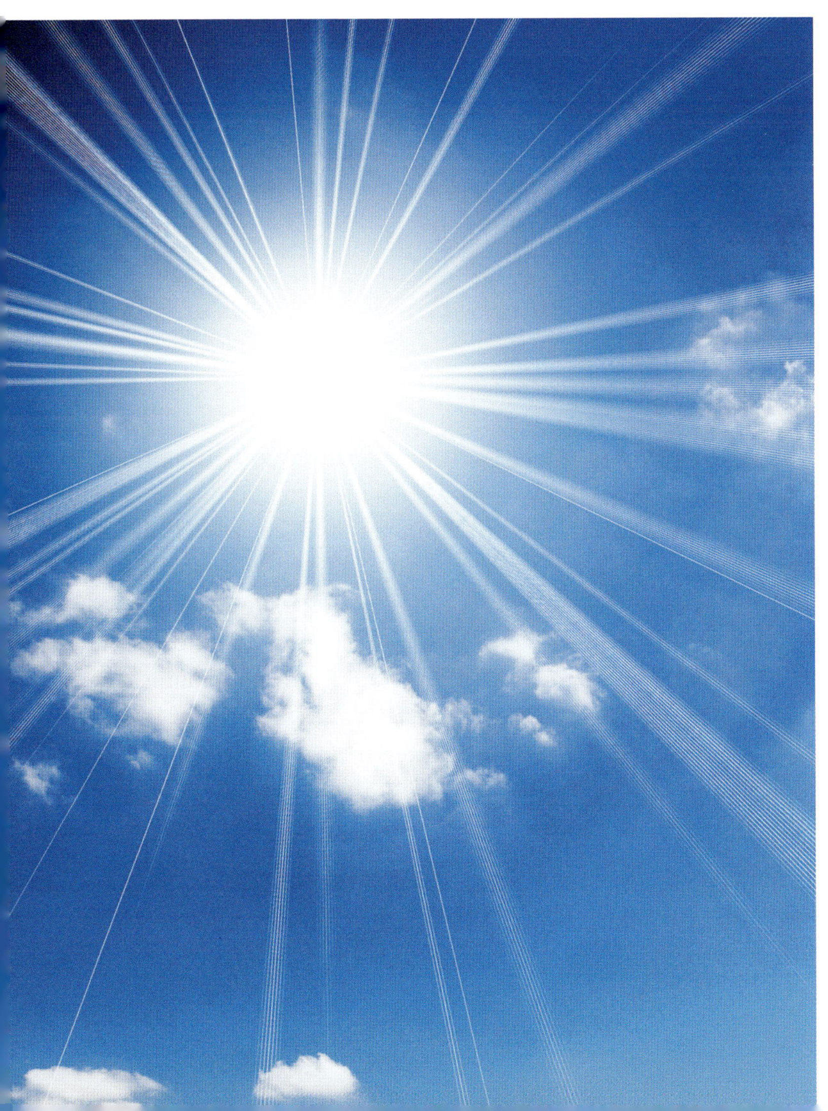

7.1 Vitamin D in der Vorbeugung und Therapie von Erkrankungen

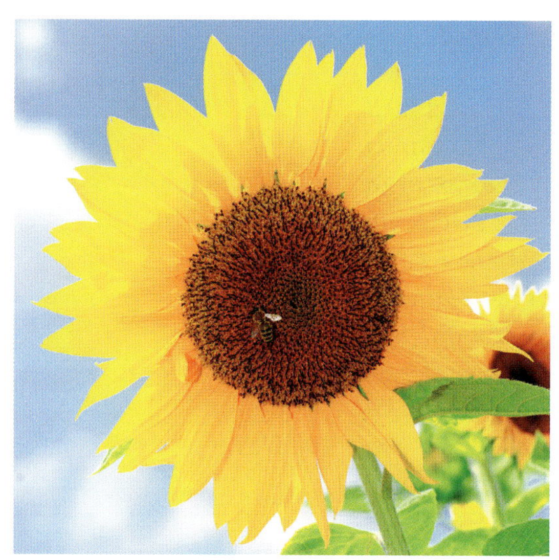

Können Sie sich vorstellen, was passieren würde, wenn eines der Pharmaunternehmen ein neues Medikament herausbringen würde, mit dem man mit einer einzigen Pille das Risiko für Krebs, Herzinfarkt, Schlaganfall, Osteoporose, prämenstruelles Syndrom, saisonal bedingte Depressionen und verschiedene Autoimmunerkrankungen senken könnte? Die Medien würden sich mit Sensationsmeldungen überschlagen wie noch nie zuvor bei einem medizinischen Durchbruch! Selbst die seriösesten Zeitungen würden mit Überschriften aufwarten wie »Wundermittel rettet Millionen von Menschenleben« oder »Wundermittel läutet neues Zeitalter der Medizin ein«. Die Seifenopern im Fernsehprogramm am Nachmittag würden ausfallen, damit die Sender lückenlos über die große Entdeckung berichten könnten und Nachrichtenkorrespondenten würden in die ganze Welt ausgesandt werden, um atemberaubende Reportagen zu liefern. Sie werden es nicht glauben: So ein Heilmittel gibt es bereits – wenn auch nicht in Tablettenform. Sie brauchen tagsüber nur aus dem Fenster zu schauen, dann sehen Sie es am Himmel. Das Heilmittel, um das es geht, ist natürlich die Sonne, mit deren Hilfe Vitamin D, das Sonnenvitamin gebildet wird.

Viele Jahrtausende lang hatte die Menschheit ein instinktives Gespür dafür, dass Sonnenschein und Gesundheit eng miteinander verknüpft sind. In den ersten Jahrzehnten des 20. Jahrhunderts er-

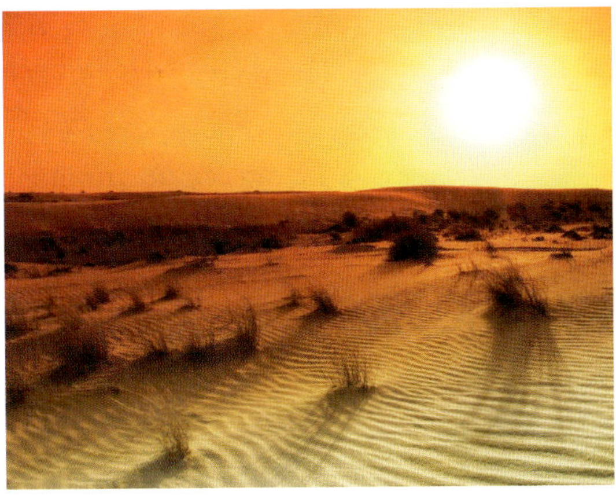

lebten Fotobiologie und Heliotherapie eine wahre Blütezeit. Fotobiologen und Heliotherapeuten hatten wirksame Therapien gegen Rachitis, Tuberkulose und Psoriasis entwickelt. Krankenhäuser in ganz Europa und Nordamerika richteten Solarien ein, damit ihre Patienten in angenehmer Umgebung in den Genuss der heilenden Strahlen gelangen konnten. Für den Nachweis der gesundheitsfördernden Wirkung des Sonnenlichts wurde der Fotobiologe Dr. Niels Ryberg Finsen im Jahr 1903 mit dem Nobelpreis für Medizin ausgezeichnet. Mit der Erkenntnis, dass die Sonne auch die Entstehung von Hautkrebs und vorzeitiger Hautalterung begünstigte, kippte die Stimmung allerdings. Finanzielle Interessen großen Ausmaßes mischten sich ein und versuchten, uns davon zu überzeugen, dass die Sonne komplett gesundheitsschädlich sei, damit die Leute stets Sonnenschutzmittel verwenden und regelmäßig einen Hautarzt aufsuchen sollten. Das Trommelfeuer an Informationen, das weiterhin auf uns niederprasselt, hat uns schließlich dazu gebracht, an diese »Tatsache« zu glauben.

Momentan scheint sich das Blatt wieder zu wenden – nicht so extrem, dass wir uns dick mit Babyöl einschmieren und den ganzen Tag mit Sonnenreflektoren in der Sommerhitze herumlaufen sollen. Nein, es geht vielmehr um einen maßvollen und vernünftigen Umgang mit der Sonne, um die positiven gesundheitlichen Auswirkungen auf unser Wohlbefinden zu nutzen. Diese ausgewogenere Sichtweise stützt sich auf unser wachsendes Verständnis vom gesundheitsfördernden Effekt der sonnenabhängigen Vitamin-D-Synthese. Die Medien haben zwar keinen Tusch geblasen und jubiliert, als die Ergebnisse einiger wichtiger Studien veröf-

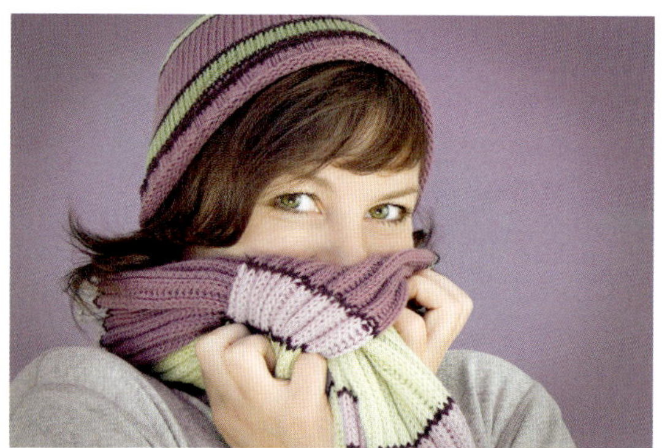

fentlicht wurden, die den positiven Einfluss des Sonnenlichts und des Sonnenvitamins auf die menschliche Gesundheit bewiesen, aber die Fakten dringen trotzdem allmählich an die Öffentlichkeit – trotz aller entgegen gesetzten Bemühungen der Anti-Sonnen-Lobby. Endlich erfährt die Öffentlichkeit, dass Sonnenlicht und das beim Aufenthalt in der Sonne gebildete Vitamin D von entscheidender Bedeutung für unsere Gesundheit sind.

7.2 Vitamin D: Schutzschild vor chronischen Erkrankungen

Die Forschungsergebnisse der letzten Jahre haben gezeigt, dass die Wirkungen des Sonnenvitamins weit über die klassischen Effekte auf den Kalzium- und Knochenstoffwechsel hinausgehen. Vor relativ kurzer Zeit gelang es Wissenschaftlern, einen Zusammenhang zwischen Sonneneinstrahlung, Vitamin-D-Mangel und dem Risiko für eine Reihe von Erkrankungen auf Zell- und Organebene herzustellen, darunter Erkrankungen des Immunsystems, Stoffwechselerkrankungen, Herzerkrankungen, und Tumore der inneren Organe, vor allem Brust-, Darm- und Prostatakrebs. Epidemiologen stoßen immer häufiger auf Hinweise, dass Menschen in sonnigen klimatischen Regionen oder mit ausreichendem Vitamin-D-Spiegel (25(OH)D > 30 ng/ml) seltener diese gefährlichen Erkrankungen entwickeln als vom Vitamin-D-Mangel bedrohte Einwohner in Regionen mit limitierter Sonnenlichtexposition (Epidemiologen sind Ärzte, die die Ursachen und Übertragungswege von Krankheiten in Bevölkerungsgruppen untersuchen).

7.2.1 Vitamin D als Risiko- und Prognosefaktor

Wissenschaftler des Deutschen Krebsforschungszentrums (DKFZ) und des Epidemiologischen Krebsregisters des Saarlandes untersuchten in der aktuellen ESTHER-Studie mit etwa 10 000 Teilnehmern aus dem Saarland (Frauen und Männern im Alter von 50–74 Jahren) den Zusammenhang zwischen einem Mangel an Vitamin D und der Sterblichkeitsrate. Das Ergebnis: Studienteilnehmer mit niedrigem Vitamin-D-Spiegel starben deutlich häufiger an Atemwegserkrankungen, Herz-Kreislauf-Erkrankungen und an Krebs, auch ihre Gesamtsterblichkeit war signifikant erhöht. Der 25(OH)D-Status und die allgemeine Sterblichkeit war dabei umgekehrt nichtlinear verknüpft und zeigte einen Anstieg des Sterblichkeitsrisikos ab 25(OH)D-Spiegeln <75 nmol/l bzw. <30 ng/ml.

Die Sterblichkeit bei Teilnehmern der ESTHER-Studie mit sehr niedrigen und niedrigen Vitamin-D-Spiegeln war dabei statistisch signifikant höher als bei Teilnehmern, die höhere Vitamin-D-Konzentrationen im Blut aufwiesen. Nach Berücksichtigung aller Störfaktoren war die Sterblichkeitsrate innerhalb der 8-jährigen Beobachtungszeit bei Teilnehmern mit sehr niedrigen Vitamin-D-Werten 1,7-fach, und bei Teilnehmern mit niedrigen Vitamin-D-Werten 1,2-fach erhöht.

Studienteilnehmer mit sehr niedrigen Vitamin-D-Werten hatten ein 2,5-fach erhöhtes Risiko, an einer Erkrankung der Atemwege sowie ein 1,4-fach erhöhtes Risiko an einer Herz-Kreislauf- oder Krebserkrankungen zu versterben. Diese Daten unterstreichen erneut die Bedeutung eines gesunden Vitamin-D-Haushalts für die Prävention und Therapie zahlreicher Erkrankungen.

Vitamin-D-Gesundheit im Überblick

Vitamin D

- senkt die allgemeine und kardiovaskuläre Sterblichkeit,
- senkt den Blutdruck, verbessert die Herzmuskelfunktion und den Fettstoffwechsel,
- stärkt das Immunsystem und verringert das Risiko für Atemwegsinfekte (z. B. grippaler Infekt),
- verringert das Krebsrisiko (z. B. Brust-, Dickdarmkrebs),
- senkt das Risiko für Typ-1-Diabetes und verbessert den Stoffwechsel und die Insulinsensitivität bei Typ-2-Diabetes,
- hält Entzündungsherde im Körper in Schach,
- schützt die Nervenzellen (z. B. Multiple Sklerose, Demenz),
- kräftigt die Knochen und Muskulatur, senkt das Risiko für Oberschenkelhalsbrüche und
- verzögert die Pflegebedürftigkeit im Alter.
- Ein gesunder Vitamin-D-Status (40–60 ng/ml) verbessert die Verträglichkeit und Wirkung zahlreicher Medikamente (z. B. Cholesterinsenker).

8 Vitamin D in der Prävention und Therapie: A–Z

Uwe Gröber, Michael F. Holick

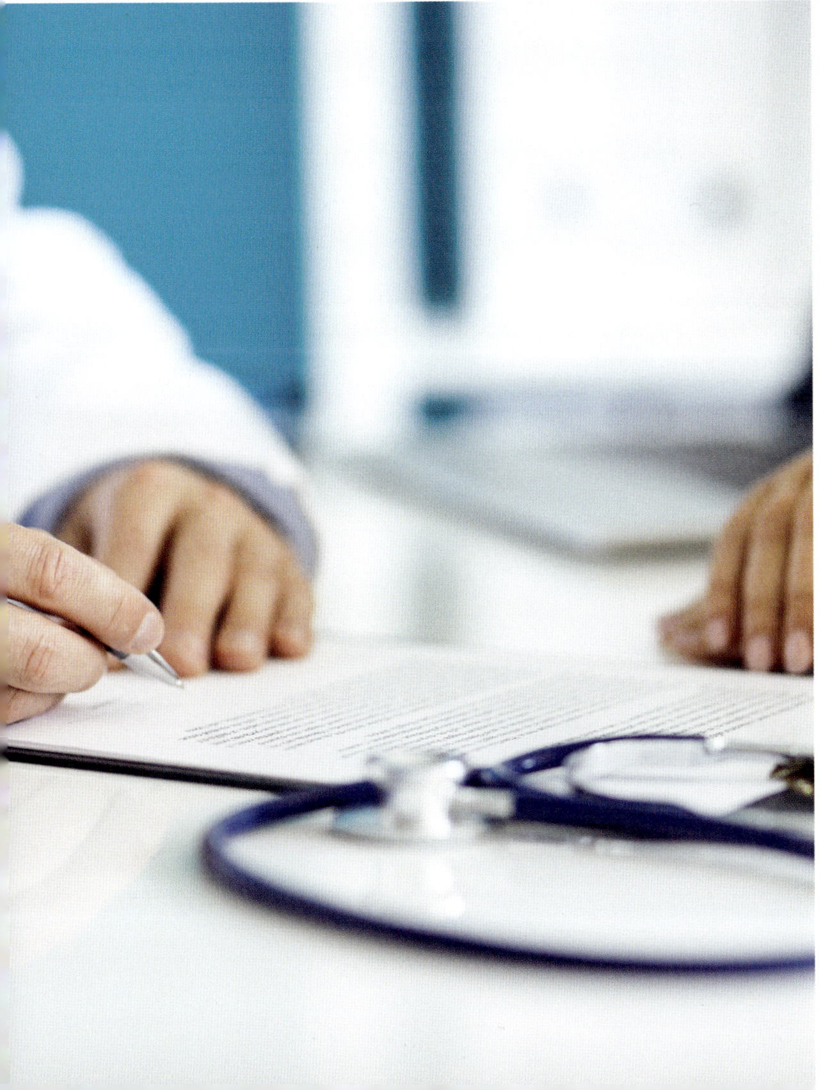

8.1 Altern und Anti-Aging: Länger gesund leben mit Vitamin D

Ein guter Vitamin-D-Status (25(OH)D >30 ng/ml) scheint das Risiko für die Entwicklung altersbedingter Erkrankungen und Störungen des Immunsystems vorzubeugen, wie eine aktuelle Studie aus England zeigt. Bei 2160 Frauen zwischen 18 und 79 Jahren wurden dafür die 25(OH)D-Werte im Blutserum gemessen und diese mit der Telomerlänge ihrer weißen Blutkörperchen verglichen: Telomere sind die schützenden Kappen an den Enden unserer Erbgutfäden, den Chromosomen (siehe Abb. 8.1). Bei jeder Teilung einer gesunden Zelle werden die Telomere um ein winziges Stück verkürzt. Dieser Prozess nimmt mit steigendem Alter zu und wird zusätzlich durch Entzündungsprozesse beschleunigt. Wird eine gewisse Mindestlänge der Telomere unterschritten, teilt sich die Zelle nicht mehr und stirbt ab.

Telomere fungieren in unseren Körperzellen sozusagen als eingebaute Lebenszeituhr, die jede Zellerneuerung mitzählt. Die Telo-

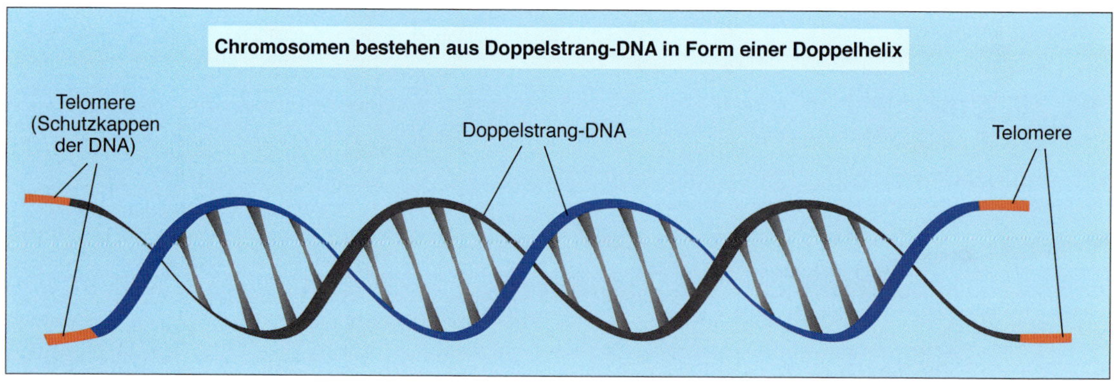

Abb. 8.1 *Telomere*

merlänge stellt somit ein Kennzeichen des biologischen Alterungsprozesses dar. Da sich die weißen Blutkörperchen mit jedem Zellzyklus schneller erneuern als andere Zellen, werden auch hier die Telomere rascher verkürzt. Kürzere Telomere sind mit einer höheren Sterblichkeitsrate und einem erhöhten Risiko für chronische Erkrankungen verbunden. Die Telomerlänge der Leukozyten ist ein anerkannter Parameter zur Beurteilung von Alterungsprozessen und Alterskrankheiten.

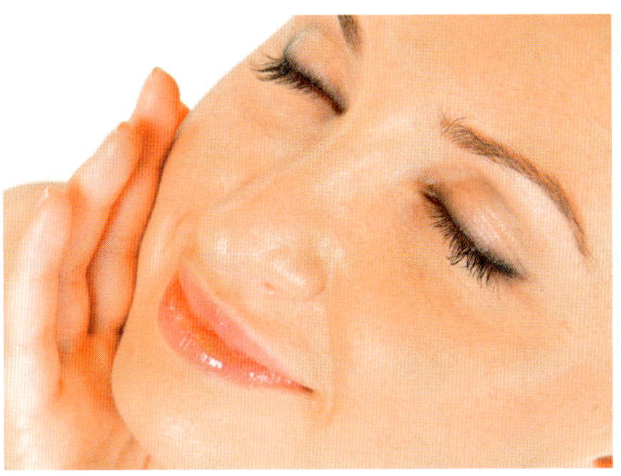

Nach Berücksichtigung verschiedener Einflussfaktoren wurde in dieser Studie die Telomerlänge der Leukozyten mit dem jeweiligen Alter der Frauen verglichen: Frauen mit dem besten Vitamin-D-Status (25(OH)D: 49,6 ng/ml) hatten dabei deutlich längere Telomere als Frauen mit einem Vitamin-D-Mangel (25(OH)D: 16,4 ng/ml). Der Unterschied in der Telomeralterung zwischen diesen beiden Gruppen betrug fünf Jahre. Dieser Unterschied war besonders ausgeprägt, wenn zusätzlich erhöhte Entzündungsmarker im Blut nachweisbar waren. Ein guter Vitamin-D-Status war in dieser Studie gegenüber einem Vitamin-D-Mangel mit einem deutlichen Überlebensvorteil, einer geringeren Anfälligkeit für Infekte und Entzündungen verbunden. Die Ergebnisse dieser Studie geben Hinweise darauf, dass ein guter Vitamin-D-Status generell den Alterungsprozess verlangsamt und vor altersbedingten Erkrankungen schützt.

Auch zwischen der allgemeinen Sterblichkeit und dem Vitamin-D-Status besteht definitiv ein Zusammenhang, wie nun erneut aktuelle Studien belegen. So zeigen die Ergebnisse einer großen US-amerikanischen Metaanalyse aus dem Juni 2014, dass Personen mit einem ausgeprägten Vitamin-D-Mangel (25(OH)D: <10 ng/ml) gegenüber denjenigen mit einem normalen Vitamin-D-Status (25(OH)D: >30 ng/ml) ein um 90 % erhöhtes Risiko haben, vorzeitig zu versterben. Im Rahmen der vorliegenden Metaanalyse wurden die Ergebnisse von insgesamt 32 Studien aus 14 Ländern mit einer durchschnittlichen Studiendauer von 9 Jahren und über 500 000 Teilnehmern (Alter: ± 55 Jahre) ausgewertet. Dabei wurden Studien von 1966 bis 2013 analysiert. Die Auswertung der Studien ergab, dass bei einem 25(OH)D-Status von >30 ng/ml die Sterblichkeitsrate etwa halb so hoch war als bei Menschen mit einem ausgeprägten Vitamin-D-Mangel (25(OH)D: 0–9 ng/ml).

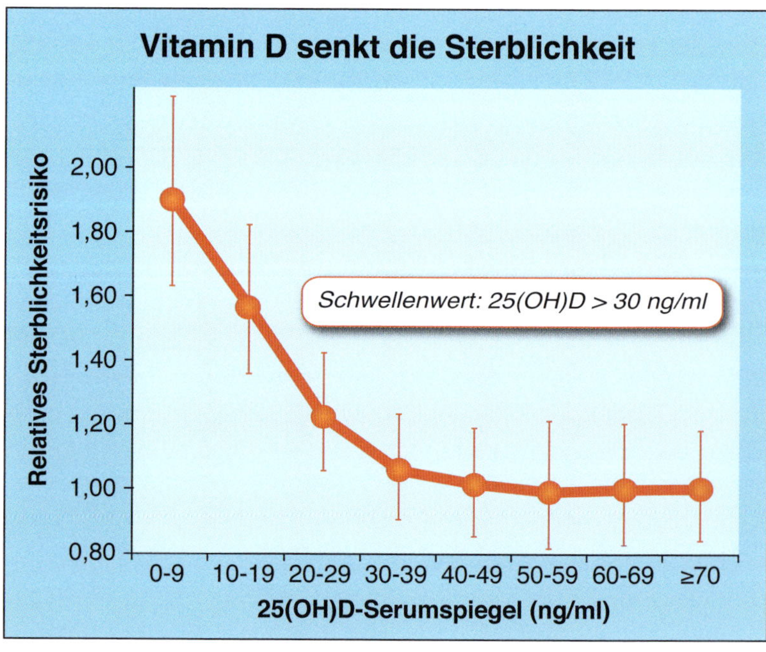

Abb. 8.2 Vitamin D und die Auswirkungen auf die Sterblichkeit

8.2 Morbus Alzheimer: „Honig“ im Kopf

Die Demenz vom Alzheimer-Typ ist eine hirnorganische Krankheit, die durch den langsam fortschreitenden Untergang von Nervenzellen und Nervenzellkontakten gekennzeichnet ist. Im Gehirn von Alzheimerkranken sind typische Eiweißablagerungen (Beta-Amyloid-Plaques) festzustellen.

Die Alzheimerkrankheit kann schon vor dem 50. Lebensjahr auftreten, ihre Häufigkeit steigt aber mit dem Lebensalter steil an. Bereits 15 % aller 65-Jährigen leiden in irgendeiner Form unter einer Demenz, im Alter von 85 Jahren sogar jeder Dritte. Dabei ist die 1901 erstmals von dem Neurologen Alois Alzheimer beschriebene Alzheimerkrankheit mit Abstand die häufigste Demenzform. Allein in Deutschland wird derzeit die Zahl der Betroffenen auf über 1 300 000 Menschen geschätzt, bis zum Jahr 2050 wird ein Anstieg auf 2 600 000 prognostiziert. Die Alzheimerkrankheit ist gekennzeichnet durch fortschreitende Gedächtnis- und Orientierungsstörungen sowie Störungen des Denk- und Urteilsvermögens. Diese Störungen machen die Bewältigung des normalen Alltagslebens immer schwieriger. Morbus Alzheimer ist daher eine häufige Ursache für die Pflegebedürftigkeit im Alter.

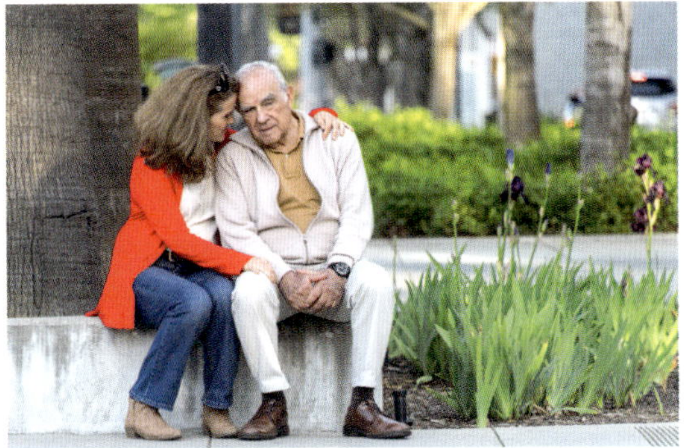

Eine Vielzahl von Studien gibt Hinweise darauf, dass ein Vitamin-D-Mangel die kognitive Leistungsfähigkeit beeinträchtigt und das Risiko für Morbus Alzheimer und Morbus Parkinson erhöht. Vitamin-D-Rezeptoren finden sich in zahlreichen Regionen des Gehirns, wie z. B. im Hippocampus und Kleinhirn. Auch die zur lokalen Synthese von 1,25$(OH)_2$D benötigten Enzyme sind in verschiedenen Nervenzellen des Gehirns

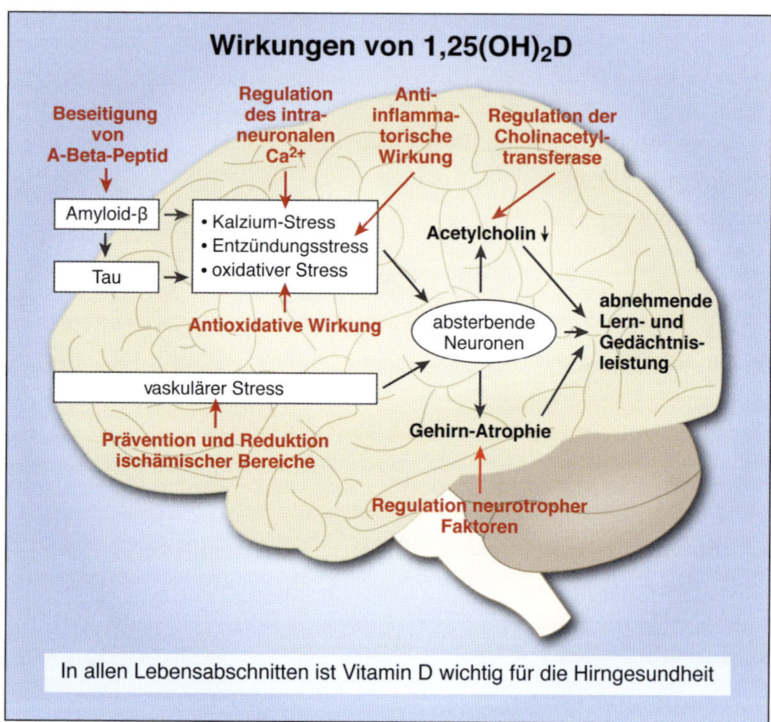

Abb. 8.3 Das Gehirn braucht Vitamin D

nachgewiesen worden (siehe Abb. 8.3). Man könnte daraus schließen, dass nicht der Knochen, sondern das Gehirn das wichtigste Zielorgan ist für Vitamin D!

In einer aktuellen, europaweiten Studie wurde der Einfluss des Vitamin-D-Spiegels im Blut auf die kognitiven Fähigkeiten von älteren Männern untersucht. Je niedriger die Konzentrationen von Vitamin D bei den Teilnehmern lagen, desto eher zeigten sie kognitive Beeinträchtigungen. Forscher von mehreren europäischen Universitäten bestimmten bei 3369 Männern im Alter zwischen

40 und 79 Jahren den 25(OH)D-Spiegel und stellten diesen in Zusammenhang mit den Ergebnissen aus einer Reihe kognitiver Tests, bei denen Aufmerksamkeit, Merkfähigkeit und Verarbeitungsgeschwindigkeit gemessen wurden. Dabei zeigte sich, dass die kognitive Leistungsfähigkeit bei gutem 25(OH)D-Status gegenüber einem Vitamin-D-Mangel besser war.

In einer weiteren Untersuchung an 1 766 Senioren im Alter von 65 oder älter stieg die kognitive Leistungsfähigkeit mit dem 25(OH)D-Status signifikant an. Personen mit einem 25(OH)D von 3,2–12 ng/ml hatten im Vergleich zu Personen mit einem 25(OH)D-Status von 26,4–68 ng/ml ein mehr als zweifach erhöhtes Risiko für Gedächtnis- und Merkfähigkeitsstörungen (siehe Abb. 8.4).

Der Entwicklungsgrad des Kleinhirns und Hippocampus, also den Teilen des Gehirns, die für das Gedächtnis zuständig sind, ist von Vitamin D abhängig. Der Hippocampus spielt eine wichtige Rolle bei der Bildung des Langzeitgedächtnisses. Diese Hirnregion ist eine der ersten Areale, die von der Alzheimerkrankheit befallen werden. Bei Morbus Alzheimer kommt es früh neben einer Rindenatrophie auch zu einer Atrophie des Hippocampus, die vor allem für die Gedächtnis- und Merkfähigkeitsstörungen verantwortlich ist. In experimentellen Untersuchungen konnte die Gabe von 1,25$(OH)_2$D, die im Hippokampus bei Alzheimer ablaufenden kalziumvermittelten Alterungsprozesse reduzieren. In einer weiteren Studie untersuchten Wissenschaftler den Einfluss von

Der Entwicklungsgrad des Kleinhirns und Hippocampus ist von Vitamin D abhängig.

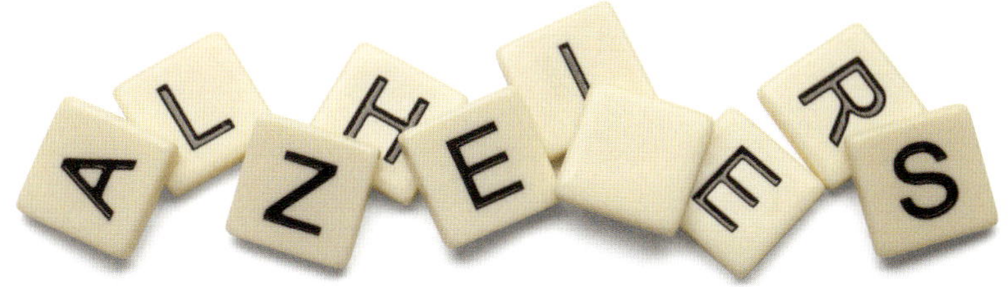

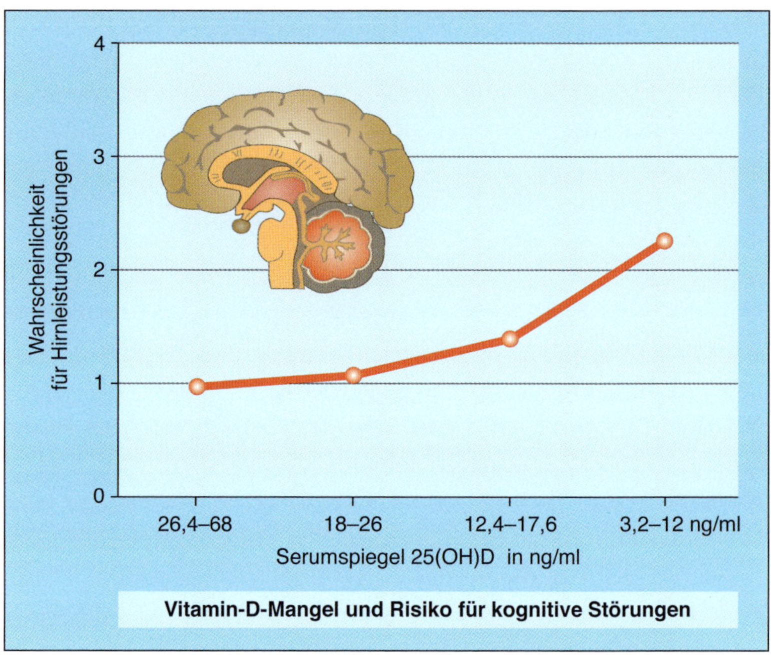

Abb. 8.4 Vitamin-D-Mangel steigert das Risiko für kognitive Störungen

$1{,}25(OH)_2D$ und Curcumin auf die Bildung der typischen Eiweißablagerungen. Die Entstehung dieser Beta-Amyloid-Plaques ist mit einem verstärkten Absterben von Hirnzellen und dem Verlust von kognitiven Fähigkeiten verbunden. Die Wissenschaftler konnten im Experiment zeigen, dass die hormonaktive Form des Sonnenvitamins $1{,}25(OH)_2D$ den Abbau von Beta-Amyloid durch die Fresszellen des Immunsystems im Gehirn deutlich steigert. Curcumin unterstützt diesen Effekt. $1{,}25(OH)_2D$ schützt zusätzlich vor dem programmierten Nervenzelltod.

Darüber hinaus dürfte Vitamin D auch Entzündungsprozessen und der Eiweißverzuckerung, die bei der Entstehung von Alzheimer eine Rolle spielen, entgegen wirken. Ein weiterer hirnschützender Effekt des Sonnenvitamins dürfte die Senkung der Parathormon-Spiegel sein. Erhöhte Parathormonspiegel scheinen nicht nur die Entwicklung kardiovaskulärer Erkrankungen, sondern auch die von Demenz vom Alzheimer-Typ zu fördern. Interessant sind auch Untersuchungen, die zeigen, dass Beta-Amyloid-Ablagerungen den Nervenuntergang unter anderem durch eine Hemmung von Vitamin-D-Rezeptoren im Gehirn verstärken.

Für die Arzneimitteltherapie des Morbus Alzheimer sind derzeit folgende Arzneistoffe zugelassen: für die leichte und mittelschwere Alzheimer-Demenz die Cholinesterasehemmer Donepezil, Rivastigmin und Galantamin sowie für die moderate und schwere Form der Krankheit der NMDA-(N-Methyl-D-Aspartat-)Antagonist Memantine. Die pharmakologische Wirkung der drei Cholinesterasehemmer beruht darauf, dass sie im Gehirn den Abbau des für die Gedächtnisleistung und Konzentration verantwortlichen Nervenbotenstoffs Acetylcholin verhindern, der durch das Enzym Acetylcholinesterase abgebaut wird.

Vor dem Hintergrund, dass die Fähigkeit zur Vitamin-D-Synthese durch die im Alter dünner werdende Haut nachlässt (um bis zu 75 %) und sich ältere Menschen weniger im Freien aufhalten, sollte der 25(OH)D-Status, insbesondere bei Risikogruppen wie Senioren und pflegebedürftigen Personen, 1–2-mal im Jahr kontrolliert und durch Vitamin-D-Präparate entsprechend ausgeglichen werden.

Memantine ist ein Gegenspieler des NMDA-Rezeptors. Der NMDA-Rezeptor wird durch den Nervenbotenstoff Glutamat erregt. Unverzichtbar ist Glutamat bei der Vermittlung von Sinneswahrnehmungen, der Ausführung von Bewegungen und von höheren Gehirnfunktionen wie Lernen und Gedächtnis. Bei Patienten mit Alzheimer sind die Freisetzung und Verwertung von Glutamat gestört. Dadurch kommt es zu einer krankhaften Erhöhung der Nervenzellen mit Kalzium. Sinneswahrnehmungen, Lern- und Gedächtnisleistungen werden dadurch stark beeinträchtigt. Durch die Blockade des NMDA-Rezeptors wirkt Memantine diesen ner-

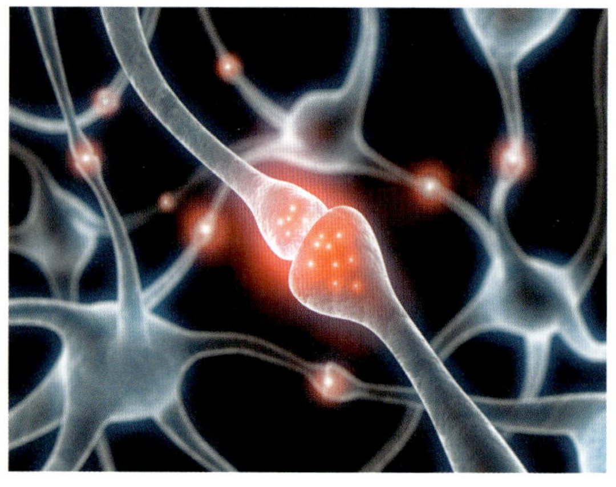

venschädigenden Prozessen entgegen. Zu den neuroprotektiven Wirkungen des Memantins tragen auch antioxidative Eigenschaften bei.

Die gegenwärtig in der Alzheimertherapie eingesetzten Medikamente verfügen aber nur über einen begrenzten Nutzen und sind zum Teil von erheblichen unerwünschten Wirkungen (z. B. Übelkeit, Erbrechen, Kopfschmerzen, Diarrhö, Depressionen, Anorexie, Gewichtsverlust, Herzrhythmusstörungen, Albträume) begleitet. Während die eindeutigen wissenschaftlichen Belege zur neuroprotektiven Wirkung von Vitamin D gegen Demenz noch ausstehen, laufen bereits die ersten placebokontrollierten Doppelblindstudien an. In einer dieser Studien erhalten die Patienten mit moderatem Alzheimer den NMDA-Rezeptor-Antagonisten Memantine (20 mg täglich) und zusätzlich einmal alle vier Wochen 100 000 I. E. Vitamin D oder Placebo. Die Ergebnisse dieser Studie werden mit Spannung erwartet.

Patienten mit Alzheimer leiden häufig unter psychotischen Symptomen wie Halluzinationen, Wahnvorstellungen oder dem Gefühl, ihre Mitmenschen seien durch identische Doppelgänger ausgetauscht. Die Supplementierung von Vitamin D kann diesen Symptomen entgegenwirken und verzögert deren Zunahme wie aktuelle Studien zeigen.

Der 25(OH)D-Status, insbesondere bei Risikogruppen wie Senioren und pflegebedürftigen Personen, sollte 1–2-mal im Jahr kontrolliert werden.

Vor dem Hintergrund, dass die Fähigkeit zur Vitamin-D-Synthese durch die im Alter dünner werdende Haut nachlässt und sich ältere Menschen weniger im Freien aufhalten, sollte der 25(OH)D-Status, insbesondere bei Risikogruppen wie Senioren und pflegebedürftigen Personen, 1–2-mal im Jahr kontrolliert und durch Vitamin-D-Präparate entsprechend ausgeglichen werden.

8.3 Atemwegsinfekte

8.3.1 Erkältung, grippaler Infekt und Influenza A

Infektionen der oberen Atemwege (z. B. grippaler Infekt) zählen zu den häufigsten Erkrankungen überhaupt und verursachen hohe Kosten aufgrund von Arbeitsausfällen. Jährlich leiden nach Schätzungen der WHO 10–20 % der Weltbevölkerung unter der Influenza. Die Influenza, auch echte Grippe oder Virusgrippe genannt, ist eine durch Viren (Influenzavirus A, B) ausgelöste Infektionskrankheit beim Menschen. Das Virus dringt über die Schleimhaut der Atemwege, des Mundes und der Augen in den Körper ein. Es erreicht diese Eintrittsorte vor allem durch Tröpfcheninfektion (z. B. Niesen). Über 200 verschiedene Viren verursachen Erkältungskrankheiten. Erwachsene sind durchschnittlich 3–4-mal pro Jahr, Kleinkinder sogar bis zu 13-mal von viralen Atemwegsinfektionen betroffen.

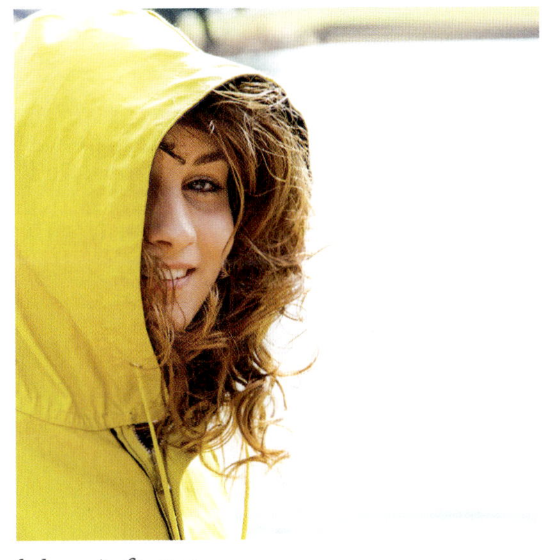

Lange hat man in der Wissenschaft gerätselt, warum Grippe- und Erkältungswellen immer in der sonnenarmen Jahreszeit über unser Land schwappen. 1981 wird die Hypothese, dass ein enger Zusammenhang zwischen der Jahreszeit und dem Auftreten der Influenza besteht, zum ersten Mal von dem englischen Arzt Hope-Simpson beschrieben. Aktuelle Studien liefern nun neue Erklärungsansätze: immunschwächender Vitamin-D-Mangel. Eine unzureichende Versorgung mit Vitamin D (25(OH)D: < 30 ng/ml) erhöht im Herbst und Winter bei Jung und Alt erheblich die Anfälligkeit für Infektionen der oberen Atemwege.

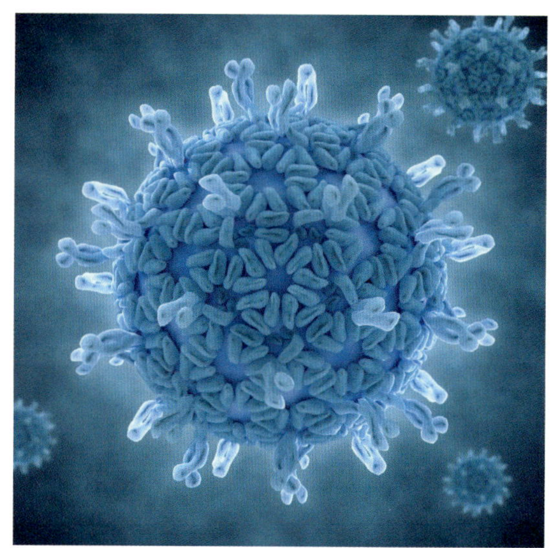

Die Häufigkeit und Verbreitung von Atemwegsinfekten nimmt in gemäßigten Breiten, vor allem im Winter, zu. Denn in der nördlichen Hemisphäre oberhalb des 35. Breitengrads (z. B. Deutschland, Nordamerika) reicht von Oktober bis Ende März die Strahlungsintensität der Sonne nicht aus (UV-Index <3), um den Vitamin-D-Bedarf über die UV-B abhängige Vitamin-D-Produktion in der Haut sicherzustellen. Im Vergleich zu einem 20-jährigen Erwachsenen nimmt bei älteren Menschen zudem die Produktionsfähigkeit der Haut um 75 % ab.

In einer aktuellen US-amerikanischen Studie an 18 883 Personen über 12 Jahre (Third National Health and Nutrition Examination Survey) wurde der Zusammenhang zwischen dem 25(OH)D-Spiegel und der Anfälligkeit für Infekte der oberen Atemwege untersucht. Der durchschnittliche 25(OH)D-Spiegel der Studienteilnehmer lag bei 29 ng/ml (72,5 nmol/l). Die Anfälligkeit für Atemwegsinfekte stand in einem klaren umgekehrten Verhältnis zum 25(OH)D-Status: Die Studienteilnehmer mit einer schlechten Vitamin-D-Versorgung litten um ein Drittel häufiger an Atemwegsinfekten. Im Vergleich zu den höchsten 25(OH)D-Spiegeln (>30 ng/ml) hatten diejenigen mit 25(OH)D-Spiegeln < 10 ng/ml ein 1,4-fach und diejenigen mit 25(OH)D-Spiegeln von 10–30 ng/ml ein 1,2-fach erhöhtes Risiko für Infekte der oberen Atemwege. Bei Personen mit Asthma bronchiale oder chronisch obstruktiver Lungenerkrankung und Lungenemphysem (COPD) war das Risiko für Atemwegsinfekte bei einem Vitamin-D-Mangel sogar 5,6- bzw. 2,3-fach erhöht.

Wie hilft Vitamin D bei Atemwegsinfektionen?
Vitamin D hat tiefgreifende und komplexe Wirkungen auf die Immunkompetenz: Die Zellen des Immunsystems werden durch Vitamin D scharf gemacht. In seiner hormonaktiven Form 1,25$(OH)_2$D senkt das Sonnenhormon die Infektiosität von Erkältungsviren, indem es die Produktion von virusabtötenden, körpereigenen Antibiotika (z. B. Cathelicidin, Defensin) steigert. Auch Entzündungsprozesse werden durch 1,25$(OH)_2$D gedämpft und unser Immunsystem auf breiter Ebene gestärkt. Zusätzlich wird die intakte Funktion der Schleimhäute in den Atemwegen sowie im Magen-Darm-Trakt und das Immunsystem im Darm durch Vitamin D unterstützt.

Unterstrichen wird der schützende Effekt des Sonnenhormons gegen Infektionskrankheiten der Atemwege durch zahlreiche klinische Studien. Eine Studie wurde an postmenopausalen Afroamerikanerinnen (n = 208) durchgeführt. Dabei erhielten die Studienteilnehmerinnen im Studienzeitraum von 36 Monaten entweder ein Vitamin-D-Präparat mit 800 I. E. pro Tag während der ersten zwei Jahre, danach 2 000 I. E. pro Tag bis zum Ende der Studie oder ein Placebo. Unter der Einnahme von Vitamin-D-Präparaten traten erheblich weniger jahreszeitlich bedingte grippalen Infekte auf (siehe Abb. 8.5). Im Vergleich zu den Studienteilnehmerinnen der Placebogruppe wiesen Frauen, die täglich 800 I. E. Vitamin D supplementierten, ein um 60 % reduziertes Erkältungsrisiko auf. Frauen, die täglich 2 000 I. E. Vitamin D einnahmen hatten sogar ein um 90 % verringertes Risiko für Atemwegsinfekte.

Eine weitere klinische Studie wurde an 334 japanischen Schulkindern durchgeführt. Die Kinder erhielten während des Studienzeitraums von Dezember 2008 bis März 2009 täglich ein Placebo

Tipp

Personen mit Allergien, Asthma bronchiale oder chronisch obstruktiver Lungenerkrankung (COPD) sollten auf eine gute Versorgung mit Vitamin D achten, da bei ihnen ein Vitamin-D-Mangel das Risiko für Atemwegsinfekte deutlich erhöht. Der Nutzen einer Supplementierung von Vitamin D im Hinblick auf die Stärkung der Immunkompetenz wird maßgeblich vom 25(OH)D-Ausgangswert beeinflusst. Je schlechter die Versorgung, desto größer dürfte der Nutzen einer Supplementierung von Vitamin D sein. Nach den aktuellen Erkenntnissen liegt der ideale 25(OH)D-Spiegel bei 40–60 ng/ml bzw. 100–150 nmol/l. Dabei gelten für Kinder die gleichen Referenzwerte wie für Erwachsene.

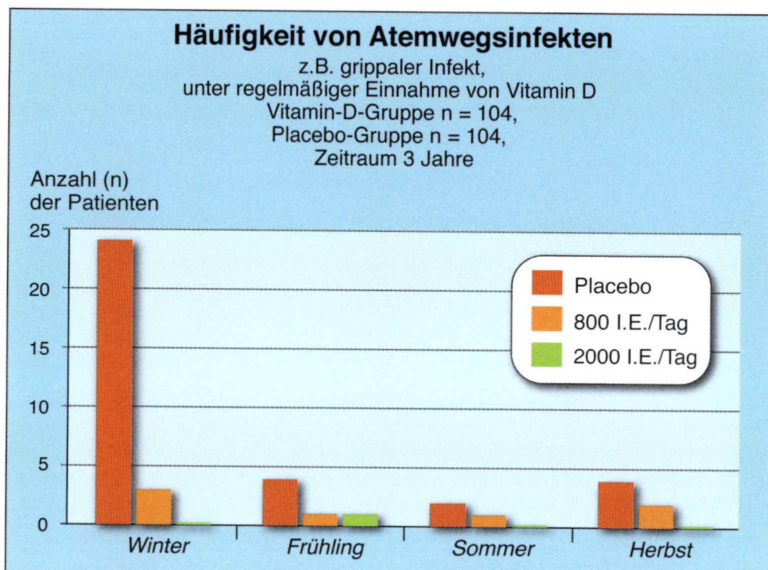

Abb. 8.5 *Vitamin D senkt die Häufigkeit von Atemwegsinfekten*

oder 1 200 I. E. Vitamin D. Das Risiko an Influenza A zu erkranken, wurde durch die Supplementierung von Vitamin D, gegenüber Placebo um 62 % verringert. Bemerkenswert ist auch, dass bei Kindern mit Asthma bronchiale die Supplementierung von Vitamin D zu einer um 83 % geringeren Rate an Asthmaanfällen führte.

Die Ergebnisse von vier aktuellen Metaanalysen aus den Jahren 2013, 2016, 2017 und 2019 beweisen nun, dass die tägliche Supplementierung von Vitamin D bei Kindern und Erwachsenen das Risiko für Atemwegsinfektionen im Vergleich zu Plazebo signifikant um 20–36 % senkt. Unter denjenigen mit einem 25(OH)D Ausgangwert < 25 nmol/l (< 10 ng/ml) war der schützende Effekt der Vitamin-D-Gabe stärker ausgeprägt und das Risiko für Atemwegsinfekte sogar um 70 % gesenkt. Diese Studien unterstreichen auch die Argumente von Prof. Hollis, dass die tägliche Einnahme von Vitamin D deutlich effizienter ist als die hoch dosierte Intervalltherapie (z. B. 1x/Monat). Aktuelle randomisierte Studien von Prof. Hollis zeigen zudem, dass die vorgeburtliche Supplementierung von Vitamin D (z. B. 4 000 I. E. pro Tag) in der Schwangerschaft das Risiko für Asthma und Atemwegsbeschwerden bei den Neugeborenen und Kleinkindern dieser Mütter signifikant reduziert um 26 %.

8.3.2 Tuberkulose

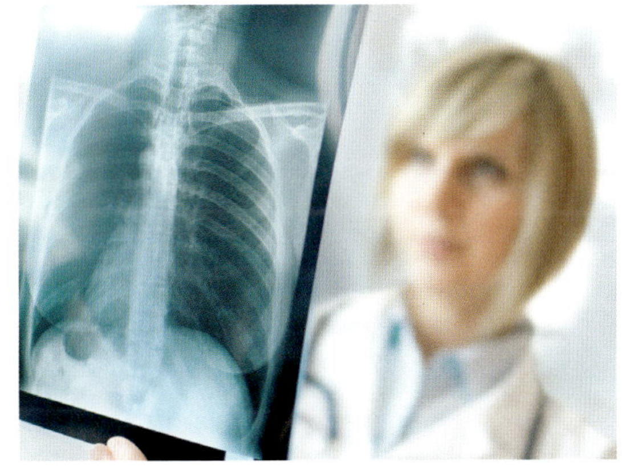

Die Tuberkulose ist eine weltweit verbreitete bakterielle Infektionskrankheit, die durch verschiedene Arten von Mykobakterien verursacht wird und beim Menschen am häufigsten die Lungen befällt. Sie führt die weltweite Statistik der tödlichen Infektionskrankheiten an. 2008 starben nach der Schätzung der Weltgesundheitsorganisation (WHO) über 1,8 Millionen Menschen an Tuberkulose. Der Tuberkulose-Erreger befällt bevorzugt Personen mit einem geschwächten Immunsystem, vor allem ältere Menschen und Patienten mit HIV-Infektion. Aber auch Migranten sind häufig von einer Tuberkulose-Infektion betroffen.

Die Tuberkulose ist seit dem Altertum bekannt. Man nannte die ägyptischen Sklaven, die wegen Überanstrengung und Staubbildung beim Pyramidenbau von Lungenleiden geplagt wurden, z. B. die Huster. In alten Papyrusschriftrollen wird berichtet, dass die ausgezehrten Kranken Schmerzen in der Brust hatten und vom Tode gekennzeichnet waren. In den Mietskasernen des alten Roms

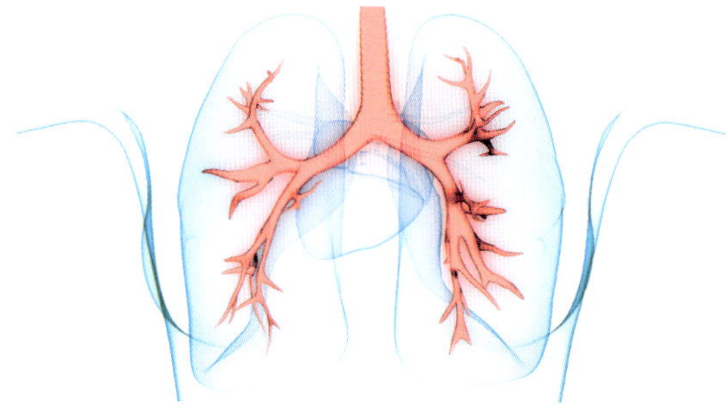

breitete sich die Tuberkulose durch das enge Zusammenleben vieler Menschen unter schlechten hygienischen Bedingungen rasant aus. Im Mittelalter sorgte die Unsitte des Ausspuckens in der Öffentlichkeit dafür, dass die auch als Schwindsucht bezeichnete Erkrankung in Europa eine immer größere Rolle spielte. Franz von Assisi und die Heilige Elisabeth von Thüringen wurden Opfer der Tuberkulose. In der frühen Neuzeit widmete der italienische Arzt Girolamo Fracastoro in seiner Schrift »De contagionibus et contagiosis morbis« zwei Kapitel der Phthisis und wies erstmalig auf die Übertragbarkeit der Ansteckungskeime hin. Während der industriellen Revolution breitete sich die Tuberkulose vor allem in den Arbeiterquatieren der größeren Städte aus. Ungesunde Wohnverhältnisse, schlechte Ernährung und desolate Arbeitsbedingungen öffneten der Erkrankung Tür und Tor. Ende des 19. Jahrhunderts gelang es Robert Koch den Tuberkelbazillus, das Mycobacterium tuberculosis, zweifelsfrei als Auslöser der Tuberkulose zu identifizieren. 1905 erhielt er dafür den Nobelpreis für Medizin. Eine effektive Behandlungsmöglichkeit war damit jedoch noch nicht gefunden. In Lungenheilanstalten, nach dem Konzept des Arztes Hermann Brehmer wurden Patienten nach hygienisch-diätetischen Methoden behandelt. Eine gute Ernährung, ständiger Aufenthalt im Freien, und die von ihm propagierte Freiluft-Liegekur sollten den Heilungsprozess fördern. Im Jahre 1900 gab es in Deutschland bereits 32 Privatsanatorien und über 100 sogenannte Volksheilstätten.

Die Sanatoriumsbehandlung galt bis Mitte des 20. Jahrhunderts als Mittel der Wahl zur Behandlung der Tuberkulose. 1924 beschreibt Thomas Mann die heilsame Wirkung des Sonnenlichts bei Tuberkulose in seinem Roman »Der Zauberberg«. Inspiriert wurde er zu diesem Werk, als seine Frau Katia 1912 in einem Davoser Lungensanatorium weilte. Kuraufenthalte in Sanatorien der Hochalpen zählten damals zur Standardtherapie wohlhabender Tuberkulose-Patienten, sowohl wegen der reinen Luft als auch wegen der intensiven Sonnenstrahlung (Heliotherapie, UV-B: 290–315 nm).

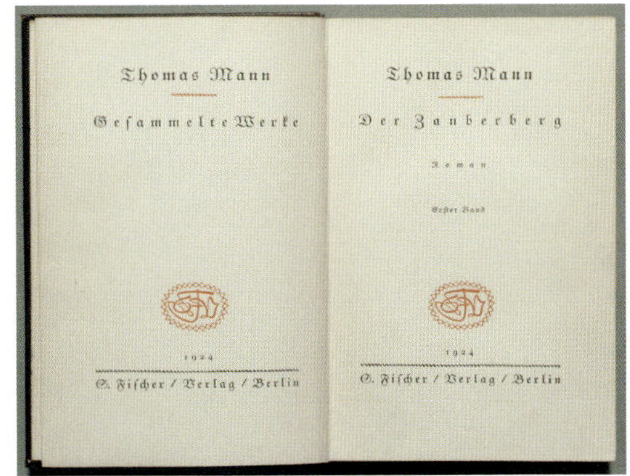
Thomas Mann

Gesammelte Werke

1924

S. Fischer / Verlag / Berlin

Thomas Mann

Der Zauberberg

Roman

Erster Band

1924

S. Fischer / Verlag / Berlin

Sonnenlicht regt im Körper die Produktion von 25(OH)D an, der Vorstufe des aktiven Sonnenhormons 1,25(OH)$_2$D. Wenn bei einer Tuberkulose-Infektion Bestandteile des Erregers von Immunzellen mithilfe ihres TLR2/1-Rezeptors im Körper aufgespürt werden (siehe Abb. 8.6), wird ein effizienter Abwehrmechanismus ausgelöst. Zellen des Immunsystems, sogenannte Makrophagen sind in der Lage, über ihre lokale 1-OHase aus 25(OH)D in der Zelle das hormonaktive 1,25(OH)$_2$D selber zu bilden. 1,25(OH)$_2$D bindet danach an seinen Vitamin-D-Rezeptor und steigert im Zellkern in Zusammenarbeit mit dem Retinoid-X-Rezeptor (VDR-RXR) die Produktion von körpereigenen Antibiotika. Diese antimikrobiellen Substanzen (z. B. Cathelicidin, Defensin) wirken direkt gegen den Erreger. Makrophagen sind auf diese Weise in der Lage, das Tuberkulose-Bakterium abzutöten und die Vermehrung des Bakteriums zu hemmen. Erhalten Kinder, mit einem schweren Vitamin-D-Mangel (z. B. Rachitis) das aktive 1,25(OH)$_2$D, wird die Produktion von Cathelicidin gesteigert und die angeborene Immunabwehr gestärkt.

Bis zum Anfang des 20. Jahrhunderts hat man neben der Sonnentherapie auch Lebertran relativ erfolgreich in der Tuberkulose-Therapie eingesetzt. Die Bedeutung des Sonnenvitamins in der Prä-

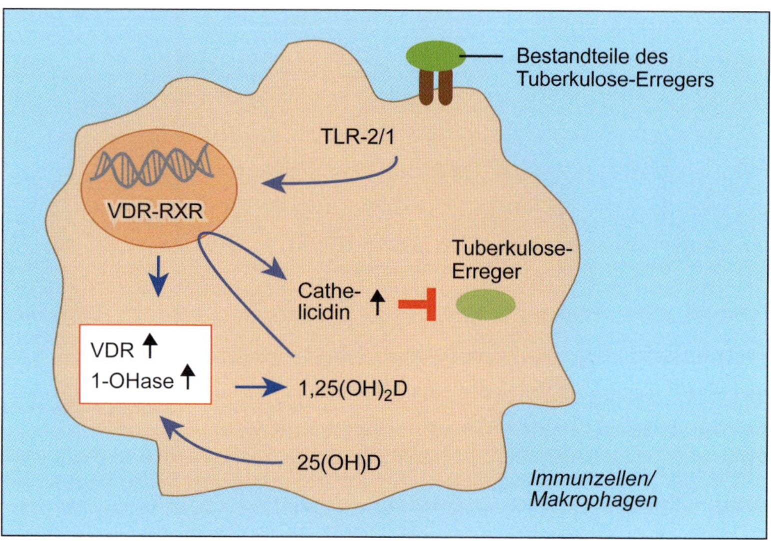

Abb. 8.6 *Effekte von Vitamin D auf den Tuberkulose-Erreger*

vention der Tuberkulose wird durch die Ergebnisse einer großen Studie aus dem Jahre 2008 unterstrichen. In dieser Studie hatten Personen mit gutem Vitamin-D-Status, im Vergleich zu solchen mit einem Vitamin-D-Mangel, ein um 32 % geringeres Risiko für Lungentuberkulose. Je besser der Vitamin-D-Status, desto geringer scheint auch das Risiko zu sein, dass es nach einer Erstinfektion mit dem Tuberkulose-Erreger zum Ausbruch der Erkrankung kommt.

Zur Therapie der Tuberkulose stehen verschiedene speziell gegen den Erreger wirksame Antibiotika zur Verfügung, die unter dem Begriff Antituberkulotika zusammengefasst werden. Eine aktuelle Studie aus England wirft nun ein neues Licht auf die Rolle des Sonnenvitamins in der Therapie der Tuberkulose: Danach ist die abtötende Wirkung dieser Antibiotika auf den Tuberkulose-Erreger wesentlich stärker ausgeprägt, wenn die Patienten gleichzeitig Vitamin D einnehmen.

8.4 Aufmerksamkeits-Defizit-Hyperaktivitäts-Syndrom (ADHS): Vitamin D für den Zappelphilipp

Hyperaktiv oder hypermotorisch – diese Bezeichnungen treffen auf Kinder zu, deren Verhalten durch drei Kernsymptome gekennzeichnet ist: Aufmerksamkeitsstörungen, Hyperaktivität, Impulsivität. Typische Nebensymptome sind Desorganisation und emotionale Symptome (z. B. Stimmungsschwankungen, verringerte Belastbarkeit bei Stress). Fachsprachlich wird diese Kombination von Symptomen als Aufmerksamkeits-Defizit-Hyperaktivitäts-Syndrom (ADHS) bezeichnet. In den westlichen Industrienationen zählen Aufmerksamkeitsdefizit- und Hyperaktivitätsstörungen (ADHS) zu den häufigsten neurokognitiven Störungen bei Kindern. Schätzungen gehen davon aus, dass zwischen 5 und 20 % der Schulkinder an diesem Syndrom leiden. Neben der motorischen Hyperaktivität fallen die Kinder vor allem durch Konzentrationsschwäche und impulsives Verhalten auf. Störungen der schulischen Leistung, soziale Isolation und ein schlechtes Selbstwertgefühl sind häufige Folgen.

Die Entstehung des ADHS-Syndroms ist komplex und bisher noch weitgehend unbekannt. Genetische Einflussfaktoren, Störungen im Neurotransmitterhaushalt (z. B. Dopamin, Noradrenalin, Serotonin) und im Energiestoffwechsel des Gehirns dürften ursächlich an seiner Entwicklung beteiligt sein. Insbesondere den Nervenbotenstoffen Dopamin, Noradrenalin und Serotonin kommt im Zusammenhang mit ADHS eine zentrale Bedeutung zu. Diese Neurotransmitter stehen an den Schaltstellen der Nervenzellen, den sogenannten Synapsen, an denen sie benötigt werden nicht in ausreichender Menge zu Verfügung. Dadurch werden die Übertragung und der Austausch von Signalen zwischen den Nervenzellen im Gehirn gestört. Man nimmt an, dass es zum Beispiel bei den Betroffenen zu einem schnelleren Abbau von Dopamin im Gehirn kommt. Das wird zum einen auf genetische Veränderung im Dopamin-Transporter-Gen zurückgeführt und zum anderen auf eine gestörte Durchblutung des Gehirns, da bei Patienten mit ADHS die vorderen Hirnabschnitte weniger Blutzucker verbrauchen und die rechte vordere Hirnregion weniger aktiv ist. In der Folge ist das Zusammenspiel des Aufmerksamkeits- und Motivationssystems beeinträchtigt. Hyperkinetische Verhaltensstörungen können sich zudem auf dem Boden einer frühen Schädigung des Gehirns (z. B. in Schwangerschaft), Belastungen mit Umweltgiften (z. B. Blei), Infektionen, Autoimmun- und Schilddrüsenerkrankungen entwickeln.

Die Störung im Neurotransmitterstoffwechsel bildet unter anderem die therapeutische Rationale für den Einsatz von Methylphenidat bei Kindern mit ADHS. In den westlichen Industrienationen war in den vergangenen Jahren ein extrem starker Anstieg der Verordnungshäufigkeit beobachtet worden. Methylphenidat ist ein Psychostimulans aus der Gruppe der Amphetamine, das die Verfügbarkeit von Dopamin und Noradrenalin im Gehirn verbessert. Neben den Imbalancen im Neurotransmitterhaushalt scheinen eine Unterversorgung mit Vitamin D sowie mit maritimen Gehirnfettsäuren, Eisen, Zink, Magnesium und einigen B-Vitaminen (z. B. Vita-

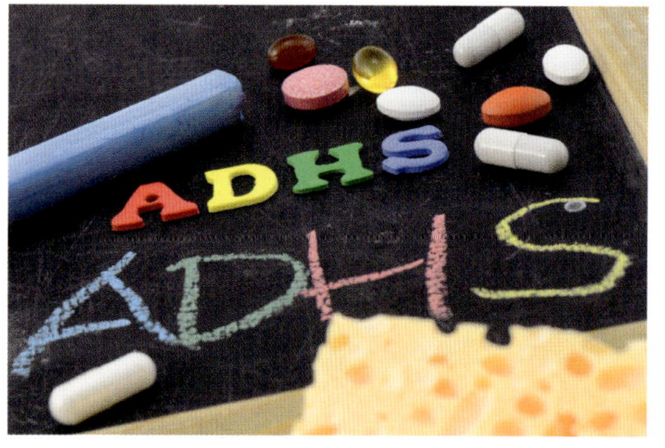

min B_6) nach aktuellen Studien wesentlich zur Entstehung und Ausprägung der hyperkinetischen Verhaltensstörungen beizutragen.

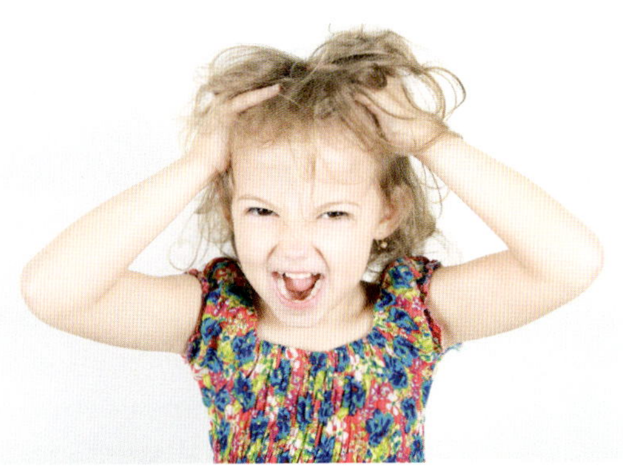

8.4.1 Das Gehirn braucht Vitamin D und gehirnaktive Nährstoffe

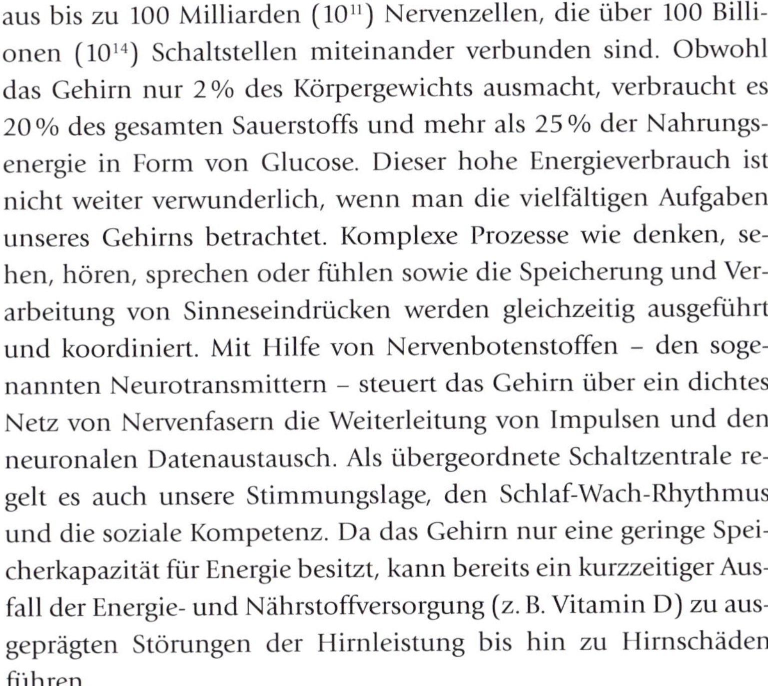

Das menschliche Gehirn ist ein sehr aktives Organ mit einem besonders hohen Sauerstoff- und Energiebedarf. Schätzungen zufolge besteht es aus bis zu 100 Milliarden (10^{11}) Nervenzellen, die über 100 Billionen (10^{14}) Schaltstellen miteinander verbunden sind. Obwohl das Gehirn nur 2 % des Körpergewichts ausmacht, verbraucht es 20 % des gesamten Sauerstoffs und mehr als 25 % der Nahrungsenergie in Form von Glucose. Dieser hohe Energieverbrauch ist nicht weiter verwunderlich, wenn man die vielfältigen Aufgaben unseres Gehirns betrachtet. Komplexe Prozesse wie denken, sehen, hören, sprechen oder fühlen sowie die Speicherung und Verarbeitung von Sinneseindrücken werden gleichzeitig ausgeführt und koordiniert. Mit Hilfe von Nervenbotenstoffen – den sogenannten Neurotransmittern – steuert das Gehirn über ein dichtes Netz von Nervenfasern die Weiterleitung von Impulsen und den neuronalen Datenaustausch. Als übergeordnete Schaltzentrale regelt es auch unsere Stimmungslage, den Schlaf-Wach-Rhythmus und die soziale Kompetenz. Da das Gehirn nur eine geringe Speicherkapazität für Energie besitzt, kann bereits ein kurzzeitiger Ausfall der Energie- und Nährstoffversorgung (z. B. Vitamin D) zu ausgeprägten Störungen der Hirnleistung bis hin zu Hirnschäden führen.

8.4.2 Brainfood statt Junkfood – Dünger fürs Gehirn?!

Offensichtlich wurde der Einfluss der Ernährung auf die Hirnleistung jahrzehntelang unterschätzt. Neurowissenschaftler dachten lange Zeit, die Zusammensetzung unserer Ernährung spiele für die Intelligenz und geistige Leistungsfähigkeit keine Rolle, solange nur die Grundversorgung des Gehirns mit Energie gewährleistet sei. In den vergangenen Jahren haben Hirnforscher nun zunehmend die Bedeutung von Vitamin D und Nahrungsinhaltsstoffen wie Omega-3-Fettsäuren oder Eisen auf die Geisteskraft und Hirngesundheit untersucht. Die wichtigste Erkenntnis: Eine gesunde, nährstoffreiche Ernährung (z.B. viel Seefisch) macht nicht nur unseren Geist glücklich, sondern schärft auch unseren Verstand. Die gute Nachricht: Intelligenz kann man also essen, wenn man will!

Trotz zahlreicher Aufklärungskampagnen in den vergangenen Jahren klafft zwischen einer gesunden Ernährung in der Theorie und dem tatsächlichen Ernährungsverhalten nach wie vor in vielen Altersklassen, insbesondere bei Kindern und Jugendlichen eine sehr große Lücke. Das wird auf alarmierende Weise erneut durch die aktuellen Ergebnisse der HELENA-Studie, einer europaweit durchgeführten Studie an Jugendlichen im Alter von 12,5 bis 17,5 Jahren, deutlich. Durchgeführt wurde das multizentrische europäische Projekt in 10 Ländern, darunter Belgien (Gent), Deutschland (Dortmund), Frankreich (Lille), Griechenland (Athen, Kreta: Heraklion), Großbritannien (Birmingham), Italien (Rom), Österreich (Wien), Ungarn (Pecs), Schweden (Stockholm) und Spanien (Zaragossa).

Nach der HELENA-Studie nehmen Europas Jugendliche im Durchschnitt jeden Tag etwa 160g Fleisch, 125g Obst, 100g Gemüse,

Tab. 8.1 Vergleich der Verzehrsgewohnheiten von Jugendlichen (HELENA-Studie) mit den Empfehlungen für die altersgemäße Mischkost (FKE)

Lebensmittel	**HELENA-Studie1**	**Mischkost (FKE)2**
Fleisch, Wurst (g/Tag)	160	65/75 (w/m)
Obst (g/Tag)	125	260/300 (w/m)
Gemüse (g/Tag)	100	260/300 (w/m)
Fisch (g/Woche)	20	100/100 (w/m)
Milch, -produkte (ml/Tag)	260	425/450 (w/m)
Getränke (ml/Tag)		
Wasser	728	1200/1300 (w/m)
Zuckerhaltige Softdrinks	303	[3]
Genussmittel (g/Tag)		
Schokolade	25	[3]
Süße Teigwaren	55	[3]
Gesamtenergie		
kcal/Tag	bis zu 3.300	2.200/2.700 (w/m)[2]

[1] Altersgruppe: 12,5 bis 17,5 Jahre
[2] Altersgruppe: 13 bis 14 Jahre
[3] Geduldete Lebensmittel: 10 % der Gesamttagesenergie darf durch geduldete Lebensmittel nach der FKE abgedeckt werden. Das sind für die Altersgruppe von 13–14 Jahren ≤ 220/270 kcal/Tag (m/w), d. h. je 100 kcal = 45 g Obstkuchen oder 4 Butterkekse oder 30 g Fruchtgummi oder 20 g Schokolade oder 10 Stück Chips oder 1 Glas (200 ml) Limonade.

55 g süße Teigwaren (z. B. Kuchen), 25 g Schokolade, 728 ml Wasser, 260 ml Milch und 303 ml mit Zucker gesüßte Softdrinks (z. B. Limonaden) zu sich. Der hohe Konsum von Genussmitteln und zuckerhaltigen Softdrinks ist zum Teil mit einer täglichen Kalorienaufnahme von bis zu 3 300 kcal verbunden und fördert Erkrankungen wie die nichtalkoholische Fettleber (NASH) (siehe Tab. 8.1). In diesem Zusammenhang sind aktuelle Studienergebnisse interessant, die belegen, dass eine derartig ungesunde Ernäh-

rung gepaart mit Übergewicht bei Jugendlichen ganze Hirnregionen (z.B. Hippokampus) schrumpfen lässt und die kognitive Leistungsfähigkeit beeinträchtigt. Infolge der sehr energiedichten, aber nährstoffarmen Ernährung liegt ein Großteil der Jugendlichen bei der täglichen Gesamtenergieaufnahme über den altersgemäßen Empfehlungen der optimierten Mischkost nach dem Forschungsinstitut für Kinderernährung Dortmund (FKE), das zum Beispiel bei einer durchschnittlichen körperlichen Aktivität für 13- bis 14-jährige Mädchen von einem Energiebedarf von 2 200 kcal und bei Jungen diesen Alters von 2 700 kcal pro Tag ausgeht. Ein hoher Verzehr von Gemüse und Obst geht mit einer hohen Zufuhr an Vitaminen (z.B. Vitamin C, Folsäure), Mineralstoffen (z.B. Kalzium, Kalium), sekundären Pflanzenstoffen (z.B. Carotinoide) und Ballaststoffen einher. Es wundert daher nicht, dass der Anteil der übergewichtigen Kinder in unserem Land stetig zunimmt und dass ein Großteil nicht ausreichend diätetisch versorgt ist mit Vitamin D sowie essenziellen maritimen Omega-3-Fettsäuren (z.B. Eicosapentaensäure, Docosahexaensäure), Magnesium, Zink und anderen Mikronährstoffen.

8.4.3 Vitamin D und ADHS

2013 dokumentiert der Epidemiologe und Vitamin-D-Forscher Dr. William Grant aus Kalifornien zum ersten Mal die Beziehung zwischen ADHS und der Sonnenlicht-Exposition. Bezogen auf die USA beschreibt er einen ganz klaren Zusammenhang zwischen den niedrigen Raten an ADHS, die im Südwesten (z.B. Los Angeles/Breitengrad: 37°) mit einer hohen UVB-Lichtexposition auftreten gegenüber den hohen Raten an ADHS im Südosten der USA (z.B. Atlanta/Breitengrad: 33°) mit einer geringen UVB-Lichtexposition. Dabei dürfte die UVB-Licht-bedingte Vitamin-D-Synthese nicht nur das Risiko für ADHS beeinflussen sondern auch für andere neuropsychiatrische Erkrankungen wie Autismus. Beispielsweise konnte man in einer Studie aus der Türkei nachweisen, dass Kinder mit ADHS im Durchschnitt signifikant verringerte 25(OH)D-Spiegel aufwiesen im Vergleich zu den gesunden Kontrollen (25(OH)D: 52,3 nmol/l (20,9 ng/ml) gegenüber 87,3 nmol/l (34,9 ng/ml). Die Ergebnisse von Studien aus Spanien und Australien stellen darüber hinaus einen klaren Zusammenhang dar zwischen dem mütterlichen 25(OH)D-Status in der Schwangerschaft und dem Risiko der Kinder, später an ADHS zu erkranken.

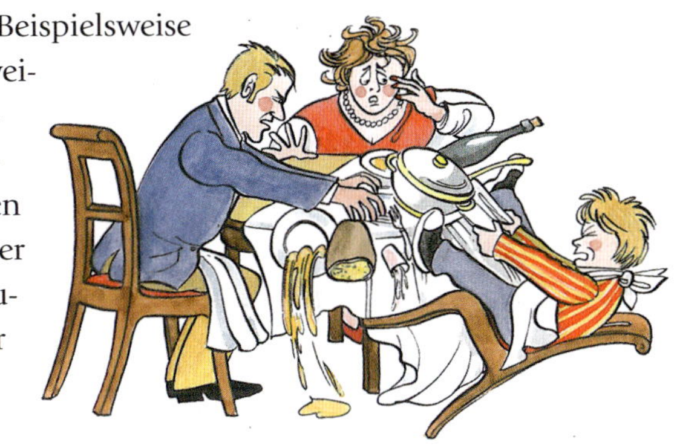

Nach den Ergebnissen der Nationalen Verzehrsstudie II erreichen >90 % der weiblichen und 80 % der männlichen Jugendlichen im Alter von 14 bis 18 Jahren nicht die Zufuhrempfehlungen für die tägliche Vitamin-D-Aufnahme. Eine aktuelle europäische Studie, die den 25(OH)D-Status von 1 006 europäischen Jugendlichen im Alter von 12,5 bis 17,5 Jahren erfasst, zeigt, dass 39 % der Jugendlichen einen insuffizienten Vitamin-D-Status (25(OH)D: 21–29 ng/ml), 27 % einen Vitamin-D-Mangel und 15 % einen schweren Vitamin-D-Mangel aufweisen. Nur 19 % hatten in dieser Studie einen ausreichenden Vitamin-D-Status von 25(OH)D > 30 ng/ml.

In allen Lebensphasen – vor allem in der Schwangerschaft, Kindheit und Adoleszenz – ist ein gesunder Vitamin-D-Status (25(OH) D: 40–60 ng/ml bzw. 75–150 nmol/l) von grundlegender Bedeutung für die Entwicklung des Gehirns und der Intelligenz. Darüber hinaus konnte gezeigt werden, dass genetische Störungen des VDR im Gehirn mit dem Abbau kognitiver Fähigkeiten und dem Risiko neurodegenerativer Erkrankungen (z. B. ADHS, Demenz) verbunden sind.

Wie hilft Vitamin D bei ADHS?

- In seiner hormonaktiven Form 1,25$(OH)_2$D ist Vitamin D über die Bindung an Vitamin-D-Rezeptoren direkt an der Bildung und Umsatzrate des Neurotransmitters Dopamin beteiligt.
- 1,25$(OH)_2$D steigert die Aktivität der Tyrosin-Hydroxylase, dem Schlüsselenzym für die Synthese von Dopamin.
- 1,25$(OH)_2$D steigert auch die Aktivität der Tryptophan-Hydroxylase, dem Schlüsselenzym für die Synthese von Serotonin.
- Das Überleben von dopaminabhängigen Nervenzellen wird durch Vitamin D verbessert.
- Gene (z. B. Dopamin-Transporter-Gen), die für den Haushalt von Dopamin wichtig sind, werden durch 1,25$(OH)_2$D reguliert.
- Eine Unterversorgung an Vitamin D begünstigt Störungen im Dopamin-Haushalt, zum Beispiel des Dopamin abbauenden Enzyms Catechol-O-Methyl-Transferase (COMT).
- Gene, die für die Dopamin-Synthese verantwortlich sind, werden von Vitamin D reguliert.
- Die Aufnahme und Verwertung von Eisen wird durch Vitamin D verbessert.

Der Vitamin-D-Rezeptor (VDR) wird in verschiedenen Teilen des Gehirns ausgebildet. Dazu zählen: Basales Vorderhirn, Caudate und Putamen, Cerebellum, Corpus geniculatum laterale, Gyrus cinguli, Hypothalamus, präfrontaler Cortex, Substantia nigra und Thalamus. Das Enzym 25(OH)D-1αOHase, welches für die Umwandlung von 25(OH)D in seine hormonaktive Form 1,25$(OH)_2$D verantwortlich ist, konnte in vielen Regionen des Gehirns (z. B. Hippokampus) zusammen mit dem VDR nachgewiesen werden.

Vitamin D wirkt im Gehirn in seiner hormonaktiven Form 1,25(OH)$_2$D als ein Neurosteroid über die Wechselwirkung mit Vitamin-D-Rezeptoren (VDR) bei der Regulierung des Nervenzellwachstums. Dabei steuert es unter anderem die Produktion von neurotrophen Faktoren, wie dem Nervenwachstumsfaktor BDNF (Brain Derived Neurotrophic Factor). Neurotrophe Faktoren – auch Nervenernährende Faktoren – sind Schlüsselproteine, die eine zentrale Aufgabe haben bei der embryonalen und adulten Entwicklung der Nervenzellen im Gehirn. Neurotrophe Faktoren kontrollieren dabei das Wachstum, die Differenzierung und das Überleben von Nervenzellen und sind an der Signalübertragung und dem Kommunikationsaustausch im Netzwerk der Nervenzellen beteiligt. Ohne diese Moleküle sind keine Lern- und Repara-

Empfehlung

Die Ergebnisse zahlreicher Studien rechtfertigen in jedem Fall die Empfehlung den 25(OH)D-Status bei Kindern und Jugendlichen durch einen gesunden Umgang mit der Sonnenlicht-Exposition, dem Verzehr Vitamin-D-haltiger Lebensmittel und der Supplementierung von Vitamin-D-Präparaten zu verbessern. Grundsätzlich sollte unter dem Aspekt einer gesunden immunologischen, metabolischen und neurologischen Entwicklung auf eine gute Versorgung mit Vitamin D geachtet werden. In allen Altersstufen ist ein gesunder 25(OH)D-Status durch einen 25(OH)D-Spiegel von 40–60 ng/ml bzw. 100–150 nmol/l gekennzeichnet. Da eine ausreichende Versorgung mit Colecalciferol über die Ernährung nicht möglich ist und nur in den Sommermonaten Vitamin D in Deutschland mit Hilfe des Sonnenlichtes gebildet werden kann, sollten Kinder und Jugendliche täglich etwa 40–60 I. E. Vitamin D pro kg Körpergewicht in Form von Vitamin-D-haltigen Präparaten einnehmen.

turvorgänge möglich. Über die Hemmung von neuronalen Entzündungsreaktionen und oxidativen Prozessen wirkt 1,25$(OH)_2$D zudem ausgesprochen schützend auf Nervenzellen.

Die Ergebnisse der ersten randomisierten und plazebokontrollierten Doppelblindstudien an Kindern mit ADHS, die mit Methylphenidat behandelt wurden, belegen, dass die tägliche Einnahme von Vitamin D (z. B. 2 000 I. E. VD/d) gegenüber Plazebo nicht zur einer Verbesserung des 25(OH)D-Status führt, sondern die ADHS-Symptome deutlich verringert. Es muss davon ausgegangen werden, dass vor allem Säuglinge und Kinder mit einem Vitamin-D-Mangel (25(OH)D < 20 ng/ml) in Bezug auf ihre geistige und körperliche Entwicklung von einer gezielten Vitamin-D-Supplementierung profitieren können.

8.5 Vitamin D und Herz-Kreislauf-Erkrankungen

Gefäßerkrankungen und ihre Folgen sind hierzulande seit Langem die Todesursache Nummer 1. In Deutschland stirbt fast jeder Zweite an den Folgen von Herzinfarkt oder Schlaganfall. Die häufigste Herzkrankheit ist die Arteriosklerose, im Volksmund Arterienverkalkung genannt. Bei der Arteriosklerose handelt es sich medizinisch gesehen um eine chronisch entzündliche Erkrankung der Arterien. Kennzeichen der Arteriosklerose sind Ablagerungen von Stoffwechselprodukten (z. B. Fett, Cholesterin) an den Innenwänden der Arterien sowie darauf folgende Entzündungen und Zellwucherungen. Diese gehen mit einer Verdickung und Verhärtung (Sklerose) der gesamten Gefäßwand einher.

Deutschland: ernährungsabhängige Krankheiten in Zahlen (Auswahl)

- **Übergewicht/Adipositas**: Über 66 % der Männer und 51 % der Frauen sind in unserem Land übergewichtig oder adipös. Damit ist jeder fünfte Bundesbürger fettleibig bzw. adipös, d. h. hat einen BMI über 30 kg/m^2 (20,5 % der Männer, 21,2 % der Frauen).
- **Bluthochdruck**: Mindestens 20 Millionen Deutsche haben einen zu hohen Blutdruck, die häufigste Ursache für Schlaganfall.
- **Junkfood**: 50,9 kg Junkfood verzehren vier- bis sechsjährige Kinder laut DONALD-Studie pro Jahr, darunter alleine 23,3 kg zuckerhaltige Limonaden.
- **Kinder mit Typ-2-Diabetes**: In Deutschland leiden bereits über 5 000 Kinder an Typ-2-Diabetes, früher auch als »Altersdiabetes« bezeichnet. Die Dunkelziffer dürfte, wie auch bei den Erwachsenen, erheblich sein!
- **Diabetesepidemie**: Nach den neusten Zahlen der Internationalen Diabetes Föderation ist Deutschland das Land mit der höchsten Diabeteshäufigkeit in Europa. 12 % der 20- bis 79-Jährigen sind bereits betroffen, insgesamt weit über 8 Millionen Deutsche.
- **Osteoporose**: Über sechs Millionen Bundesbürger im Alter über 50 Jahre sind von der Knochenkrankheit Osteoporose betroffen. Erheblich ist die Zahl der Osteoporose-Neuerkrankungen: Jährlich sind es in Deutschland unter den über 50-Jährigen rund 885 000 Menschen!
- **Todesursachen**: Nach Statistischem Bundesamt starben im Jahre 2017 in Deutschland insgesamt 932.272 Personen, darunter 457.756 Männer und 474.507 Frauen. Damit ist die Zahl der Todesfälle gegenüber dem Vorjahr um 2,3 % gestiegen. Die häufigste Todesursache war, wie auch in den Vorjahren, eine Herz-Kreislauf-Erkrankung. Von den 344.530 Personen, die verstarben, waren 156.180 Männer und 188.350 Frauen. Krebserkrankungen waren mit insgesamt 227.609 Todesfällen die zweithäufigste Todesursache.

Je härter und unelastischer die Gefäße sind, desto schlechter fließt das Blut und umso höher ist der Druck in den Gefäßen. Der hohe Blutdruck wiederum lässt Arterien leck schlagen und fördert damit seinerseits erheblich die Arteriosklerose. Im schlimmsten Fall kommt es zum totalen Verschluss einer bereits verengten Arterie (Embolie), meist durch Blutgerinnsel (Thrombosen). Das hat die Unterbrechung der Blut- und damit der lebenswichtigen Sauerstoffversorgung in dem von der Arterie versorgten Gewebe zur Folge. Besonders folgenschwer wirken sich der Verschluss eines Herzgefäßes (Herzinfarkt), einer Arterie im Gehirn (Schlaganfall) oder Verschlüsse der Becken- und Beinarterien aus.

Die entzündlichen Gefäßveränderungen, die dem Herzinfarkt vorangehen, sind besonders heimtückisch, da sie über Jahre und Jahrzehnte unbemerkt bleiben und meistens erst in einem sehr späten Stadium der Erkrankung erkannt werden. Nicht selten entwickeln sie sich schon in der Kindheit, denn fast alle Menschen unseres Kulturkreises weisen bereits in jungen Jahren Gefäßveränderungen auf.

Besonders gefährlich ist die Arteriosklerose:

- der Gehirnarterien, die Folge kann ein Schlaganfall sein,
- der Gliedmaßen, die Folge können Durchblutungsstörungen der Beine sein (sogenannte periphere arterielle Verschlusskrankheit oder Schaufensterkrankheit),
- der Herzkranzgefäße, die Folge können Herzinfarkt und Angina pectoris sein.

Sind die Herzkranzgefäße (Koronargefäße) von arteriosklerotischen Veränderungen betroffen, spricht man von einer Koronarsklerose. Sie ist die Hauptursache für die koronare Herzkrankheit

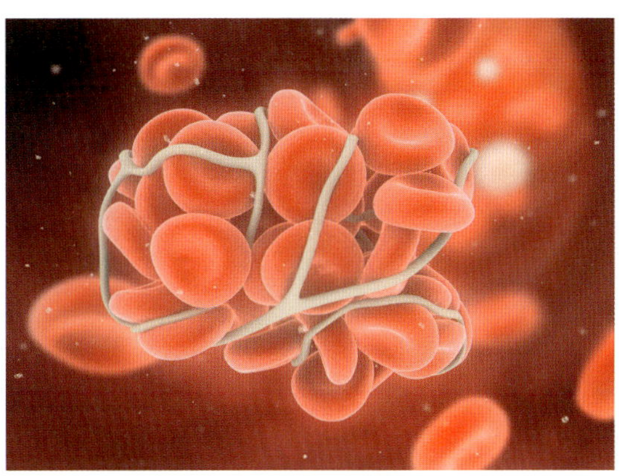

(KHK), bei der der Herzmuskel nicht mehr ausreichend über die Blutgefäße mit Sauerstoff versorgt wird. Die Therapie der arteriosklerotischen Folgeerkrankungen, wie z. B. Angina pectoris, Herzinfarkt, Schlaganfall und peripherer arterieller Verschlusskrankheit verschlingt einen Großteil unseres Gesundheitsbudgets.

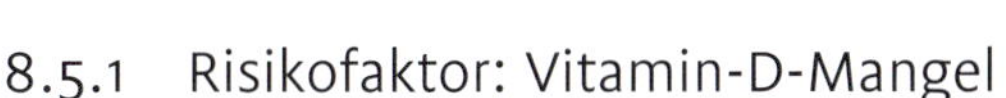

8.5.1 Risikofaktor: Vitamin-D-Mangel

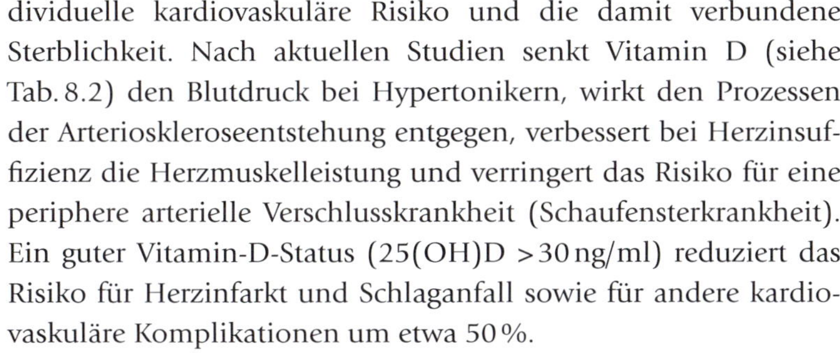

Eine mangelhafte Versorgung mit Vitamin D (25(OH)D < 30 ng/ml) steigert erheblich das individuelle kardiovaskuläre Risiko und die damit verbundene Sterblichkeit. Nach aktuellen Studien senkt Vitamin D (siehe Tab. 8.2) den Blutdruck bei Hypertonikern, wirkt den Prozessen der Arterioskleroseentstehung entgegen, verbessert bei Herzinsuffizienz die Herzmuskelleistung und verringert das Risiko für eine periphere arterielle Verschlusskrankheit (Schaufensterkrankheit). Ein guter Vitamin-D-Status (25(OH)D > 30 ng/ml) reduziert das Risiko für Herzinfarkt und Schlaganfall sowie für andere kardiovaskuläre Komplikationen um etwa 50 %.

Homocystein ist ein Risikofaktor für Herz-Kreislauf-Erkrankungen und Gefäßkomplikationen. Die Blutgefäße werden durch erhöhte Homocysteinwerte (> 9 µmol/l) spröde, altern vorzeitig und der Blutdruck wird in der Folge erhöht. Homocystein ist zudem ein eigenständiger Risikofaktor für Demenz, Schlaganfall, Osteoporose und feuchte Makuladegeneration. In Herzmuskelzellen kann Homocystein den Energiehaushalt verschlechtern, den mitochondrialen Stoffwechsel beeinträchtigen sowie die oxidative Belastung erhöhen. Diesen durch Homocystein ausgelösten Störungen wirkt das aktive Vitamin-D-Hormon, 1,25(OH)$_2$D entgegen, wie nun

Eine mangelhafte Versorgung mit Vitamin D (25(OH)D unter 30 ng/ml) steigert das individuelle kardiovaskuläre Risiko erheblich.

aktuelle Studien belegen. Vitamin D wirkt in seiner hormonaktiven Form 1,25$(OH)_2$D der schädigenden Wirkung des Homocysteins entgegen, verringert die Produktion von entzündlichen Substanzen wie TNFα und kann die Bildung gefäßschützender Substanzen wie IL-10 fördern.

In den letzten Jahren wurden eine Reihe groß angelegter Studien publiziert, die das Auftreten von Herz-Kreislauf-Ereignissen, wie Herzinfarkt und Schlaganfall in Abhängigkeit vom Vitamin-D-Status untersucht haben. In der Framingham-Offspring-Studie, die insgesamt 1739 Teilnehmer umfasste, war ein ausgeprägter Vitamin-D-Mangel (25(OH)D-Spiegel <15 ng/ml) im Vergleich zu einem 25(OH)D-Spiegel von mindestens 15 ng/ml und mehr mit einem um 62 % erhöhten Risiko für Herzinfarkt oder Herzinsuffizienz verbunden. Wie zu erwarten, war das Herz-Kreislauf-Risiko besonders hoch, wenn die Studienteilnehmer neben einem Vita-

Tab. 8.2 Vitamin D: Herz- und gefäßschützende Eigenschaften im Überblick

Wirkung auf	Herz- und gefäßschützende Eigenschaften
Gefäßgesundheit	Elastizität der Gefäße ↑, Regulation des Kalziumstoffwechsels in den Endothelzellen, Entzündungsneigung in den Blutgefäßen ↓, Fettablagerungen in der Gefäßwand ↓, Parathormon ↓, Plaquebildung und Verkalkung der Arterienwände (Gefäßkalzifizierung) ↓, gefäßschützende Substanzen (z. B. IL-10) ↑, arterioskleroseférdernde Substanzen (z. B. TNFα) ↓, Homocystein ↓
Blutdruck	Systolischer und diastolischer Blutdruck ↓, gefäßverengende Wirkung des Blutdruckhormons Renin ↓, Elastizität der Gefäßwand ↑
Herzmuskel	Verbesserung der Herzmuskelleistung, beugt einer Verdickung der linken Herzkammer vor (linksventrikuläre Hypertophie), Parathormon ↓, Risiko für Herzinfarkt und Herzinsuffizienz ↓
Blutfette	Cholesterin- und Triglyceridespiegel ↓, LDL-Oxidation ↓, HDL-Cholesterin ↑, Wirksamkeit von Cholesterinsenkern ↑

↓ sinkt, ↑ steigt

min-D-Mangel auch Bluthochdruck hatten. Das Risiko stieg dabei mit der Schwere des Vitamin-D-Mangels an. Bei diesen Studienteilnehmern (25(OH)D-Spiegel <15 ng/ml) war das Risiko für Herzinfarkt und andere kardiale Ereignisse mehr als doppelt so hoch.

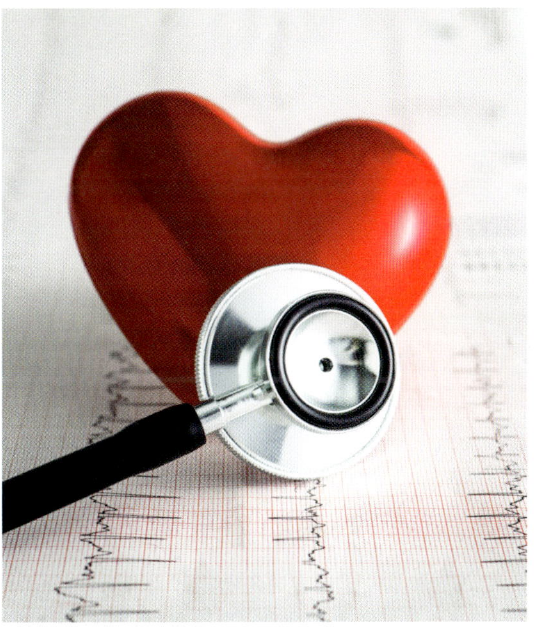

Bei den Studienteilnehmern der Health Professional Follow-Up-Studie, einer Verlaufskontrolle über zehn Jahre an 18 825 Männern im Alter von 40–72 Jahren, war das Risiko für einen Herzinfarkt bei Männern mit einem 25(OH)D-Spiegel ≤15 ng/ml im Vergleich zu denjenigen mit einem gesunden Vitamin-D-Status (25(OH) D >30 ng/ml) mehr als doppelt so hoch, selbst nachdem die Unterschiede im Lebensstil und traditionellen Herz-Kreislauf-Risikofaktoren (z.B. Alkohol, körperliche Aktivität) mitberücksichtigt worden waren.

Auch im Rahmen der US-amerikanischen NHANES-III-Studie war das Risiko für koronare Herzerkrankung und Herzinsuffizienz bei Studienteilnehmern mit einem Vitamin-D-Mangel (25(OH)D <20 ng/ml) gegenüber denjenigen mit einem gesunden Vitamin-D-Status (25(OH)D >30 ng/ml) um den Faktor 3,5 erhöht. Die Teilnehmer mit einem 25(OH)D-Status <21 ng/ml hatten gegenüber den Teilnehmern mit einem 25(OH)D-Status >37 ng/ml auch ein um 30% höheres Risiko für Bluthochdruck, ein um 98% höheres Risiko für Diabetes mellitus und ein um 47% höheres Risiko für Fettstoffwechselstörungen (erhöhte Triglyceride >150 mg/dl).

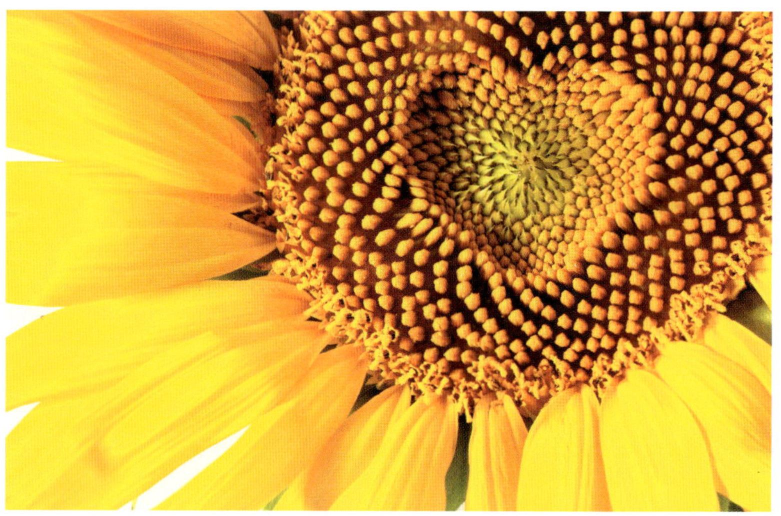

Im Rahmen der LURIC-Studie (Ludwigshafen Risk and Cardiovascular Health Study) wurden 3258 Personen mit einem Durchschnittsalter von 62 Jahren erfasst, die sich einer Angiografie der Herzkranzgefäße unterzogen hatten. Bei der Angiografie zeigte sich, dass 67% der Teilnehmer an einer schweren koronaren Herzerkrankung mit weit fortgeschrittenen Verengungen der Herzkranzarterien litten. Die Nachbeobachtungszeit betrug im Mittel acht Jahre. Während dieser Zeit starben 737 Teilnehmer (22,6%), davon 463 an einer Herz-Kreislauf-Erkrankung. Studienteilnehmer, die zum Zeitpunkt der Koronarangiografie einen durchschnittlichen 25(OH)D-Spiegel von 7,6 ng/ml oder 13,3 ng/ml aufwiesen hatten im Vergleich zu Personen mit einem 25(OH)D-Spiegel von durchschnittlich 28,4 ng/ml ein um 82% bzw. 122% erhöhtes Risiko an einer Herz-Kreislauf-Erkrankung zu versterben. Eine weitere Auswertung dieser Studie zeigt, dass ein Vitamin-D-Mangel die kardiovaskuläre Sterblichkeit infolge Herzmuskelschwäche bzw. Herzversagen und plötzlichem Herztod 2,8- bzw. 5-fach erhöht.

In einer aktuellen Metaanalyse wurden die 25(OH)D-Spiegel von über 180 000 Patienten ausgewertet. Die Ergebnisse bestätigen erneut, dass der Vitamin-D-Status (25(OH)D in ng/ml) sich umgekehrt proportional zur kardiovaskulären Morbidität und der Mortalität verhält. Eine Steigerung des 25(OH)D-Status um 10 ng/ml reduzierte das Risiko für kardiovaskuläre Ereignisse (z. B. Schlaganfall) signifikant um 10 % sowie das Risiko für die kardiovaskuläre Sterblichkeit um 12 %.

8.5.2 Arteriosklerose und Herzinsuffizienz

Die Bedeutung des Sonnenvitamins für das Herz-Kreislauf-System wird dadurch unterstrichen, dass die Zellen der glatten Gefäßmuskulatur und des Gefäßendothels Vitamin-D-Rezeptoren besitzen und aus der Speicherform 25(OH)D das eigentliche stoffwechselaktive 1,25$(OH)_2$D selber bilden können. Genetisch veränderte Mäuse, bei denen man den Vitamin-D-Rezeptor ausgeschaltet hat, entwickeln Bluthochdruck, Herzinsuffizienz und Störungen der Blutgerinnung.

PTH ist ein wichtiger Risikofaktor für Herz-Kreislauf-Erkrankungen wie Bluthochdruck oder Herzinsuffizienz.

Die seit Langem bekannte Hemmung von Parathormon (PTH) durch Vitamin D muss heute in neuem Licht betrachtet werden,

Erhöhte Parathormon-Spiegel

- Begünstigen die Verkalkung der Arterienwände und des Herzmuskels,
- steigern die intrazelluläre Kalziumaktivität und erhöhen den Blutdruck,
- fördern eine Hypertrophie des Herzmuskels,
- erhöhen die Kontraktionsneigung des Herzmuskels,
- begünstigen Herzrhythmusstörungen.

seitdem in den letzten Jahren PTH zunehmend als ein wichtiger Risikofaktor für Herz-Kreislauf-Erkrankungen wie Bluthochdruck oder Herzinsuffizienz erkannt wurde. Die Nebenschilddrüse schüttet bei unzureichender Versorgung mit Vitamin D vermehrt Parathormon aus. Man spricht dann auch von einem sekundären Hyperparathyreoidismus. Parathormon kann auf vielfältige Weise das Herz-Kreislauf-System schädigen.

Als natürlicher Gegenspieler des Parathormons wirkt Vitamin D diesen gefäßschädigenden Prozessen entgegen. Mittlerweile sind weitere biochemische Veränderungen bekannt, die bei einem Vitamin-D-Mangel zur Entwicklung der Gefäßverkalkung und Entstehung von Herz-Kreislauf-Erkrankungen beitragen. Darunter sind vor allem entzündungsfördernde Substanzen wie Tumor-Nekrose-Faktor alpha (TNFα) und Interleukin 6 (IL-6). TNFα und IL-6 schädigen direkt die Gefäßauskleidung und fördern in den Gefäßen die Bildung von arteriosklerotischen Ablagerungen, den Vorläufern eines Herzinfarkts oder Schlaganfalls. Erhöhte Blutspiegel an TNFα und IL-6 sind bei Patienten mit Herzinsuffizienz mit einer erhöhten Sterblichkeit verbunden. Ein Mangel an Vitamin D beeinträchtigt zudem die Synthese gefäßschützender Botenstoffe wie Interleukin 10. Dieser Botenstoff ist ein Gegenspieler von TNFα und hält diesen in Schach. Vitamin D kann in seiner hormonaktiven Form 1,25(OH)$_2$D die Produktion von entzündlichen Substanzen wie TNFα verringern und auf der anderen Seite die Bildung gefäßschützender Substanzen wie IL-10 fördern.

In einer placebokontrollierten Doppelblind-Studie an 200 übergewichtigen Erwachsenen (Alter: 18–70 Jahre, BMI > 27), die eine Gewichtsreduktion durchführten und einen Ausgangs-25(OH)D-Status von durchschnittlich 12 ng/ml hatten, führte die tägliche Gabe von 3 332 I. E. Vitamin D über einen Zeitraum von zwölf Monaten nicht nur zu einem Anstieg der 25(OH)D-Spiegel auf über 32 ng/ml, sondern auch zu einem deutlichen Abfall verschiedener klassischer und nichtklassischer Herz-Kreislauf-Risikoparameter: Parathormon (minus 26,5 %), Triglyceride (minus 13,5 %) und den Faktoren der Gefäßentzündung TNFα und IL-6 (minus 10,2 %).

Nicht nur Erwachsene, sondern auch Kinder mit einer Herzerkrankung können von einer Vitamin-D-Therapie profitieren. In verschiedenen Untersuchungen an Kindern mit Rachitis konnten nicht nur die typischen Veränderungen im Skelettsystem beobachtet werden, sondern auch erhöhte Parathormon-Spiegel und ausgeprägte Störungen des Herz-Kreislauf-Systems, die sich in Form von Herzmuskelschwäche und Herzmuskelvergrößerung (linksventrikuläre Hypertrophie) bei den Kindern äußern. Kinder, die ausschließlich gestillt werden sind besonders gefährdet, insbesondere wenn die Mutter selber einen Vitamin-D-Mangel hat und von einer Osteomalazie betroffen ist.

Das unterstreicht auch der Fall eines zwei Monate alten Mädchens, bei dem eine Erkrankung des Herzmuskels mit Herzinsuffizienz aufgrund einer schweren Hypokalzämie diagnostiziert wurde. Von einer Hypokalzämie spricht man, wenn der Kalziumspiegel im Blutserum unter 9 mg/dl liegt.

Fallbeispiel:
Zwei Monate altes Mädchen mit Herzinsuffizienz

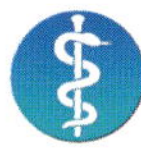

Das Mädchen litt aufgrund eines zu niedrigen Blutkalziumspiegels (5,8 mg/dl, Normalbereich: 8,7–9,8 mg/dl) unter anfallsartigen

Krämpfen der Muskulatur (Tetanie). Bei einer Röntgenaufnahme des Thorax konnte eine Vergrößerung der linken Herzkammer beobachtet werden. Die Herzmuskelleistung des Mädchens war vermindert. Die Kontrolle des 25(OH)D-Spiegels ergab einen Wert von 2,6 ng/ml. Die Parathormon-Spiegel waren deutlich erhöht (155 pg/ml, Normalbereich: 12–72 pg/ml). Da das Mädchen ausschließlich gestillt wurde, untersuchte man zusätzlich den 25(OH)D-Spiegel der Mutter. Auch sie hatte einen ausgeprägten Vitamin-D-Mangel (25(OH)D: 4,3 ng/ml). Unter der Gabe von Kalzium und Vitamin D verschwanden alle Symptome, auch die beeinträchtigte Herzmuskelleistung des Mädchens erholte sich.

In einer aktuellen placebokontrollierten Doppelblind-Studie an 80 Kleinkindern mit Herzinsuffizienz führte die Supplementierung von 1 200 I. E. Vitamin D bei den 42 Kindern aus der Vitamin-D-Gruppe im Vergleich zu den 38 Kindern aus der Placebogruppe zu einer deutlichen Verbesserung der Herzgesundheit und Verringerung verschiedener kardiovaskulärer Risikoparameter.

Tab. 8.3 Einfluss von 1200 I. E. Vitamin D pro Tag bei Kleinkindern mit Herzinsuffizienz

Parameter	**Einfluss von Vitamin D**
Blutdruck	Gesenkt
Pumpkraft des Herzmuskels	Gesteigert
Herzmuskelleistung	Verbessert
25(OH)D (ng/ml)	Verbessert (13,4 → 32,9)
Parathormon-Spiegel (pg/ml)	Gesenkt (40,5 → 28,3)
IL-10-Spiegel	Gesteigert
Il-6- und TNFα-Spiegel	Gesenkt

8.5.3 Bluthochdruck

Ein Viertel der Weltbevölkerung hat einen zu hohen Blutdruck. Nach Angaben der Deutschen Hochdruckliga leiden hierzulande 20–30 Millionen Menschen an Bluthochdruck. Zieht man die Blutdruckwerte der über 55-Jährigen heran, ist bundesweit durchschnittlich jeder Zweite vom Hochdruck betroffen – oft, ohne es zu wissen, denn Bluthochdruck macht zu Beginn meist keine Beschwerden. Das Risiko für Bluthochdruck steigt mit wachsendem Lebensalter an. Doch Bluthochdruck kann bereits bei jungen Menschen auftreten. Vor allem aufgrund von Übergewicht und Bewegungsmangel nimmt die Anzahl betroffener Kinder und Jugendlicher in den letzten Jahren stetig zu.

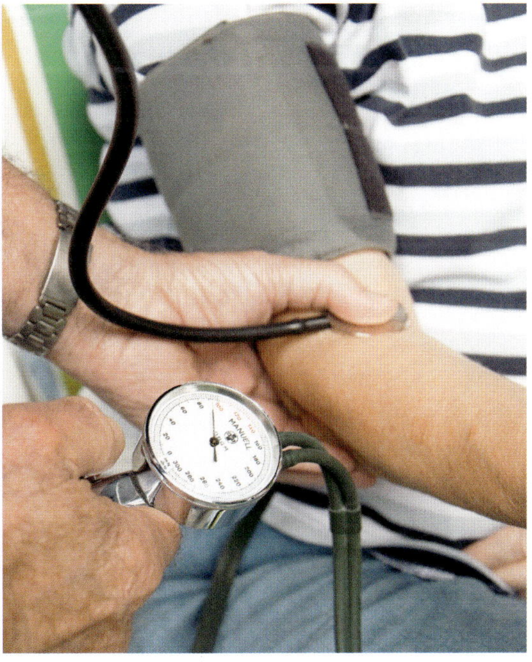

Bei Bluthochdruck ist der Druck in den Arterien, den Blutgefäßen, die das Blut vom Herzen weg befördern, deutlich erhöht. Diesen vom Herzschlag und den Gefäßwänden erzeugten Druck gibt man anhand zweier Werte in der Maßeinheit **Millimeter Quecksilbersäule (mm Hg)** an. Bluthochdruck liegt vor, wenn Werte von mindestens 140 systolisch zu 90 mm Hg diastolisch vorliegen.

Die meisten Menschen mit Bluthochdruck haben jahre- bis jahrzehntelang keine Symptome. Obwohl Bluthochdruck neben Fett- und Zuckerstoffwechselstörungen mit einem dramatisch erhöhten kardiovaskulären Risiko verbunden ist, werden über 50 % aller Betroffenen gar nicht oder nur unzureichend behandelt. Dies birgt die Gefahr, dass der hohe Blutdruck im Körper ge-

Bluthochdruck – der leise Killer!
Etwa 70 % der Schlaganfälle werden durch Bluthochdruck verursacht.

fährliche Schäden anrichtet. Dauerhaft **zu hoher Blutdruck** kann Herz, Blutgefäße, Gehirn, Augen und Nieren **schädigen**. Bei hohem Blutdruck, der über längere Zeit besteht, muss das Herz vermehrt arbeiten. Es benötigt dazu mehr Muskelkraft. Um diese vermehrte Muskelkraft aufzubringen, muss sich der Herzmuskel an die neue Situation anpassen. Daraus resultiert eine Vergrößerung der einzelnen Herzmuskelzellen, die dann insgesamt zu einem dickeren Herzmuskel führen.

Eine Verdickung des Herzmuskels ist mit einem erhöhten Risiko für eine koronare Herzkrankheit verbunden. Das liegt darin begründet, dass ein verdickter Herzmuskel vermehrt Sauerstoff benötigt. Das Risiko für eine Unterversorgung mit Sauerstoff ist daher erhöht, was bedeutet, dass bei Patienten mit verdicktem Herzmuskel es eher zu einem Herzinfarkt kommt. Besteht der Bluthochdruck zudem über einen sehr langen Zeitraum, kommt es mit der Zeit zu Verschleißerscheinungen im Herzmuskel, das Gewebe leiert aus und das Herz vergrößert sich stark. Man spricht von einer Herzhypertrophie. Ein solches hypertrophiertes Herz kann nicht mehr effektiv arbeiten und ist dann nicht mehr in der Lage, den Körper ausreichend mit Blut zu versorgen. Ist diese Situation eingetreten, spricht man von einer Herzinsuffizienz. Ein vergrößertes Herz ist unter Sauerstoffmangel zudem sehr anfällig für Herzrhythmusstörungen, sodass das Risiko für gefährliche Herzrhythmusstörungen deutlich erhöht ist.

Die mit Bluthochdruck verbundenen Folgeerkrankungen wie Herzinfarkt, Schlaganfall, koronare Herzkrankheit und Niereninsuffizienz, haben sich zu einer enormen volkswirtschaftlichen Belastung entwickelt. Knapp die Hälfte aller Todesfälle in Deutschland geht auf Krankheiten des Herz-Kreislauf-Systems zurück, meist ist Bluthochdruck als einer der wichtigsten Risikofaktoren daran beteiligt.

INFO

Nach Angaben der Weltgesundheitsorganisation (WHO) gilt ein Blutdruckwert von unter 140 mm Hg systolisch (Herzkammer) und unter 90 mm Hg diastolisch (Blutgefäße) als normal. Optimale Blutdruckwerte liegen bei unter 120 mm Hg systolisch und unter 80 mm Hg diastolisch!

Vitamin D und Herz-Kreislauf-Erkrankungen

Ein Mangel an Vitamin D erhöht erheblich das Risiko für Bluthochdruck. Dies unterstreicht auch die Auswertung von zwei großen amerikanischen Studien, der Health Professionals Follow-Up Study und der Nurses Health Study (siehe Abb. 8.7). Hierbei hatten Männer mit einem ausgeprägten Vitamin-D-Mangel (25(OH)D < 15 ng/ml) gegenüber Männern mit normalem Vitamin-D-Status (25(OH)D ≥ 30 ng/ml) ein sechsfach erhöhtes Risiko, einen Bluthochdruck zu entwickeln. Bei Frauen mit einem 25(OH)D-Spiegel < 15 ng/ml war das Risiko für Bluthochdruck gegenüber denjenigen mit einem 25(OH)D-Spiegel ≥ 30 ng/ml 2,7-fach erhöht.

Vitamin D senkt erhöhte Blutdruckwerte.

Vitamin D greift in seiner aktiven Form 1,25$(OH)_2$D über Wechselwirkung mit Vitamin-D-Rezeptoren in der Gefäßwand in den Kalziumstoffwechsel der Endothelzellen ein und vermindert hierüber die intrazelluläre Kalziumaktivität. Darüber hinaus wird die Aktivität und Bildung des Blutdruckhormons Renin durch 1,25$(OH)_2$D gesenkt. Beide Prozesse tragen wesentlich zu den blutdrucksenkenden Effekten des Sonnenvitamins bei (siehe auch Abb. 8.8).

Typ-2-Diabetiker haben ein besonders hohes Risiko für kardiovaskuläre Ereignisse. In einer doppelblinden placebokontrollierten Studie an Typ-2-Diabetikern (Durchschnittsalter 64 Jahre), die einen durchschnittlichen 25(OH)D-Spiegel im Winter von 15,3 ng/ml aufwiesen, wurde der Effekt einer einmaligen hochdosierten Gabe von 100 000 I. E. Vitamin D auf den Blutdruck und die Endothelfunktion untersucht. Das Endothel ist die Tapete unserer Gefäße. Die Endothelzellen produzieren den gefäßerweiternden Botenstoff Stickstoffmonoxid (NO). NO ist wesentlich für die Gefäßgesundheit und einen gesunden Blutdruck verantwortlich. Ein Mangel an NO fördert eine Engstellung der Blutgefäße und somit Bluthochdruck. Acht Wochen nach der einmaligen Gabe

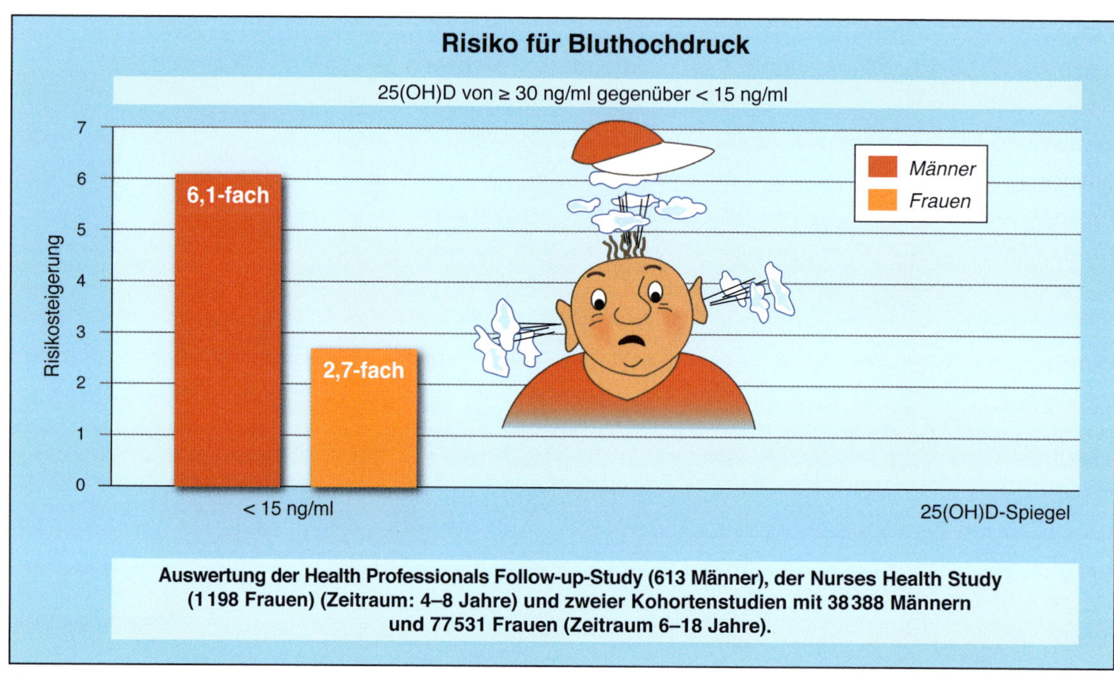

Abb. 8.7 Vitamin-D-Mangel und Risiko für Bluthochdruck

> Eine Metaanalyse kommt zu dem Schluss, dass durch Vitamin D eine signifikante Senkung des systolischen Blutdrucks bis 6,1 mm Hg und eine nicht signifikante Senkung des diastolischen Blutdrucks bis 3,1 mm Hg erzielt werden kann.

von 100 000 I. E. Vitamin D war der Blutdruck in der Vitamin-D-Gruppe gegenüber der Placebogruppe deutlich verringert. Der Blutdruck sank systolisch um 7,3 mm Hg und diastolisch um 2,2 mm Hg. Auch die messbare Endothelfunktion hatte sich in der Vitamin-D-Gruppe im Vergleich zur Placebogruppe merklich verbessert.

Wie erwähnt, ist Bluthochdruck auch ein ernstzunehmender Risikofaktor für die Entwicklung einer chronischen Nierenerkrankung. Vitamin D scheint nach einigen Untersuchungen das Risiko für Nierenschäden zu reduzieren und, bei Patienten mit Nierenerkrankungen, das erhöhte kardiovaskuläre Risiko zu verringern.

Eine kürzlich publizierte Metaanalyse kommt zu dem Schluss, dass durch die Supplementierung von Vitamin D bzw. durch UV-B-Exposition eine signifikante Senkung des systolischen Blutdrucks von bis 6,1 mm Hg und eine nicht signifikante Senkung des diastolischen Blutdrucks von bis 3,1 mm Hg bei Patienten mit Bluthochdruck erzielt werden kann. Bei Menschen mit normalen Blutdruckwerten wird der Blutdruck durch Vitamin D nicht beeinflusst.

Vitamin-D-Mangel ist mit dem vermehrten Auftreten von kardiovaskulären Erkrankungen wie Bluthochdruck vergesellschaftet. Die Unterdrückung des Renin-Angiotensin-Aldosteron-Systems

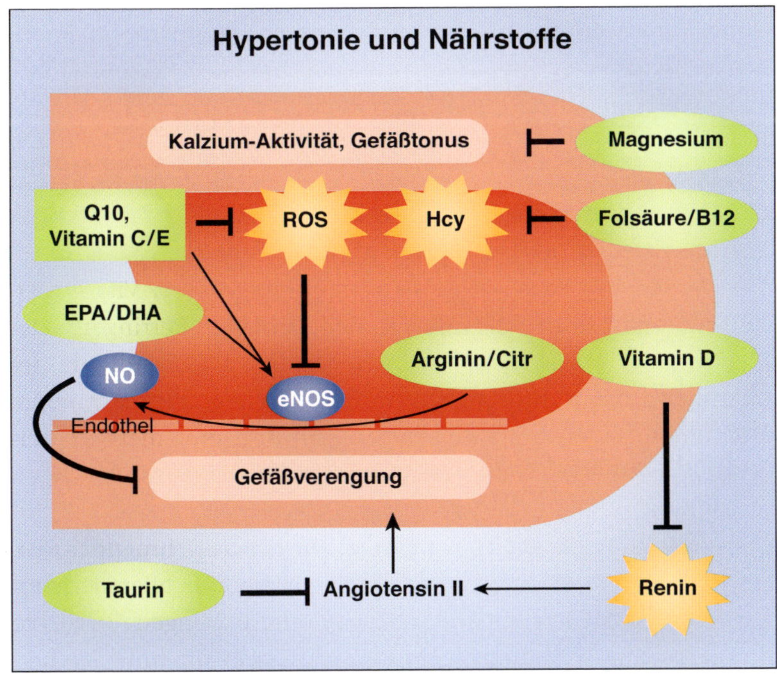

Abb. 8.8 Hypertonie und Nährstoffe

durch 1,25$(OH)_2$D dürfte in diesem Zusammenhang eine wesentliche Rolle spielen, allerdings haben bisher Interventionsstudien gefehlt, die diese Effekte belegen. Nun unterstreichen die Ergebnisse einer ersten Interventionsstudie an Patienten mit Bluthochdruck und Vitamin-D-Mangel (<20 ng/ml) die Bedeutung des Sonnenhormons für die Blutdruckregulation. Im Vergleich zu einer Kontrollgruppe erhielten diese 8 Wochen lang 50 000 I. E. Vitamin D/Woche. Nach 8 Wochen normalisierte sich der 25(OH)D-Status bei allen Patienten unter der Supplementierung. Darüber hinaus konnte gezeigt werden, dass Vitamin D die Aktivität des Blutdruckhormons Renins im Blut signifikant senkt sowie die Renin- und Angiotensin-II-Spiegel im Blut. Als Zeichen einer besseren Endothelfunktion wurde zusätzlich eine signifikante Verbesserung der flussvermittelten Vasodilatation, FMD beobachtet.

8.5.4 Periphere arterielle Verschlusskrankheit

Alle Gewebe unseres Körpers benötigen Sauerstoff und Nährstoffe, sonst sterben sie ab. Die Hauptaufgabe des Blutkreislaufs ist es, diese Versorgung zu gewährleisten. Über Blutgefäße gelangt sauerstoff- und nährstoffreiches Blut zu den Geweben. Dafür muss das Blut ständig in Bewegung gehalten werden. Die Bewegung des Blutes wird durch die Tätigkeit des Herzens angetrieben. Arterien und Venen bilden mit ihren unzähligen und immer feiner werdenden Verästelungen die Transportwege für das Blut.

Die Pumpfunktion des Herzens sorgt für den nötigen Druck, um das Blut in die Arterien zu pressen. Die Arterien, auch Schlagadern genannt, empfangen das mit Sauerstoff und Nährstoffen beladene Blut vom Herzen und transportieren es in die Peripherie des Körpers. Dort beliefern sie die einzelnen Gewebe mit den lebensnot-

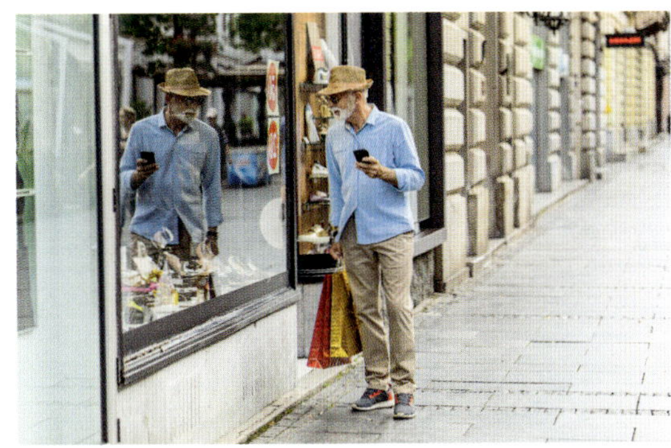

wendigen Stoffen. Arterien lassen sich an mehreren Stellen des Körpers mit bloßer Hand ertasten. Wenn der Arzt den Puls fühlt, fühlt er das Pulsieren des Blutes in den Arterien, ausgelöst durch die Herztätigkeit. Die Gewebe entnehmen dem Blut den benötigten Sauerstoff und die Nährstoffe und fügen ihm im Austausch Kohlendioxid und andere Abfallstoffe zum Abtransport hinzu. Die Venen nehmen dieses nun sauerstoff- und nährstoffarme Blut auf und befördern es zurück zum Herzen. Auf seinem Weg dorthin wird das Blut wieder mit Nährstoffen angereichert. Das Durchfließen der Lunge sorgt dafür, dass es vom Kohlendioxid befreit und wieder mit Sauerstoff beladen wird. Über das Herz gelangt das Blut wieder in die Arterien, womit sich der Blutkreislauf schließt und ein neuer Umlauf beginnen kann.

Verengungen und Verschlüsse der Arterien können zu ausgeprägten Störungen des Blutkreislaufs führen. In Deutschland leiden nach Angaben der Deutschen Gesellschaft für Angiologie rund 4,5 Millionen Menschen an einer peripheren arteriellen Verschlusskrankheit. Die periphere arterielle Verschlusskrankheit (pAVK) ist eine krankhafte Verengung der Arterien bei der die Blutversorgung der Beine oder Arme gestört ist. Ursache ist die zunehmende Verengung der peripheren Arterien, wie die Bein- und Armarterien auch bezeichnet werden. Die Verengungen der Beinarterien führen zu schmerzhaften Durchblutungsstörungen in den Beinen und zwingen die Betroffenen zu Gehpausen. Daher wird die Erkrankung auch als Schaufensterkrankheit (Claudicatio intermittens) oder – aufgrund des Risikofaktors Rauchen – auch als Raucherbein bezeichnet. Mit den Schmerzen signalisiert die Muskulatur, dass sie unter Sauerstoffmangel leidet. Beim Gehen wird

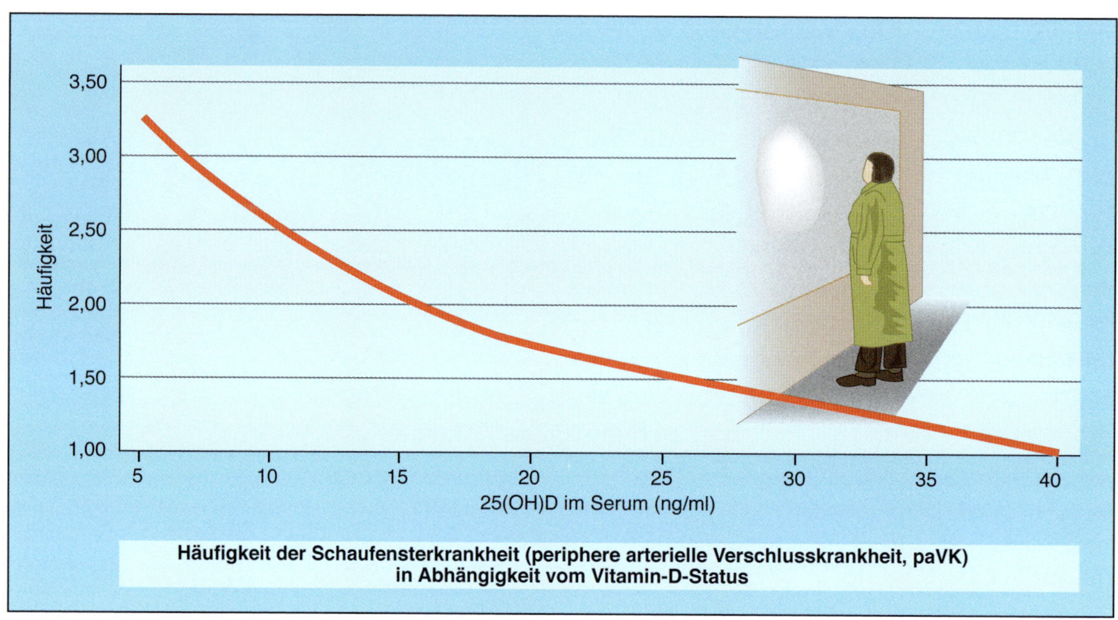

Abb. 8.9 Vitamin-D-Mangel und Schaufensterkrankheit

sie nämlich stärker beansprucht, braucht mehr Sauerstoff und muss entsprechend besser durchblutet werden. Und genau das geht nicht: durch die verengten Arterien kann nicht so viel sauerstoffreiches Blut fließen wie benötigt wird.

Gelingt es nicht, die pAVK zu stoppen, wird die Durchblutung immer weiter behindert. Die Schmerzen stellen sich dann auch in Ruhe ein, besonders nachts wenn die Beine horizontal liegen. Auch kleinste Verletzungen heilen nur noch schlecht, Infektionen können auftreten, Gewebe kann zugrunde gehen. Kann ein ausreichender Blutfluss nicht wieder hergestellt werden, ist im schlimmsten Fall sogar eine Amputation notwendig. Patienten mit pAVK haben ein stark erhöhtes Risiko für Herzinfarkt und Schlaganfall.

Wie beim Herzinfarkt und Schlaganfall ist die Hauptursache der peripheren arteriellen Verschlusskrankheit die Arteriosklerose. Eine unzureichende Versorgung mit Vitamin D scheint das Risiko für die periphere arterielle Verschlusskrankheit deutlich zu steigern. Dies zeigt die Datenauswertung von 4 839 Teilnehmern der NHANES-Studie. Danach verdoppelt ein niedriger 25(OH)D-Spiegel nahezu das Risiko für pAVK (siehe Abb. 8.9). Mit abfallenden 25(OH)D-Spiegeln steigt das Risiko für pAVK sogar linear an. Pro 10 ng/ml abfallendem 25(OH)D-Spiegel findet sich ein Anstieg der pAVK-Wahrscheinlichkeit um 35 %, unabhängig von anderen Gefäßrisikofaktoren.

8.6 Chronisch entzündliche Darmerkrankungen Colitis ulcerosa und Morbus Crohn

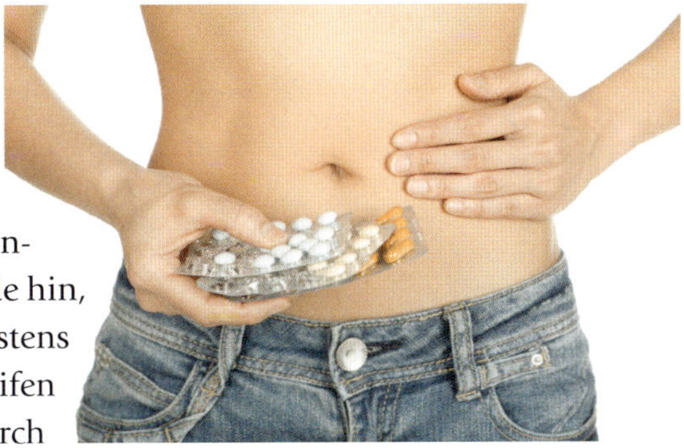

Mit den beiden wichtigsten Verlaufsformen Morbus Crohn und Colitis ulcerosa gehören chronisch entzündliche Darmerkrankungen zu den Krankheiten, deren Häufigkeit in den letzten Jahrzehnten immer mehr zugenommen hat. In Deutschland wird die Zahl der Patienten mit Colitis ulcerosa auf 170 000 geschätzt und bis zu 300 000 Menschen sind in unserem Land an Morbus Crohn erkrankt. Immer wiederkehrende, unterschiedlich starke Bauchschmerzen und Durchfälle sind die Symptome entzündlich geprägter Darmerkrankungen. Sie weisen auf einzelne Entzündungsherde hin, die im gesamten Verdauungsapparat, doch meistens im Dick- und Dünndarm Gewebeschichten angreifen und zerstören können. Die Entzündung reicht durch die Darmwand hindurch, sodass neben den oberflächlichen Schleimhautzellen auch die darunter liegenden Schichten betroffen sind. Daher können weite Teile der Darmwand entzündet sein, was zu Verwachsungen und Fistelbildungen mit vielerlei Komplikationen führen kann. Die Resorption und Verwertung essenzieller Mikronährstoffe (z. B. Eisen, Zink, Folsäure, Vitamin B_{12}) und Prohormone (z. B. Vitamin A, Vitamin D) wird dadurch gestört.

Experten vermuten, dass ein Barrieredefekt in der Darmschleimhaut an der Entstehung der Erkrankung beteiligt ist. Die meisten Patienten sind zwischen 15 und 35, wenn sich die Krankheit erstmals mit Bauchschmerzen und Durchfall bemerkbar macht. Aber auch Kinder und Jugendliche sind betroffen. Jeder entzündliche Krankheitsschub kann neue Schäden im Darm und benachbarten Regionen anrichten. Da es keine direkte Heilung gibt, konzentriert sich die Therapie meist auf die Entzündungskontrolle, die Bekämpfung der Symptome sowie die Verlängerung der symptomfreien Zeiträume. Die Entzündung wird durch die Einwanderung von Immunzellen aus der Blutzirkulation in die Darmschleimhaut ausgelöst. Diese Immunzellen setzen dabei Entzündungsfaktoren frei wie TNFα. TNFα zählt zu den stärksten Auslösern entzündlicher Reaktionen und hat seine Finger bei einer Vielzahl entzündlich geprägter Erkrankungen (z. B. Rheuma, Diabetes) im Spiel. Er ist sozusagen die Zündkerze im Entzündungsgeschehen. TNFα steht am Anfang einer Kaskade von Zytokinen, die letztendlich zu einem Entzündungsgewitter führen und in der Zerstörung von körpereigenem Gewebe münden. Das zu vermeiden gelingt am besten mit Antikörpern, die gezielt in die Entzündungsreaktion eingreifen, indem sie den TNFα binden und ausschalten. Um erhöhte TNFα-Spiegel zu reduzieren wird in der Therapie schwerer Formen des Morbus Crohn und bei Morbus Crohn mit Fistelbildung seit einiger Zeit der TNFα-Antagonist Infliximab erfolgreich eingesetzt.

Mehr als 90 % der Patienten mit Morbus Crohn weisen eine unzureichende Versorgung mit Vitamin D (25(OH)D <30 ng/ml) auf. Wie kanadische Forscher herausgefunden haben, kann ein Mangel an Vitamin D zu Morbus Crohn beitragen. Konkret wirkt Vitamin D auf zwei Gene, die eine Rolle bei der Bekämpfung von Krankheitserregern im Darm spielen. Das Beta-Defensin-2-Gen ist wichtig für die Herstellung von Mikroben bekämpfenden Substanzen, wahrend das NOD2-Gen das Immunsystem dazu anregt, Eindringlinge aufzuspüren. Ohne Vitamin D funktionieren diese Gene nicht richtig, sodass Krankheitserreger nicht bekämpft werden. Dadurch kann eine Entzündung im Darm entstehen, die zu einer Autoimmunreaktion des Körpers führt. Vitamin D in seiner hormonaktiven Form 1,25$(OH)_2$D hat zusätzlich die Aufgabe, diese Gene anzustellen und kann so möglicherweise das Risiko für Morbus Crohn reduzieren. Im Vergleich zu Gesunden ist die Resorptionskapazität von Vitamin D bei Morbus-Crohn-Patienten deutlich verringert, wie eine aktuelle Untersuchung zeigt: Bei einmaliger Gabe von 50 000 I. E. Vitamin D war die Bioverfügbarkeit bei den Patienten mit Morbus Crohn um etwa 30 % verringert.

Mehr als 90 % der Patienten mit Morbus Crohn weisen eine unzureichende Versorgung mit Vitamin D (25(OH)D < 30 ng/ml) auf.

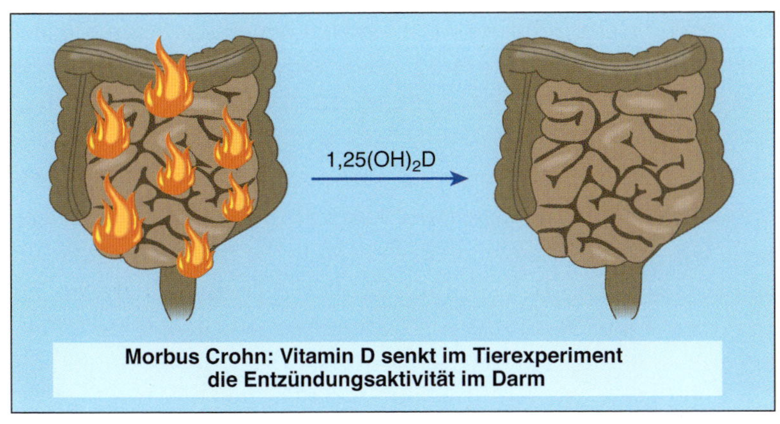

Abb. 8.10 Vitamin D und chronisch entzündliche Darmerkrankungen

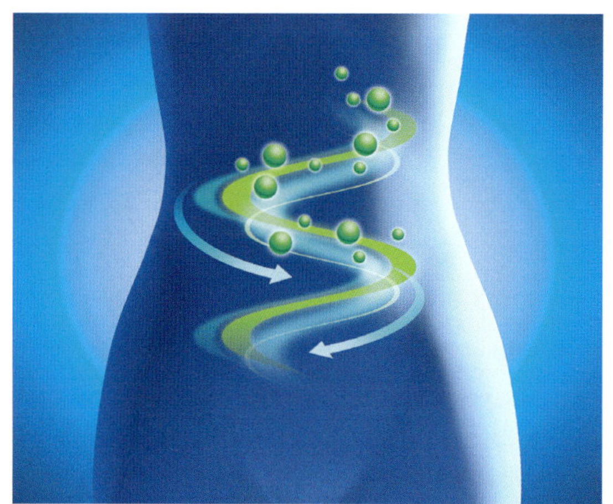

Infliximab ist ein monoklonaler Antikörper gegen den Tumornekrosefaktor α (TNFα), der als Immunsuppressivum bei entzündlich geprägten Autoimmunerkrankungen wie rheumatoider Arthritis, Colitis ulcerosa und Morbus Crohn eingesetzt wird. Die Therapie mit Infliximab erfolgt vor allem bei mittel- und sehr schwerem Morbus Crohn, der nicht auf eine Therapie mit 5-Aminosalicylsäure und/oder Kortisonpräparate anspricht. Vitamin D verbessert die Prognose und trägt zur Abheilung der Darmschleimhaut bei. Die Ansprechrate und Wirkung von Infliximab werden durch Vitamin D verbessert. Das betrifft vor allem auch die Patienten bei denen die Krankheitssymptome nachlassen (Remission), wie aktuelle Studien zeigen.

Das Sonnenhormon $1{,}25(OH)_2D$ ist ein wichtiger Regulator der T-Helfer-Zellen (Th-Zellen) des Immunsystems. Nach Frau Prof. Margherita Cantorna von der Pennsylvania State Universität hemmt $1{,}25(OH)_2D$ direkt Th17-Zellen sowie die Sekretion der Entzündungsbotenstoffe IL-17 und Interferon gamma (IFNγ) durch Th17-Zellen und steigert dadurch die Verfügbarkeit von Zytokin IL-10. IL-10 ist zusammen mit TGF-β eines der wichtigsten antientzündlichen Zytokine und wichtig zur Entwicklung der Immuntoleranz. In tierexperimentellen Untersuchungen konnte mehrfach gezeigt werden, dass Vitamin D die Entzündungsaktivität im Darm verringert. Vitamin-D-Mangel begünstigt zudem im Tierversuch die Besiedlung des Darms mit pathogenen Darmbakterien (z. B. Proteusbakterien). $1{,}25(OH)_2D$ regt im Darm die Bildung von Defensinen an. Defensine sind darmeigene Antibiotika, die verhindern, dass Bakterien in die Darmschleimhaut eindringen und ihre Barrierefunktion zerstören. Auch die Darmpermeabilität (→ Leaky Gut) wird durch den stabilisierenden Effekt von $1,25(OH)_2D$ auf die Tight- und Adherens junctions verringert.

In einer Pilot-Studie an Patienten mit Morbus Crohn war der Anstieg des 25(OH)D-Spiegels von 20 ng/ml auf über 40 ng/ml durch die tägliche Supplementierung von 1 000 – 5 000 I. E. Vitamin D über einen Zeitraum von 24 Wochen mit einer signifikanten Abnahme der Entzündungsaktivität in der Darmschleimhaut verbunden. Auch die Lebensqualität verbesserte sich deutlich bei denjenigen, die Vitamin D einnahmen. In einer weiteren plazebokontrollierten Doppelblindstudie an 108 Patienten mit Morbus Crohn führte die tägliche Gabe von 1 200 I. E. Vitamin D im Vergleich zu Placebo zu einer Abnahme der Krankheitsrückfälle von 29 % gegenüber 13 %. Im Hinblick auf die Häufigkeit eines Vitamin-D-Mangels bei Patienten mit chronisch entzündlichen Darmerkrankungen sollte grundsätzlich der 25(OH)D-Status kontrolliert und entsprechend ausgeglichen werden. Die Entzündung und die Therapie mit Glucocorticoiden und monoklonalen Antikörpern können zusätzlich den Vitamin-D-Bedarf erhöhen und das Risiko für Osteoporose steigern.

Tipp

Wenn Sie von einer chronisch-entzündlichen Darmerkrankung wie Morbus Crohn oder Colitis ulcerosa betroffen sind, dann lassen Sie bei Ihrem Arzt den 25(OH)D-Status kontrollieren. Der 25(OH)D-Spiegel sollte durch die Supplementierung in einen Bereich zwischen 40-60 ng/ml gebracht werden! Die Entzündungsaktivität im Magen-Darm-Trakt kann durch Vitamin D günstig beeinflusst und Nebenwirkungen der Medikation (z. B. Cortison) auf den Knochen und die Muskulatur verringert werden.

Fallbeispiel:
57-jährige Morbus-Crohn-Patientin mit Kurzdarmsyndrom

Patienten mit Morbus Crohn weisen als Folge einer operativen Entfernung eines Darmabschnittes häufig eine Störung der Vitamin-D-Aufnahme auf. Der Vitamin-D-Mangel kann sich in einer schmerzhaften Knochenerweichung (Osteomalazie), einem Anstieg der Parathormonspiegel (sekundärer Hyperparathyreoidismus) sowie einer ausgeprägten Muskelschwäche äußern. Diese Symptome führen

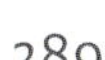

zusätzlich zu einer starken Beeinträchtigung der Lebensqualität der Betroffenen, wie das folgenden Fallbeispiel zeigt.

Es handelt sich um eine 57 Jahre alte Morbus-Crohn-Patientin mit Kurzdarmsyndrom, bei der nach drei Darmresektionen nur noch etwa 60 cm des Dünndarms vorhanden waren. Sie nahm täglich ein Multivitamin mit 400 I. E. Vitamin D_3 und war zusätzlich über eine Dauer von 36 Monaten auf eine totale parenterale Ernährung, die zusätzlich täglich 200 I. E. Vitamin D enthielt, angewiesen. Trotz dieser Ersatznahrung mit Vitamin D litt die Patientin unter starken Knochenschmerzen und Muskelschwäche.

Die labormedizinische Kontrolle des 25(OH)D-Status ergab mit 7 ng/ml einen ausgeprägten Vitamin-D-Mangel (siehe Tab. 8.4). Daraufhin wurde sie in einem Solarium des Bostoner Universitätsklinikums für die Dauer von sechs Monaten, 3-mal wöchentlich, 10 Minuten lang im Badeanzug mit UV-B-Strahlen behandelt. Nach vier Wochen war der 25(OH)D-Spiegel auf 32 ng/ml angestiegen, der Parathormon-Spiegel auf 44 ng/l gesunken und der Kalziumspiegel im Serum auf 8,5 mg/dl angestiegen. Bei Abschluss der UV-B-Therapie nach sechs Monaten lag ihr Vitamin-D-Status im Normalbereich. Ihre Lebensqualität hatte sich entscheidend verbessert. Sie hatte keine Muskelschwäche mehr und auch die Knochen- und Muskelschmerzen waren unter der Lichttherapie im Solarium vollständig abgeklungen.

Tab. 8.4 Laborwerte der 57-jährige Frau mit Morbus Crohn

Laborparameter	1. Messung	2. Messung (nach 4 Wo.)	Normalbereich
25(OH)D (ng/ml)	7	32	30–60
Parathormon (ng/l)	92	44	12–65
Kalzium (mg/dl)	7,8	8,5	8,8–10,8

Bei entzündlich geprägten Erkrankungen unterstützt die Supplementierung von Omega-3-Fettsäuren EPA und DHA, Vitamin D, Vitamin A, Selen, Zink sowie Curcumin eine gesunde Darmflora und intakte Darmbarriere, indem diese antientzündlichen Nähr-

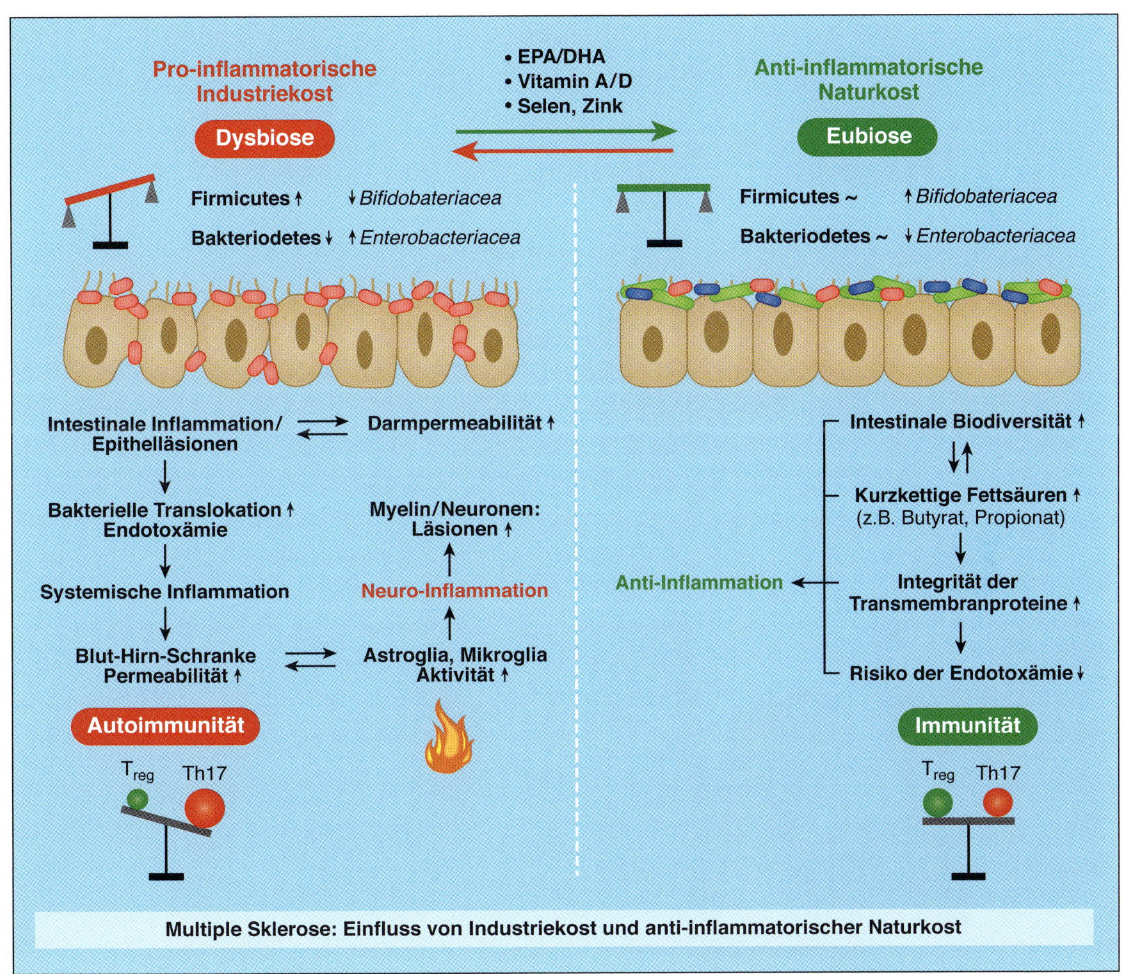

Abb. 8.11 Chronisch entzündliche Erkrankungen: Einfluss von Industriekost und anti-inflammatorischer Naturkost

stoffe die Biodiversität der Darmflora fördern. Vitamin D, Vitamin A sowie EPA/DHA sind zudem in der Lage, eine gesunde Firmicutes/Bacteriodetes-Ratio wiederherzustellen und die Rate an Bakterien, die zu einer gesteigerten Bildung anti-inflammatorisch wirkender kurzkettiger Fettsäuren (z.B. Butyrat, Propionat) zu erhöhen. Die antioxidativen und anti-inflammatorischen Effekte von EPA/DHA im Darm werden zusätzlich gesteigert, indem Ω-3-Fettsäuren die Verfügbarkeit an N-Carbamylglutamat (NCG) steigern (siehe Abb. 8.11).

8.7 Depressionen

Wer in höheren Breitengraden lebt, kennt wahrscheinlich die kleinen Veränderungen, die als Folge der kürzer werdenden Tage auftreten. Das reduzierte Sonnenlicht – sowohl hinsichtlich der Intensität als auch der Dauer – sorgt durch den Winterschlafimpuls für gesteigerten Appetit und geringeren Antrieb verbunden mit unspezifischen Symptomen wie Müdigkeit, Kopfschmerzen, Glieder- und Rückenschmerzen sowie Schlaflosigkeit. Dunkelheit schlägt mit der Zeit aufs Gemüt. An kurzen trüben Wintertagen,

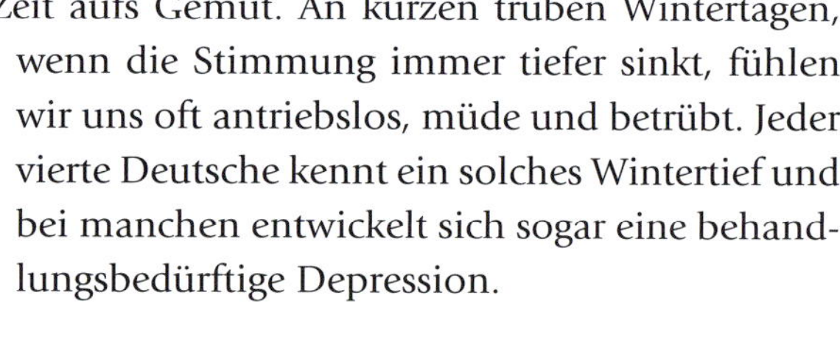

wenn die Stimmung immer tiefer sinkt, fühlen wir uns oft antriebslos, müde und betrübt. Jeder vierte Deutsche kennt ein solches Wintertief und bei manchen entwickelt sich sogar eine behandlungsbedürftige Depression.

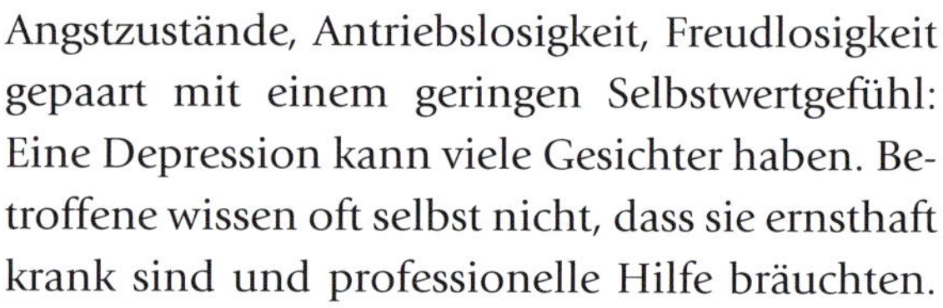

Angstzustände, Antriebslosigkeit, Freudlosigkeit gepaart mit einem geringen Selbstwertgefühl: Eine Depression kann viele Gesichter haben. Betroffene wissen oft selbst nicht, dass sie ernsthaft krank sind und professionelle Hilfe bräuchten.

Wer an einer Depression erkrankt, leidet unter einer anhaltenden quälenden Mutlosigkeit, aus der er sich in der Regel nicht mehr selbst befreien kann. Jede Depression ist anders. Menschen mit Depressionen leiden nicht nur an ihrer Krankheit. Häufig haben sie auch mit dem Unverständnis in ihrem Umfeld zu kämpfen: in der eigenen Familie, seitens ihrer Kollegen oder im Freundeskreis.

Menschen, die mit wiederkehrenden depressiven Episoden zu kämpfen haben, besitzen im Schnitt einen kleineren Hippocampus als gesunde Personen. Neben vielen anderen Wirkungsbereichen hat Vitamin D auch eine ausgesprochene Schutzfunktion für die Nervenzellen des Gehirns. Daher befinden sich besonders in den Schlüsselbereichen des Gehirns wie im Hippocampus zahlreiche Vitamin-D-Rezeptoren, die zu dessen Gesunderhaltung beitragen. Im Hippocampus fließen Informationen verschiedener sensorischer Systeme zusammen, die verarbeitet und von dort zum Cortex zurückgesendet werden. Damit ist der Hippocampus enorm wichtig für die Gedächtniskonsolidierung, also die Überführung von Gedächtnisinhalten aus dem Kurzzeitgedächtnis in das Langzeitgedächtnis, aber auch für die Stimmungslage.

Wer unter Depressionen – vor allem saisonal bedingten – leidet, sollte in jedem Fall seinen 25(OH)D-Status beim Arzt kontrollieren lassen und gegebenenfalls durch die Supplementierung von Vitamin D ausgleichen.

Das Sonnenhormon sorgt für eine gesunde Entwicklung des Gehirns und Nervensystems. Vitamin-D-Mangel beeinträchtigt nicht nur die intellektuelle Leistung, sondern erhöht auch das Risiko für Demenz, Schizophrenie und Depressionen. Das Sonnenhormon beeinflusst die Stimmungslage und den Schlaf-Wach-Rhythmus. Depressionen sind mit einem Ungleichgewicht zwischen der erregenden und hemmenden Aktivität der Nervenzellen verbunden. Die Empfindlichkeit der Nervenzellen auf erregend wirkende Substanzen wie Glutamat kann dabei erhöht sein und in der Folge steigt der Kalziumstress. Vitamin D wirkt dem erhöhten Kalziumstress in den Nervenzellen entgegen. Auch die Verfügbarkeit des Glücksbotenstoffs Serotonin im Gehirn wird durch Vitamin D gesteigert. Hierüber sorgt das Sonnenhormon für eine sonnige Stimmungslage. Mit der aufgehenden Sonne wird jeden Tag das Pendel unserer inneren Lebensuhr durch das Sonnenvitamin neu angestoßen.

8.8 Diabetes mellitus und Metabolisches Syndrom

Weltweit hat die Zahl der Diabetes-Erkrankungen in den letzten Jahren in alarmierender Weise zu genommen. In Deutschland leidet schon heute jeder Zehnte an der Volkskrankheit Diabetes. Mehr als 20 % der Ausgaben der gesetzlichen Krankenversicherungen werden in unserem Land für die Behandlung des Diabetes und seiner Folgeerkrankungen verbraucht!

In Deutschland leidet schon heute jeder Zehnte an der Volkskrankheit Diabetes.

Diabetes mellitus ist eine Stoffwechselerkrankung, die in erster Linie den Zuckerstoffwechsel betrifft und auf einem absoluten (Typ-1-Diabetes) oder relativen Insulinmangel (Typ-2-Diabetes) beruht. Weniger als 10 % der Diabetiker leiden an einem absoluten Insulinmangel. Über 90 % sind am Typ-2-Diabetes erkrankt. Die für diesen Diabetes-Typ verharmlosende Bezeichnung Altersdiabetes ist inzwischen veraltet, da diese Erkrankung heute immer häufiger jüngere Menschen betrifft. Treffender ist wohl die Bezeichnung Wohlstandsdiabetes, denn die Hauptursache für Typ-2-Diabetes ist Übergewicht, das in den Industrienationen besonders weit verbreitet ist.

Ob und in welchem Ausmaß sich ein Typ-2-Diabetes entwickelt, liegt oft in unserer Hand und hängt maßgeblich von unserem Lebensstil ab.

Eine in ihrer Summe höchst gefährliche Gruppe von Risikofaktoren für Arteriosklerose kann man unter der Bezeichnung Wohlstandssyndrom oder Metabolisches Syndrom zusammenfassen: es ist die Kombination aus Übergewicht, Insulinresistenz, Bluthochdruck und Fettstoffwechselstörungen. Da die Kombination dieser Störungen garantiert lebensverkürzend wirkt und fatale Folgen wie Herzinfarkt, Schlaganfall oder Amputation hat, wird diese lebensbedrohliche Konstellation nicht zu Unrecht auch als tödliches Quartett bezeichnet.

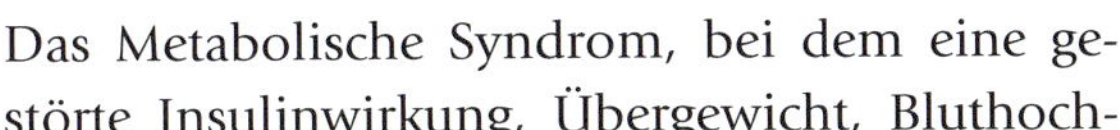

Das Metabolische Syndrom, bei dem eine gestörte Insulinwirkung, Übergewicht, Bluthochdruck und erhöhte Blutfette gemeinsam auftreten, ist die Vorstufe des Typ-2-Diabetes. Auch wenn dieses Wohlstandssyndrom teilweise in unseren Genen verankert ist, so ist der Typ-2-Diabetes kein unabwendbares Schicksal. Ob und in welchem Ausmaß sich ein Typ-2-Diabetes entwickelt, liegt oft in unserer Hand und hängt maßgeblich von unserem Lebensstil ab – vor allem von der körperlichen Aktivität und der Ernährung.

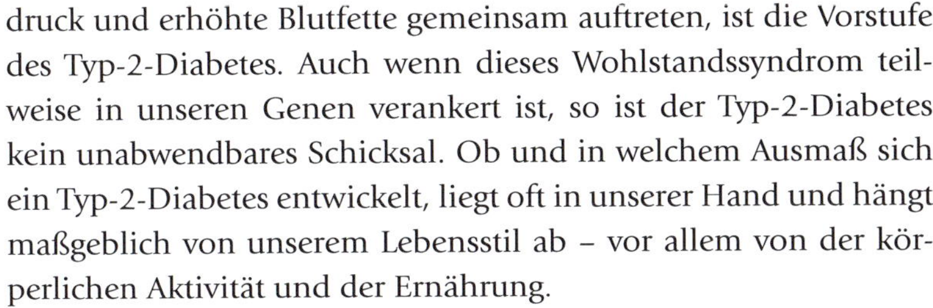

Bei Typ-2-Diabetikern liegt meist eine Insulinresistenz vor, das heißt die Körperzellen sprechen auf das in der Bauchspeicheldrüse gebildete Insulin zunehmend schlechter an, sodass dort immer größere Mengen an Insulin produziert werden müssen. Irgendwann brennt die Bauchspeicheldrüse dabei buchstäblich aus und die Insulinproduktion versiegt! Die Folge sind zu hohe Blutzuckerspiegel (Hyperglykämie).

Der überschüssige Zucker greift die Blutgefäße und die empfindlichen Nervenfasern an. Die Mehrzahl der Diabetiker verstirbt daher an den Folgen von Gefäßschäden, also an Herzinfarkt und Schlaganfall. Schäden an den kleinen Gefäßen der Augen, Nieren oder Nerven führen häufig zum Erblinden, Nierenversagen oder Nervenstörungen. Im schlimmsten Fall kann sich aus Nervenschä-

Diabetiker haben ein bis zu 45-fach erhöhtes Amputationsrisiko.

den an den Beinen das gefürchtete Fußsyndrom entwickeln. Diabetiker haben deshalb ein bis zu 45-fach erhöhtes Amputationsrisiko. Jedes Jahr ist Diabetes mellitus in Deutschland für die erschreckende Zahl von 50 000 Fußamputationen verantwortlich!

Diabetische Folgeschäden durch AGEs und oxidativen Stress
Eine Schlüsselrolle bei der diabetesbedingten Schädigung von Nieren, Nerven und Blutgefäßen spielt oxidativer Stress. Dieser ist eine Folge des erhöhten Blutzuckerspiegels, der in den Blutgefäßen die Bildung von zellschädigenden Sauerstoffradikalen schürt. Zusätzlich kann Zucker körpereigene Eiweiße verkleben. Dabei entstehen gefährliche Verzuckerungsprodukte (AGEs). AGEs beeinträchtigen

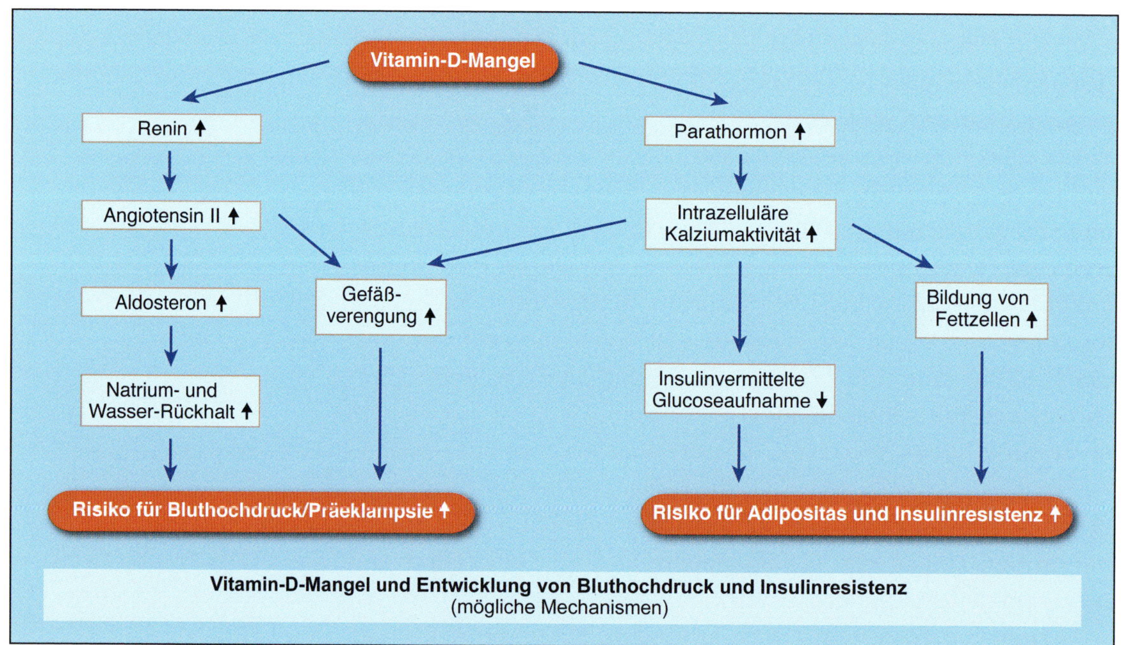

Abb. 8.12 Vitamin-D-Mangel, Bluthochdruck und Insulinresistenz

die Durchblutung und lösen Entzündungen an Gefäßen und Nerven aus. Deshalb sind AGEs maßgeblich für die Entwicklung der diabetischen Begleit- und Folgeerkrankungen verantwortlich.

Eine mangelhafte Versorgung mit Vitamin D ist eine wesentliche Ursache für die Insulinresistenz.

Vitamin D ist für einen reibungslosen Zucker- und Fettstoffwechsel verantwortlich. Im Gewebe der Bauchspeicheldrüse sind auch Vitamin-D-Rezeptoren nachgewiesen worden. Eine mangelhafte Versorgung mit Vitamin D (25(OH)D < 30 ng/ml) ist eine wesentliche Ursache für die Insulinresistenz und die schlechtere Zuckerverwertung an vielen Stellen des Stoffwechsels. Nach den Ergebnissen zahlreicher Studien muss ein Vitamin-D-Mangel als ein wichtiger Risikofaktor für die Entstehung des Typ-1- und Typ-2-Diabetes sowie des Metabolischen Syndroms angesehen werden (siehe Abb. 8.12).

Vitamin D und Typ-1-Diabetes

In verschiedenen tierexperimentellen Studien konnte ein schützender Effekt von Vitamin D auf die Zellen der Bauspeicheldrüse beobachtet werden. Dies ist vor allem mit seiner immunmodulierenden und antientzündlichen Wirkung zu erklären. In seiner aktiven Form 1, $25(OH)_2D$ wirkt das Sonnenvitamin der Produktion entzündungsfördernder Substanzen wie TNFα entgegen, die an der Zerstörung der insulinproduzierenden B-Zellen in der Bauchspeicheldrüse beteiligt sind. Das Auftreten eines Typ-1-Diabetes, der durch Autoimmunreaktionen hervorgerufen wird, wird durch das Sonnenvitamin verringert.

Die Ergebnisse einer Metaanalyse bestätigen die schützenden Wirkung von Vitamin D vor Diabetes mellitus Typ 1: Wenn die Säuglinge in dieser Studie ein Vitamin-D-Präparat erhielten, hatten sie im Vergleich zu Säuglingen, die kein Vitamin D einnahmen, ein 29 % verringertes Risiko für Typ-1-Diabetes. Ebenfalls gibt es erste

Hinweise auf einen Dosis-Wirkungs-Effekt, d. h. dass mit höherem Vitamin-D-Gaben das Risiko für Typ-1-Diabetes abnimmt.

Auch der Zeitpunkt der Supplementierung von Vitamin D scheint eine Rolle zu spielen. Für die Prävention eines Typ-1-Diabetes ist die Vitamin-D-Gabe in der Phase der frühkindlichen Entwicklung, also in der Schwangerschaft und im Säuglingsalter besonders wichtig.

Vitamin D und Typ-1-Diabetes
In einer Studie an 12 058 Kindern aus Finnland, wo weltweit der Typ-1-Diabetes am häufigsten ist, hatten diejenigen Kinder, die im ersten Lebensjahr täglich 2 000 I. E. Vitamin D bekamen, nach 30 Jahren gegenüber denjenigen, die kein Vitamin D bekamen, ein um 78 % verringertes Risiko für Typ-1-Diabetes. Bei den Kindern, die eine deutliche Mangelversorgung hatten oder sogar schon Symptome einer Rachitis aufwiesen, war das Risiko für Typ-1-Diabetes sogar dreifach erhöht.

Die Supplementierung von Vitamin D verbessert die glykämische Kontrolle und sollte als ergänzende Therapie in jedem Fall bei Typ-1- und Typ-2-Diabetikern eingesetzt werden.

Eine Metaanalyse (11 Studien mit 1 900 Probanden (Kinder + Erwachsene), 13 Studien mit 3 494 Probanden (Erwachsene)) aus dem Jahr 2015 zeigt, dass Kinder mit Typ-1-Diabetes im Vergleich zu gesunden Kontrollen einen um 5,69 ng/ml (≈ 14,2 nmol/l) niedrigeren 25(OH)D-Status aufweisen. Ein niedriger 25(OH)D-Status begünstigt Entzündungsprozesse in den β-Zellen des Pankreas und verschlechtert bekanntlich die Insulinsensitivität. In einer aktuellen Interventionsstudie der Universität Piemont an 141 Typ-1-Diabetikern im Alter von 13,3 ± 4,3 Jahre, führte die Supplementierung von 1 000 I. E. Vitamin D täglich über 18 Monate zu einer signifikanten Verbesserung der metabolischen Kontrolle und Insulinsensitivität sowie zu einer signifikanten Reduktion des HbA1c-Wertes und Insulinbedarfs. Kinder mit Typ-1-Diabetes haben häufig einen Vitamin D-Mangel (25(OH)D

<30 ng/ml) mit einem negativem Einfluss auf die metabolische Kontrolle und Glucoseverwertung.

Vitamin D und Typ-2-Diabetes

Die natürliche Bildung und Verwertung des Insulins ist maßgeblich von Vitamin D abhängig. Ein Mangel an Vitamin D macht unsere Körperzellen nicht nur unempfindlicher gegenüber Insulin (Insulinresistenz). Auch das Risiko für erhöhte Blutfette (z.B. Triglyceride), für Gefäßschäden und Übergewicht wird deutlich gesteigert. Erhöhte Blutdruck- und Blutfettwerte (z.B. Triglyceride, Cholesterin) werden durch Vitamin D moderat gesenkt und die Glucosetoleranz bei Typ-2-Diabetikern verbessert. Auch das erhöhte Risiko für Herz-Kreislauf-Erkrankungen (z.B. Herzinfarkt, Schlaganfall) wird durch Vitamin D verringert. Zusätzlich werden durch Vitamin D die schädlichen Wirkungen der sogenannten »Advanced Glycation Endproducts« (AGEs) auf die Gefäße gehemmt. AGEs werden unter anderem als wichtiges Bindeglied für das erhöhte kardiovaskuläre Risiko bei Typ-2-Diabetes angesehen.

In einer Untersuchung an 14 000 Personen konnten finnische Wissenschaftler beobachten, dass Männer mit einem niedrigen Vitamin-D-Status häufiger an einem Typ-2-Diabetes erkranken. Gegenüber denjenigen mit einer guten Vitamin-D-Versorgung, stieg das Risiko dabei um 72%. In einer Untersuchung des Robert-Koch-Instituts in Berlin traten bei Frauen mit niedrigem Vitamin-D-Status, im Vergleich zu denjenigen mit normaler Vitamin-D-Versorgung viermal so häufig Typ-2-Diabetes auf. Eine Metaanalyse von Beobachtungsstudien an Erwachsenen konnte zeigen, dass das Risiko für Typ-2-Diabetes bei einer guten Vitamin-D-Versorgung

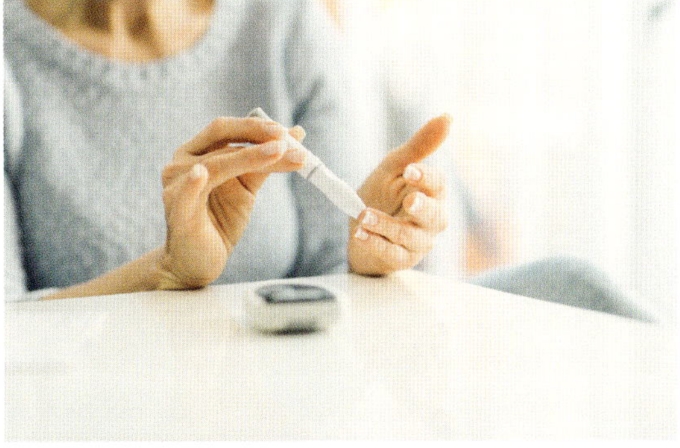

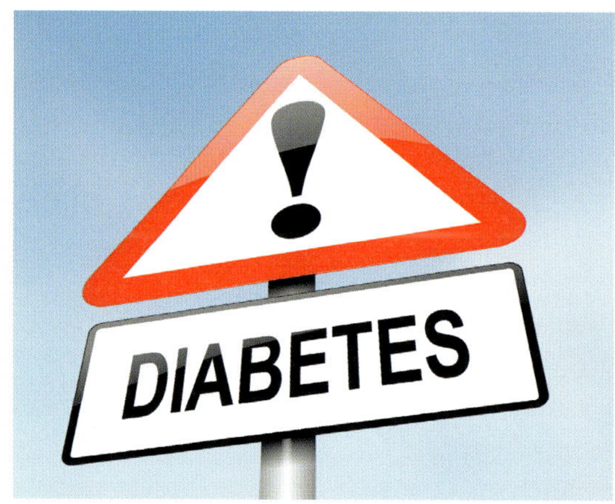

gegenüber einem Vitamin-D-Mangel um 64 % verringert ist.

Entzündungsfördernde Substanzen wie TNFα und IL-6 spielen auch bei der Entwicklung des Typ-2-Diabetes eine wichtige Rolle. Diese Entzündungsfaktoren können die Empfindlichkeit der Körperzellen, die sogenannte Insulinsensitivität, verringern und die Insulinresistenz steigern. TNFα und IL-6 werden durch verschiedene Zellen und in verschiedenen Organen gebildet, darunter auch das Fettgewebe. Fettgewebe um die inneren Organe, das sogenannte viszerale Fett, ist die Bildungsstätte dieser Entzündungsfaktoren. Viel viszerales Fett fördert Entzündungsprozesse. Dieses Fettgewebe findet man vor allem bei Personen mit Übergewicht und Fettsucht. Beide Erkrankungen zählen zu den Hauptverursachern für Diabetes mellitus Typ-2 und dem Metabolischen Syndrom. Die erhöhte Bildung von TNFα und IL-6 im Fettgewebe von Übergewichtigen

Typ-2-Diabetes, Vitamin-D-Mangel und Übergewicht sind pandemische Erkrankungen der modernen Zeit, von denen weltweit Millionen von Menschen betroffen sind. Zwei aktuelle Studien bestätigen erneut die verhängnisvolle Beziehung zwischen Vitamin-D-Mangel und Diabetes. Danach beschleunigt ein Vitamin-D-Mangel (25(OH)D < 20 ng/ml) zum Einen dramatisch die Progression vom Prädiabetes zum manifesten Typ-2-Diabetes. Als Prädiabetes (prä: lateinisch = vor) oder Diabetes-Vorstadium bezeichnet man eine Störung des Zucker-Stoffwechsels, die noch nicht so ausgeprägt ist, dass bereits ein Diabetes mellitus vom Typ 2 vorliegt. Zum Anderen war in einer weiteren Studie (LURIC) an 1 801 Patienten mit Metabolischem Syndrom ein guter Vitamin-D-Status (25(OH)D-Spiegel ≥ 30 ng/ml) gegenüber einem ausgeprägten Vitamin-D-Mangel (25(OH)D < 10 ng/ml) mit einer Reduktion von 75 % der Gesamtsterblichkeit und 66 % der kardiovaskulären Sterblichkeit verbunden.

Tab. 8.5 Effekte des Sonnenhormons auf den Insulin- und Zuckerstoffwechsel

Parameter	Effekt von Vitamin D
Bauspeicheldrüse	Produktion, Ausschüttung und zelluläre Verwertung von Insulin ↑
Insulin	Insulinempfindlichkeit der Zellen ↑, Glucosetoleranz ↑, Insulinresistenz ↓
AGEs	Eiweißverzuckerung ↓, Bildung gefäß- und nervenschädigender AGEs ↓
Blutfette	Cholesterin- und Triglyceridspiegel ↓, LDL-Oxidation ↓
Entzündung	Bildung von entzündungsfördernden Substanzen wie TNFα↓
Immunregulation	Aktivität von Th17-, Th1-Zellen ↓, Aktivität von Th2- und T_{reg}-Zellen ↑
Gefäße und Nerven	Entzündungsneigung in den Blutgefäßen ↓, Lipidablagerungen in der Gefäßwand, gefäßschützende Substanzen (z. B. IL-10) ↑
Blutdruck	Blutdruck ↓, Elastizität der Gefäßwand ↑

↓ sinkt, ↑ steigt

spielt bei der Entstehung einer Fettleber und der Entwicklung der Insulinresistenz eine wichtige Rolle.

Die schützende Wirkung des Sonnenvitamins vor Typ-2-Diabetes wird unter anderem damit erklärt, dass Vitamin D in seiner hormonaktiven

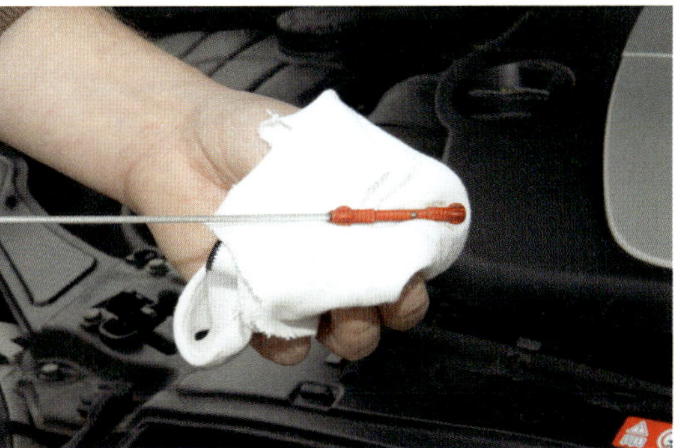

Autopflege oder Vitamin-D-Gesundheit
Was passiert mit Ihrem Auto (= Körper), wenn Sie nie mithilfe des Ölstabs den Ölstand (= Vitamin-D-Status) kontrollieren und bei einem leichten Ölmangel weiterfahren ohne Öl (Vitamin D) nachzufüllen? Ihr Wagen würde Sie wahrscheinlich noch einige Zeit von A nach B bringen, aber in jedem Fall früher kaputt gehen, als ein Fahrzeug bei dem regelmäßig der Ölstand kontrolliert und nachgefüllt wird.

Form 1,25$(OH)_2$D den schädlichen Wirkungen von IL-6 und TNFα entgegenwirkt und auf der anderen Seite den Insulin- und Fettstoffwechsel verbessert. Der Vitamin-D-Rezeptor sitzt zudem in Fettzellen, die eine bessere Stoffwechselleistung erbringen können (d.h. mehr Kalorien verbrennen), wenn ihnen mehr Vitamin D zur Verfügung steht. Obwohl die Meinung, dass es sich bei diesen Zellen nur um leblose Fett-Tröpfchen handelt, weit verbreitet ist, spielen sie vielmehr eine sehr aktive Rolle in dem Prozess, der dem Gehirn Sättigung signalisiert, sodass die Nahrungsaufnahme eingestellt wird. Hat man genug gegessen, geben die Fettzellen das Hormon Leptin ab, das ein Sättigungsgefühl eintreten lässt. Vitamin D fördert die Bildung dieses appetitzügelnden Hormons. Ein Vitamin-D-Mangel beeinträchtigt dagegen die Verfügbarkeit dieses appetitzügelnden Hormon.

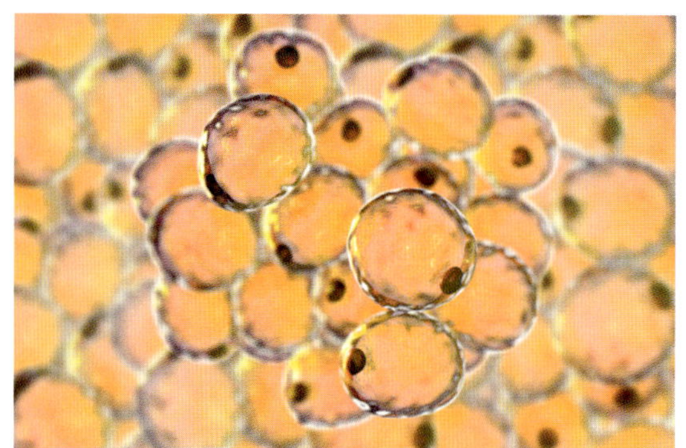

Die tägliche Supplementierung von 4 000 I.E. Vitamin D verbesserte die Insulinsensitivität bei insulinresistenten südasiatischen Frauen im Alter von 23–68 Jahren mit einem 25(OH)D-Ausgangswert von 10 ng/ml signifikant. Die Insulinresistenz verringerte sich vor allem dann, wenn die 25(OH)D-Spiegel über 32 ng/ml anstiegen. Optimale Konzentrationen an 25(OH)D für die Verbesserung der Insulinempfindlichkeit der Körperzellen lagen zwischen 32–47,6 ng/ml. Der Nutzen einer Ergänzung von Vitamin D zur Verbesserung des Insulinstoffwechsels hängt demnach vom basalen 25(OH)D-Status ab. Nach den aktuellen Erkenntnissen sollte der 25(OH)D-Spiegel im Blutserum bei 40–60 ng/ml bzw. 100–150 nmol/l liegen. Diese Referenzwerte gelten sowohl für Erwachsene als auch für Kinder. 25(OH)D-Spiegel über 40 ng/ml sind notwendig, um einen Anstieg der Parathormon-Konzentrationen zu vermeiden.

In einer prospektiven Studie wurde die Assoziation des 25(OH)D-Spiegels (ng/ml) und die Neuerkrankungsrate am Metabolischen Syndrom bei 4 164 australischen Erwachsenen (Alter ± 50 Jahre) erfasst. Dabei wurden von allen Studienteilnehmern neben dem Taillenumfang auch die klassischen Risikofaktoren des Metabolischen Syndroms erfasst. Nach 5 Jahren Follow-up beobachteten die Wissenschaftler bei den Studienteilnehmern mit einem 25(OH)D-Spiegel < 18 ng/ml und 18–23 ng/ml eine signifikant erhöhte Wahrscheinlichkeit (Odds Ratio 1,41 und 1,74) im Vergleich zu denjenigen mit einem guten Vitamin-D-Status von > 34 ng/ml am Metabolischen Syndrom zu erkranken. Sie schlussfolgerten daraus, dass bei australischen Erwachsenen ein Vitamin-D-Mangel (25(OH)D < 20 ng/ml) sowie eine Vitamin-D-Insuffizienz (25(OH)D: 21–29 ng/ml) mit einem signifikant erhöhten Risiko für das Metabolische Syndrom, Insulinresistenz, hohem Taillenumfang sowie erhöhten Glucose- und Triglyceridspiegeln vergesellschaftet ist.

Die Ergebnisse einer weiteren prospektiven Studie liefern zusätzlich aussagekräftige Ergebnisse dafür, dass ein Vitamin-D-Mangel die Progression des Prädiabetes zum manifesten Typ-2-Diabetes beschleunigt. Die Wissenschaftler untersuchten hierbei die Glucosetoleranz und 25(OH)D-Spiegel von 980 Frauen und 1 398 Männern (Alter: 35–56 Jahre), bei denen vor Studienbeginn kein Typ-2-Diabetes vorlag. Nach 8–10 Jahren Follow-up wurden die Studienteilnehmer mit Prädiabetes oder Typ-2-Diabetes mit alters- und geschlechtskorrelierten Kontrollen verglichen, die eine normale Glucosetoleranz aufwiesen. Nach Bereinigung von potenziellen Störvariablen hatten die männlichen Studienteilnehmer aus der höchsten Quartile gegenüber denjenigen aus der niedrigsten Quartile des 25(OH)D-Spiegels ein um 48 % verringertes Risiko für die Progression vom Prädiabetes zum Typ-2-Diabetes

(Odds Ratio 0,52). Bei Frauen und Männern, die zu Studienbeginn einen Prädiabetes aufwiesen war pro Anstieg des 25(OH)D-Spiegels um 4 ng/ml (= 10 nmol/l) eine bemerkenswerte 25%ige Reduktion der Typ-2-Diabetes-Inzidenz nachweisbar.

In einer vor Kurzem publizierten Interventionsstudie an 100 Patienten (Alter: 54,11 ± 11) mit Typ-2-Diabetes führte die orale Supplementierung von 50 000 I. E. Vitamin D pro Woche über einen Zeitraum von 8 Wochen neben einem Anstieg der 25(OH)D-Werte (43,03 ± 19,28 → 60,12 ± 17,2 ng/ml; p = 0,02) zu einer signifikanten Verbesserung des HOMA-Index (HOMA-IR: 3,57 ± 3,18 → 2,89 ± 3,28; p = 0,008), der Insulinresistenz (Insulin: 10,76 ± 8,9 → 8,6 ± 8,25 µ I. E./ml; p = 0,02) und der Nüchternglucosespiegel (FPG (mg/dl): 138,48 ± 36,74 → 131,02 ± 39; p = 0,05).

In einer randomisierten und plazebokontrollierten Studie aus dem New England Journal of Medicine 2019 wollten Pittas et al. die Frage klären, ob sich das Erkrankungsrisiko von Menschen mit hohem Diabetesrisiko durch die Supplementierung von Vitamin D reduzieren lässt. Dazu erhielten insgesamt 2 422 Patienten, die mindestens 2 von 3 diagnostischen Kriterien für Prädiabetes

Anmerkung
Die Studie hat sich einer wichtigen Frage der Diabetesprävention angenommen. Obwohl in der Studie von Pittas et al., N Engl J Med, 2019 kein klarer Präventionseffekt von Vitamin D in Bezug auf das Diabetes-Risiko gezeigt werden konnte, ist anzumerken, dass in dieser Studie über 70 % der Teilnehmer in der Vitamin-D- als auch in der Plazebo-Gruppe keinen Vitamin-D-Mangel hatten. Das bedeutet, dass die Studienteilnehmer hoch dosiert Vitamin D erhielten trotz eines normalen Vitamin-D-Status!

(Nüchternglukose 100–125 mg/dl, 2-Stunden-Glukose nach OGT 140–199 mg/dl, HbA1c 5,7–6,4 %) erfüllten, über einen Zeitraum von 24 Monaten entweder täglich 4 000 I. E. Vitamin D_3 oder ein Plazebo.

Bemerkenswert ist, dass ein Vitamin-D-Mangel (25(OH)D < 20 ng/ml) nicht zu den Einschlusskriterien dieser Interventionsstudie zählte. Die basalen 25(OH)D-Spiegel wurden zwar gemessen, die Patienten wurden aber unabhängig von ihrem anfänglichen Vitamin-D-Spiegel dem Zufall nach in zwei Gruppen geteilt. Einen Mangel an Vitamin D (25(OH)D < 20 ng/ml] hatten bei Studienbeginn nur 276 (= 22,8 %) von den 1 211 Patienten der Verum-Gruppe und 249 (= 20,6 %) von den 1 211 Patienten aus der Plazebo-Gruppe. 77,2 % der Patienten aus der Verum-Gruppe und 79,4 % aus der Plazebo-Gruppe hatten gar keinen Mangel, der die Supplementierung von Vitamin D notwendig machen würde.

Nach 24 Monaten wurden die 25(OH)D-Spiegel erneut bestimmt und ausgewertet, wie viele Patienten Typ-2-Diabetes nach vollen Diagnosekriterien entwickelt hatten. Dabei zeigte allerdings das Ergebnis keinen signifikanten Vorteil der Supplementierung von Vitamin D im Vergleich zu Plazebo im Hinblick auf das Diabetesrisiko (p = 0,12). In der Verum-Gruppe war der 25(OH)D-Spiegel von durchschnittlich 27,7 ng/ml auf 54,3 ng/ml signifikant angestiegen, während sich die Spiegel in der Plazebo-Gruppe mit 28,2 ng/ml bei Studienbeginn und 28,8 ng/ml am Studienende nicht signifikant geändert hatten.

Nach einem Follow-up von median 2,5 Jahren traten durch die Supplementierung von Vitamin D_3 jedoch nur geringfügig weniger Diabetes-Fälle auf: 293 in der Vitamin-D-Gruppe und 323 in der Plazebo-Gruppe, d. h. 9,39 versus 10,66 Fälle pro 100 Personenjahre. Die Hazard Ratio (HR) in der Vitamin-D-Gruppe betrug 0,88 (95 % CI, 0,75-1,04; p = 0,12). Damit war der Unterschied statistisch nicht signifikant. In einer Post-hoc-Analyse von 103 Patienten mit einem mit einem 25(OH)D-Ausgangwert < 12 ng/ml betrug die Hazard Ratio (HR) in der mit Vitamin-D-Gruppe 0,38 (0,18; 0,80). Bei Teilnehmern mit anfänglich höheren 25(OH)D-Spiegeln (n = 2 319 Teilnehmer) lag sie dagegen bei 0,92 (0,78; 1,08). Unklar blieb in der Studie nach Aussagen der Studienleiter, ob Personen mit einem 25(OH)D-Spiegel < 12 ng/ml in Bezug auf das Diabetes-Risiko von der Supplementierung profitieren würden.

Fazit

Dem Vitamin-D-Mangel sollte in der ärztlichen und pharmazeutischen Praxis größere Aufmerksamkeit als bisher geschenkt werden. Die Vitamin-D-Versorgung kann in jeder Hausarztpraxis durch die einfache labordiagnostische Erfassung des 25(OH)D-Status im Serum objektiviert werden. Prädiabetiker und Typ-2-Diabetiker scheinen im Hinblick auf ihren Stoffwechsel und ihr erhöhtes Mortalitätsrisiko im besonderen Maße von der Supplementierung des Sonnenvitamins zu profitieren. Bei Patienten mit Insulinresistenz sollte bereits im frühen Stadium der 25(OH)D-Status objektiviert werden und bei Mangel entsprechend durch Supplementierung (z. B. 50 I. E. Vitamin D pro kg Körpergewicht pro Tag) kompensiert werden (Referenz: 40–60 ng/ml) (Gröber U, Holick MF, Nutrients, 2019)!

8.9 Fibromyalgie: Muskel-Sehnen-Schmerz

Fibromyalgie, auch Weichteilrheumatismus genannt, ist eine chronische Erkrankung, die sich durch Muskelschmerzen im gesamten Körper mit wechselnder Lokalisation (z. B. Arme, Beine, Gelenke, Oberkörper, Rücken, Unterkörper) äußert. Das Wort Myalgie deutet bereits auf das zentrale Symptom, die empfundenen Muskelschmerzen hin, die vor allem in Regionen rund um die Gelenke auftreten. Typisch für die Krankheit ist zudem, dass die betroffenen Patienten über eine erhöhte Druckempfindlichkeit an bestimmten Schmerzdruckpunkten, den sogenannten Tender Points klagen. Die Betroffenen leiden darüber hinaus häufig unter Abgeschlagenheit, Müdigkeit, Erschöpfung, Konzentrations- und Schlafstörungen. Hinzu kommen oft psychische Probleme wie Ängste oder Depressionen.

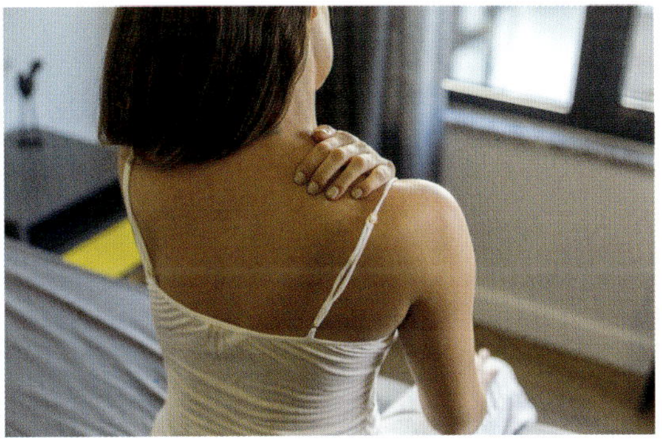

Aufgrund der allgemeinen Schmerzempfindlichkeit und der Ähnlichkeit der Muskelsymptome sollte man bei der Fibromyalgie auch immer an eine versteckte Osteomalazie denken. Die Osteomalazie ist eine schmerzhafte Knochenerweichung bei Erwachsenen, die durch einen Vitamin-D-Mangel ausgelöst wird. In einer amerikanischen Studie wurde bei 140 von 150 untersuchten Patienten (= 93 %) im Alter zwischen 10–65 Jahren, die sich wegen unspezifischer Muskel- und Knochenschmerzen vorstellten, ein Vitamin-D-Mangel festgestellt.

Vitamin D spielt eine zentrale Rolle bei der Hirnentwicklung, der Regulierung neuronaler Funktionen, der Ausprägung und Wirkung verschiedener Nervenwachstumsfaktoren und besitzt ausgeprägte nervenzellschützende Eigenschaften. Vitamin D moduliert darüber hinaus die neuronale Erregbarkeit sowie die Empfindlichkeit von Neurotransmittern gegenüber ihren Rezeptoren (z. B. GABA, NMDA). Vitamin-D-Rezeptoren (VDR) und das Enzym 1αOHase sind zudem in zahlreichen Hirnarealen (z. B. Hypothalamus, Hippokampus) nachgewiesen worden, die auch eine Rolle bei der Entwicklung einer Fibromyalgie spielen. Ein Mangel an Vitamin D korreliert direkt mit der Ausprägung der muskulären Schmerzsymptomatik bei Fibromyalgie. Vitamin D verbessert die Muskelkoordination und stimuliert die Rezeptorvermittelte Muskelproteinsynthese.

Vitamin D ist an der Bildung von Nervenwachstumsfaktoren wie zum Beispiel GDNF (Glial Derived Neurotrophic Factor) im Gehirn beteiligt. Im Vergleich zu Gesunden Kontrollen weisen Patienten mit Fibromyalgie deutlich verringerte GDNF Spiegel in der

Wie hilft Vitamin D bei Fibromyalgie?

- Das Vorkommen von Vitamin-D-Rezeptoren und des Enzyms 1αOHase sind in zahlreichen Bereichen des Zentralnervensystems, insbesondere im Hippokampus und Hypothalamus, nachgewiesen worden. Diese Bereiche sind auch an der Entwicklung der Fibromyalgie sowie der komplexen Muskelschmerzsymptomatik beteiligt.
- Vitamin D spielt eine zentrale Rolle bei der neuronalen Regulation und Modulation von Neurotransmittern und ihren entsprechenden Nervenrezeptoren (z. B. GABA, NMDA), die auch bei der Entwicklung der Fibromyalgie eine Rolle spielen.
- Vitamin D ist zudem an der Produktion des Nervenwachstumsfaktors GDNF beteiligt, der bei der Pathophysiologie der Fibromyalgie von Bedeutung ist.

- Eine Fehlregulation der Neurotransmitter Dopamin, Acetylcholin und Serotonin spielt bei der Schmerzverarbeitung bei Fibromyalgie eine zentrale Rolle.
- Vitamin D greift in Signalwege von Entzündungsprozessen ein, in dem es unter anderem Botenstoffe wie TGFbeta-1, Stickstoffmonoxid (NO) und Interleukin 4 (IL-4) hoch reguliert. Il-4 ist ein hormonartiger Botenstoff mit antientzündlichen Eigenschaften, der die Produktion von Th1-Zellen, Makrophagen sowie Interferon gamma und Interleukin-12 verringert. IL-4 hat damit eine zentrale Stellung für das Gleichgewicht des Immunsystems. Auch TGF-beta 1 reguliert die Zelldifferenzierung und -proliferation von Nervenzellen. Es hat zudem eine direkte antientzündliche Wirkung über Wechselwirkungen mit TH1-Zellen.
- Vitamin D ist wichtig für die Gesundheit und Leistungsfähigkeit der weißen Muskelfasern vom Typ II. Typ II Fasern kontrahieren schnell und sind für alle schnellkräftigen Bewegungen zuständig. Besonders bei Senioren ist der Vitamin-D-Spiegel direkt verknüpft mit der Leistungsfähigkeit dieser schnellen Muskelfasern. Ein Vitamin-D-Mangel fördert das Auftreten von Muskelschmerzen in den weißen Typ II-Fasern und steigert die Fetteinlagerungen in letztere.
- Vitamin-D-Mangel ist verbunden mit einer erhöhten Schmerzempfindlichkeit und Störungen des Gleichgewichts der Tiefenmuskulatur. Im engeren Sinn versteht man unter dem Begriff Tiefenmuskulatur vor allem die tiefen Kraftpakete am Rumpf und Beckenboden. An der Wirbelsäule gehören beispielsweise Muskeln dazu, die längs von Wirbel zu Wirbel ziehen, sowie diagonal verlaufende Muskelbündel.

Gehirn-Rückenmarks-Flüssigkeit auf. Der GDNF ist ein körpereigener Nervenwachstumsfaktor des Gehirns. Er wird von sogenannten Gliazellen produziert, eine Hauptzellart des Gehirns, und funktioniert dort wie eine Art Düngemittel oder Lebenselixier für alternde Nervenzellen. Etwa 85 % des Gehirns besteht aus Gliazellen. Gliazellen kommunizieren ständig miteinander und beeinflussen die elektrischen Signale, die zwischen Nervenzellen ausgetauscht werden. Sie haben für die Nervenzellen eine neuroprotektive Funktion und helfen, sich neu zu verdrahten. Der GDNF trägt damit zum plastischen Wandel im Gehirn bei, indem er die Entwicklung und das Überleben von Neuronen unterstützt, die zum Beispiel Dopamin produzieren. Beispielswiese kann der GDNF den frühen Tod von Nervenzellen in der Substantia nigra verhindern, die bei der Produktion von Dopamin eine Rolle spielen. Gerade im alternden Gehirn kann ein dramatischer Verlust dieser Nervenzellen auftreten, wodurch neurodegenerative Erkrankungen wie Morbus Parkinson geprägt sind. Der GDNF kann auch Nervenzellen vor Giftstoffen schützen oder verhindern, dass die Zellen ihr eingebautes Zelltod-Programm, die sogenannte Apoptose starten. Vitamin D wirkt zusätzlich modulierend auf verschiedene Neurotransmitter wie Dopamin, Serotonin und Acetylcholin. Störungen im Dopamin-Haushalt dürften auch bei der erhöhten Schmerzempfindlichkeit bei Fibomyalgie von Bedeutung sein.

In einer aktuellen plazebokontrollierten Studie an Patienten mit Fibromyalgie über einen Zeitraum von 20 Wochen konnte durch die Supplementierung von Vitamin D ein Anstieg des 25(OH)D-Spiegels über 32 ng/ml und in der Folge eine deutliche Abnahme der Schmerzempfindlichkeit beobachtet werden. In einer weiteren aktuellen klinischen Studie an 58 Patienten (Alter: 36,9 ± 9,2 Jahre) mit Fibromyalgie und chronischen Muskelschmerzen (25(OH)D < 25 ng/ml) wurde der bestehende Vitamin-D-Mangel durch die orale Supplementierung von 50 000 I. E. Vitamin D/Woche über einen Zeitraum von 3 Monaten kompensiert. Der 25(OH)D-Status stieg unter der Supplementierung von 10,6 ± 5,1 ng/ml auf 46,5 ± 24,0 ng/ml an. Der Ausgleich des 25(OH)D-Status war mit einer ausgeprägten Abnahme der Muskelschmerzen, körperlichen Abgeschlagenheit, psychischen Symptome wie Depressionen und Verbesserung der Lebensqualität verbunden. Die Anzahl der Fibromyalgie Patienten betrug zu Beginn der Studie 30 (52 %) und war nach der Vitamin-D-Therapie reduziert auf 20 Patienten (34 %). 85 % der Patienten waren mit der Vitamin-D-Therapie zufrieden. Die Autoren dieser Studie empfehlen generell bei unspezifischen Muskelschmerzen sowie einer erhöhten Schmerzempfindlichkeit der Muskulatur den 25(OH)D-Status zu kontrollieren und gegebenenfalls durch Supplementierung zu kompensieren.

8.10 Gynäkologische Beschwerden

Fast jede Frau leidet zeitweise oder regelmäßig unter Regelschmerzen (Dysmenorrhö). Regelschmerzen äußern sich vor allem durch kolikartige Unterleibs- und Rückenschmerzen. Die betroffenen Frauen fühlen sich allgemein unwohl und abgeschlagen. Häufig treten weitere Beschwerden, wie Kopfschmerzen, Durchfall und Übelkeit auf. Die Symptome sind mit einem hohen Leidensdruck verbunden und können das Privat- und Berufsleben der Betroffenen erheblich beeinträchtigen.

Eine allgemeingültige Strategie gegen Regelschmerzen gibt es bisher nicht, dennoch muss keine Frau die unangenehmen Begleiterscheinungen der Regelblutung einfach hinnehmen. Je nach Ursache der Regelschmerzen gibt es viele Möglichkeiten, diese zu behandeln. Liegt den Regelschmerzen keine Erkrankung zugrunde, können schmerzstillende Medikamente (z. B. Ibuprofen) oder krampflösende Wirkstoffe (z. B. Butylscopolamin) die Beschwerden lindern. Aber auch Vitamin D kann auf natürliche Weise Linderung verschaffen.

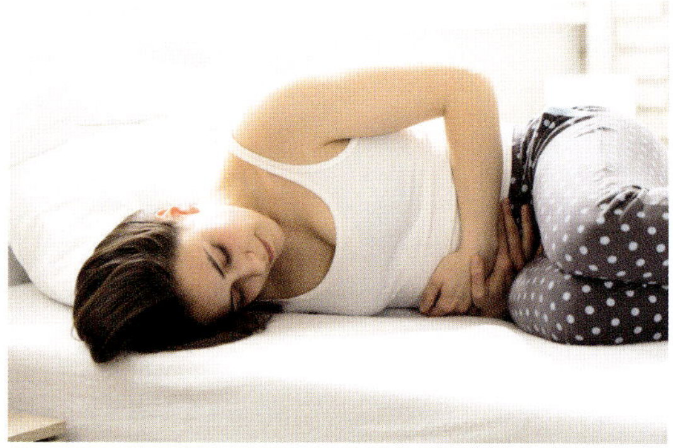

In Studien wurde beobachtet, dass Frauen, die Vitamin D supplementieren seltener am Prämenstruellen Syndrom leiden. Unter dem Prämenstruellen Syndrom (PMS) versteht man verschiedene körperliche und psychische Beschwerden (z. B. Stimmungsschwankungen, Reizbarkeit, Wassereinlagerungen, Verstopfung), die regelmäßig mehrere Tage vor der Menstruationsblutung beginnen und sich mit dem Eintreten der Blutung wieder bessern.

In einer aktuellen klinischen Studie untersuchten Wissenschaftler die Effekte von Vitamin D auf die Dysmenorrhö. Dabei verabreichten sie 40 betroffenen Frauen mit Regelschmerzen fünf Tage vor dem voraussichtlichen Regelbeginn entweder einmalig 300 000 I. E. Vitamin D oder ein Scheinmedikament (Placebo). Nach zwei Monaten kam es in der Vitamin-D-Gruppe zu einer Schmerzreduktion von 41 %. Am meisten profitierten die Frauen, die zu Studienbeginn über massive Schmerzen klagten. Dagegen konnte in der Placebo-Gruppe keine Schmerzlinderung beobachtet werden. Bemerkenswert war zudem, dass keine Frau aus der Vitamin-D-Gruppe während zwei Monaten ein Schmerzmittel gegen ihre Regelschmerzen einnahm, während in der Placebo-Gruppe 40 % der Frauen von Schmerzmitteln Gebrauch machten. Die einmalige Gabe von 300 000 I. E. Vitamin D, alle zwei Monate, hat sich in dieser Studie als effektiv in der Behandlung von Regelschmerzen erwiesen. Diese Dosis entspricht einer täglichen Einnahme von

5 000 I. E. Vitamin D. Frauen, die häufiger unter gynäkologischen Beschwerden, wie Dysmenorrhö leiden sollten in jedem Fall ihren 25(OH)D-Status beim Arzt überprüfen lassen und einen Mangel durch gezielte Supplementierung ausgleichen.

8.10.1 Vaginaltherapie mit Vitamin D

Patientinnen mit chronischen vaginalen Infekten und Dysplasien können neben der Primärtherapie von einer begleitenden Vaginaltherapie mit Vitamin D profitieren, wie neuste Untersuchungen aus der Gynäkologie zeigen. Die antientzündlichen, antioxidativen sowie immun- und zellwachstumsregulierenden Eigenschaften machen das Sonnenvitamin auch für die vaginale Anwendung interessant, z. B. in der gynäkologischen Praxis bei der Behandlung von Entzündungen der Scheide (bakterielle Kolpitis), der Gebärmutter (Zervizitis) und bei Infektionen mit dem humanpathogenen Papilloma-Virus (HPV). Hierbei wird Vitamin D in Form eines Vitamin-D-haltigen Öls (z. B. 10 Tropfen = 5 000 I. E. Vitamin D pro Tampon) auf einen in Olivenöl getränkten Tampon gegeben, in die Vagina eingeführt und über Nacht einwirken gelassen. Darüber hinaus können auch Vitamin-D-haltige Vaginal-Ovula eingesetzt werden.

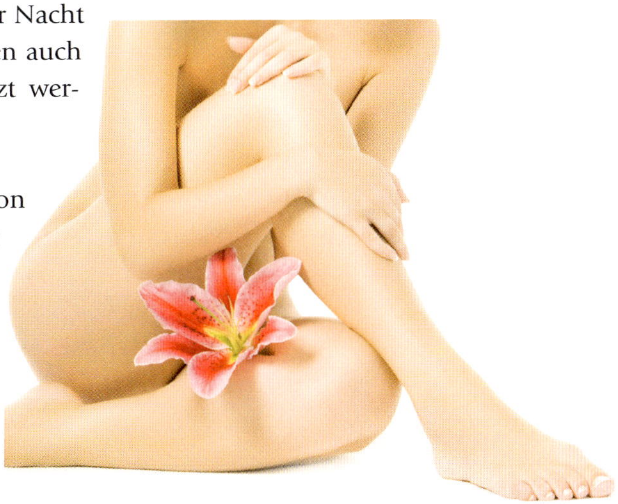

In einer Praxisstudie wurden die Daten von 200 Frauen mit chronisch bakterieller Scheideninfektion oder vaginaler Pilzinfektion ausgewertet. Die Betroffenen wurden neben der Primärtherapie angewiesen dreimal pro Woche vor dem Einschlafen ein Vaginalzäpfchen mit Vitamin D einzuführen und über Nacht einwirken zu lassen (Dosierung: 12 500 I. E. Vitamin D pro Suppositorium, 3 × pro Woche, 6 Wochen lang). Bei der Kontrolluntersuchung nach etwa 8 Wochen zeigte sich bei den meisten Frauen je nach Vorbefund ein guter bis sehr guter Therapieerfolg in Bezug auf die Verringerung der gynäkologischen Beschwerden.

Neben HPV-Infektionen und Entzündungen der Scheide wird Vitamin D vaginal auch bei Endometriose und Beckenbodenschwäche eingesetzt. Dabei wird die vaginale Vitamin-D-Behandlung je nach Hormonstatus auch mit Progesteron oder Estradiol kombiniert. Vitamin D wird über die Vaginalschleimhaut gut resorbiert. Dementsprechend steigt der 25(OH)D-Status im Blutserum unter der vaginalen Anwendung von Vitamin D an. Als Folge des verbesserten 25(OH)D-Serumspiegels ist von einer verbesserten Vitamin-D-Versorgung der Vagina, des Uterus, der Blase, des Rektums und des Beckenbodens auszugehen. Darüber hinaus bietet sich bei Frauen die vaginale und rektale Anwendung von Vitamin D zur Vorbeugung, komplementären Therapie und in der Nachsorge kolorektaler Karzinome, des Zervix-, Korpus-, Ovarial- und Blasenkarzinoms an. Möglicherweise gilt dies auch für Männer in Bezug auf die rektale Anwendung von Vitamin D zur Vorbeugung, komplementären Therapie und in der Nachsorge kolorektaler Karzinome, des Prostata- und Blasenkarzinoms.

8.11 Haarausfall

Allein in Deutschland leiden rund 8 Millionen Menschen unter Haarausfall. Laut Justine Ellis von der Universität Melbourne ist das Risiko eines Mannes im Laufe des Lebens eine Halbglatze zu bekommen sehr hoch: Etwa 30 % sind bereits bis zum Alter von 30 betroffen und 50 % der Männer sind es bis zum Alter von 50 Jah-

Tab. 8.6 Phasen im Haarwachstumszyklus

	Dauer	**Anteil der Haare in %**
Anagen- oder Wachstumsphase	2 bis 5 Jahre	85
Katagen- oder Übergangsphase	ca. 2 Wochen	14
Telogen- oder Ruhephase	3 bis 5 Monate	1

ren. Mit 70 Jahren hat nur noch jeder fünfte Mann keinerlei Anzeichen von Haarausfall. Doch auch 20 % der Frauen sind von Haarausfall betroffen. Meistens handelt es sich um den erblich bedingten Haarausfall, in der Fachsprache androgenetische Alopezie, die mit Geheimratsecken beginnt und bei vielen Männern mit einer Glatze endet. Im Gegensatz zum erblich bedingten Haarausfall sind der kreisrunde (Alopecia areata) und der diffuse Haarausfall krankheitsbedingt (z. B. Entzündungsprozesse, Schilddrüsenfunktionsstörungen, Schwangerschaft).

Auf der gesunden Kopfhaut wachsen etwa 100 000 bis 150 000 Haare. Pro Tag wachsen unsere Haare um 0,2 bis 0,4 Millimeter. Jeder Haarfollikel durchläuft dabei mehrfach verschiedene Phasen im Haarzyklus. Etwa 85 % der gesunden menschlichen Kopfhaare befinden sich in der Wachstumsphase (Anagenphase). Kopfhaare können bis zu 5 Jahre wachsen. Danach stellt der Haarfollikel in einer sogenannten Übergangsphase (Katagenphase) langsam seine Tätigkeit ein und stößt das Haar nach kurzer Ruhephase (Telogenphase) ab. Mit dem erneuten Einwachsen der Haarwurzel in die noch vorhandene schlauchartige Einstülpung der Dermis (Oberhaut) beginnt ein neuer Haarzyklus (Beginn der Anagenphase). Dieses Prin-

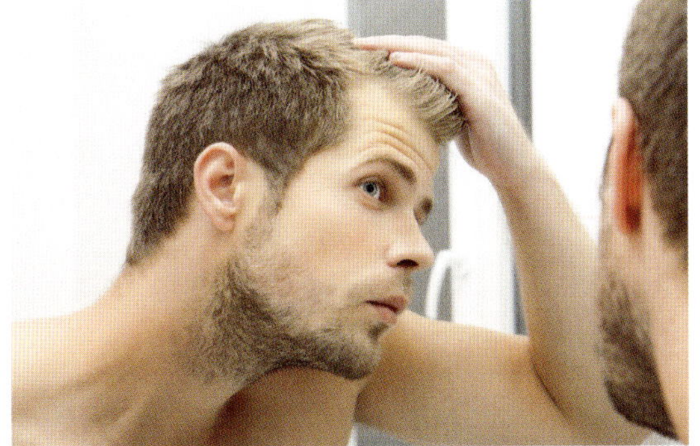

zip ist ähnlich wie bei einer Pflanzenzwiebel, die jedes Frühjahr einen neuen Stängel und Blüten hervorbringt.

Exogene (z. B. Mangel- und Fehlernährung) und endogene (z. B. Hormone) Faktoren können diesen Zyklus stören und einen vorzeitigen Wachstumsstillstand mit nachfolgendem Haarausfall bis hin zur Alopezie (Haarlosigkeit) verursachen. Von Haarausfall spricht man, wenn über mehrere Wochen hinweg mehr als 100 Haare pro Tag ausfallen.

8.11.1 Ernährung

Ernährungsbedingte Mangelzustände, insbesondere zu wenig qualitativ hochwertiges Protein und/oder ein Mangel an essenziellen Mikronährstoffen sind häufig an der Entwicklung von Haarausfall beteiligt. Haare und Nägel bestehen hauptsächlich aus Keratin, einem schwefelhaltigen Protein. Bei Haarausfall sollte daher auf eine gesunde Ernährungsweise mit ausreichender Aufnahme von qualitativ hochwertigem Eiweiß in Form von Fisch, Milch, Eiern und Fleisch geachtet werden. Darüber hinaus sind diese Nahrungsmittel für unseren Organismus die bedeutsamsten Zink- und Eisenlieferanten. Zur Verbesserung der Struktur und Geschmeidigkeit des Haares sollte zusätzlich ein Omega-3-Öl in Form von Fischöl, das bereits in 8 ml (= 1 Esslöffel) oder Algenöl, das bereits in 5 ml (= 1 Teelöffel) 2 000 mg der wertvollen Omega-3-Fettsäuren EPA und DHA enthält, täglich supplementiert werden.

8.11.2 Vitamin D und Eisen

Vitamin-D-Mangel kann auch Haarausfall begünstigen. Liegt ein Mangel an Vitamin D vor, wird der Haarfollikelzyklus verändert oder unterbrochen. So kann sich eine Phase verlängern oder auch drastisch verkürzen und zu Haarausfall führen. Die Ausbildung von Vitamin-D-Rezeptoren auf den Keratinozyten spielt eine wichtige Rolle beim Haarwachstum. Im Vergleich zu gesunden Kontrollen ist die Ausbildung von Vitamin-D-Rezeptoren im Gewebe bei Frauen und Männern mit Alopecia areata und Alopecia androgenetica signifikant verringert. Calcipotriol ist ein synthetischer Abkömmling von 1,25(OH)$_2$D. Auch die topische Anwendung von Calcipotriol (als 0,005 % Lösung) bei Patienten mit Vitamin-D-Mangel und Alopecia areata hat sich als günstig erwiesen.

Neben einem Vitamin-D-Mangel kann auch ein Mangel an Eisen ursächlich an der Entwicklung von Haarausfall beteiligt sein. Bei Haarausfall sollte man immer den Vitamin-D-Status (→ 25(OH) D) normalisieren und auch den Eisenhaushalt kontrollieren (→ CRP, Ferritin, Leberwerte, löslicher Transferrin-Rezeptor). Haarausfall oder brüchige Fingernägel können bei Frauen die Folge eines Eisenmangels sein. Die Bestimmung des Ferritins, CRP und löslichen Transferrin-Rezeptors (sTfR) durch den Arzt sind geeignete Möglichkeiten zur labormedizinischen Kontrolle des Eisenstatus. Bei Frauen sind Serum-Ferritinwerte ≤ 40 µg/l bereits mit diffusem Haarausfall verbunden!

8.12 Hashimoto-Thyreoiditis: Die neue Volkskrankheit

Die Schilddrüse, das schmetterlingsförmige, im Hals unterhalb des Schildknorpels des Kehlkopfes und vor der Luftröhre gelegene Organ, ist normalerweise von außen nicht sichtbar. Sie wiegt bei Frauen etwa 18 Gramm, bei Männern bis 25 Gramm. Die Schilddrüse aktiviert und steuert zentrale Stoffwechselvorgänge, etwa die Körpertemperatur, den Sauerstoffverbrauch, den Energiestoffwechsel, die Herzfunktion. Sie aktiviert den Fettstoffwechsel, die Schweiß-

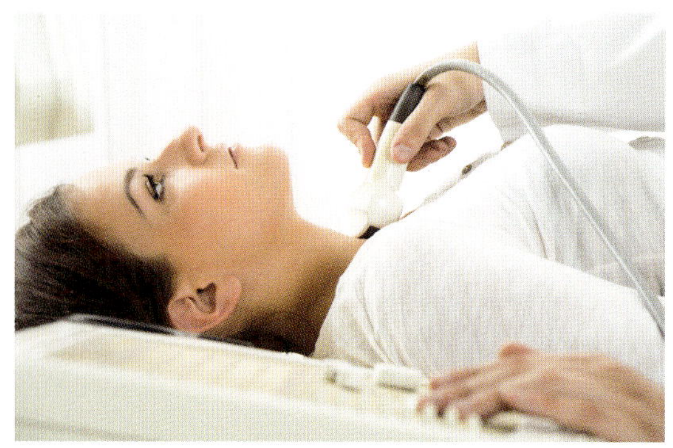

und Talgdrüsen der Haut, die Darmtätigkeit, ist für Wachstumsprozesse unentbehrlich und beeinflusst die Psyche. Störungen der Schilddrüsenfunktion haben daher weitreichende Folgen für den gesamten Organismus.

Erkrankungen der Schilddrüse können sich auf vielfältige Weise bemerkbar machen: Bei einer Über- oder Unterfunktion der Schilddrüse sind Befindlichkeits- (z. B. Depressionen, Konzentrationsschwäche, Müdigkeit) und Stoffwechselstörungen (z. B. Gewichtszunahme, Zyklusstörungen) typisch. Eine Entzündung der Schilddrüse (Thyreoiditis) kann, muss aber nicht mit Schmerzen verbunden sein. Eine Vergrößerung der Schilddrüse (Hyperthyreose) kann sich beispielsweise durch Druck- oder Engegefühl des Organs, Schlaflosigkeit, Nervosität, Herzrhythmusstörungen und Wärmeintoleranz äußern. Es gibt jedoch auch Schilddrüsenerkrankungen, die mit einer Entzündung des Organs einhergehen, die lange Zeit ohne Symptome verlaufen und erst im fortgeschrittenen Stadium Beschwerden auslösen.

Zwei wichtige Formen dieser Schilddrüsenentzündung gehen auf eine fehlgeleitete Abwehrreaktion des körpereigenen Immunsystems zurück. Dabei handelt es sich um die sogenannte Hashimoto-Thyreoiditis und den Morbus Basedow. Während die Hashimoto-Thyreoiditis zunächst mit einer Schilddrüsenüberfunktion einhergeht, später aber zu einer zunehmenden Zerstörung des Drüsengewebes und einer dauerhaften Unterfunktion (Hypothyreose) führt, ist der Morbus Basedow stets mit einer Schilddrüsenüberfunktion (Hyperthyreose) vergesellschaftet.

Die wichtigste Therapiemaßnahme bei der Hashimoto-Thyreoiditis ist die Beseitigung der Schilddrüsenunterfunktion durch den individuell angepassten und frühzeitigen Einsatz des Schilddrüsenhormons Levothyroxin (L-Thyroxin, T4). Bei Morbus Basedow werden die Symptome der Schilddrüsenüberfunktion in der Regel mit Thyreostatika (z. B. Carbimazol, Propylthiouracil) behandelt, also mit Medikamenten, welche die Produktion von Schilddrüsenhormonen drosseln.

Bei der neuen Volkskrankheit Hashimoto-Thyreoiditis handelt es sich um eine über Jahre verlaufende schmerzlose Entzündung der Schilddrüse, mit teilweiser oder vollständiger Zerstörung des Schilddrüsengewebes, die auf einer Autoimmunerkrankung basiert. Sie wird daher auch Autoimmunthyreoiditis (AIT) genannt. Jeder zehnte Bundesbürger trägt die Veranlagung in sich, an einer autoimmunen Schilddrüsenentzündung zu erkranken. In Deutschland sind dies immerhin über 7 Millionen Frauen und über 800 000 Männer. Diese Form der Autoimmunthyreoiditis tritt bevorzugt zwischen dem 30. und 50. Lebensjahr auf. Frauen sind etwa achtmal häufiger betroffen als Männer. Die Hashimoto-Thyreoiditis ist daher die häufigste Ursache einer sogenannten primären Schilddrüsenunterfunktion, d. h. einer Schilddrüsenunterfunktion, die nicht als Folge anderer Erkrankungen entsteht. Die Unterfunktion versucht die Schilddrüse bei der Hashimoto-Thyreoiditis durch vermehrte Gewebebildung (→ Kropf) auszugleichen.

Die Hashimoto-Thyreoiditis ist mit entzündlichen Prozessen verbunden, die in der frühen Phase symptomlos verlaufen und daher häufig nicht erkannt werden. Im weiteren Verlauf kommt es zu einem großen Einstrom von Lymphozyten (»weiße Blutkörperchen«) in die Schilddrüse. Diese richten sich gegen das Schilddrüsengewebe, die Zellen werden zerstört und das Gewebe verhärtet. Das Schilddrüsengewebe kann nicht mehr bzw. nicht mehr ausreichend Schilddrüsenhormone bilden. Bei der klinischen Untersu-

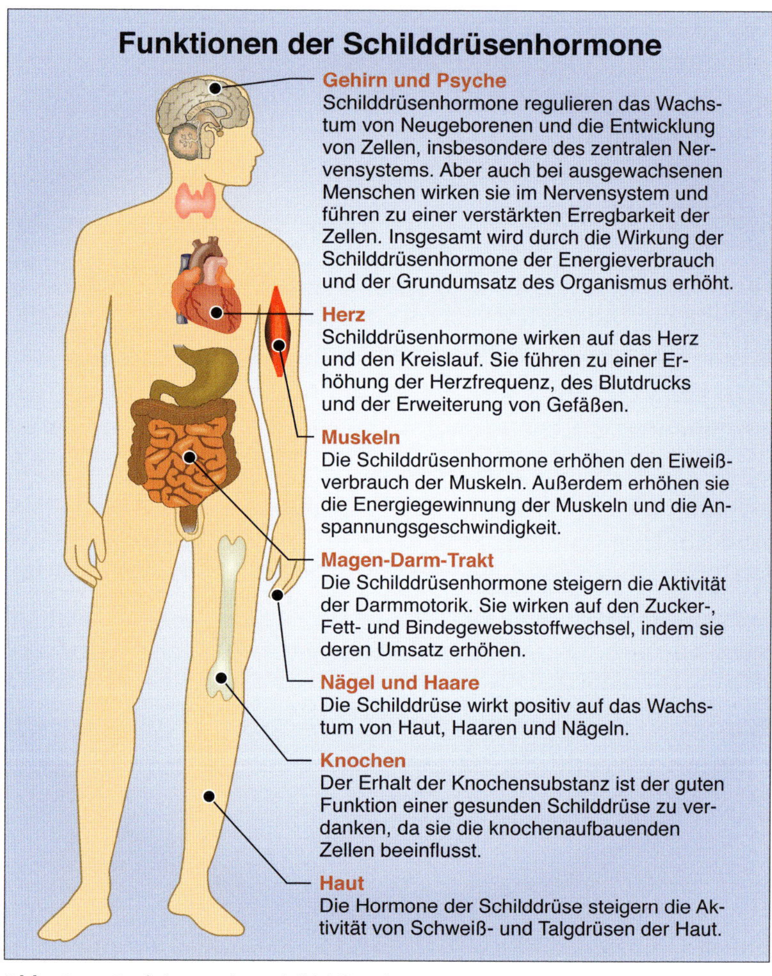

Abb. 8.13 Funktionen der Schilddrüsenhormone

chung findet man einen nicht schmerzhaften Kropf. Das klinische Bild wird im fortgeschrittenen Stadium durch die Symptome der Schilddrüsenunterfunktion, z. B. Müdigkeit, Leistungs- und Muskelschwäche, Kälteempfindlichkeit, Kribbeln an Händen und Füßen, geprägt. Die Hashimoto-Thyreoiditis tritt sehr häufig in Verbindung mit anderen Autoimmunkrankheiten auf, wie der sog. atrophischen Gastritis (Typ-A-Gastritis) und perniziösen Anämie (Morbus Biermer).

8.12.1 Vitamin D

Die Ergebnisse verschiedener Studien belegen, dass Patienten mit Hashimoto-Thyreoiditis im Vergleich zu gesunden Personen signifikant erniedrigte 25(OH)D-Spiegel im Blutserum aufweisen. Dabei steht der Vitamin-D-Mangel im direkten Zusammenhang mit einem Anstieg der Antikörper-Spiegel (z. B. TPO-(Thyreoperoxidase-) Antikörper) sowie der Dauer, Schwere und dem Fortschreiten (Progression) der entzündlichen Schilddrüsenerkrankung, bis hin zur klinisch erkennbaren (manifesten) Hypothyreose. Einige unspezifische Beschwerden des Vitamin-D-Mangels, wie Müdigkeit, Gelenkschmerzen und Leistungsabfall überschneiden sich mit den Symptomen der Hashimoto-Thyreoiditis. Neben vielen anderen Organen sind auch in der Schilddrüse Rezeptoren für Vitamin-D-Hormon nachgewiesen worden. Störungen des Immunsystems als Folge eines Vitamin-D-Mangels können die entzündlichen Effekte in der Schilddrüse verstärken.

In einer aktuellen Studie an Patienten mit Vitamin-D-Mangel und Hashimoto-Thyreoiditis wurde der Einfluss einer Vitamin-D-Supplementierung (1200–4000 I. E. Vitamin D/d, p. o.) über 4 Monate auf die Schilddrüsenfunktion und Krankheitsaktivität untersucht. Dabei stieg der 25(OH)D-Spiegel von 14,6 auf 45,7 ng/ml und die TPO-Antikörper-Spiegel fielen als Zeichen einer reduzierten Krankheitsaktivität signifikant um 20,3 % (364 ± 181 → 290 ± 116 IU/ml). Obwohl dieser Abfall auf den ersten Blick relativ gering erscheint ist er umso bedeutender, da die TPO-Antikörper über die Aktivierung des C3-Komplementes direkt an der Zerstörung gesunder Schilddrüsenzellen beteiligt sind. Das C3 Komplement ist ein Eiweiß, was zusammen mit mehreren anderen Eiweißen ein System zur Abwehr von Erregern im Blut dient und bei Entzündungsprozessen eine Rolle spielt. Es ist eng verzahnt mit unserem Immunsystem. Bei Hashimoto-Thyreoiditis sollten Sie neben dem Vitamin-D-Status in jedem Fall auch Ihre Versorgung mit Selen, Eisen und Vitamin B_{12} kontrollieren lassen.

8.12.2 Selen

Die Schilddrüse ist das Organ mit dem höchsten Selengehalt des Körpers und reagiert daher besonders empfindlich auf einen Mangel an Selen. Aktuell sprechen Wissenschaftler der ETH Zürich in der renommierten Fachzeitschrift PNAS 2017 sogar eine Frühwarnung aus: Weltweit leiden etwa eine Milliarde Menschen an Selenmangel. Die Experten dokumentieren, dass der ohnehin selenarme Boden in Europa in den nächsten Jahrzehnten infolge des Klimawandels sogar weiter an seiner Mineralstoffkonzentration verlieren wird. Es wird vermutet, dass vor allem ein Selenmangel (Selen < 100 µg/l im Blutserum) die Entstehung von Krebs- und Autoimmunerkrankungen (zum Beispiel Hashimoto) begünstigt. Einerseits reguliert die selenabhängige Dejodase, dass die gebildeten Schilddrüsenhormone in ihre aktive Form überführt werden: Dabei wird das inaktive Hormon L-Thyroxin (T4) in das aktive Hormon Trijodthyronin (T3) umgewandelt. Anderseits schützen die selenabhängigen Enzyme Glutathion-Peroxidase (GSH-Px) und Thioredoxin-Reduktase (Trx) das Schilddrüsengewebe während der Hormonproduktion vor der Eigenzerstörung. Bei der Synthese des Schilddrüsenhormons Thyroxin (T4) entstehen nämlich permanent zellschädigende und entzündungsfördernde Sauerstoffradikale, wie Wasserstoffperoxid (H_2O_2), die durch die Glutathion-Peroxidase (GSH-Px) und die Thioredoxin-Reduktase (Trx) neutralisiert werden müssen.

Um chronisch-entzündlich geprägten Erkrankungen vorzubeugen, sollte der Normalwert für Selen im Blutserum zwischen 130 und 150 µg/l liegen, wie Untersuchungen der renommierten Selenforscherin Magaret Raymann zeigen (The Lancet 2012). Dazu müssen in Abhängigkeit des Körpergewichtes pro Tag etwa 2–3 µg Selen pro kg Körpergewicht mit der Ernährung oder als Supplement aufgenommen werden.

8.12.3 Eisen

Eisenmangel beeinträchtigt die Schilddrüsenfunktion. Je stärker der Eisenmangel desto ausgeprägter sind dabei die negativen Effekte auf die Schilddrüse, vor allem bezüglich der Entwicklung einer Struma (Kropf) und erniedrigten Werten an L-Thyroxin (T4). Da Eisenmangel ein weltweites Problem und häufig mit Jodmangel verbunden ist, hat ein ausgeglichener Eisenhaushalt einen hohen Stellenwert für eine regelgerechte Schilddrüsenfunktion.

TIPP

Nehmen Sie Ihr Eisenpräparat immer in zeitlichem Abstand von 2–3 Stunden zu L-Thyroxin ein.

Das Eisen-abhängige Enzym Thyreoid-Peroxidase (TPO) wandelt in der Schilddrüse Thyreoglobulin in L-Thyroxin um. Die Bildung der Schilddrüsenhormone ist also nicht nur von Jod, sondern auch von Eisen abhängig. Ein Eisenmangel führt zu einer Störung des Schilddrüsenhormonstoffwechsels, kann folglich eine Schilddrüsenunterfunktion (Hypothyreose) auslösen oder diese verstärken. Bei einer Hypothyreose ist zudem die Aufnahme von Eisen verschlechtert. Schilddrüsenpatienten, die mit L-Thyroxin behandelt werden, müssen jedoch bei der Einnahme von Eisenpräparaten Folgendes beachten: Eisen und L-Thyroxin sollten keinesfalls gleichzeitig eingenommen werden, da Eisen dazu neigt, im Magen-Darm-Trakt L-Thyroxin zu komplexieren und die Resorption des Schilddrüsenhormons zu reduzieren. Eisenpräparate sollten daher immer im zeitlichen Abstand von 2–3 Stunden nach der Einnahme von L-Thyroxin eingenommen werden.

Besonders Patienten mit Struma, Autoimmunthyreoiditis oder Neigung zur Hypothyreose sollten ab einem Ferritinwert <30 µg/l eine Eisensubstitution erhalten.

8.12.4 Vitamin B_{12}

Patienten mit Hashimoto-Thyreoiditis weisen vermehrt auch eine Autoimmunerkrankung des Magen-Darm-Trakts, eine Typ-A-Gastritis auf. Bei der Typ-A-Gastritis bildet der Körper Antikörper gegen bestimmte Zellen in der Magenschleimhaut, die sogenannten Belegzellen. Normalerweise produzieren diese Zellen Magensäure und einen Transportfaktor namens Intrinsic Factor. Magensäure und Intrinsic Factor sind für die Aufnahme von Vitamin B_{12} aus der Nahrung notwendig. Fehlt der Intrinsic Factor, kann sich ein Vitamin-B_{12}-Mangel entwickeln. Da ein Vitamin-B_{12}-Mangel zu Hirnatrophie (»Gehirnschwund«) und schweren Nervenschäden führen kann, sollte der Vitamin-B_{12}-Haushalt bei allen Patienten mit Hashimoto-Thyreoiditis in jedem Fall ärztlich abgeklärt und durch orale (über den Mund verabreichte), hoch dosierte Supplementierung (z. B. 1 000 µg Vitamin B_{12} pro Tag) oder intramuskuläre Gabe von Vitamin B_{12} ausgeglichen werden.

8.13 Vitamin D und Krebs

Dr. Frank Apperly war einer der ersten Ärzte, die den Zusammenhang zwischen der Menge der pro Jahr getankten Sonnenstrahlen und dem individuellen Erkrankungsrisiko aufdeckten. Er beobachtete Anfang der 1940er-Jahre, dass Menschen, die in sonnenreichen Klimazonen leben, ein geringeres Krebsrisiko haben als Menschen in sonnenärmeren Gegenden. Apperly analysierte daraufhin Krebsstatistiken in ganz Nordamerika und Kanada. Dabei stellte sich Folgendes heraus: Im Vergleich zu Städten, die zwischen dem 10. und 30. Breitengrad auf der Nordhalbkugel lagen, war die Krebssterblichkeit in Städten zwischen dem 30. und 40. Breitengrad durchschnittlich um 85 % höher. In Städten zwischen dem 40. und 50. Breitengrad war die Krebssterberate um 118 % höher, und in Städten zwischen dem 50. und 60. Breitengrad war die durchschnittliche Krebssterberate sogar um 150 % höher.

Zahlreiche weitere Studien haben Apperlys Ergebnisse seitdem bestätigt. Laut einer Studie aus dem Jahr 1990, die in der auf Krank-

Kurzinfo: Vitamin D und Krebs
Vitamin-D-Mangel ist Studien zufolge mit einem deutlich erhöhten Risiko für verschiedene Krebsarten, vor allem für Darm- und Brustkrebs verbunden. Vitamin D stabilisiert in seiner aktiven Form 1,25$(OH)_2$D das Immunsystem und wirkt der Entstehung bösartiger Tumoren auf verschiedenen Ebenen entgegen. Die hormonaktive Form 1,25$(OH)_2$D des Sonnenvitamins:

- hemmt die unkontrollierte Zellteilung und unterdrückt das Tumorwachstum,
- verringert die Gefäßneubildung im Tumorgewebe,
- schneidet somit den Tumor von der Sauerstoff- und Nährstoffversorgung ab,
- aktiviert Gene, die für die DNA-Reparatur zuständig sind,
- verringert das Risiko der Metastasierung und
- fördert den programmierten Zelltod (Selbstzerstörung) der Krebszelle (Apoptose).

Einfluss des Sonnenvitamins auf die verschiedenen Stadien der Krebsentwicklung (hypothetisches Modell)

Phase/Stadium	Diagramm	Einfluss von 1,25(OH)$_2$D auf den Zellstoffwechsel
Gesunder Vitamin D-Status (25(OH)D: 40-60 ng/ml bzw. 100-150 nmol/l)	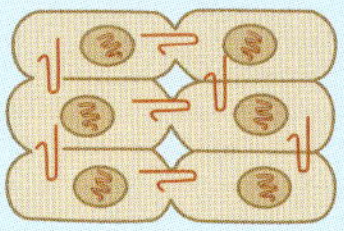	**Zustand:** Zellen befinden sich im gesunden festen Zell-Verbund und haben eine normale Zellteilungsrate. Die lokale Synthese von 1,25(OH)$_2$D sorgt für einen intakten Zell-Zell-Verband, normaler Informationsaustausch zwischen den Zellen und verhindert mit Hilfe eines Selbstzerstörungsprogramms der Zellen (Apoptose) ein unkontrolliertes Wachstum bzw. eine krebsige Entartung.
1. Mit zunehmendem Abfall des Vitamin D-Status wird die Zellgesundheit gestört.	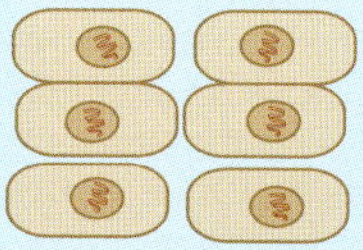	**Zustand:** Zell-Verbund lockert sich und die Zellen rücken leicht auseinander. Der zelluläre Informationsaustausch wird gestört. Ein guter 25(OH)D-Status könnte über 1,25(OH)$_2$D den intakten und festen Zellverbund wiederherstellen.
2. Beginn der krebsigen Entartung	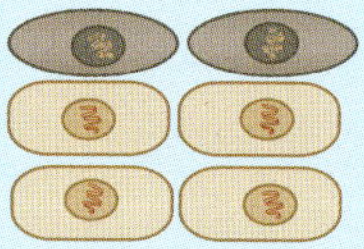	**Zustand:** Auftreten von DNA-Veränderungen, eine gelockerte Zelle kann sich unkontrolliert teilen. Ein guter 25(OH)D-Status könnte über 1,25(OH)$_2$D den Zellverbund wiederherstellen und das unkontrollierte Zellwachstum eindämmen.
3. Vermehrung der wuchernden Zellen	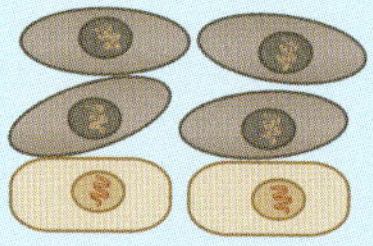	**Zustand:** Rasche Teilung und aggressive Vermehrung der Zellen unter Bildung eines lokalen Tumors. Ein guter 25(OH)D-Status könnte über 1,25(OH)$_2$D das Selbstzerstörungsprogramm in diesen Zellen auslösen und damit die unkontrollierte Zellwucherung hemmen.
4.1. Überwucherung und Durchdringen der Basalmembran	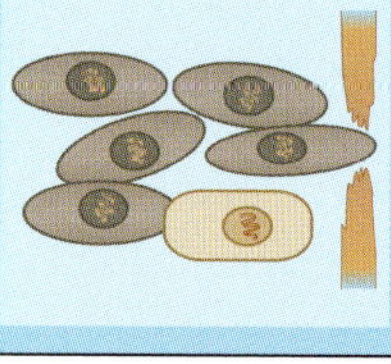	**Zustand:** Die sich rasch vermehrenden Zellen durchbrechen die Basalmembran des Zellverbundes und befallen das angrenzende Gewebe. 1,25(OH)$_2$D könnte das Selbstzerstörungsprogramm in diesen Zellen auslösen und damit die unkontrollierte Zellwucherung und die Ausbreitung ins Gewebe hemmen.

Abb. 8.14 Einfluss des Sonnenvitamins auf die verschiedenen Stadien der Krebsentwicklung (hypothetisches Modell)

Phase/Stadium	Diagramm	Einfluss von $1{,}25(OH)_2D$ auf den Zellstoffwechsel
4.2. Weitere Überwucherung und Einwachsen ins Bindegewebe		**Zustand:** Die entarteten Zellen vermehren sich weiter und wachsen in das angrenzende Bindegewebe ein. $1{,}25(OH)_2D$ könnte die unkontrollierte Überwucherung und die Ausbreitung ins Gewebe hemmen und die intakten Verbindungen zwischen den Krebszellen wiederherstellen.
4.3. Weitere Überwucherung und Einbruch ins Lymphsystem		**Zustand:** Die entarteten Zellen wachsen weiter und brechen in die Lymphgefäße ein. Über die Lymphgefäße wandern sie in die Leber, Lunge und Gehirn. Das Tumorgewebe verschafft sich somit Zugriff auf die Blutgefäße und durchbricht die Organgrenzen. $1{,}25(OH)_2D$ könnte die intakten Zellverbindungen wiederherstellen, das Wachstum der Krebszellen dämpfen und den Einbruch in die Lymphgefäße verhindern.
5. Metastasenbildung		**Zustand:** Absiedlungen von Krebszellen in anderen Organen, z.B. Lunge. Falls in diesen Organen noch intakte Vitamin D-Rezeptoren vorhanden sind, könnte $1{,}25(OH)_2D$ die intakten Zellverbindungen wiederherstellen, das Wachstum der Krebszellen und die Gefäßneubildung im Tumorgewebe (Angiogenese) reduzieren. Selbst in diesem Stadium könnte $1{,}25(OH)_2D$ die entarteten Zellen wieder in Richtung reguläres Verhalten bringen.
6. Wachstumsstillstand		**Zustand:** Anstieg der 25(OH)D-Spiegel auf sommerliche Werte und Verbesserung des Vitamin D-Status verlangsamt das Wachstum der bösartigen Zellen. $1{,}25(OH)_2D$ kann die intakten Zellverbindungen wiederherstellen und das Wachstum der Krebszellen eindämmen.
7. Umwandlung, Ruhezustand		**Zustand:** Durch eine vorübergehende Umwandlung geraten die aggressiven Tumorzellen in einen Ruhezustand. Die Aufrechterhaltung normaler 25(OH)D-Werte im Blut würde über die Wirkung von $1{,}25(OH)_2D$ den Ruhezustand der Krebszellen unterstützen. Ein Vitamin D-Mangel begünstigt dagegen das Wachstum der bösartigen Zellen und die Metastasierung.

heitsprävention spezialisierten Fachzeitschrift Preventive Medicine veröffentlicht wurde, sterben im sonnigen Südwesten der USA lebende Frauen nur knapp halb so oft an Brustkrebs wie Frauen in den am wenigsten mit Sonne gesegneten Regionen im Nordosten des Landes. Ein 1992 in der gleichen Zeitschrift erschienener Artikel, der auf der Analyse von 50 Jahre überspannenden epidemiologischen Krebs-Daten basierte, kam zu dem Ergebnis, dass mehr in der Sonne verbrachte Zeit die Zahl der Brust- und Darmkrebstoten um 30 000 oder ein Drittel senken würde.

INFO

In einer Studie an älteren Personen aus Großbritannien führte die Supplementierung von 100 000 I. E. Vitamin D alle vier Monate zu einer signifikanten Reduktion der allgemeinen Krebssterblichkeit von 14 %.

2001 brachte die renommierte medizinische Fachzeitschrift The Lancet einen Artikel heraus, der den Aufenthalt in der Sonne direkt mit einem geringeren Auftreten von Prostatakrebs in Verbindung brachte. Die Studie zeigte, dass Engländer, die als Kinder Sonnenbrände erlitten hatten, die den Urlaub in sonnigen Ländern verbringen und gerne in der Sonne baden, wesentlich seltener an Prostatakrebs erkranken. Außerdem waren laut der Studie Männer, die viel Zeit in der Sonne verbrachten, tendenziell später von Prostatakrebs betroffen als diejenigen, die sich nur wenig in der Sonne aufhielten (durchschnittlich mit 67,7 Jahren verglichen mit 72,1 Jahren). Da Prostatakrebs ein sehr langsames Wachstum aufweist, bedeutet diese fünfjährige Verzögerung der Diagnose einen großen Unterschied.

Zwei groß angelegte, 2002 veröffentlichte Studien unterstrichen nochmals den Zusammenhang zwischen Sonnenlicht und Krebsvorbeugung. In der Ausgabe vom April 2002 berichteten Ärzte vom US-amerikanischen, staatlichen Krebsforschungsinstitut National Cancer Institute in der Fachzeitschrift für Arbeits- und Umweltmediziner Occupational and Environmental Medicine, dass beruflich viel im Freien beschäftigte Menschen und die Bewohner sonniger Klimaregionen seltener an Brust- und Darmkrebs sterben. Des Weiteren hatten sie herausgefunden, dass das Risiko, an Eierstock- oder Prostatakrebs zu sterben, in der Nähe des Äquators geringer ist.

Einen Monat zuvor beschrieb ein Wissenschaftler in der Krebs-Fachzeitschrift Cancer, dass das Sonnenlicht für die Prävention einer Reihe von Tumoren der Fortpflanzungsorgane und des Verdauungstrakts verantwortlich ist. Dr. William Grant, der Autor der Studie, zeigte auf, dass im Vergleich zu Einwohnern des US-amerikanischen Südwestens (z. B. Kalifornien) die Menschen in der nordöstlichen Region New England (z. B. Massachusetts) doppelt so häufig an Brust-, Eierstock-, Darm-, Prostata-, Blasen-, Gebärmutter-, Speiseröhren-, Mastdarm- und Magenkrebs erkranken. Anhand der zur Verfügung stehenden Statistiken stellte Dr. Grant Berechnungen an, dass allein im Jahr 2002 die unzureichende Sonnenexposition bei 85 000 Amerikanern an einer Krebserkrankung schuld war und 30 000 das Leben gekostet hat, was nicht passiert wäre, wenn jeder in den USA so viel Sonnenschein abbekommen würde, wie die Menschen im Südwesten. Ähnliche Beobachtungen wurden von Grant in europäischen Ländern gemacht.

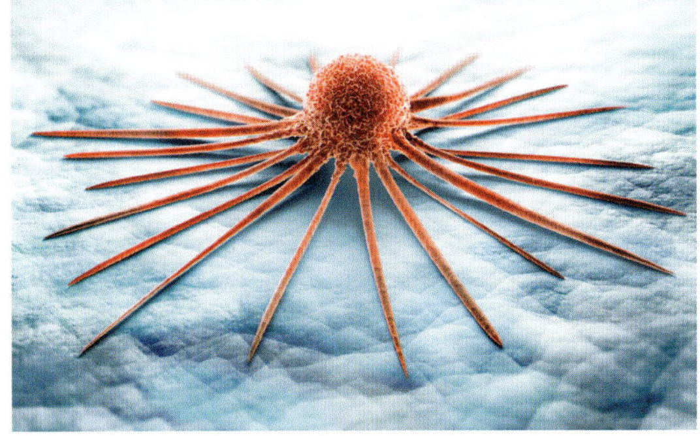

Wie sieht es jedoch mit der Zunahme an Hautkrebsfällen (Melanome und andere Hauttumore) aus, die unweigerlich durch diese zusätzlich in der Sonne verbrachte Zeit entstehen würden? Gemäß Dr. William Grants Berechnungen beträgt die Anzahl der zusätzlichen Hautkrebstoten 3 000 – und obwohl diese Zahl tragisch und zu hoch ist, ist sie dennoch viel kleiner als die Zahl der Toten, die gestorben sind, weil sie sich **nicht genug** in der Sonne aufgehalten haben.

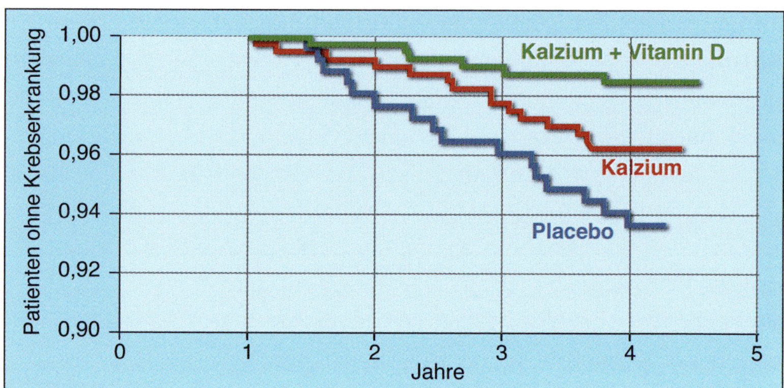

Abb. 8.15 Bei 1179 postmenopausalen Frauen im Alter von über 55 Jahren wurde über einen Zeitraum von vier Jahren der Einfluss von Kalzium + Vitamin D, nur Kalzium bzw. Placebo auf das Krebsrisiko erfasst. Zum Studienende war in der Kalzium-Vitamin-D-Gruppe das Neuauftreten von Krebs im Vergleich zur Placebogruppe um 77 % vermindert. In der Kalzium-Gruppe war das Risiko nur um 42 % gesenkt.

Vitamin D schützt vor Krebs

In einer placebokontrollierten Doppelblindstudie an 1179 postmenopausalen Frauen im Alter von über 55 Jahren wurde der Einfluss von 1400 mg Kalzium, der Kombination von 1400 mg Kalzium und 1100 I. E. Vitamin D oder Placebo auf das Krebsrisiko über einen Zeitraum von vier Jahren erfasst. Unter der Kombination von Kalzium und Vitamin D stieg der 25(OH)D-Spiegel von 28,7 ng/ml auf 38,4 ng/ml an. In den beiden anderen Gruppen blieb der Vitamin-D-Status unverändert. Nach Ablauf der vier Jahre war in der Kalzium-Vitamin-D-Gruppe im Vergleich zur Placebogruppe das Neuauftreten von Krebs um 77 % reduziert worden. In der Kalzium-Gruppe alleine war das Risiko nur um 42 % gesenkt worden. Die Unterschiede zwischen der Kalzium-Gruppe und der Kalzium Vitamin-D-Gruppe waren signifikant.

Die Ergebnisse sind ein klarer klinischer Beleg, dass Vitamin D bei Frauen tatsächlich vor Krebs schützt! Diese Studie hat bereits dazu geführt, dass die Kanadische Krebsgesellschaft eine generelle Empfehlung zur Vitamin-D-Supplementierung zur Krebsprophylaxe ausgesprochen hat.

Einige Krebsarten hängen eng mit dem Geschlecht zusammen. Brustkrebs bekommen vor allem Frauen. An Prostatakrebs können nur Männer erkranken. Sowohl auf Brust- als auch auf Prostatakrebs hat die Sonnenexposition einen großen Einfluss.

8.13.1 Brustkrebs und Vitamin D

Brustkrebs ist sowohl in Europa als auch in USA die häufigste Krebsneuerkrankung bei Frauen. In Deutschland erkranken pro Jahr etwa 60 000 Frauen an Brustkrebs. An die 18 000 Frauen versterben pro Jahr hierzulande an den Folgen. In den USA liegt die jährliche Neuerkrankungsrate für Brustkrebs bei etwa 214 000 Frauen. Mehr als 40 000 Frauen versterben pro Jahr an Brustkrebs, womit dieser Tumor nach den Herz-Kreislauf-Erkrankungen auch in den USA die zweithäufigste Todesursache bei Frauen ist. Für die rund 60 000 deutschen und über 200 000 amerikanischen Frauen, die jedes Jahr diese Diagnose erhalten, ergeben sich nicht nur körperliche Folgen, sondern auch emotionale. Die mit Brustkrebs einhergehenden Konsequenzen für das Selbstwertgefühl können äußerst schwerwiegend sein.

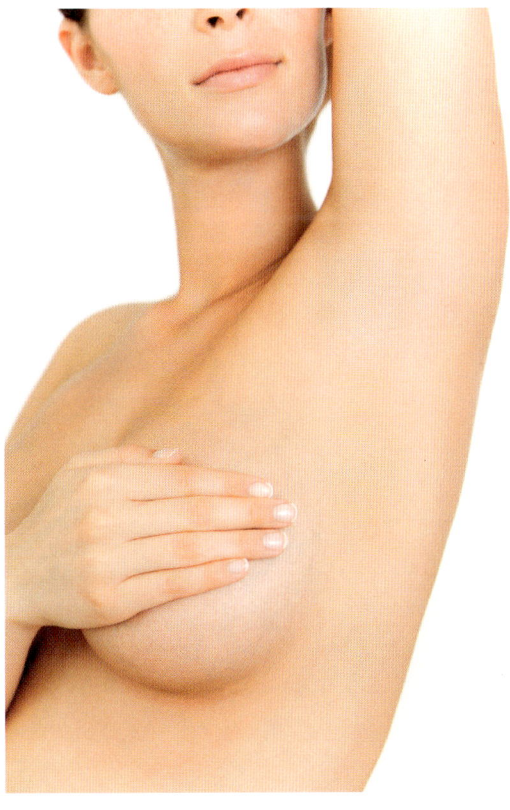

Im Mai 1999 veröffentlichte Dr. Ester John in der medizinischen Fachzeitschrift Cancer Epidemiology, Biomarkers & Prevention eine bahnbrechende Studie. Die Grundlage dieser Studie bildete eine sorgfältige Analyse der Brustkrebsstatistiken, die im Rahmen der National Health and Nutrition Examination Survey, einer groß angelegten statistischen Untersuchung der US-amerikanischen Bevölkerung hinsichtlich Gesundheit, Ernährung u.a., erstellt wurden. Die Ergebnisse gewährten außerordentliche Einblicke in die Zusammenhänge zwischen Sonnenlichtexposition und Brustkrebs. Die Autoren kamen zu dem definitiven Schluss, dass Sonnenlicht und eine Vitamin-D-reiche Ernährung das Brustkrebsrisiko deutlich senken.

Die Untersuchung von John und ihren Mitarbeitern zeigt, dass allein eine höhere Sonnenlichtexposition die Neuerkrankungsrate

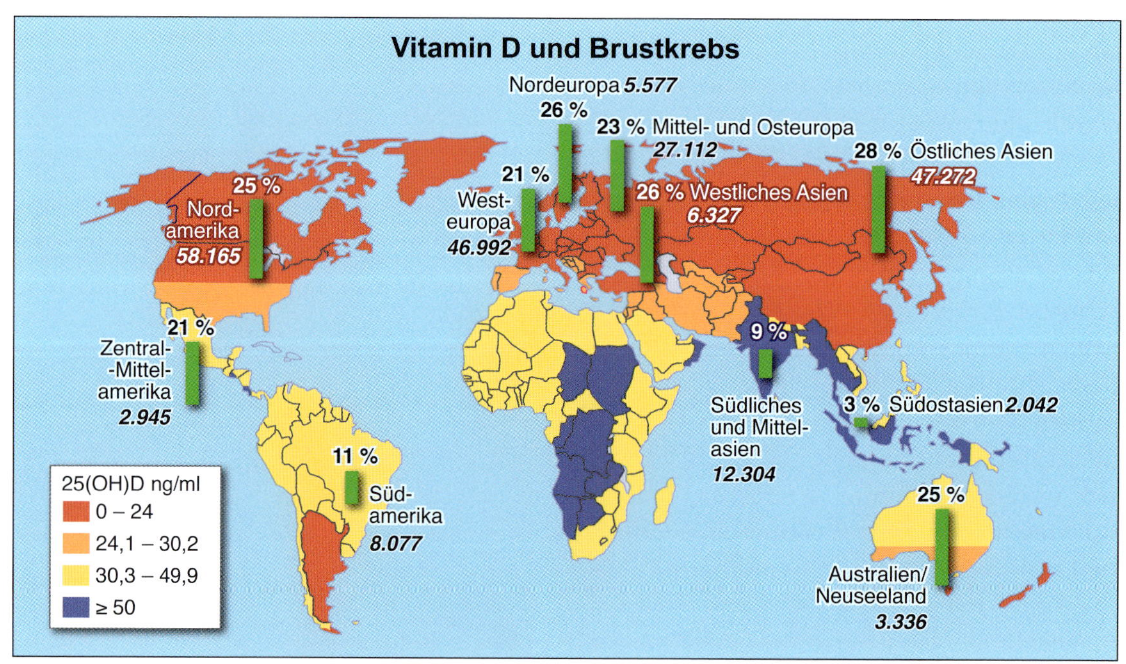

Abb. 8.16 Nach Schätzungen könnten weltweit über 220 000 Neuerkrankungen an Brustkrebs pro Jahr vermieden werden, wenn man in allen Regionen der Erde den 25(OH)D-Status auf 40–60 ng/ml anheben würde. Die Zahl 220 000 ergibt sich aus der Summe der jeweils bei den Regionen genannten Zahlen.

und die Sterberate bei Brustkrebs in den USA potenziell um 35–75 % senken könnte. Das würde eine Abnahme der Neuerkrankten um jährlich 70 000–150 000 Fälle bedeuten. 17 500–37 500 Todesfälle könnten im gleichen Zeitraum verhindert werden. Vorsichtig geschätzt könnten durch eine längere Sonnenlichtexposition jährlich insgesamt an die 100 000 Neuerkrankungen an Brustkrebs und um die 27 500 Todesfälle durch Brustkrebs vermieden werden. Würde man eine höhere Sonnenlichtexposition mit einer Vitamin-D-reichen Ernährung oder der Einnahme von Vitamin-D-Präparaten kombinieren könnte man die Zahlen zur Brustkrebsprävention und zur Verringerung der Sterblichkeit auf 150 000 bzw. 38 000 erhöhen. Auf der Grundlage seiner Studienergebnisse schätzt Dr. William Grant, dass die zu geringe Sonnenexposition in Europa für etwa 25 % der Todesfälle durch Brustkrebs verantwortlich ist.

Die Begeisterung, die ein neu erfundenes Medikament auslösen würde, das solche Erfolge vorzuweisen hätte, ist kaum vorstellbar! Wie sieht es aber mit der Hautkrebsrate aus? Würde sie infolge des vermehrten Aufenthalts in der Sonne nicht ansteigen? Dieser Frage wollen wir im Folgenden nachgehen. Etwa 500 Frauen sterben jedes Jahr an Hautkrebs (ohne Melanome). Anhand der oben aufgeführten Statistik, dass 27 500 Frauen an Brustkrebs sterben, weil sie zu wenig mit Sonnenlicht in Kontakt gekommen sind, lässt sich folgende Rechnung aufstellen: Es sterben für jede Frau, die vorzeitig an den Folgen von zu viel Sonne verstirbt, 55 Frauen, weil sie nicht genug in der Sonne waren.

In einer Studie des deutschen Krebsforschungszentrum in Heidelberg an 2 759 postmenopausalen Frauen im Alter von 50–74 Jahren, zeigte sich, dass eine gute Vitamin-D-Versorgung (25(OH)D > 30 ng/ml) gegenüber einem ausgeprägten Vitamin-D-Mangel

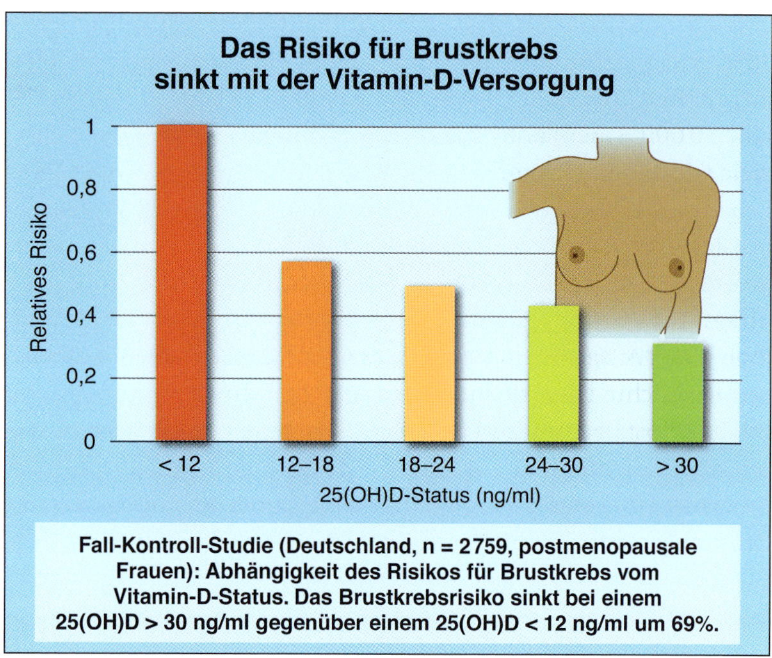

Abb. 8.17 Vitamin-D-Status und Brustkrebsrisiko

(25(OH)D < 12 ng/ml) das Risiko für Brustkrebs um 69 % reduziert (siehe Abb. 8.17)

8.13.2 Prostatakrebs und Vitamin D

Nur Herzinfarkte und Lungenkrebs töten mehr Männer als Prostatakrebs, der jedes Jahr allein in den USA mehr als 50 000 Tote fordert. Einer von vier Männern, die an Prostatakrebs erkranken, verstirbt daran. Damit ist dieser Tumor einer der tödlichsten überhaupt. Zum Vergleich: Am Melanom verstirbt einer von sieben Betroffenen, an den Nicht-Melanom-Tumoren der Haut einer

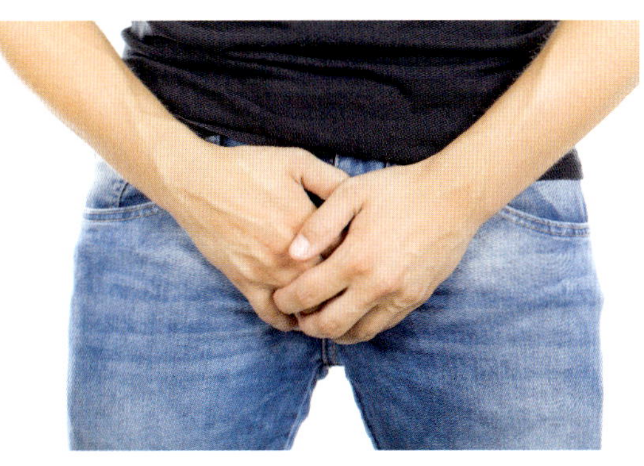

von 800, und an Basalzellkarzinomen (die 80 % aller Nicht-Melanom-Hauttumore ausmachen) einer von 2 600. An Prostatakrebs sterben jedes Jahr 50 000 Amerikaner – mehr als zehnmal so viele wie am Melanom.

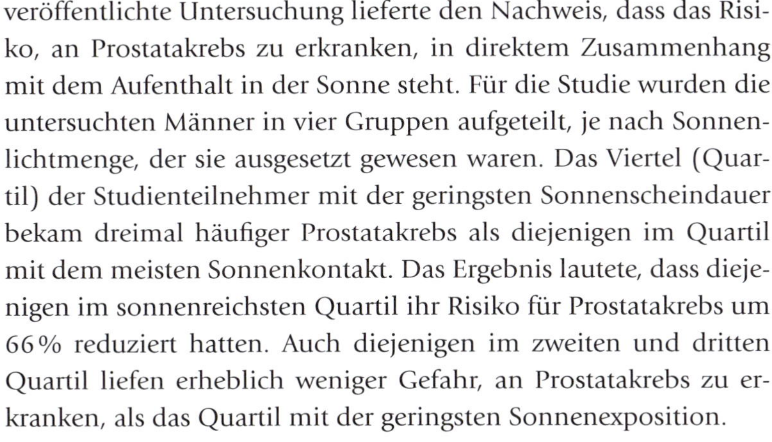

Prostatakrebs ist auch deshalb bei Männern so gefürchtet, weil die chirurgische Behandlung dieses Tumors häufig Impotenz zur Folge hat. Eine in der Ausgabe des Lancet vom August 2001 veröffentlichte Untersuchung lieferte den Nachweis, dass das Risiko, an Prostatakrebs zu erkranken, in direktem Zusammenhang mit dem Aufenthalt in der Sonne steht. Für die Studie wurden die untersuchten Männer in vier Gruppen aufgeteilt, je nach Sonnenlichtmenge, der sie ausgesetzt gewesen waren. Das Viertel (Quartil) der Studienteilnehmer mit der geringsten Sonnenscheindauer bekam dreimal häufiger Prostatakrebs als diejenigen im Quartil mit dem meisten Sonnenkontakt. Das Ergebnis lautete, dass diejenigen im sonnenreichsten Quartil ihr Risiko für Prostatakrebs um 66 % reduziert hatten. Auch diejenigen im zweiten und dritten Quartil liefen erheblich weniger Gefahr, an Prostatakrebs zu erkranken, als das Quartil mit der geringsten Sonnenexposition.

Angesichts der Tatsache, dass nur ca. 600 Männer jedes Jahr vorzeitig an Hauttumoren (ohne Melanome) sterben, dafür aber 37 000 Männer jedes Jahr frühzeitig wegen Prostatakrebs den Tod finden, lautet die Schlussfolgerung: Es sterben für jeden Mann, der vorzeitig an den Folgen von **zu viel** UV-Strahlung verstirbt, 55 Männer, weil sie **nicht genug** in der Sonne waren. Selbst bei zusätzlicher Berücksichtigung des Melanoms, bei dem Sonnenstrahlen nur einen von vielen Risikofaktoren darstellen, fällt das Ergebnis immer noch einseitig aus, mit einem Verhältnis von etwa 10:1.

Prostatakrebs ist bei Männern so gefürchtet, weil die chirurgische Behandlung dieses Tumors häufig Impotenz zur Folge hat.

Vitamin D hemmt die Entwicklung und das Wachstum von Prostatazellen. In einer Untersuchung an 19 000 Männern in Finnland fand sich bei 25(OH)D-Spiegeln < 16 ng/ml eine um 70 % höheres Risiko an einem Prostatakarzinom zu erkranken als bei 25(OH)D-Spiegeln > 16 ng/ml. Für jüngere Männer vor der Andropause war unter den genannten 25(OH)D-Spiegeln das Risiko für Prostatakrebs 3,5-mal höher. Die Häufigkeit für einen invasiven Krebs lag sogar 6,3-mal höher. Vitamin D scheint vor allem vor der Andropause, wenn die Androgenspiegel im Blut höher sind, eine protektive Wirkung vor Prostatakrebs zu haben. Eine weitere Untersuchung dieser Arbeitsgruppe von 200 000 Blutproben aus Finnland, Norwegen und Schweden ergab, dass sowohl niedrige als auch hohe 25(OH)D-Spiegel mit einem höheren Risiko für Prostatakrebs verbunden sind. In der Prostate, Lung, Colorectal and Overian (PLCO) Cancer-Screening-Studie wurde allerdings kein Hinweis auf ein erhöhtes Risiko für aggressiven Prostatakrebs bei hohen 25(OH)D-Werten gefunden.

Das prostataspezifische Antigen (PSA) gilt als etablierter Tumormarker der Prostata und ist bei der Vorsorgeuntersuchung ein wesentlicher Bestandteil. Das prostataspezifische Antigen (PSA) ist ein Eiweiß, das von der Prostata des Mannes gebildet wird und in hoher Konzentration im Sekret der Prostata enthalten ist. Das Prostatakarzinomgewebe gibt in der Regel mehr PSA in das Blut ab als gesundes Gewebe. Der PSA-Wert im Blut gibt somit einen Hinweis auf das Vorliegen und die Aktivität eines Prostatakarzinoms. Gegenwärtig werden etwa 75 % aller asymptomatischen Prostatakarzinome PSA-basiert gefunden. Je höher der PSA-Wert angestiegen ist, umso größer ist die Wahrscheinlichkeit für ein Prostatakarzinom. In einer Pilotstudie führte die tägliche Supplementierung von 2 000 I. E. Vitamin D über einen Zeitraum von 25 Monaten bei Patienten mit asymptomatischem Prostatakarzinom zu einer statistisch signifikanten Verlangsamung der PSA-Anstiegsrate nach 21 Monaten. Die mittlere PSA-Verdopplungszeit wurde von 14,3 Monaten vor Beginn der Supplementierung von Vitamin D auf 25 Monate nach Beginn der Supplementierung verlängert. Insgesamt konnte bei den Männern ein um 50 % verminderter Anstieg der PSA-Werte festgestellt werden.

Unter Berücksichtigung einer aktuellen Metaanalyse aus dem Jahr 2011, ist die Datenlage zu Vitamin D in der Prävention und Therapie des Prostatakarzinoms insgesamt nicht so eindeutig und umfassend wie beim Brustkrebs oder Darmkrebs. Hier werden die kommenden Jahre weitere und verlässliche Daten liefern müssen.

8.13.3 Darmkrebs und Vitamin D

Tumore des Dickdarms und der benachbarten Körperregionen, die auch als kolorektale Karzinome bezeichnet werden, treffen sowohl Männer als auch Frauen. Wie Brustkrebs und Prostatakrebs sind sie viel häufiger und auch viel aggressiver als Hauttumore. Untersuchungen von Dr. William Grant zufolge ist die Wahrscheinlichkeit, an Darmkrebs zu versterben, dreimal geringer, wenn sich der 25(OH)D-Spiegel im Blut auf einem gesunden Niveau befindet. Der Dickdarmkrebs ist unter den Krebserkrankungen die zweithäufigste Todesursache in Deutschland. Jeder 20. Bundesbürger erkrankt daran. Männer und Frauen sind nahezu gleich häufig betroffen. Die Mehrzahl dieser Karzinome tritt nach dem 50. Lebensjahr auf. In seltenen Fällen auch früher, wobei es sich dann meist um vererbte Formen handelt.

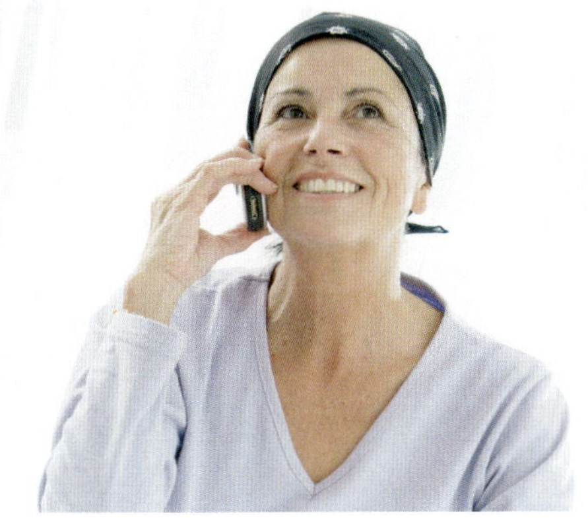

Der überwiegende Anteil der Karzinome entsteht aus primär gutartigen Schleimhautwucherungen, den sogenannten Polypen. Je größer die Polypen werden, desto größer wird die Gefahr, dass in den Polypen Krebs entsteht. Dieser Krebs überwuchert dann das gesunde Gewebe, wächst in die Tiefe und streut Tochtergeschwülste, sogenannte Metastasen in die Lymphknoten oder andere Organe. Je früher ein Polyp entdeckt und entfernt wird, desto geringer ist das Risiko, dass dieser Krebs entsteht. Selten entsteht ein Darmkrebs auch ohne Polypen, etwa bei entzündlichen Darmerkrankungen (z. B. Colitis ulcerosa).

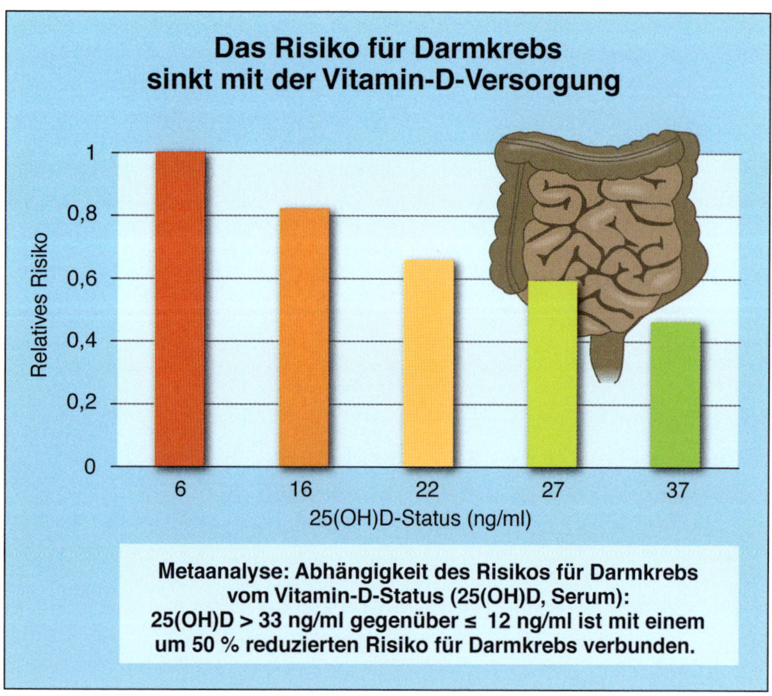

Abb. 8.18 Vitamin-D-Status und Darmkrebsrisiko

Brust- und Darmkrebs in Zusammenhang mit Vitamin D
Nach einer Auswertung verschiedener Studien aus dem Jahre 2009 von Professor Garland und Professor Gorham könnten in den USA und Kanada pro Jahr durch die bevölkerungsweite Anhebung des Vitamin-D-Status (25(OH)D) auf 40–60 ng/ml (100–150 ng/ml) etwa 220 000 Neuerkrankungen an Brustkrebs und etwa 254 000 Neuerkrankungen an Darmkrebs verhindert werden. Auch die Sterblichkeitsrate an diesen Krebsarten könnte um Dreiviertel verringert werden.

Im Jahr 2007 publizierte Professor Gorham eine Metaanalyse von fünf Studien über die Wirkung von Vitamin D auf die Entstehung von Dickdarmkrebs. Studienteilnehmer mit gutem Vitamin-D-Status (25(OH)D ≥ 33 ng/ml) hatten gegenüber Teilnehmern mit einem ausgeprägten Vitamin-D-Mangel (25(OH)D ≤ 12 ng/ml) ein um 50 % verringertes Risiko für Darmkrebs (siehe Abb. 7.13). Nach diesen Studien ist die Supplementierung von 1 000–2 000 I. E. Vitamin D pro Tag, in der Lage das Risiko für Darmkrebs deutlich zu senken.

8.13.4 Hautkrebs und Vitamin D

Die Haut spielt als Hormonfabrik eine wichtige Rolle, insbesondere durch die große Bedeutung der kutanen Vitamin-D-Synthese unter Sonnenlichteinwirkung. Das Sonnenvitamin ist bedeutend für den Kalzium- und Knochenstoffwechsel sowie für die Prävention von Krebs und anderen Erkrankungen. Gleichzeitig ist intensive Sonnenlichtexposition der wesentliche Faktor bei der Entstehung von Hautkrebs. Nach heutigem Kenntnisstand überwiegen bei einer maßvollen UV-Exposition die protektiven gegenüber den mutagenen Effekten. Ein Polymorphismus des Vitamin-D-Rezeptor-Gens ist mit einer ungünstigen Prognose beim sogenannten schwarzen Hautkrebs verbunden. Studien zeigen, dass ein guter 25(OH)D-Status die Überlebenszeit von Patienten mit malignem Melanom verbessert. In einer aktuellen Studie der Universität Homburg Saar von Professor Reichrath mit 162 Patienten mit Melanom war ein guter 25(OH)D-Status (24,4–59,6 ng/ml) gegenüber einem ausgeprägten Mangel (4–9,8 ng/ml) mit einer um 115 Monate (= 9,5 Jahre) längeren Überlebenszeit verbunden (p = 0,049).

8.13.5 Vitamin D in der Krebstherapie

Eine mangelhafte Versorgung mit Vitamin D (25(OH)D < 30 ng/ml) findet sich besonders häufig bei Krebspatienten. Ein Vitamin-D-Mangel kann den Verlauf einer Krebserkrankung (z. B. Brustkrebs) nachteilig beeinflussen, die Effektivität tumordestruktiver Maßnahmen (Chemotherapie, Strahlentherapie) stören und die Lebensqualität der Betroffenen Patienten verringern. Bereits am Tag der Diagnose sollte bei jedem Krebspatienten der 25(OH)D-Status kontrolliert und entsprechend normalisiert werden.

In einer aktuellen Studie beobachteten kanadische Wissenschaftler vom Mount Sinai Hospital in Toronto den Krankheitsverlauf von 512 Frauen mit Brustkrebs etwa zwölf Jahre lang, von 1997–2008. Das Durchschnittsalter der Frauen betrug bei Diagnosestellung 50,4 Jahre. 37,5 % der Patientinnen mit Brustkrebs hatten bei Diagnosestellung einen ausgeprägten Vitamin-D-Mangel (25(OH)D < 20 ng/ml). Nur 24 % der betroffenen Frauen hatten einen normalen Vitamin-D-Status (25(OH)D > 29 ng/ml). Ein Vitamin-D-Mangel war mit dem Auftreten aggressiverer Brustkrebsformen verbunden. Nach zwölf Jahren war bei Frauen mit einem Vitamin-D-Mangel das Risiko für eine Metastasierung gegenüber denjenigen mit normalen Vitamin-D-Status um 94 % erhöht. Die Wahrscheinlichkeit vorzeitig an der Erkrankung zu versterben stieg bei einem Vitamin-D-Mangel um 73 %.

Eine aktuelle Metaanalyse von fünf Studien, die im Fachjournal Anticancer Research veröffentlicht wurde, zeigt, dass Brustkrebspatientinnen mit gutem 25(OH)D-Status (~30 ng/ml) gegenüber Patientinnen mit einem niedrigen 25(OH)D-Status (~ 17 ng/ml) nahezu eine doppelt so hohe Wahrscheinlichkeit haben, die Erkrankung zu überleben. Die Wissenschaftler um Professor Cedric Garland untersuchten 77 Studien, von denen fünf Studien die Kriterien für die Metaanalyse erfüllten und statistisch ausgewertet wurden. Die fünf Studien umfassten 4 443 Brustkrebspatientinnen und wurden zwischen 1966 und 2010 durchgeführt. Die Ergebnisse unterstreichen erneut die Dringlichkeit grundsätzlich bei Krebspatienten, insbesondere Brust- und Darmkrebs, den Vitamin-D-Status routinemäßig zu kontrollieren und entsprechend auszugleichen. Wer noch länger auf weitere Ergebnisse aus Studien zu Vitamin D und Krebs wartet, handelt verantwortungslos den betroffenen Patientinnen und Patienten gegenüber.

In experimentellen Studien unterstützt die hormonaktive Form 1,25$(OH)_2$D des Sonnenvitamins die toxische Wirkung von Chemotherapeutika wie Doxorubicin, Docetaxel, Paclitaxel und Cisplatin. In klinischen Untersuchungen mit kleinen Patientenzahlen konnte unter anderem gezeigt werden, dass 1,25$(OH)_2$D bei Patienten mit Prostatakarzinom die Ansprechrate auf eine tumordestruktive Therapie mit Docetaxel verbessert.

Ein Vitamin-D-Mangel kann die Antikörpertherapie bei Lymphompatienten unwirksam machen und die Überlebensrate senken, wie aktuelle Studien an älteren Patienten mit diffus-großzel-

TIPP

Bei Krebspatienten sollte grundsätzlich der Vitamin-D-Status bei Diagnosestellung kontrolliert und entsprechend kompensiert werden.

ligem B-Zell-Lymphom (DLBCL) zeigen. Ältere Krebspatienten mit diffus-großzelligem B-Zell-Lymphom, die eine Therapie mit dem monoklonalen Antikörper Rituximab erhalten und einen Vitamin-D-Mangel haben, weisen ein schlechteres ereignisfreies 3-Jahres-Überleben und Gesamtüberleben als Patienten mit normalem Vitamin-D-Spiegel auf. Die Supplementierung von Vitamin D hat in einer aktuellen Interventionsstudie aus dem Jahre 2018 (Hohaus et al. Cancer Med, 2018) die Rituximab-vermittelte zelluläre Zytotoxizität (krebszellzerstörende Wirkung) und die Überlebenszeit bei den Betroffenen signifikant verbessert.

Alle Schleimhäute im gesamten Gastrointestinal- und Urogenitaltrakt können durch Radio- und/oder Chemotherapie geschädigt werden. Die Strahlentherapie von Tumoren des Beckenraumes kann zu einer Reihe von schmerzhaften Nebenwirkungen, wie radiogene Enteritis (Entzündung des Dünndarms) oder Proktitis (Enddarmentzündung) führen. Da diese Beschwerden nicht selten therapielimitierend sind und die Lebensqualität der Patienten beeinträchtigen, kommt ihrer Prophylaxe ein hoher Stellenwert zu. In einer aktuellen Studie an 98 Krebspatienten, die im Beckenraum bestrahlt wurden (Strahlendosis: 50 Gy), war ein Vitamin D-Mangel mit einem signifikanten, erhöhten Risiko und einem höheren Schweregrad (Grad: ≥ 2) der radiogenbedingten Proktitis assoziiert. Erste In-vitro-Studien mit HUVEC-Zellen geben zudem Hinweise darauf, dass Vitamin D protektiv wirkt gegen radiogeninduzierte oxidative Schäden von Endothelzellen durch die Regulation der MAPKs/SIRT-Achse. Dies könnte von Bedeutung sein bei der Vorbeugung von sekundären Neoplasien (Zweitkrebserkrankungen) nach einer Strahlentherapie.

Eine Reihe der in der medikamentösen Krebstherapie eingesetzten Arzneimittel (z. B. Anthrazykline wie Epirubicin, Doxorubicin oder Taxane wie Docetaxel) kann zusätzlich den Vitamin-D-Abbau fördern und damit sogar das Risiko für eine Knochenschädigung erhöhen. Aromatasehemmer und Tamoxifen sind Medikamente, die zur Therapie von hormonempfindlichem Brustkrebs bei Frauen nach den Wechseljahren eingesetzt werden. Nebenwirkungen dieser Medikamente auf die Knochen und Gelenke können durch die Supplementierung von Vitamin D deutlich verringert werden. Auch die Knochenwirksamkeit der Bisphosphonate kann durch Vitamin D verbessert und gleichzeitig Nebenwirkungen verringert werden (siehe auch Tabelle Arzneimittel und Vitamin D im Anhang).

Fallbeispiel: 59-jährige Patientin mit Brustkrebs

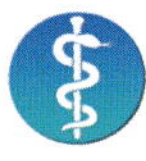

Brustkrebs und Darmkrebs zählen auch in Deutschland zu den häufigsten Krebsarten. Krebspatienten haben oft bei Diagnosestellung und als Folge der Medikation einen ausgeprägten Vitamin-D-Mangel. Amerikanische Fachgesellschaften empfehlen daher grundsätzlich bei jedem Krebspatienten den Vitamin-D-Status zu kontrollieren. Die in der Krebstherapie eingesetzten Medikamente, die sogenannten Chemotherapien, können zum einen den Vitamin-D-Mangel verstärken und zum anderen viele unerwünschte Arzneimittelwirkungen hervorrufen. In erster Linie treten dabei Schäden des blutbildenden Systems, aber auch Nebenwirkungen auf der Haut, den Schleimhäuten und Störungen des Geschmacksempfindens auf. Die durch die Chemotherapie bedingten Nebenwirkungen können die Patienten erheblich belasten und in schweren Fällen eine Unterbrechung des Therapie-Zyklus erforderlich machen. Vitamin D kann dazu beitragen einige dieser Nebenwirkungen abzumildern und dadurch die Effektivität der Krebstherapie zu verbessern, wie die beiden von Dr. Michael Fink dokumentierten Fälle aus dem Journal of Clinical Onocology zeigen (siehe Fallbeispiel).

Januar 2010: Eine 59-jährige Patientin mit Brustkrebs erhält Anfang Januar den ersten Chemotherapie-Zyklus mit Taxotere (Docetaxel), Carboplatin und Herceptin (Schema: TCH).

Februar 2010: Den zweiten Zyklus erhält die Patientin am 9. Februar. Eine Woche nach dem zweiten Zyklus entwickelte sie eine moderate Entzündung der Mundschleimhaut (Stomatitis) und eine Hautentzündung (Dermatitis) an den Fingerspitzen sowie eine ausgeprägte Geschmacksstörung.

März 2010: Der dritte Therapie-Zyklus wird am **2. März** verabreicht.

Am **16. März** kommt die Patientin zu ihrem Arzt und klagt über schmerzhafte Hautrisse an der Beugeseite des Daumens (siehe Abb. 8.19). Die Haut war stark entzündet und hatte sich teilweise sogar abgelöst. Die Patientin betont bei diesem Gespräch, dass die starken Entzündungen und Schäden an den betroffenen Stellen der Haut nicht auf einer mechanischen Belastung (z. B. Putzmittel) beruhen, sondern durch die Therapie verursacht sein müssen. Schon früher wären ihr aber immer wieder im Winter eine rissige Haut seitlich der Fingernägel aufgefallen.

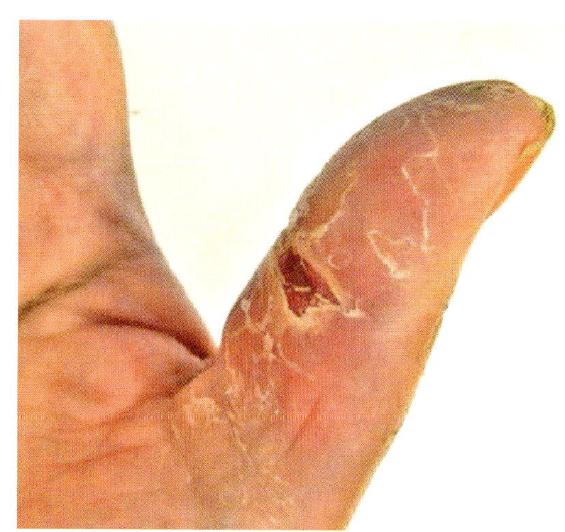

Abb. 8.19 Schmerzhafte Hautrisse an der Beugeseite des Daumens

Da es in der Region (Nürnberger Raum) in den vergangenen Monaten wenig Sonne gab, lässt der Arzt den Vitamin-D-Status der Patientin kontrollieren und empfiehlt ihr jeden Tag 2 000 I. E. Vitamin D einzunehmen. Ein 25(OH)D-Spiegel von 6,3 ng/ml (Normbereich: 30–60 ng/ml) bestätigt einen ausgeprägten Vitamin-D-Mangel.

Am **22. März** hatten sich die Hautläsionen der Patientin schon deutlich gebessert (siehe Abb. 8.20), sodass der vierte Therapie-Zyklus am folgenden Tag zeitgerecht und in voller Dosis verabreicht werden konnte.

April 2010: Am 6. April waren die betroffenen Hautstellen unter der Einnahme von täglich 2 000 I. E. Vitamin D komplett abgeheilt (siehe Abb. 8.21). Die Entzündung der Mundschleimhaut war komplett abgeklungen und auch die Geschmacksstörungen hatten sich weitgehend zurück gebildet. Auch ein flaches, ca. 3 mm großes Ulkus an der Daumenspitze bildete sich rasch zurück. Der 25(OH)D-Spiegel war unter der Einnahme von 2 000 I. E. Vitamin D täglich auf 19,1 ng/ml angestiegen. Zum Erreichen eines normalen Vitamin-D-Status müssen Krebspatienten täglich zwischen 3 000 bis 6 000 I. E. Vitamin D zuführen.

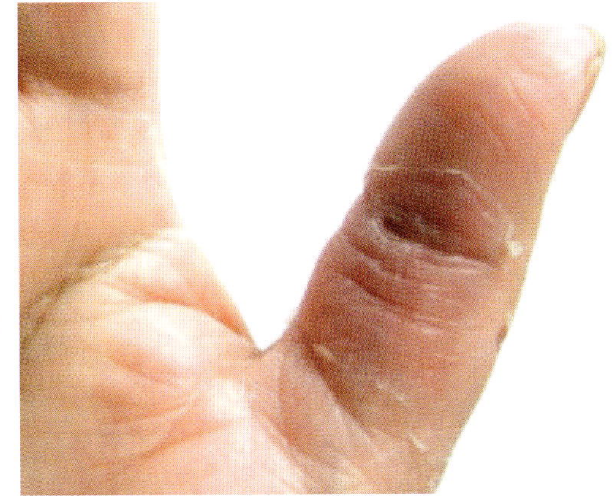

Abb. 8.20 Besserung der Hautläsionen

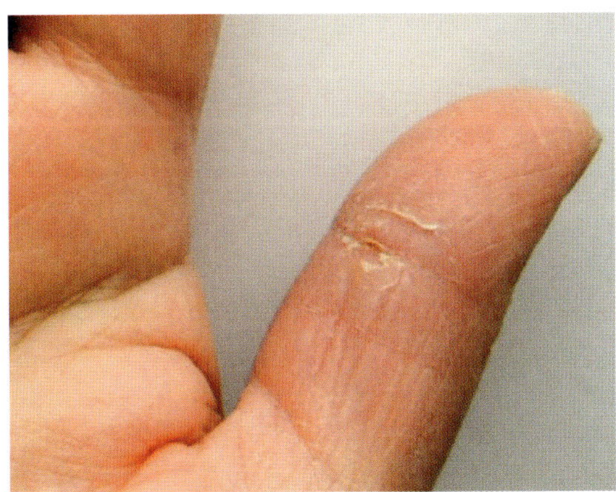

Abb. 8.21 Abgeheilte Hautrisse

INFO

Nach Dr. Fink sind rissige Haut seitlich der Fingernägel und rissige Hornhaut an den Fersen in der Schulmedizin zu wenig bekannte, aber eindeutige Vitamin-D-Mangelsymptome.

Nebenwirkungen der Chemotherapie
Docetaxel (Taxotere) ist ein bekannter Auslöser von kutanen Nebenwirkungen. Geschmacksstörungen werden in der Arzneimittelinformation von Docetaxel und Oxaliplatin als »sehr häufig« eingestuft: Über 10 % der damit behandelten Krebspatienten sind betroffen. Eine befriedigende Behandlung dieser Nebenwirkungen existiert bisher nicht. In ausgeprägten Fällen kann sogar eine Unterbrechung der Chemotherapie erforderlich sein. Ein Vitamin-D-Mangel kann Schäden der Schleimhäute und der Haut durch die Chemotherapie mit Docetaxel und Carboplatin begünstigen. Die Supplementierung von Vitamin D wirkt diesen Nebenwirkungen entgegen und hat Studien zufolge auch einen günstigen Einfluss auf den Krankheitsverlauf.

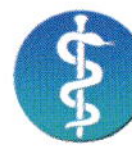

Fallbeispiel:
Patientin mit Pankreaskarzinom

Eine andere Patientin mit Pankreaskarzinom, die mit einer Chemotherapie aus 5-Fluorouracil, Folinsäure und Oxaliplatin behandelt wurde, litt bei einem initialen 25(OH)D-Status von 4,9 ng/ml unter ausgeprägten Geschmacksstörungen. Die Einnahme von täglich 2 000 I. E. Vitamin D führte bereits innerhalb einer Woche zu einer erheblichen Besserung.

8.14 Leaky-Gut-Syndrom

8.14.1 Darmflora und Immunfunktion

Streng genommen bestehen wir nur zu etwa 10 % aus Mensch und zu 90 % aus Mikroben. Im menschlichen Körper tummeln sich nämlich 10-mal so viele Mikroorganismen wie menschliche Zellen. Dabei ist der Darm der Ort mit der höchsten Einwohnerdichte. In einem Gramm Darmschleimhaut befinden sich ca. eine Billion Bakterien (Billion = 10^{12} = 1 000 Milliarden). Die enorme Bedeutung dieser Mitbewohner bei der Entstehung, Prävention und Therapie von Erkrankungen wie Allergien, Diabetes mellitus, Übergewicht oder Krebs, wird bereits als stille Revolution in der Medizin bezeichnet.

In unserer Mundhöhle leben bis zu einer Milliarde Bakterien. Auf 2 m^2 Haut befinden sich insgesamt so viele Bakterien wie Menschen auf der Erde. Alleine 182 verschiedene Bakterienarten konnten hier nachgewiesen werden. Im Stuhl und an den Zähnen ist die Vielfalt an Bakterien am größten, in der Vagina am geringsten. Mit etwa 2 Millionen Bakterien pro cm^2 tobt in unseren Achselhöhlen geradezu das mikrobiotische Leben.

Unübertroffen ist jedoch der Darm. Er beherbergt mit 10^{14} bis 10^{15} mit Abstand die meisten Bakterien. Den Verdauungstrakt dominieren vor allem die Bakterienstämme Bacteroidetes, Firmicutes und Proteobakterien. Man nimmt an, dass alleine im Darm über 500 verschiedene Arten von Darmbakterien zu Hause sind. Während der Magen und der obere Dünndarm nur gering mit Bakterien besiedelt sind, nimmt ihre Zahl in Richtung Dickdarm zu. Die große Zahl unterschiedlicher Mikroorganismen, die im menschlichen Darm leben, bildet ein dynamisches, offenes Ökosystem, das in der Fachsprache als Darm-Mikrobiom bzw. Darm-Mikrobiota bezeichnet wird. Bei der Erforschung des Gen-Katalogs des Darm-Mikrobioms wurden bis zu 3,3 Millionen Gene identifiziert. Der Mensch hingegen besitzt nur etwa 20 000 Gene, vergleichbar mit der geringen Anzahl der Gene des ein Millimeter großen Fadenwurms Caenorhabditis elegans. Die Oberfläche des Dünndarms beträgt über 200 m^2. Damit ist sie etwa 100-mal so groß wie die der Haut. Die große Fläche dient vor allem der Aufnahme und Verwertung von Nahrungsinhaltsstoffen und Flüssigkeiten.

Gleichzeitig stellt die Oberfläche des Darms aber auch ein großes Gebiet dar, über das krankmachende Bakterien und andere Mikroorganismen in den Körper eindringen können. Um diese bakterielle Translokation, wie der Fachmann sagt, zu verhindern, besitzt der Darm ein Netzwerk aus drei Verteidigungslinien:

- die Darm-Mikrobiota
- die Darmschleimhaut und
- das darmeigene Abwehrsystem.

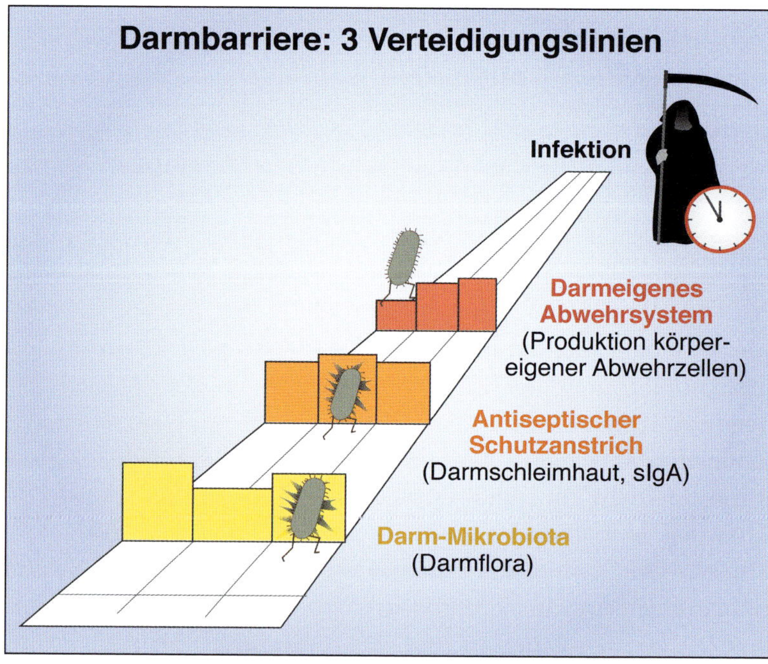

Abb. 8.22 Abwehrstrategien des Darms

Die Darmflora überzieht die Oberfläche der Darmschleimhaut wie ein schützender Rasen und wehrt pathogene Erreger ab. Die Bakterien der Darmflora unterstützen die Verwertung und Verdauung von Lebensmitteln und machen auf diese Weise lebenswichtige Makro- und Mikronährstoffe für unseren Körper zugänglich. Eine weitere wichtige Funktion der Darmflora ist die Abwehr von Krankheitserregern und der Aufbau einer immunologischen Schutzbarriere, die verhindert, dass sich schädliche Keime im Darm ansiedeln. Auch die Leistungsfähigkeit des körpereigenen Immunsystems ist entscheidend von der Darmflora abhängig, denn im Darm ist der Großteil unseres Immunsystems beheimatet: die Darmschleimhaut enthält lymphoidales Gewebe mit mehr als 70 % der körpereigenen Immunzellen!

Neben der Darmfunktion beeinflussen die Kleinstlebewesen in unserem Darm zahlreiche weitere Körperfunktionen, unter anderem auch unser Essverhalten und unsere geistige Gesundheit. Über den sogenannten Nervus Vagus besitzt unser Magen-Darm-Trakt nämlich eine direkte Verbindung zum Gehirn. 80–90 % der Nervenfasern verlaufen vom Darm zum Gehirn. Das bedeutet nichts anderes, als dass der Darm mehr Informationen an das Gehirn sendet als umgekehrt.

Im gesunden Zustand bildet die oberste Zellschicht der Darmschleimhaut (Epithel) einen dichten Zellverband. Die verbleibenden kleinen Zwischenräume, welche die einzelnen Schleimhautzellen voneinander trennen, werden durch eine Art von Schweißnähten abgedichtet, sodass eine undurchdringliche Schranke zum Blutkreislauf entsteht. Diese auch als Tight Junctions bezeichneten Nähte dienen der Abdichtung und Stabilisierung des Verbundes aus Epithelzellen. Werden die Tight Junctions undicht, können Wasser und Stoffe aus dem Blutkreislauf passiv in den Darm einströmen und dadurch schwere Durchfälle auslösen.

Darüber hinaus kann eine erhöhte Durchlässigkeit der Darmwand dazu führen, dass Bakterien, bakterielle Toxine sowie unverdaute Nahrungsbestandteile und Umweltgifte durch die Darmwand ins Blut eindringen. Diese Stoffe können in der Folge Zellen des Immunsystems aktivieren und Entzündungsprozesse auslösen. Immunzellen setzen dabei Signalstoffe frei, welche die Durchlässigkeit der Tight Junctions steigert. Hierdurch können weitere Bakterienbestandteile in den Körper eindringen. Die Entzündung breitet sich somit wie ein Flächenbrand aus. Es entsteht ein Teufelskreis, der in einer chronischen Entzündung mündet. Eine chronische Entzündung verläuft in der Regel unbemerkt und macht sich nicht durch akute Beschwerden bemerkbar. Die Betroffenen fühlen sich meistens gesund und bringen kleinere Befindlichkeitsstörungen nicht unbedingt mit einer Erkrankung in Verbindung. Dieses Phänomen der versteckten Entzündung, die sich auf leisen Sohlen im Körper ausbreitet wird im englischen Sprachraum auch als silent inflammation bezeichnet.

8.14.2 Der durchlässige Darm

Ohne es zu bemerken, leiden viele Menschen an einer krankhaft erhöhten Durchlässigkeit der Darmschleimhaut, dem sogenannten Leaky-Gut-Syndrom. Die Folgen sind oft schleichende Beschwerden, welche die Betroffenen gar nicht als solche bemerken. Sie fühlen sich abgeschlagen, müde, schlapp und irgendwie krank, ohne wirklich krank zu sein. Auch unspezifische Symptome wie Blähungen, Durchfall, Verstopfung, depressive Verstimmungen, Reizhusten, häufige Infekte sowie Störungen im Fett- und Zuckerstoffwechsel treten auf. Allergien können sich verschlimmern und neue hinzukommen. Das kann so weit ge-

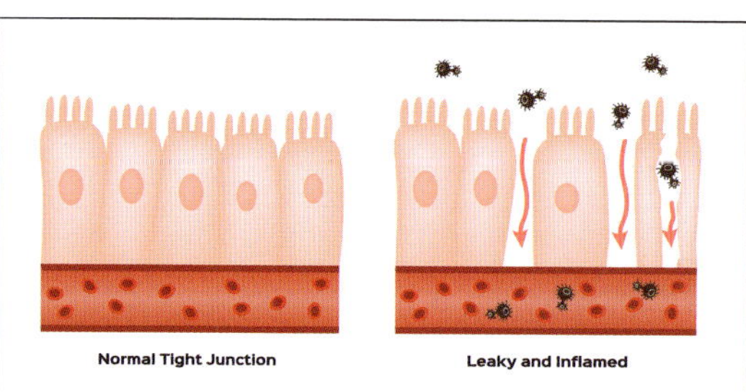

hen, dass gesunde Zellen im eigenen System angegriffen werden und eine Autoimmunerkrankung (z. B. Morbus Crohn, Zöliakie) entsteht.

Vitamin D steigert die Produktion von körpereigenen Antibiotika, wie beta-Defensin-2 und Cathelicidin LL-37. Diese antimikrobiellen Eiweißkörper sind ein wesentlicher Bestandteil des angeborenen Immunsystems und werden daher auch als »Alarmine« bezeichnet. Darüber hinaus reduziert das Sonnenhormon auch durch seine antientzündliche Wirkung die erhöhte Darmpermeabilität bei Patienten mit Leaky-Gut-Syndrom. Erkrankungen, die häufig mit einem Leaky-Gut-Syndrom in Verbindung stehen, sind unter anderem Adipositas, Allergien, Gelenkbeschwerden, entzündliche Darmerkrankungen, Fettleber, Depressionen, Diabetes mellitus, Kopfschmerzen, Multiple Sklerose, Reizdarmsyndrom, Rheuma und Schwindel. Ob ein Leaky-Gut-Syndrom vorliegt, kann beim Arzt durch die Bestimmung spezifischer Laborparameter wie das Regulatorprotein Zonulin und sekretorisches Immunglobulin A (sIgA) im Stuhl festgestellt werden.

Neben Vitamin D und Probiotika unterstützen beim Leaky-Gut-Syndrom vor allem L-Glutamin, Vitamin A (Retinol), Omega-3-Fettsäuren (EPA/DHA) und Zink die Darmgesundheit.

8.15 Leistungssport

Im Leistungssport ist die Einnahme von Vitaminen und anderen Nahrungsergänzungsmitteln weit verbreitet, und nicht selten verwenden Athleten mehrere Produkte gleichzeitig. So wurden im Rahmen des deutschen Forschungsprojektes GOAL die Einnahmegewohnheiten von 1 138 Elite-Nachwuchsathleten untersucht.

Dabei stellte sich heraus, dass über 90 % der deutschen Athleten mindestens einmal im Monat Mikronährstoffe in Form von Nahrungsergänzungsmitteln einnehmen und über 25 % sogar täglich (z. B. Magnesium, Vitamin D). Auch in Untersuchungen zum internationalen Spitzensport aus den Niederlanden, Kanada oder Australien ist seit Jahren bekannt, dass über 90 % der Athleten regelmäßig Mikronährstoffe supplementieren.

Dabei geben Athleten als Rationale für die jeweilige Supplementierung die folgenden Gründe an:

1. Unterstützung der Regeneration (> 70 %);
2. Gesunderhaltung (> 50 %): – Stabilisierung des Immunsystems (z. B. Atemwegs-, Magen-Darminfekte), Prävention von Entzündungsprozessen;
3. Leistungssteigerung (> 40 %): – Optimierung der mentalen/physischen Belastbarkeit;
4. Prävention von Krankheiten (> 30 %): – Sportverletzungen (z. B. Muskelschäden);
5. Kompensation von Ernährungslücken (> 20 %)

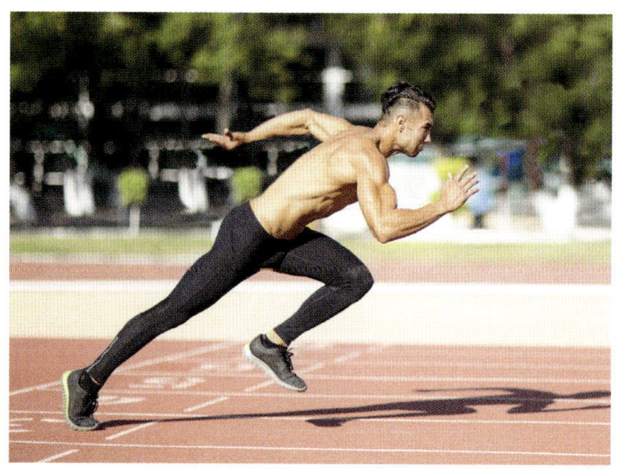

Daneben zählen natürlich auch erhöhte Trainingsintensitäten und -umfänge sowie verschärfte Dopingkontrollen (z. B. Trainingskontrollen) zu den Hauptgründen, warum Nahrungsergänzungsmittel im Leistungssport in immer stärkerem Umfang eingesetzt werden. Auch im Breitensport werden Mikronährstoffe in Form von Supplementen immer häufiger eingenommen. Aus präventivmedizinischer Sicht ist dies durchaus zu begrüßen. Denn auch Breitensportler zählen zu den Bevölkerungsgruppen, die ohnehin nicht immer eine optimale Versorgungslage mit Mikronährstoffen wie Vitamin D, Magnesium, Eisen und Zink aufweisen. Durch eine unausgewogene Ernährung (z. B. wenig Gemüse, Obst, Milchprodukte, Vollkornprodukte) können sich Lücken in der Mikronährstoffzufuhr ergeben. Diese sollten wenn möglich sinnvollerweise über eine Optimierung der Ernährung geschlossen werden und nicht über den Einsatz von Vitamin- und Mineralstoffpräparaten. Insbesondere bei hochdosierten Präparaten muss beachtet werden, dass dadurch obere Zufuhrgrenzen leicht erreicht werden und negative Konsequenzen für die Gesundheit möglich sind.

8.15.1 Vitamin D im Spitzensport

Der Stellenwert des Sonnenhormons betrifft natürlich nicht nur die Vorbeugung zahlreicher chronischer Erkrankungen, sondern auch die Optimierung der physischen und psychischen Leistungsfähigkeit (→ Metabolic Tuning). Es verwundert deshalb nicht, dass sich Vitamin D auch zu einem brandaktuellen Thema bei Spitzensportlern entwickelt hat. Die Häufigkeit eines Vitamin D-Mangels (25(OH)D <20 ng/ml) bei Leistungssportlern ist mit über 80 % der Athleten in Abhängigkeit ihrer Sportart ähnlich hoch wie in der Normalbevölkerung.

Die Leistungsfähigkeit des Athleten korreliert direkt mit seinem 25(OH)D-Status (siehe Abb. 8.23). Die optimale Funktion sportassoziierter biologischer Prozesse wird dann erreicht, wenn der 25(OH)D-Status dem entspricht, was heute noch in der Natur lebende Völker (z. B. Masai), die eine ganzjährlich natürliche Sonnenlicht-Exposition haben, aufweisen. Der 25(OH)D-Spiegel für eine optimale sportliche Leistungsfähigkeit dürfte bei Athleten zwischen 48 und 52 ng/ml liegen.

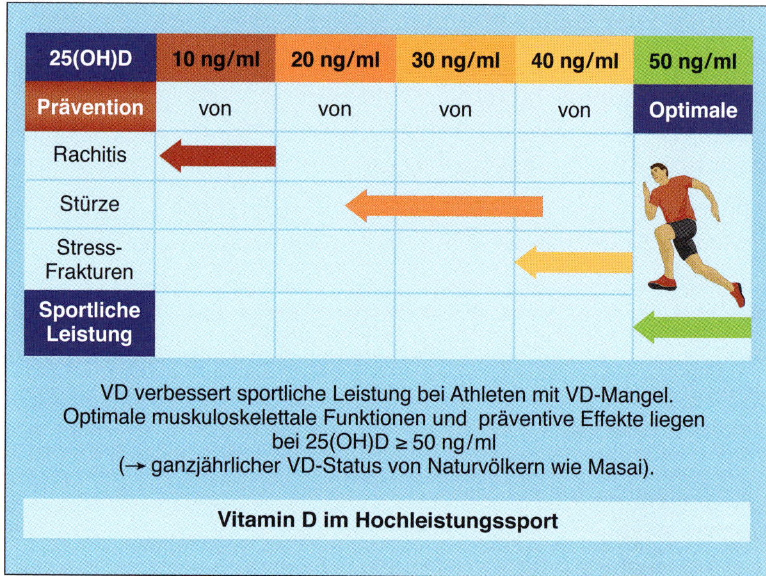

Abb. 8.23 Vitamin D im Hochleistungssport

Das Sonnenhormon begünstigt rezeptorunabhängig den Kalziumeinstrom in die Muskelfaser und fördert durch eine direkte Bindung an spezifische intrazelluläre Vitamin-D-Rezeptoren in der Muskulatur die Muskelproteinsynthese. Die Ausbildung des Rezeptorgens nimmt mit steigendem Alter ab, was möglicherweise einen Teil des altersabhängigen Muskelmasseverlusts erklärt. In der Muskulatur beeinflusst 1,25(OH)$_2$D den Kalziumstoffwechsel, steigert die Muskelkraft und die Entwicklung sowie die Regeneration von Muskelzellen. In diesem Zusammenhang spielen vor allem Stressfrakturen eine große Rolle, die vor allem bei Athleten mit Vitamin-D-Mangel bei Kraft-Ausdauersportarten (z. B. Profi-Tennis) auftreten.

1,25(OH)$_2$D supprimiert die Expression von Myostatin, welches das Muskelwachstum hemmt und reguliert über VDR myogene

Transkiptionsfaktoren, die eine zentrale Rolle bei der Proliferation und Differenzierung der Skelettmuskulatur spielen. Darüber hinaus unterstützt 1,25$(OH)_2$D die Bildung von Typ II A-Muskelfasern. Dieser Muskelfasertyp ist wichtig für die Schnellkraft und wird auch als fast twitch – schnell kontrahierend – bezeichnet. Die Muskelfasern sind oxidativ und arbeiten glykolytisch – je nach Bedarf laktazid oder aerob. Deshalb enthalten sie sowohl Myoglobin als auch Mitochondrien. 1,25$(OH)_2$D wirkt eine Atrophie dieser Muskelfasern entgegen. Darüber hinaus reduziert die Einnahme von Vitamin D bei Nicht-Sportlern und Sportlern das Risiko für Atemwegsinfektionen, wie die Ergebnisse aus mehreren Metaanalysen belegen.

100 - 150 | 40 - 60 | Optimale Versorgung
135 - 225 | 54 - 90 | Normalwerte in sonnigen Ländern
> 250 | > 100 | zu hoch
> 325 | > 150 | Intoxikation
„Serum 1,25(OH)₂D does not reflect vitamin D reserves, and measurement of 1,25(OH)₂D is not useful for monitoring the vitamin D status of patients." The Endocrine Society Clinical Practice Guideline, July 2011
Umrechnung: ng/ml x 2,5 = nmol/l
Halbwertszeit
Vitamin D: ~ 12-24 h
25(OH)D: ~ 2-3 Wo
1,25(OH)₂D: ~ 2-4 h
VBG

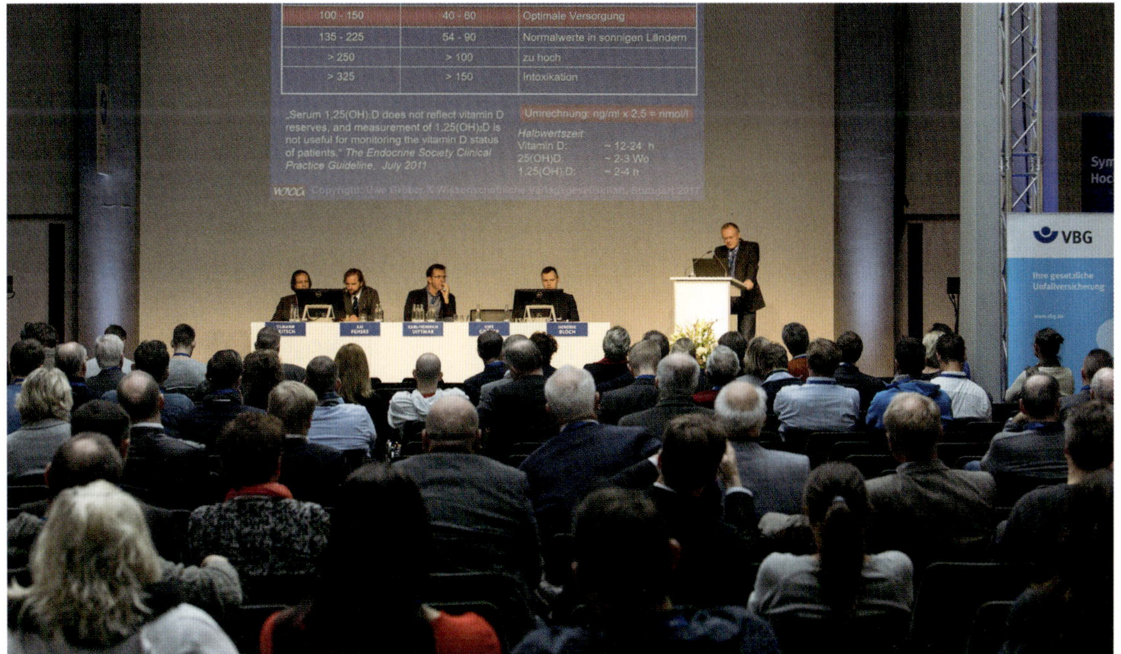

Abb. 8.24 Uwe Gröber beim Symposium Hochleistungssport im Olympia-Stadion/Berlin, 2017

In einer Studie aus dem Jahre 2013 an Leistungssportlern und gesunden Kontrollen wurde zunächst der 25(OH)D-Status erfasst. Dabei hatten über 60 % (38 von 61) der Athleten und über 70 % (22 von 30) der gesunden Kontrollen einen Vitamin-D-Mangel (25(OH)D < 20 ng/ml). Im Anschluss erhielt eine Gruppe der Leistungssportler 5 000 I. E. Vitamin D täglich über einen Zeitraum von 8 Wochen, die andere ein Plazebo-Präparat. Unter der Supplementierung von 5 000 I. E Vitamin D pro Tag stieg der 25(OH)D-Status in der Vitamin-D-Gruppe signifikant an von 11,6 ng/ml auf 41,2 ng/ml, während die Plazebo-Gruppe keine signifikanten Änderungen aufwies (25(OH)D: 21,2 ± 11,6 → 29,6 ± 9,6 ng/ml). Nach 8 Wochen war bei supplementierten Athleten eine deutliche Leistungssteigerung im 10-m-Sprint und in der vertikalen Sprungkraft nachweisbar. Die Ergebnisse dieser prospektiven Studie belegen eindrucksvoll den nachteiligen Einfluss eines Vitamin-D-Mangels auf die Leistungsfähigkeit von Leistungssportlern.

In den USA wurde bereits begonnen, Football-Teams konsequent mit Vitamin D zu versorgen. Der Erfolg kann sich sehen lassen: eine Reduktion des Verletzungsrisikos um 50 %. Das ist natürlich im Profisport von unschätzbarem Wert. Neben der besseren körperlichen Verfassung und der effektiveren Trainingsmöglichkeiten des Athleten werden zudem finanzielle Verletzungskosten und Spielausfälle für die entsprechenden Vereine drastisch gesenkt. Metabolic Tuning im Leistungssport mit Vitamin D auf der ganzen Ebene!

8.16 Makuladegeneration

Die altersabhängige Makuladegeneration (AMD) ist bei uns die häufigste Ursache für den Verlust der zentralen Sehschärfe jenseits des 50. Lebensjahres. Betroffen ist dabei der sogenannte Gelbe Fleck, die Stelle des schärfsten Sehens auf der Netzhaut. Dieser kann altersbedingt degenerieren mit der Folge einer starken Sehbehinderung bis hin zur Erblindung.

Aufgrund der insgesamt steigenden Lebenserwartung gewinnt die altersbedingte Makuladegeneration (AMD) zunehmend an Bedeutung. Jeder dritte Deutsche über 60 ist mittlerweile davon betroffen. Im Schnitt zeigen 20 % der 65- bis 74-Jährigen Frühformen der Erkrankung. Da die Therapiemöglichkeiten zum heutigen Zeitpunkt begrenzt sind, ist eine wirkungsvolle Vorbeugung dringend notwendig. Aktuelle Studien zeigen, dass sich der Krankheitsverlauf der AMD durch regelmäßige Supplementierung von Lutein, Zeaxanthin und antientzündlichen Nährstoffen wie Omega-3-Fettsäuren Docosahexaensäure (DHA) und Eicosapentaensäure (EPA) sowie Vitamin D positiv beeinflussen und die Sehkraft sogar verbessern lässt.

Ein ungesunder Lebensstil (z. B. Rauchen, mangelnde körperliche Aktivität), aber auch ein Vitamin-D-Mangel erhöht das Risiko bei Frauen, aufgrund einer genetischen Prädisposition an einer altersbedingten Makuladegeneration (AMD) zu erkranken. Die Ursache der AMD, ist nicht bekannt. Neuere Studienergebnisse weisen jedoch auf Störungen in den Entzündungsreaktionen hin, die teilweise genetisch bedingt sind. So wurden unter anderem in den Genen für die Complement-Faktoren H und I Risiko-Allele entdeckt, die wenigstens teilweise die familiäre Häufung der AMD erklären. Neben dem Lebensstil beeinflusst auch der Vitamin-D-Spiegel das Erkrankungsrisiko für eine AMD. Auch hier gibt es eine Synergie mit dem gene-

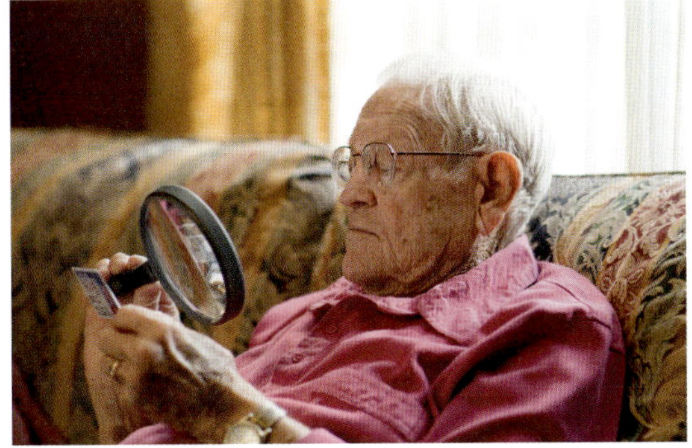

TIPP

Wenn Sie zur AMD-Risikogruppe gehören, sollten Sie bei Ihrem Arzt den 25(OH)D-Status kontrollieren lassen. Der 25(OH)D-Spiegel sollte zwischen 40–60 ng/ml liegen!

tischen Risiko, wie eine weitere Analyse der CAREDS-Daten zeigt. Frauen ohne genetische Risiko-Marker hatten ein um den Faktor 1,8 erhöhtes Risiko, an einer AMD zu erkranken, wenn ihr Vitamin-D-Spiegel zu niedrig war (25(OH)D < 12 ng/ml). Frauen mit hohem genetischen Risiko und dem gleichen Vitamin-D-Mangel hatten jedoch ein 6,7-fach erhöhtes Risiko auf eine AMD.

Der protektive Einfluss von Vitamin D wird auf antientzündliche Eigenschaften des Sonnenhormons zurückgeführt. Ein Mangel könnte deshalb die Wirkung der Gene verstärken, die ja die Entzündungsreaktion verändern. Die drei Faktoren Vitamin-D-Mangel, ungesunder Lebensstil und Gene könnten deshalb in die gleiche Richtung wirken. Zwei Faktoren, Vitamin-D-Mangel und Ernährung lassen sich modifizieren.

8.17 Multiple Sklerose: Kurzschluss im Nervensystem

Nach aktuellen Schätzungen sind in Deutschland bis zu 220 000 Menschen von Multipler Sklerose betroffen, jährlich kommen bis zu 5 000 Neuerkrankungen hinzu. Chronisch-entzündliche Prozesse verursachen bei MS eine fortschreitende Schädigung der Myelinhüllen der Nerven mit zunehmenden Störungen der neuronalen Signalübertragung. In Abhängigkeit von der Lokalisation der Entzündungsherde kann ein breites Spektrum an progredienten neurologischen Symptomen auftreten. Dazu zählen vor allem Seh- und Augenbewegungsstörungen, Blasen-/Darmstörungen, Depressionen, Sensibilitätsstörungen, Taubheitsgefühle, neurokognitive Einschränkungen, Störungen der Bewegungskoordination sowie eine zunehmende psychische und physische Erschöpfbarkeit (→ MS-bedingte Fatigue).

8.17.1 Autoimmune Krankheitsentstehung

Die autoimmune Entstehung der Multiplen Sklerose wird durch fehlgeleitete Lymphozyten (T- und B-Zellen) vermittelt, die gegen Hirngewebe aktiv sind. Dabei spielen vor allem T-Helferzellen vom Typ Th1, Th17 sowie regulatorische T-Zellen (T_{reg}) eine zentrale Rolle. Wenn Antigen-spezifische T-Zellen wie Th17-Zellen ein Antigen im Gewebe erkennen, beginnen diese Chemokine und Zytokine (z. B. TNFα) zu sezernieren, die Makrophagen an dieser Stelle im Hirngewebe rekrutieren und aktivieren. Es kommt zur Bildung eines stark inflammatorisch wirkenden mononukleären Infiltrates. Aus diesem beginnen die Makrophagen in der Folge, angeregt durch Mediatoren von T-Zellen, Sauerstoff-, Stickstoff-Radikale, Prostaglandine und weitere pro-inflammatorische Signalmoleküle zu produzieren. Dadurch reduzieren bei Multipler Sklerose die Oligodentrozyten die Myelinproduktion, was in der Demyelinisierung mündet und sich bei den Betroffenen durch Symptome wie Störungen der Nervenleitfähigkeit und Lähmungen äußert.

Die Makrophagen werden phagozytisch aktiv und attackieren Antikörper-tragende Strukturen. Die Oligodentrozyten sterben mit der Zeit ab und die mit Autoantikörper-beschichteten Myelinscheiden werden irreparabel geschädigt. Die Axone, die nun nicht mehr geschützt werden von Myelinscheiden, sind in der Folge schutzlos pro-inflammatorischen Signalmolekülen (z. B. ROS, NOS) ausgesetzt, was die Degeneration des betreffenden Axons zur Folge hat. Gewebeschäden und chronische Entzündung stimulieren Astrozyten eine lokale Narbenbildung hervorzurufen. Es treten zunehmend Kurzschlüsse im Nervensystem auf.

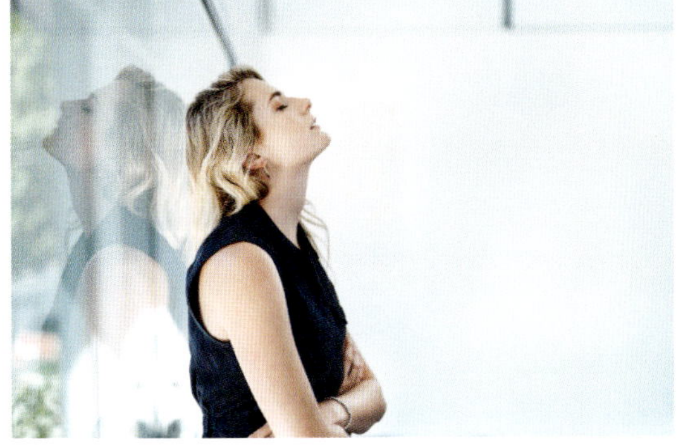

8.17.2 Einfluss von Umwelt- und Ernährungsfaktoren

Die Ursachen der Multiplen Sklerose (MS) sind nicht vollständig geklärt. Obwohl bisher etwa 200 MS-Risikogene bekannt sind, dürfte der genetische Anteil am MS-Risiko, wie Zwillingsstudien zeigen, nur einen Anteil von etwa 30 % ausmachen. Prägende Einflüsse auf das Immunsystem durch Infektionen oder Umweltfaktoren in früher Jugend und Adoleszenz dürften bis zu 70 % ausmachen. Dementsprechend werden unterschiedliche Faktoren, wie eine genetische Veranlagung, Umwelteinflüsse (z. B. Rauchen), virale Infektionen (z. B. Epstein-Barr-Virus) und Vitamin-D-Mangel für die Entgleisung des Immunsystems bei Multipler Sklerose verantwortlich gemacht (siehe Kasten).

Während ein intaktes Immunsystem unseren Organismus schützt, greift die körpereigene Abwehr bei MS-Patienten das Nervensystem an. Fehlgesteuerte Immunzellen (z. B. T-Lymphozyten) überwinden dabei die Blut-Hirn-Schranke und verschaffen sich Zugang zum Gehirn und Rückenmark. Hier attackieren sie die Myelinscheiden, die unsere Nervenzellen wie eine schützende Kabelisolierung umhüllen. Bei der Schädigung dieser Schutzhülle bleiben entzündliche Entmarkungsherde zurück. Dadurch können Nervenimpulse, ähnlich einer defekten Isolation eines Stromkabels, nicht mehr kontrolliert weitergeleitet werden.

Die löchrige Schutzhülle kann Kurzschlüsse oder ganze Stromimpulsausfälle im Nervensystem auslösen. Da die Entmarkungsherde im gesamten ZNS auftreten, geht dieses unheilbare Nervenleiden mit vielfältigen neurologischen Störungen einher. Zu den typischen Anfangssymptomen gehören Sehstörungen (z. B. Doppelbilder) und Sensibilitätsstörungen (z. B. Kribbeln in den Extremitäten). Auch die Beine können plötzlich ihren Dienst versagen. Im fortgeschrittenen Stadium leiden viele unter starker körperlicher

Faktoren, die bei der Entstehung der Multiplen Sklerose eine Rolle spielen können

- Genetische Veranlagung: Polymorphismen der am Entzündungsstoffwechsel beteiligten Gene.
- Ethnische Zugehörigkeit: Afroamerikaner haben gegenüber Europäern ein signifikant geringeres Erkrankungsrisiko.
- Breitengrad/geografische Verteilung: In äquatorialen Zonen ist die Erkrankung seltener als in nördlichen oder in südlichen Breiten. Menschen, die als Kinder aus MS-reichen Zonen in MS-arme Zonen übersiedeln (z. B. Europa nach Israel) übernehmen das Erkrankungsrisiko des Ziellandes, während ältere Personen die Krankheitshäufigkeit ihres Herkunftslandes behalten.
- Immunschwächender Vitamin-D-Mangel.
- Infektionen: Epstein-Barr-Virus, humanes Herpes-Virus 6. Das Epstein-Barr-Virus verringert die Funktionsfähigkeit des Vitamin-D-Rezeptors.
- Umweltgifte: Pestizide, Insektizide, Quecksilber und andere Schwermetalle.
- Rauchen: Rauchen steigert nach einer Metaanalyse das Erkrankungsrisiko 1,5–1,8-fach, auch die Krankheitsprogression wird durch Rauchen beschleunigt!
- Faktoren, die einen Schub triggern können: Grippe, hormonelle Imbalancen (Insulin), Infektionen des Magen-Darm-Trakts (GIT), Nahrungsmittelintoleranzen, Schlafstörungen.

und psychischer Ermüdbarkeit (MS-bedingte Fatigue), Blasenschwäche, Depressionen, Gleichgewichtsstörungen, Entzündungen des Sehnervs, Lähmungen und spastischen Krämpfen.

Arzneimittel bei Multipler Sklerose (Auswahl)
Die immunmodulierenden Arzneimittel für die MS-Therapie werden allgemein in drei Wirksamkeitskategorien eingeteilt:

- **Kategorie 1:** Betainterferone, Dimethylfumarat, Glatirameroide, Teriflunomid und Azathioprin.
- **Kategorie 2:** Fingolimod, Cladribin.
  Es sollte primär Fingolimod ausgewählt werden, da Cladribin in dieser Kategorie neu bewertet werden muss.
- **Kategorie 3:** Alemtuzumab, CD20-Antikörper (Ocrelizumab und Rituximab), Natalizumab, Mitoxantron.

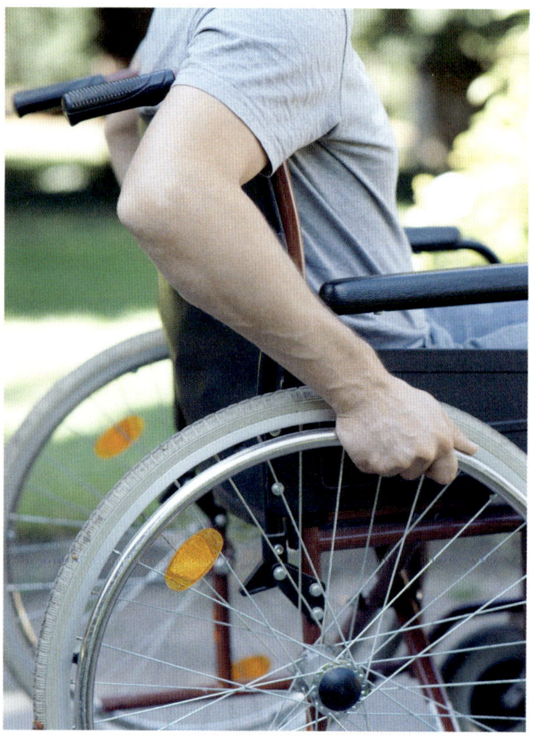

Zu den primären Zielen der MS-Therapie zählen die Behandlung akuter Entzündungsschübe, die Verminderung der Schubfrequenz und die Verlangsamung der Krankheitsprogression.

Neben dem Einsatz von immunmodulierenden Arzneimitteln (siehe Kasten) können der Krankheitsverlauf und die Lebensqualität der Betroffenen durch den gezielten Einsatz von Vitamin D oder Sonnenlichtexposition verbessert werden. Die geografische Verteilung der MS sowie zahlreiche klinische Interventionsstudien geben überzeugende Hinweise auf die zentrale pathophysiologische Bedeutung eines Vitamin-D-Mangels (25(OH)D <20 ng/ml) bei dieser entzündlich-entmarkenden Erkrankung des ZNS. Aber betroffene MS-Patienten profitieren nicht nur von der Kompensation des Vitamin-D-Status. Auch andere Mikronährstoffe, wie Vitamin A, Vitamin B_{12} und Omega-3-Fettsäuren

(EPA/DHA) sowie den mitochondrialen Stoffwechsel unterstützende Substanzen wie Coenzym Q_{10}, Selen, Biotin und α-Liponsäure gewinnen zunehmend in der begleitenden Therapie der MS an klinischer Bedeutung.

8.17.3 Vitamin D und Multiple Sklerose

In verschiedenen Untersuchungen wurde ein Breitengrad abhängiger Zusammenhang zwischen einer geringen Sonneneinstrahlung und dem Risiko an Multipler Sklerose zu erkranken, beobachtet. Die Krankheitshäufigkeit scheint zuzunehmen, je weiter entfernt eine Bevölkerungsgruppe vom Äquator lebt. In äquatorialen Regionen geht die MS-Häufigkeit gegen Null, während sie in den feucht kalten Klimazonen nordischer Länder ansteigt. Das MS-Risiko steigt demzufolge mit zunehmendem Breitengrad bei gleichzeitig verminderter Sonnenexposition. Personen, die in Bergregionen leben, eine hohe Vitamin-D-Zufuhr über die Nahrung aufweisen oder Vitamin-D-Supplemente einnehmen, erkranken seltener an Multipler Sklerose.

INFO

Nach statistischen Berechnungen könnten etwa 75 % aller MS-Fälle durch eine ideale Versorgung mit Vitamin D (25(OH)D > 40 ng/ml) vermieden werden.

Eine mangelhafte Versorgung mit Vitamin D spielt bei der Entwicklung der Multiplen Sklerose eine wichtige Rolle. Verschiedene Studien haben gezeigt, dass über 50 % der MS-Patienten einen ausgeprägten Vitamin-D-Mangel (< 20 ng/ml) aufweisen. In der Nurses Health Study (Teilnehmer: 92 253 Frauen, Zeitraum: 1980–2000) und in der Nurses Health Study II (Teilnehmer: 95 310 Frauen, Zeitraum: 1991–2001) war das relative Risiko für Frauen, an Multipler Sklerose zu erkranken, bei einer täglichen Einnahme von ≥ 400 I. E. Vitamin D im Vergleich zu den Frauen, die keine Vitamin-D-Präparate einnahmen, um 41 % verringert. Die Auswertung einer großen, 7 Millionen Personen umfassenden Datenbank aktiver US-Militärangehöriger, von denen Blutproben aufbewahrt

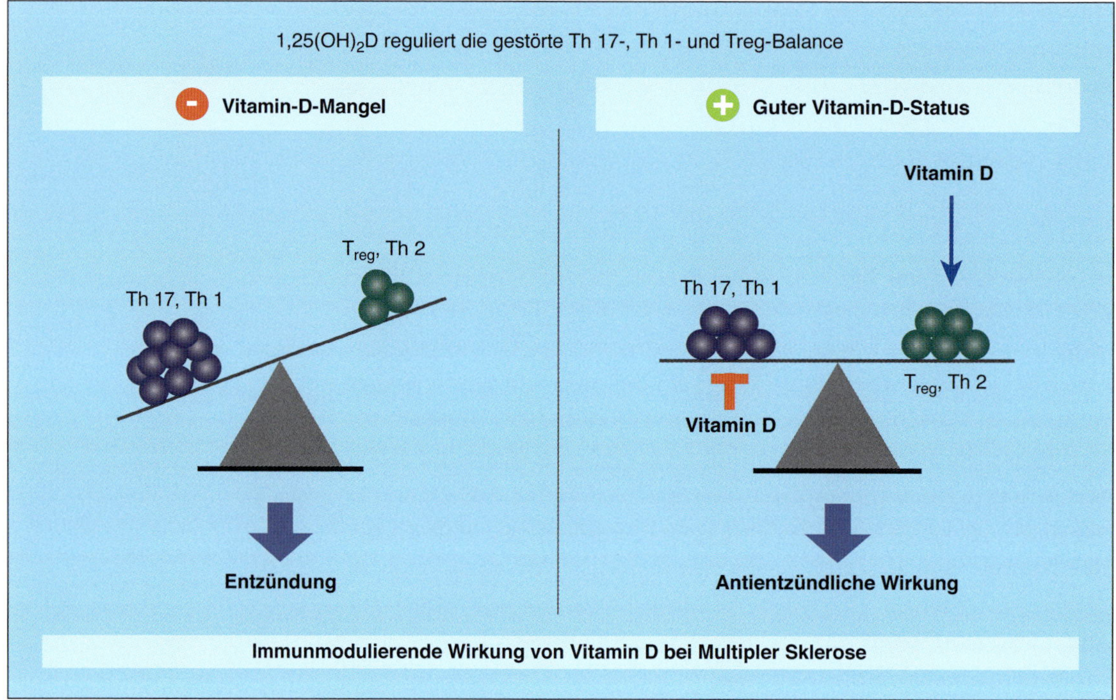

Abb. 8.25 Vitamin D und Multiple Sklerose (Modell)

werden, zeigt dass ein hoher Vitamin-D-Blutspiegel (25(OH)D: 40–60 ng/ml) gegenüber einem Vitamin-D-Mangel (25(OH)D: 6–24 ng/ml) mit einem um 62 % verringerten Risiko verbunden ist, an Multiple Sklerose zu erkranken.

Vitamin D schützt unsere Nervenzellen und sorgt für eine stabile Psyche. Das Risiko für Erkrankungen des Nervensystems, wie Demenz, Depressionen oder Multiple Sklerose wird durch Vitamin D verringert. 1,25(OH)$_2$D ist ein bedeutender Steuermann der Autoimmuntoleranz. Bemerkenswert ist, dass man in Untersuchungen an MS-Patienten häufig eine Störung der zellulären Immunantwort findet. Diese äußert sich in einem Ungleichgewicht zwischen den T-Helferzellen vom Typ-1 (Th1), den T-Helferzellen vom Typ-17 (Th17), regulatorischen T-Zellen (T_{reg}- und Th2-Zellen). Die Aktivität der Th2-Zellen und T_{reg} ist dabei verringert, während die Aktivität der Th1- und Th17-Zellen erhöht ist (Th1/Th17 > Th2/T_{reg}). Th1- und Th17-Zellen produzieren bevorzugt entzündungsfördernde Zytokine (z. B. TNFα), Th2-Zellen unterdrücken dagegen die Entzündung. Vitamin D konnte in seiner hormonaktiven Form das Ungleichgewicht zwischen Th1-, Th17-, T_{reg}- und Th-2-Zellen ausbalancieren, mit der Folge, dass entzündliche Brandherde gelöscht werden (siehe Abb. 8.25). Im Tiermodell der Multiplen Sklerose der sogenannten Experimentellen Autoimmunen Enzephalomyelitis (EAE) verhindert die Gabe von 1,25$(OH)_2$D auf diese Weise sowohl den Ausbruch als auch das Voranschreiten der Erkrankung.

Die günstigen Effekte von 1,25$(OH)_2$D werden mit seiner immunmodulierenden Wirkung in Verbindung gebracht. Fehlt 1,25$(OH)_2$D, werden vermehrt entzündungsfördernde Th1- und Th17-Zellen gebildet, was zu einer Störung der Autoimmuntoleranz führt. In kleineren Interventionsstudien konnte Vitamin D bei MS die Schub-/Rezidivrate und Entzündungsaktivität verringern sowie die Muskelfunktion und Lebensqualität der Betroffenen verbessern. Insbesondere bei mit Interferon-beta-1b behandelten Patienten mit MS sind niedrige 25(OH)D-Spiegel im frühen Stadium der Erkrankung ein bedeutender Risikofaktor für eine langfristige erhöhte Aktivität und Progression der Multiplen Sklerose.

Nach aktuellen Arbeiten von Prof. Dr. med. Coimbra (siehe Abb. 8.26) wird angenommen, dass Patienten mit Autoimmunerkrankungen einen Polymorphismus im Enzym 25(OH)D-1α-

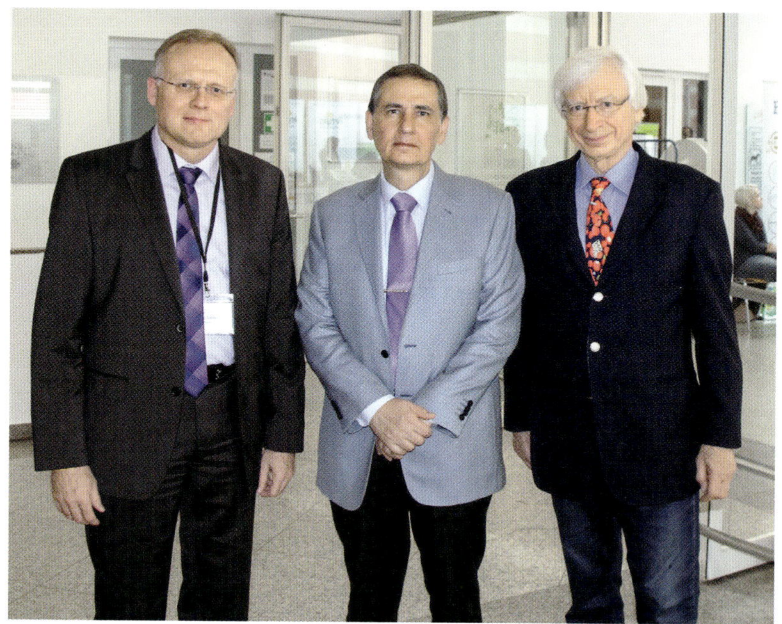

Abb. 8.26 Prof. Cicero Coimbra mit Michael F. Holick und Uwe Gröber 2018

Hydroxylase haben und dementsprechend deutlich höhere 25(OH)D-Spiegel haben müssen, um intrazellular ausreichend immunmodulierend wirkendes 1,25$(OH)_2$D zu bilden. Das Ausmaß dieser auch als Vitamin-D-Resistenz bezeichneten Störung kann durch Messung des Parathormon-Spiegels bestimmt werden. Coimbra startet seine Vitamin-D-Hochdosistherapie in der Regel mit einer Tagesdosis von 1 000 I. E. Vitamin D pro kg Körpergewicht und modifiziert die Vitamin-D-Dosis dann entsprechend der labormedizinisch ermittelten Parathormon-Werte. Gleichzeitig müssen die Patienten eine strenge kalziumarme Diät einhalten und während der Therapie auf eine ausreichende Wasserzufuhr von mindestens 2,5 – 3 Liter pro Tag achten. Zusätzlich wird die Supplementierung von Magnesium und Vitamin B_2 empfohlen,

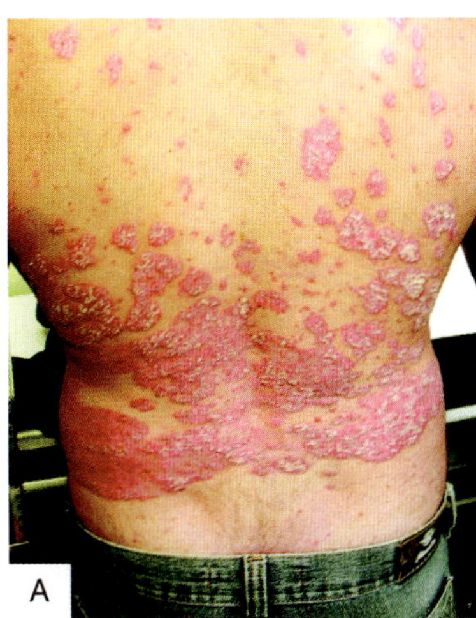

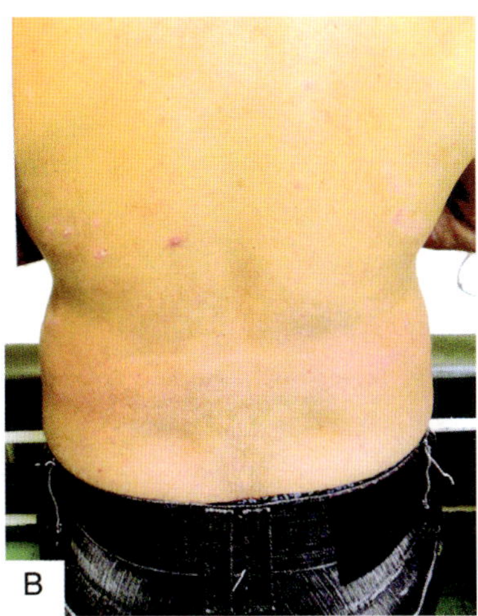

Abb. 8.27 Ein 59 Jahre alter Patient mit einem BMI von 24,8 zeigt einen PASI-Index von 31 vor der Behandlung und erreicht einen Index von 18,2 nach 6 Monaten Behandlung; seine 25(OH)D-Serumkonzentration beträgt anfangs 22,8 ng/ml und erreicht 127,5 ng/ml nach 6 Monaten Therapie mit täglich 35 000 I. E. Vitamin D.

da viele Enzyme des Vitamin-D-Stoffwechsels von letzteren abhängig sind. Ziel dieser Therapie ist es, bei den MS-Patienten auf einen PTH-Serumspiegel zu kommen, der nahe an der unteren Grenze des Normbereichs liegt. Laut Prof. Coimbra bleiben über 90 % der MS-Patienten unter seinem Protokoll in dauerhafter Remission (Rückgang bzw. Nachlassen von Krankheitssymptomen). Auch seine Erfolge mit der Vitamin-D-Hochdosistherapie an Patienten mit Vitiligo oder Psoriasis sind beeindruckend (siehe Abb. 8.27, 8.28 und Tabelle 8.7).

Wer sich als MS-Patient für das Coimbra-Protokoll interessiert, dem empfehlen wir, sich unbedingt zuerst mit seinem Arzt oder Neurologen zu besprechen und dieses unter fachmännischer Kontrolle auszuprobieren. Auf keinen Fall sollten Sie auf eigene Faust Vitamin D hochdosiert einnehmen. Das Coimbra-Protokoll und entsprechende Protokoll-Ärzte sind im Internet auf vielen Seiten zu finden!

Bei entzündlich geprägten Autoimmunerkrankungen wie Multiple Sklerose, Morbus Crohn oder Hashimoto Thyreoiditis ist immer auch die Supplementierung von Vitamin A (Retinol), Vitamin B_{12}

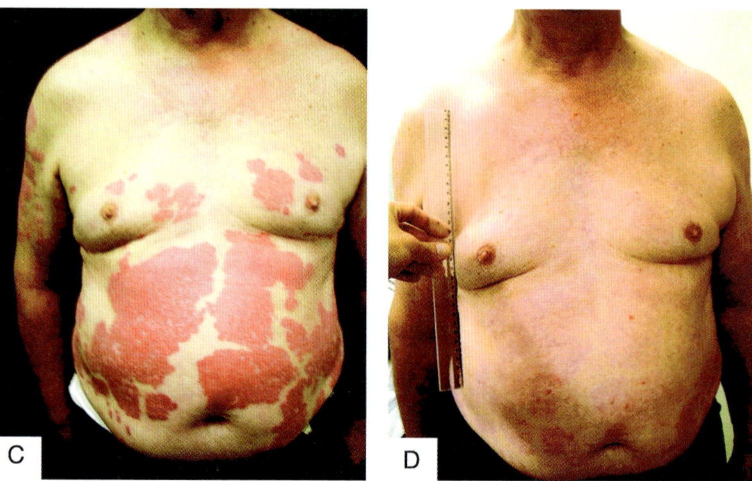

Abb. 8.28 Ein 60 Jahre alter Patient mit einem BMI von 33,6 zeigt einen PASI-Index von 40,4 vor der Behandlung und erreicht einen Index von 12,4 nach 6 Monaten Behandlung; seine 25(OH)D-Serumkonzentration beträgt anfangs 5,6 ng/ml und erreicht 103,2 ng/ml nach 6 Monaten Therapie mit täglich 35 000 I. E. Vitamin D.

und maritimen langkettigen Omega-3-Fettsäuren (EPA/DHA) (siehe Abb. 8.29) sinnvoll.

Die tägliche Einnahme von 5 000 I. E. Vitamin D zusammen mit 16 mg Kalzium und 10 mg Magnesium pro kg Körpergewicht über einen Zeitraum von ein bis zwei Jahren reduzierte bei MS-Patienten signifikant die Häufigkeit von Krankheitsschüben. In einer placebokontrollierten Studie führte die Supplementierung von 1 000 I. E. Vitamin D plus 800 mg Kalzium bei Patienten mit Multipler Sklerose zu einer Verbesserung des Th1- und Th2-Profils in Richtung einer antientzündlichen Immunlage.

Tab. 8.7 Vitamin-D-Hochdosistherapie an Patienten mit Vitiligo oder Psoriasis. Serum-Konzentrationen von 25(OH)D3, PTH, Gesamt-Kalzium, Kalzium-Ionen, Harnstoff sowie Kreatinin. Klinischer Status von neun Patienten mit Psoriasis, Ausgangswerte und nach Behandlung mit Vitamin D (35 000 I. E./Tag, sechs Monate)

Parameter (Normbereich)	Ausgangswerte (Mittel +/– Standardabweichung)	Sechs Monate (Mittel +/– Standardabweichung)	p-Wert
25(OH)D3 (30-100 ng/ml)	14,9 +/– 7,4	106,3 +/– 31,9	< 0,0001
PTH (8-74 pg/ml)	57,8 +/– 16,7	28,9 +/– 8,2	0,0039
Serum-Kalzium (8,4-11 mg/dl)	9,7 +/– 0,7	9,4 +/– 0,7	0,1641
Kalzium-Ionen (1,10-1,40 mmol/l)	1,4 +/– 0,3	1,2 +/– 0,2	0,1641
Harn-Kalzium (100-300 mg/24h)	123,6 +/– 60,0	226,8 +/– 41,6	0,0039
Harnstoff (< 50 mg/dl)	35,8 +/– 8,3	28,9 +/– 9,8	0,1289
Kreatinin (0,7-1,5 mg/dl)	0,9 +/– 0,2	0,8 +/– 0,2	0,6406

In einer kanadischen Studie an 49 Patienten mit Multipler Sklerose wurde der Einfluss von Vitamin D auf die Schubrate und den Behinderungsgrad über einen Zeitraum von 52 Wochen untersucht. Dabei wurde die Vitamin-D-Gruppe mit aufsteigenden Tagesdosen von 4 000–40 000 I. E. Vitamin D über einen Zeitraum von 28 Wochen behandelt. Im Anschluss erhielten die Patienten für weitere zwölf Wochen 10 000 I. E. Vitamin D pro Tag. Danach wurde Vitamin D langsam ausgeschlichen. Über den gesamten

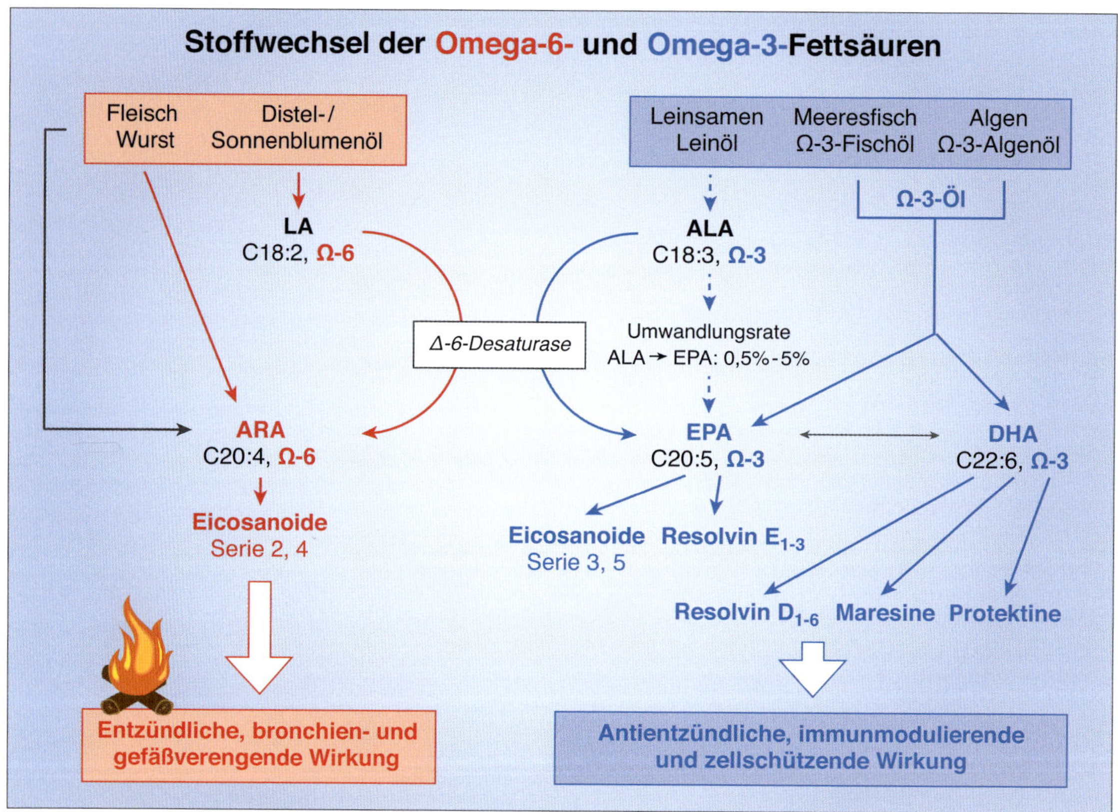

Abb. 8.29 Multiple Sklerose: Neben Vitamin D sollte man auf adäquate Versorgung mit antientzündlichen Omega-3-Fettsäuren EPA und DHA achten.

Studienzeitraum erhielten die Patienten täglich 1 200 mg Kalzium. Unter Vitamin D sank die Häufigkeit von Krankheitsschüben nach einem Jahr um 41 %. Im Verlauf der Vitamin-D-Therapie ging auch die Anzahl der Entzündungsherde um die Hälfte zurück. Komplikationen oder therapiebedingte Nebenwirkungen traten dabei nicht auf, was zeigt, dass Vitamin D auch in hoher Dosierung gut verträglich ist.

Beta-Interferone haben sich aufgrund ihrer immunmodulierenden Wirkung vor allem in der Langezeittherapie der schubförmigen Multiplen Sklerose bewährt. In einer aktuellen placebokontrollierten Doppelblindstudie mit 66 MS-Patienten, die neben Beta-Inferon zusätzlich ein Jahr lang mit Vitamin D behandelt wurden, konnte durch das Sonnenvitamin eine signifikante Verringerung der Krankheitsaktivität nachgewiesen werden.

Der 25(OH)D-Status scheint die Aktivität und Progression der Multiplen Sklerose (MS) vor allem im frühen Stadium der Erkrankung zu beeinflussen. Dies berichten aktuell Forscher der Universität Harvard in der Fachzeitschrift JAMA Neurology. Das Team um Professor Ascherio hatte untersucht, ob es eine Verbindung zwischen den Blutspiegeln an 25(OH)D und der Krankheitsaktivität und -progression beim ersten Schub gibt, der die Diagnose Multiple Sklerose nahelegt. Dazu bestimmten sie bei 465 Studienteilnehmern mindestens einmal den 25(OH)D-Spiegel und beobachteten die gesundheitliche Entwicklung der Teilnehmer über einen Zeitraum von fünf Jahren. Am Ende der Studie zeigte sich, dass ein Anstieg des 25(OH)D-Spiegels um durchschnittlich 50 nmol/l bzw. 20 ng/ml innerhalb der ersten 12 Monate nach den ersten Symptomen das Risiko für neue aktive Gehirnläsionen sowie für einen neuen Schub um 57 % verringert. Zusätzlich nahmen die

Tipp

Sollten Sie von Multipler Sklerose betroffen sein, lassen Sie bitte Ihren Vitamin-D-Status beim Arzt kontrollieren und entsprechend ausgleichen (25(OH)D-Zielwert: 40–60 ng/ml)!

Das Sonnenvitamin unterdrückt in seiner hormonaktiven Form 1,25$(OH)_2$D die Aktivität der entzündungsfördernden Immunzellen, die Bildung von Entzündungsfaktoren, wie TNFα, kann die Schubrate bei Multipler Sklerose verringern und die Muskelfunktion bei den Betroffenen verbessern. Auch die unerwünschten Wirkungen der in der Therapie eingesetzten Kortisonpräparate auf den Knochen werden durch Vitamin D verringert.

T2-Läsionen um ein Viertel langsamer zu und der jährliche Verlust an Gehirnvolumen verringerte sich. Vor allem bei mit Interferon beta-1b behandelten Patienten mit Multipler Sklerose sind niedrige 25(OH)D-Spiegel im frühen Stadium der Erkrankung ein bedeutender Risikofaktor für eine langfristige erhöhte Aktivität und Progression der Multiplen Sklerose.

8.18 Neurodermitis

Die Häufigkeit der Neurodermitis ist in den vergangenen zehn Jahren sprunghaft angestiegen. Nach aktuellen Schätzungen sind bereits 3% der Erwachsenen und bis zu 20% der Kinder in Deutschland von dieser chronischen und in der Regel in Schüben verlaufenden Hauterkrankung betroffen. Bis zu 60% der betroffenen Kinder entwickeln durch einen »Etagenwechsel« später allergisches Asthma. Studien an Kindern mit Neurodermitis zeigen, dass der gezielte Einsatz von immunmodulierend und antientzündlich wirkenden Mikronährstoffen, wie Selen, die Symptome (z.B. Entzündung, Juckreiz) lindern sowie den Krankheitsverlauf positiv beeinflussen kann. Auch das Risiko einer Verlagerung hin zum Asthma kann verringert werden. Mittlerweile liegen auch schon die ersten Studien mit Vitamin D an Patienten mit Neurodermitis vor.

Das komplexe Krankheitsgeschehen der Neurodermitis dürfte auf einem Zusammenspiel von genetischen Faktoren, Störungen des Immunsystems, und Umwelteinflüssen beruhen. Eine wesentliche Rolle spielt die erbliche Neigung des Immunsystems auf Allergene aus der Nahrung (z.B. Steinobst) und Umweltstoffe (z.B. Pollen) überempfindlich zu reagieren. Diese Veranlagung bezeichnet man auch als Atopie. Atopische Erkrankungen äußern sich vor allem auf der Haut (z. B. Neurodermitis) und an den Schleimhäuten der Atemwege (z. B. allergisches Asthma) und des Verdauungstrakts, also überall dort, wo der Körper mit der Umwelt in Kontakt kommt.

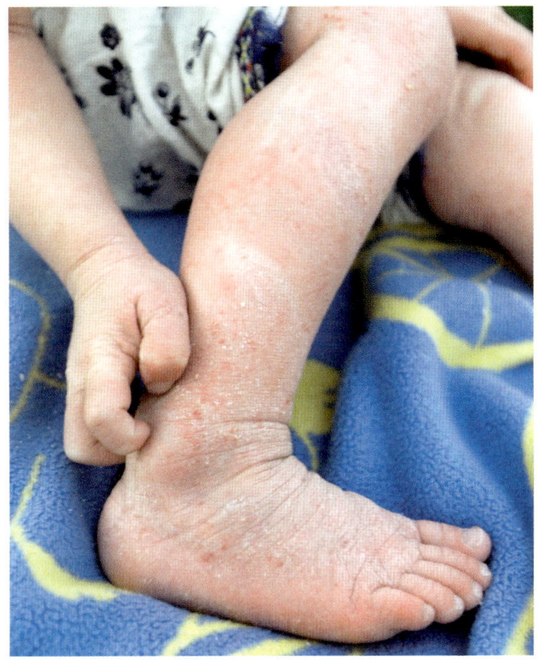

Abb. 8.30 Neurodermitis

Infolge der gestörten Flora und Schutzbarriere der Haut äußert sich die Neurodermitis durch eine sehr empfindliche und trockene Haut, durch flächenhafte Rötungen, nässende Knötchen und starken Juckreiz (siehe Abb. 8.30). Betroffene Hautstellen sind vor allem die Armbeugen, die Kniekehlen sowie die Hals- und Gesichtspartien. Die Bedeutung von Provokationsfaktoren ist individuell sehr unterschiedlich. Das Aufdecken von Provokationsfaktoren und deren Meidung bzw. Verringerung ist ein wichtiger Teil des individuellen Behandlungsplans.

Vitamin D hat bei Neurodermitis eine regulierende Funktion auf die gestörte Aktivität der Immunzellen, die bei den entzündlichen Prozessen in der Haut eine Rolle spielen. In einer doppelblinden, randomiserten und placebokontrollierten Studie erhielten 60 Patienten mit Neurodermitis über einen Zeitraum von 60 Tagen täglich 1 600 I. E. Vitamin D oder ein Placebo. Dabei trat unter der Einnahme von Vitamin D im Vergleich zur Placebogruppe eine erhebliche Verbesserung des Krankheitsbildes auf.

8.19 Osteoporose und Pflegebedürftigkeit

Die Osteoporose ist eine Erkrankung des Knochenskeletts, die sich über viele Jahre unbemerkt entwickelt. Sie zählt laut Weltgesundheitsorganisation zu den zehn bedeutendsten Volkskrankheiten, und ihre Häufigkeit wird nach Ansicht von Experten in den nächsten Jahren dramatisch zunehmen.

Medizinisch wird die Osteoporose als eine Skeletterkrankung mit verminderter Knochenmasse und geschwächter Knochenstruktur definiert. In manchen Fällen geben chronische Rückenbeschwerden und Erschütterungsschmerzen die ersten Hinweise. Äußerlich sichtbare Zeichen der Osteoporose sind ein beginnender Rundrücken (Witwenbuckel) sowie eine starke Abnahme der Körpergröße. Bei den Betroffenen kann schon ein geringer Stoß oder ein leichter Aufprall zu Knochenbrüchen führen. Besonders bruchgefährdet sind die Wirbelkörper, das Becken und der Oberschenkelhals. Skelettdeformationen können auch Veränderungen der Muskeln, Sehnen und Bänder hervorrufen. Muskelverspannungen, Gleichgewichts- und Koordinationsstörungen sind die Folge (siehe Abb. 8.31).

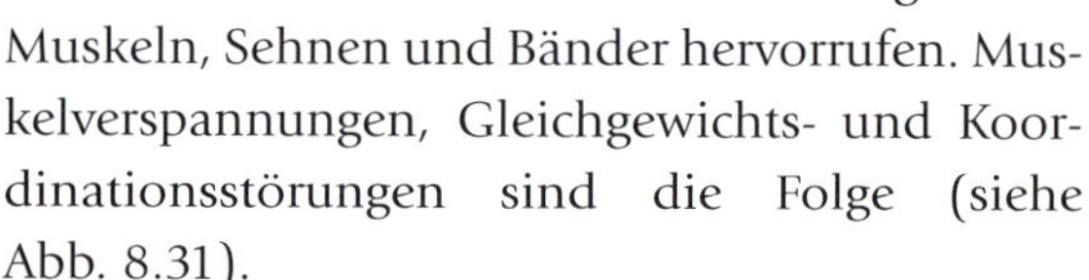

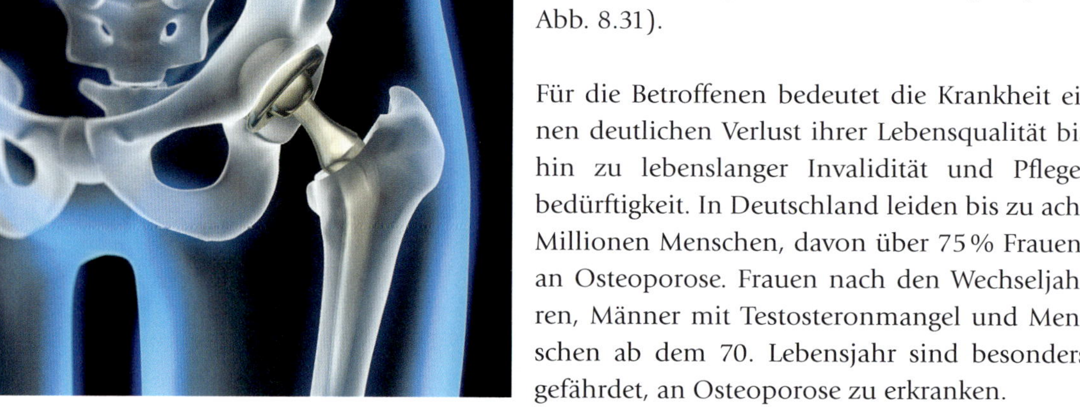

Für die Betroffenen bedeutet die Krankheit einen deutlichen Verlust ihrer Lebensqualität bis hin zu lebenslanger Invalidität und Pflegebedürftigkeit. In Deutschland leiden bis zu acht Millionen Menschen, davon über 75 % Frauen, an Osteoporose. Frauen nach den Wechseljahren, Männer mit Testosteronmangel und Menschen ab dem 70. Lebensjahr sind besonders gefährdet, an Osteoporose zu erkranken.

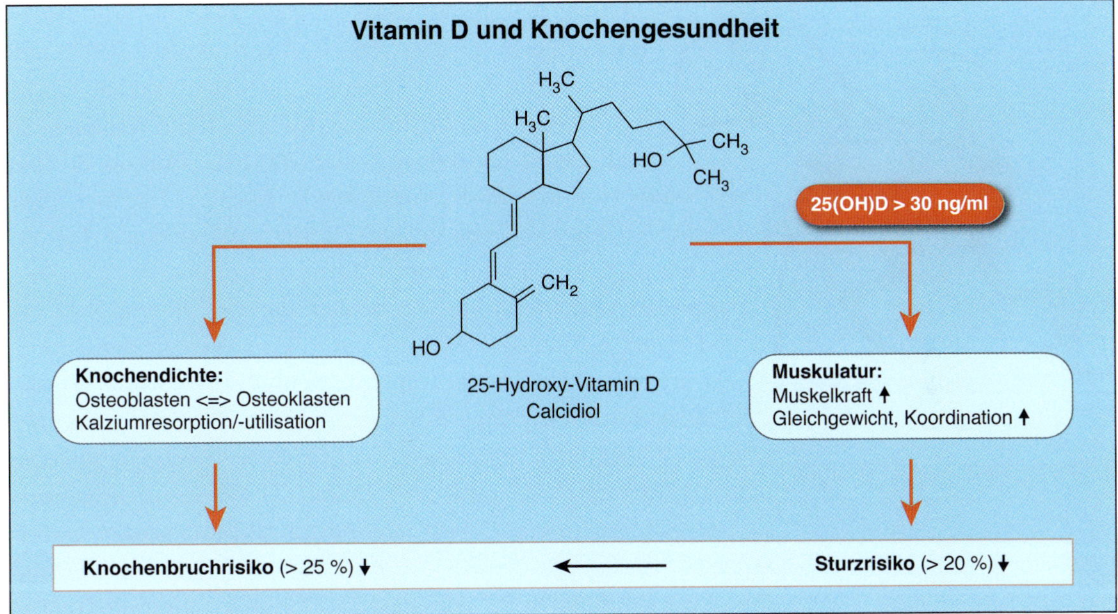

Abb. 8.31 Vitamin D und Knochengesundheit

Kalzium ist quantitativ der wichtigste Baustoff für unsere Knochen. In den Knochen eines gesunden Erwachsenen befinden sich etwa 1 200 Gramm des Mineralstoffs. Das sind etwa 99 % des Gesamtkörperbestandes an Kalzium. Die tägliche Kalziumversorgung der Deutschen ist mit durchschnittlich 600 Milligramm eindeutig zu gering. Der Bedarf von täglich 1 000 Milligramm Kalzium wird von den wenigsten erreicht. Als optimal gelten für Kinder im Alter zwischen 2 und 8 Jahren 1 600 Milligramm Kalzium pro Tag, im Alter zwischen 9 und 17 Jahren immer noch etwa 1 200 Milligramm. Kalzium aus der Nahrung sowie in Form von Nahrungsergänzungsmitteln sollte immer über den Tag verteilt eingenommen werden.

Verschiedene Studien belegen, dass Kalzium zusammen mit Vitamin D den Knochenstoffwechsel verbessert. Eine Studie mit 247 Frauen nach den Wechseljahren zeigte, dass eine Ergänzung mit täglich 500 mg Kalzium und, entweder 100 I. E. oder 700 I. E. Vitamin D über eine Dauer von zwei Jahren, den Verlust der Knochendichte im Hüftbereich nur in der Gruppe verlangsamen konnte, die täglich 700 I. E. Vitamin D einnahm. Die tägliche Supplementierung älterer Männer und Frauen mit 500 mg Kalzium und 700 I. E. Vitamin D über einen Zeitraum von drei Jahren konnten den Verlust der Knochendichte im Hüft- und Wirbelsäulenbereich verringern sowie auch die Häufigkeit der sonstigen Frakturen. Eine weitere Analyse dieser Studie ergab, dass beim Absetzen der Kalzium- und Vitamin-D-Präparate die bessere Knochendichte innerhalb von zwei Jahren verloren ging.

Die Supplementierung von täglich 800 I. E. Vitamin D und 1 200 mg Kalzium über eine Dauer von drei Jahren reduzierte die Häufigkeit von Hüftfrakturen bei älteren französischen Frauen. Außerdem konnte die Supplementierung von 100 000 I. E. Vitamin D, einmal alle vier Monate (etwa 800 I. E. am Tag) über die Dauer von fünf Jahren, bei älteren Erwachsenen aus Großbritannien, das Risiko einer osteoporotischen Fraktur um 33 % im Vergleich zum Placebo senken.

Grundvoraussetzung für die optimale Aufnahme und gesunde Verwertung des Kalziums ist ein 25(OH)D-Status von ≥ 32 ng/ml (≥ 80 nmol/l). Vitamin D ist sozusagen der Schlüssel, der Kalzium die Tür zum Knochen öffnet. Denn es fördert die Kalziumaufnahme aus dem Darm und unterstützt den Kalziumeinbau in die Knochen. Ohne Vitamin D kann der Körper das Knochenmineral nicht richtig verwerten!

In der neusten Metaanalyse aus dem New England Journal of Medicine wurden die Originaldaten von 30 011 Studienteilnehmern aus 11 Doppelblindstudien zusammengefasst. Die klassische Intent-to-treat-Analyse der 30 011 Personen zeigte eine statistisch nicht signifikante Verringerung der Hüftfrakturen um 10 %. Als man jedoch den Effekt in Abhängigkeit von den tatsächlich eingenommenen Vitamin-D-Mengen untersuchte, zeigte sich in der Gruppe mit der höchsten Dosierung (792–2 000 I. E. Vitamin D/Tag; im Median: 800 I. E. Vitamin D/Tag) eine statistisch signifikante Reduktion der Hüftfrakturen um 30 %, verglichen mit den Personen der Kontrollgruppe. Bei jenen Personen, die pro Tag weniger als 792 I. E. Vitamin D supplementierten war keine statistisch signifikante Reduktion der Hüftfrakturen nachweisbar. Eine vergleichbare Dosis-Wirkungsabhängigkeit war für alle nichtvertebralen Frakturen nachweisbar. Die Subgruppenanalyse zeigte in allen Altersgruppen, bei zu Hause lebenden Senioren und bei Senioren im Pflegeheim mit der höchsten Vitamin-D-Dosierung eine signifikante Reduktion der Frakturen. Die Ergebnisse einer Knochenbiopsie-Studie an 675 Patienten geben einen Schwellenwert der 25(OH)D-Spiegel ≥ 75 nmol/l bzw. ≥ 30 ng/ml als Zielwert für einen gesunden Knochenstoffwechsel an, ab dem keine Mineralisationsstörungen mehr nachweisbar sind.

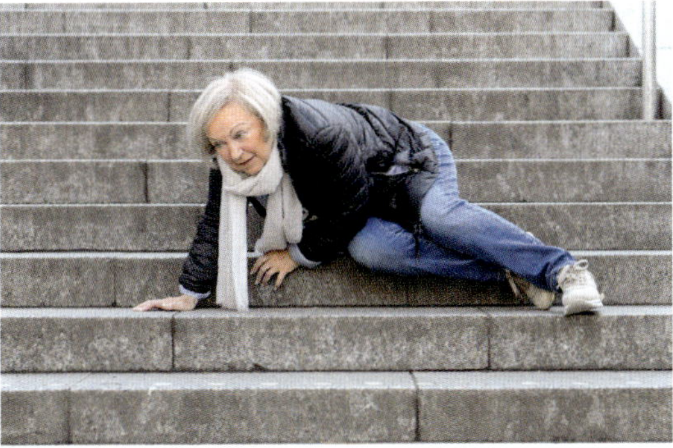

Neben einer positiven Wirkung auf die Knochendichte hat Vitamin D einen unmittelbaren, stärkenden Effekt auf die Muskulatur, was neben einer Begünstigung des Kalziumeinstroms in die Muskelzelle durch eine rezeptorvermittelte Stimulation der Muskelproteinsynthese erklärt wird. Möglicherweise ist dieser Zusatzeffekt für die Frakturreduktion unter der Supplementierung von Vitamin D entscheidend, da Stürze der

INFO

Die am 25(OH)D-Status orientierte Supplementierung von Vitamin D_3 ist eine wichtige präventivmedizinische Strategie, um die Knochengesundheit in allen Altersstufen zu fördern sowie das Fraktur- und Sturzrisiko bei älteren Menschen zu vermindern. Die Supplementierung sollte sich im Hinblick auf die ossäre Wirkung und intestinale Kalziumresorption an einem 25(OH)D-Status von >75 nmol/l bzw. >30 ng/ml orientieren, dies gilt insbesondere in der Pharmakotherapie der Osteoporose, bei der unter anderem auch Bisphosphonate eingesetzt werden.

primäre Risikofaktor für Frakturen sind. Dies untermauern auch Studienergebnisse, wonach es bereits nach 2–3 Monaten der Supplementierung von Vitamin D zu einer signifikanten Reduktion des Sturzrisikos kommt, die Muskulatur also sehr schnell auf eine Vitamin-D-Zufuhr reagiert, und dass sich die Frakturreduktion bereits nach etwa 6 Monaten bemerkbar macht. In der Reanalyse einer 2009 publizierten Metaanalyse von 8 doppelblinden und randomisierten Studien mit einer hochwertigen Sturzerfassung, zeigte Vitamin D über alle Studien hinweg einen Benefit (Odds Ratio = 0,73). Zudem konnte die Relevanz der Vitamin-D-Dosierung auch bezüglich der Sturzreduktion bestätigt werden: In der höheren Dosis (700–1 000 I. E. Vitamin D/Tag) reduzierte Vitamin D das Sturzrisiko um 34 % (Odds Ratio = 0,66), während in der niedrigeren Dosierung keine Sturzreduktion auftrat.

Das Sonnenvitamin stärkt nicht nur die Knochen, sondern kräftigt auch die Muskulatur. Eine gute Versorgung mit Vitamin D senkt das Sturzrisiko und das Risiko für eine Oberschenkelhalsfraktur im Alter erheblich. Eine unzureichende Versorgung mit Vitamin D steigert bei Personen über 65 Jahren zudem das Risiko für frühzeitige Pflegebedürftigkeit und Einweisung in ein Altenheim (siehe Abb. 8.32).

Vor dem Hintergrund, dass die Fähigkeit zur Vitamin-D-Synthese durch die dünner werdende Haut im Alter nachlässt und sich ältere Menschen weniger im Freien aufhalten, empfehlen wir älteren Menschen 1–2-mal im Jahr ihren Vitamin-D-Status (25(OH)D ng/ml) beim Hausarzt kontrollieren zu lassen und bei unzureichender Versorgung (25(OH)D <30 ng/ml) durch gezielte Einnahme von Vitamin D (z. B. 3 000 I. E./Tag) auszugleichen.

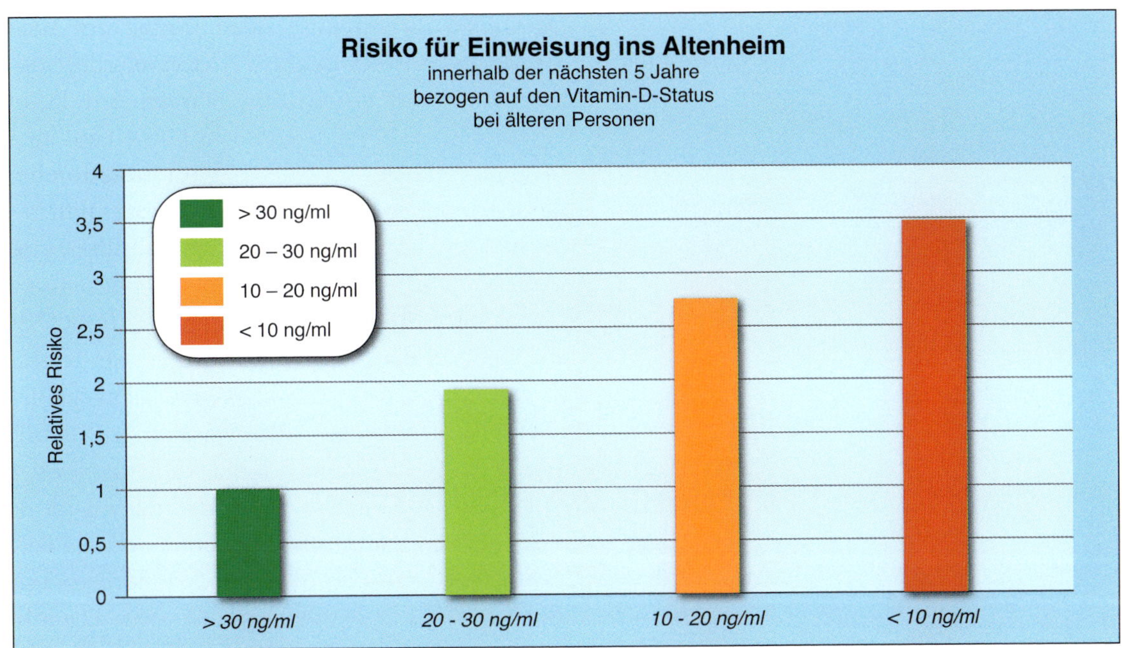

Abb. 8.32 Vitamin D und Pflegebedürftigkeit

8.20 Parkinson-Krankheit

In den letzten 25 Jahren hat sich weltweit die Zahl der Patienten mit Morbus Parkinson verdoppelt und bis 2040 könnte sie ansteigen auf über 14 Millionen Betroffene. Schätzungsweise sind in Deutschland an die 400 000 Menschen von Morbus Parkinson betroffen. Jährlich kommen etwa 13 000 neue Erkrankungen hinzu. Die Parkinsonkrankheit, im Volksmund auch Schüttellähmung genannt, ist neben Morbus Alzheimer eine der häufigsten fortschreitenden Erkrankungen des zentralen Nervensystems im höheren Lebensalter. Die meisten Betroffenen erkranken zwischen dem 50. und 70. Lebensjahr. Ihren Namen verdankt die neurode-

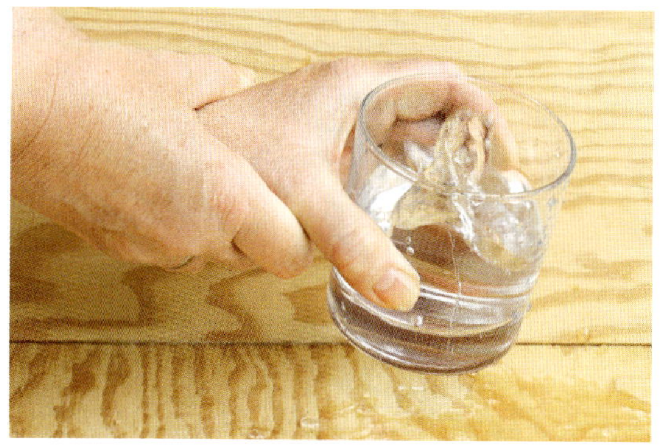

generative Erkrankung dem britischen Arzt James Parkinson, der 1817 erstmalig die typischen Symptome ausführlich beschrieb.

Morbus Parkinson ist eine langsam fortschreitende neurologische Erkrankung, die bestimmte Bereiche des Gehirns betrifft. Diese Hirnbereiche weisen einen Mangel an dem Nervenbotenstoff Dopamin auf, da dopaminhaltige Nervenzellen aus bisher noch ungeklärten Gründen nach und nach absterben. Hirnbereiche mit dopaminhaltigen Nervenzellen kontrollieren willkürliche und unwillkürliche Bewegungen. Bewegungsstörungen gehören daher zu den typischen Hauptsymptomen der Parkinsonkrankheit. Ein Dopaminmangel bringt das empfindliche Gleichgewicht der Nervenbotenstoffe durcheinander. Die Folgen sind Bewegungsstörungen mit den typischen Symptomen wie Bewegungsverarmung, bis hin zur Bewegungsstarre, Muskelstarre, Zittern sowie einer instabilen Körperhaltung. Bei Morbus Parkinson sind neben dem Gehirn auch andere Teile des Nervensystems (z. B. Magen-Darm-Trakt) betroffen. Eine Reihe von Symptomen wie Riechstörungen und Verdauungsstörungen können deshalb schon Jahre vor den typischen Bewegungsstörungen auftreten.

Eine Metaanalyse aus dem Jahr 2012 gibt erste Hinweise darauf, dass ein unzureichender Vitamin-D-Status (25(OH)D < 30 ng/ml) die kognitive Leitungsfähigkeit verschlechtert und das Risiko für neurodegenerative Erkrankungen wie Morbus Alzheimer und Parkinson erhöht. Ein Zusammenhang zwischen Vitamin-D-Mangel und Morbus Parkinson, insbesondere des Schweregrads der Erkrankung, wird seit längerem diskutiert. Die Ergebnisse einer aktuellen Studie an 286 Parkinsonpatienten zeigen nun, dass ein 25(OH)D-Spiegel > 30 ng/ml gegenüber einem Vitamin-D-Mangel mit einer deutlich besseren kognitiven Leistungsfähigkeit (z. B. Erinnerungsvermögen) und Stimmungslage bei Parkinsonpatienten verbunden ist.

Neben der entsprechenden Medikation sollte grundsätzlich bei Parkinsonpatienten der Homocysteinspiegel und der Vitamin-B_{12}-Status kontrolliert werden. Darüber hinaus sollten Patienten mit Morbus Parkinson grundsätzlich auf einen normalen Vitamin-D-Status eingestellt werden. Die Betroffenen leiden häufiger unter Osteoporose als Gesunde. Infolge der verminderten Beweglichkeit und der eingeschränkten Reflexe steigen die Sturzgefahr und das Risiko für Knochenfrakturen erheblich an.

8.21 Psoriasis

In Deutschland sind etwa 2 Millionen Menschen von Psoriasis betroffen, einer in Schüben verlaufenden chronisch-entzündlichen Hauterkrankung (→ Kap. 3.2). Typische Symptome sind dicke rote Hautflecken, die mit silbrig-grauen Schuppen bedeckt sind. Diese unansehnlichen Hautflecken, die auch Plaques genannt werden, jucken manchmal und können zusätzlich brennen. Die Psoriasis tritt vor allem an den Ellenbogen, der Kopfhaut, den Knien, dem unteren Rücken, den Handflächen und den Fußsohlen auf, kann aber im schlimmsten Fall den gesamten Körper betreffen. Zum Teil sind auch die Mundschleimhaut, die Finger- und Fußnägel befallen. Etwa 15 % der Patienten mit Psoriasis leiden an einer Gelenkentzündung, die eine verstümmelnde Form der Arthritis, die sogenannte *Arthritis psoriatica* hervorrufen kann.

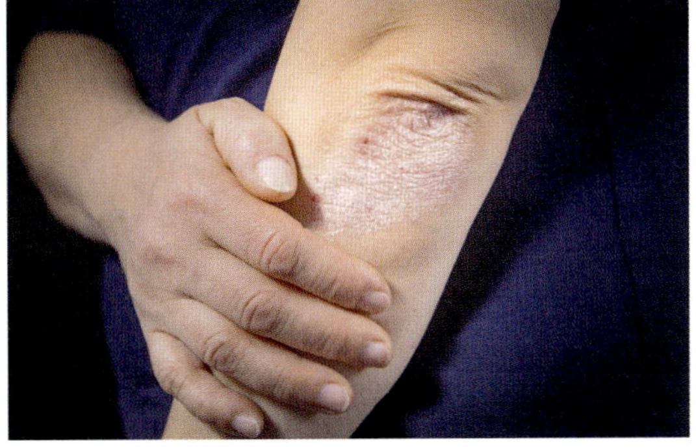

Normalerweise unterliegen gesunde Hautzellen einem geordneten Wachstums- und Teilungsprozess. Bei Psoriasis jedoch gerät die Zellproduktion außer Kontrolle. Die Neubildung der Haut, verläuft sozusagen im Zeitraffer. In den betroffenen Arealen wächst die Haut innerhalb von etwa 3–4 Tagen nach, wozu normale Haut etwa 28 Tage benötigen würde. In der Folge verdickt die Haut, und es bilden sich scharf begrenzte, silbrig-grau glänzende, entzündete und gerötete Hautflecken.

In der Regel wird die Psoriasis zu den Autoimmunerkrankungen gerechnet. Die Ursache für die überschießende Hautreaktion wird unter anderem mit einer Fehlsteuerung des Immunsystems erklärt, welches sich gegen Bereiche des eigenen Körpers richtet. Eine Hypothese geht davon aus, dass dabei eine durch T-Zellen vermittelte Autoimmunreaktion mit der vermehrten Bildung von entzündlichen Botenstoffen eine wesentliche Rolle spielt. Das eigentliche Problem dürfte aber mit einem Defekt in den Hautzellen selbst beginnen. Dieser Defekt führt zu einer unkontrollierten Zellerneuerung. Erst wenn die Hautzellen mit ihrer überschießenden Hautproduktion begonnen haben, wird das Autoimmunsystem alarmiert und greift ein, wodurch sich das Problem zuspitzt. Mit anderen Worten: bei der Psoriasis erfolgt die Autoimmunreaktion sekundär auf das ursprüngliche Problem in den Hautzellen.

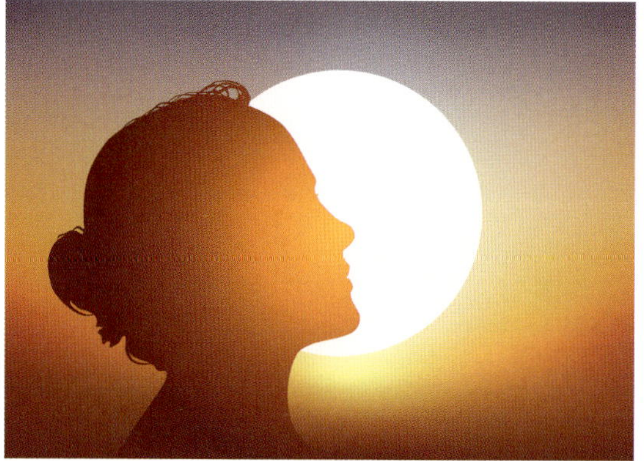

Lange bevor Ärzte feststellten, dass bei Psoriasis eine Therapie mit Vitamin D hilfreich sein kann, wussten die Betroffenen, dass sich ihr Hautbild durch Sonnenlichtexposition besserte. Sonnenbaden gehörte schon immer zu den bewährten Hausmitteln gegen Psoriasis. Die ersten Therapieversuche mit Vitamin D gehen bis in die

1930er-Jahre zurück. Die Renaissance für Vitamin D begann 1985, als man über die Abheilung der Psoriasis bei einer Patientin berichtete, die aufgrund einer Osteoporose mit 1-OH-Vitamin D_3 oral behandelt wurde. In den folgenden Jahren hat sich dann in klinischen Studien die lokale Behandlung mit $1{,}25(OH)_2D$ (z. B. 3 µg Calcitriol/g Salbe) als effektive Therapieform herauskristallisiert.

Die Keratinozyten – die Horn bildenden Zellen der Epidermis – besitzen Rezeptoren für $1{,}25(OH)_2D$, die hormonaktive Form des Sonnenvitamins. Über die Wechselwirkung mit Vitamin-D-Rezeptoren hat $1{,}25(OH)_2D$ eine regulierende Wirkung auf das gesunde Wachstum, die Teilung und die Regeneration von Hautzellen. $1{,}25(OH)_2D$ beugt hierüber der ungesunden Zellproduktion, wie sie für Psoriasis typisch ist, vor und hält entzündliche Prozesse in der Haut in Schach. Bemerkenswert ist, dass auch die Hautzellen über die enzymatische Maschinerie verfügen, 25(OH)D zu $1{,}25(OH)_2D$ zu aktivieren.

Die lokale Behandlung mit einer $1{,}25(OH)_2D$-haltigen Salbe, die auf die betroffenen Hautstellen aufgetragen wird, kann die Symptome der Psoriasis drastisch verringern und hat sich mittlerweile als Standardtherapie etabliert. Die Patienten tragen die $1{,}25(OH)_2D$-haltige Salbe 6–8 Wochen lang zweimal täglich auf und haben damit überwiegend gute Therapieerfolge. Diese Therapie kann auch mit anderen Therapien kombiniert werden (z. B. UVB-Strahlen).

8.22 Rheuma

In den modernen Industrienationen nimmt die Häufigkeit rheumatischer Erkrankungen stetig zu. Nach Angaben der Rheuma-Liga leiden in Deutschland mehr als vier Millionen Menschen an der Volkskrankheit Rheuma. Frauen sind etwa dreimal so häufig betroffen wie Männer. Rheumatische Erkrankungen können in allen Altersgruppen auftreten, meistens jedoch in der zweiten Lebenshälfte.

Rheuma ist eine Sammelbezeichnung für mehr als 100 unterschiedliche Erkrankungen. Gemeinsamer Nenner ist der Schmerz der Bewegungsorgane und eine eingeschränkte Beweglichkeit der Gelenke. Die bekanntesten Formen sind das Entzündungsrheuma (rheumatoide Arthritis), das Verschleißrheuma (Arthrose) und das Weichteilrheuma (Fibromyalgie). Mit einer Häufigkeit von 2–4 % ist die rheumatoide Arthritis (chronische Polyarthritis) die häufigste entzündliche Gelenkerkrankung.

Rheumatische Krankheiten entwickeln sich auf dem Boden immunologischer Störungen, die vielfältige Ursachen haben. Als Auslöser kommen erbliche Faktoren, bakterielle oder virale Infektionen, oxidativer Stress, Stoffwechselerkrankungen sowie mechanische Belastungen infrage. Für die entzündlichen Prozesse, die bei Entzündungsrheuma auftreten, sind hormonähnliche Entzündungsvermittler, sogenannte Eicosanoide und Zytokine, verantwortlich. Die Menge dieser im Körper vorliegenden Botenstoffe steht interessanterweise auch im engen Zusammenhang mit der Ernährung und kann über die richtige Auswahl von Lebensmitteln verringert werden.

Zwischen der Ernährungsweise und dem Krankheitsverlauf entzündlicher rheumatischer Krankheiten besteht eine enge Beziehung. So konnten in Untersuchungen an Patienten mit Rheuma eine Reihe von Lebensmitteln ermittelt werden, die ab einer gewissen Zufuhrmenge eine deutliche Verschlechterung der Gelenkbeschwerden verursachen. Zu den am häufigsten genannten Nahrungsmitteln gehören dabei Fleisch (über 80 % der Betroffenen), Weizen und Eier. Arachidonsäurereiche tierische Nahrungsmittel wie Fleisch und Wurstwaren sollten von den Betroffenen gemieden werden. Je mehr Arachidonsäure über die Nahrung aufgenommen wird, desto mehr entzündungsfördernde Botenstoffe werden im Körper gebildet. Rheumaforscher empfehlen daher weniger als 80 mg Arachidonsäure am Tag über die Ernährung aufzunehmen. Die im Öl fetter Seefische (z. B. Makrele, Lachs) enthaltenen, langkettigen Omega-3-Fettsäuren können die Umwandlung von Arachidonsäure in diese Botenstoffe verringern und wirken antientzündlich (siehe Abb 8.29).

Verschiedene Untersuchungen zeigen, dass Patienten mit rheumatoider Arthritis häufig eine mangelhafte Vitamin-D-Versorgung aufweisen. Die Aktivität der Gelenkentzündung steigt mit sinkendem 25(OH)D-Spiegel. Bei Rheuma sollte unbedingt auf eine ausreichende Versorgung mit Kalzium und Vitamin D geachtet werden. Die schmerzbedingte verminderte körperliche Aktivität und vor allem die notwendige Medikation mit Kortison erhöhen deutlich das Osteoporoserisiko. Vitamin D kann zusätzlich dazu beitragen, entzündliche Prozesse abzumildern. Der Vitamin-D-Status (25(OH)D ng/ml) sollte bei Rheumatikern durch Supplementierung auf 40–60 ng/ml eingestellt werden.

8.23 Schmerztherapie

Schmerzen sind der häufigste Grund für einen Arztbesuch. Nach Angaben der Deutschen Schmerzliga e. V. leiden in Deutschland an die 15 Millionen Menschen unter chronischen, länger andauernden oder wiederkehrenden Schmerzen. Für die Betroffenen bedeuten Schmerzen in der Regel eine wesentliche Beeinträchtigung der Lebensqualität. Die Vielfalt der Schmerzursachen erfordert eine sorgfältige Diagnostik, um eine zielgerichtete Therapie einleiten zu können. Dabei sollte immer auch an die Versorgung mit Vitaminen (z. B. B-Vitamine) und anderen neuroprotektiven Nährstoffen (z. B. Vitamin D) gedacht werden. Das Prä-Hormon Vitamin D hat in diesem Zusammenhang eine besondere Bedeutung. Denn einerseits spielt eine unzureichende diätetische Verfügbarkeit an neuroprotektiven Nährstoffen bei der Pathogenese von Schmerzen eine wichtige Rolle. Andererseits können neuroprotektive Substanzen wie Vitamin D die pharmakologische Schmerztherapie sinnvoll unterstützen.

8.23.1 Schmerz und Schmerztypen

Die International Association for the Study of Pain (IASP) definiert Schmerz als ein unangenehmes Sinnes- und Gefühlserlebnis, das mit aktueller oder potenzieller Gewebeschädigung verknüpft ist oder mit Begriffen einer solchen Schädigung beschrieben wird und den Betroffenen zur Schonung bzw. Vermeidung von Belastungen zwingt. Allerdings ist Schmerz nicht gleich Schmerz. Mediziner unterscheiden Schmerzen heute nicht nur nach den Ursachen, sondern vor allem auch nach den Mechanismen, die bei der Entstehung des Schmerzes eine Rolle spielen. Bei den Schmerztypen werden daher vor allem neuropathische von nozizeptiven Schmerzen unterschieden. Schmerzen werden als neuropathisch definiert, wenn sie als direkte Folge einer Erkrankung oder Läsion des zentralen und/oder peripheren somatosensorischen Nervensystems entstehen. Somit sind zum Beispiel die postzosterische Neuralgie, die schmerzhafte Polyneuropathie, Schmerzen nach traumatischen Nervenläsionen oder infolge von Rückenmarks-

oder Hirnschädigungen klassische neuropathische Schmerzsyndrome. Nozizeptive Schmerzen entstehen in Folge einer physiologischen Stimulation von Nozizeptoren, wobei das afferente somatosensorische System intakt ist. Der auslösende pathologische Prozess liegt im Gewebe. Nozizeptive Schmerzen stehen zum Beispiel bei Arthrose und rheumatoider Arthritis im Vordergrund.

In einer randomisierten, doppelblinden und plazebokontrollierten Studie an 80 Patienten mit muskuloskelettalen Schmerzen führte die Supplementierung von 4 000 I. E. Vitamin D pro Tag nach 3 Monaten zu einer signifikanten Reduktion des Schmerzempfindens auf der Schmerzskala (Visuelle Analogskala/VAS: Schmerzempfinden). Auch der Bedarf an Analgetika und die Spiegel an pro-inflammatorischen und analgetisch wirksamen Zytokinen wie Leukotrien B4 (LTB4), Prostaglandin E2 (PGE2) und Tumornekrosefaktor alpha (TNFα) wurden signifikant durch Vitamin D gesenkt ($p<0.05$).

In einer weiteren Studie an 49 Patienten mit diffusen muskuloskelettalen Schmerzen und Hypovitaminose D (25(OH)D: 9,5 ng/ml) wurde die Supplementierung von Vitamin D gemäß der Ausprägung des Vitamin-D-Mangels wie folgt kompensiert:

- 25(OH)D: ≤ 4 ng/ml: 3 × 200 000 I. E. VD im Abstand von je 10 Tagen (n = 6)
- 25(OH)D: 4,5–12 ng/ml: 2 × 200 000 I. E. VD im Abstand von je 10 Tagen (n = 27)
- 25(OH)D: 12,4–20 ng/ml: 1 × 200 000 I. E. VD (n = 16)

Unter der Vitamin D Supplementierung stieg der 25(OH)D-Status signifikant im Durchschnitt auf 47,52 ng/ml an ($p<0.001$). Auch die Lebensqualität der Betroffenen ($p<0.001$) und die Schmerzbelastung wurde signifikant durch Vitamin D verbessert ($p<0.001$). Auch in Studien an Patienten mit Kniegelenksarthrose (n = 175) führte die Supplementierung von Vitamin D_2 (40 000 I. E. pro Woche für 6 Monate) zu einer signifikanten Verbesserung der Lebensqualität und Reduktion der Schmerzbelastung ($p<0.05$).

8.23.2 Vitamin D in der Therapie von Tumorschmerzen

In einer aktuellen Studie an 160 Krebspatienten war bei 74 % der Patienten entweder ein ausgeprägter Vitamin-D-Mangel (25(OH D <20 ng/ml) oder eine Vitamin-D-Insuffizienz (25(OH)D <30 ng/ml) nachweisbar. Vitamin-D-Mangel ist bei Krebspatienten mit einem negativen Einfluss auf den Krankheitsverlauf, die Lebensqualität und Therapie assoziiert. Beispielsweise weisen ältere Krebspatienten mit diffus-großzelligem B-Zell-Lymphom und einer Hypovitaminose D, die mit dem monoklonalen Antikörper Rituximab therapiert werden, ein schlechteres ereignisfreies 3-Jahres-Überleben und Gesamtüberleben gegenüber Patienten mit normalem 25(OH)D-Status auf. Auch bei Patienten mit myeloischen Malignomen ist ein Vitamin-D-Mangel mit einer höheren Rückfallrate nach einer allogenen Stammzelltransplantation assoziiert. In einer Pilot-Studie wurde am Karolinska Institut in Stockholm der Zusammenhang zwischen dem 25(OH)D-Status, der Schmerzbelastung und dem Bedarf an Opioden untersucht. Dabei erhielten palliative Krebspatienten mit einer Vitamin-D-Insuffizienz (25(OH) <30 ng/ml) täglich 4 000 I. E. Vitamin D für einen Zeitraum von 4 Wochen. Diese Untersuchung gibt erste Hinweise darauf, dass die Supplementierung mit Vitamin D signifikant Tumorschmerzen verringern und den Bedarf an Fentanyl im Vergleich zur Kontroll-Gruppe senken kann. Zusätzlich führte Vitamin D zur Abnahme von Infektionen und verbesserte die Lebensqualität.

8.23.3 Vitamin D und statinassoziierte Muskelschmerzen (SAMS)

Ein Vitamin-D-Mangel scheint aktuellen Studien zufolge auch das Auftreten von Statinassoziierten Muskelsymptomen (SAMS) zu begünstigen, die häufig unter einer Therapie mit Cholesterinsenkern von Statin-Typ entstehen (→ Kap. 9.2.1). Bemerkenswert ist, dass in den aktuellen Leitlinien der Europäischen Atherosklerose-Gesellschaft aus dem Jahre 2015 die Hypovitaminose D (25(OH)D <20 ng/ml) unter den Begleiterkrankungen (z. B. Diabetes mellitus, HIV-Infektion, Schilddrüsenunterfunktion), welche Statinassoziierte Muskelsymptome (SAMS) fördern können, explizit als Risikofaktor aufgeführt wird. In einer Studie an 621 Patienten unter Statintherapie wurde der 25(OH)D-Spiegel untersucht. 128 Patienten mit Myalgie hatten gegenüber den Patienten ohne Myalgie einen signifikant niedrigeren Vitamin-D-Status: 28,7 ± 1,2 gegenüber 34,3 ± 0,6 ng/ml (p <0, 0001). 64 % der Patienten mit Myalgie (n =82) und 43 % der asymptomatischen Patienten (n = 214) hatten einen ausgeprägten Vitamin-D-Mangel. 38 der 82 Patienten mit Vitamin-D-Mangel und statininduzierter Myalgie erhielten neben dem Statin für einen Zeitraum von zwölf Wochen 50 000 I. E. Vitamin D pro Woche. Der 25(OH)D-Spiegel stieg darunter von 20,4 ± 7,3 auf 48,2 ± 17,9 ng/ml signifikant an (p <0,0001). Bei 35 von 38 Patienten (92 %) führte die Supplementierung von Vitamin D zum vollständigen Abklingen der Myalgiesymptome. In einer weiteren aktuellen Interventionsstudie an 150 Patienten mit Hypercholesterinämie (Alter ± 60 Jahre) und mit einem unzureichenden 25(OH)D-Status (<32 ng/ml), die aufgrund von SAMS nicht mit einem Statin behandelt werden konnten, wurde zunächst der 25(OH)D-Status durch die Supplementierung von 2 × 50 000 I. E. Vitamin D pro Woche für drei Wochen und danach 50 000 I. E. Vitamin D pro Woche ausgeglichen. Nach

3 Wochen wurden die Statine erneut zur Therapie der Hypercholesterinämie eingesetzt. Unter der begleitenden Supplementierung von Vitamin D waren nach 8,1 Monaten 131 von 150 Patienten (= 87 %) frei von Muskelschmerzen und die Statine wurden gut vertragen. Der 25(OH)D-Spiegel stieg von durchschnittlich 21 auf 40 ng/ml und normalisierte sich bei 117 (78 %) von anfangs 150 Patienten mit Vitamin-D-Mangel und Statinunverträglichkeit (→ SAMS). Das LDL-Cholesterin wurde im Durchschnitt von 146 mg/dl auf 95 mg/dl deutlich gesenkt. Eine Statinintoleranz, die mit einem Vitamin-D-Mangel assoziiert ist, kann in vielen Fällen durch die Supplementierung von Vitamin D sicher und nebenwirkungsfrei kompensiert werden.

9 Der Vitamin-D-TÜV: Wie überprüfe ich meine Vitamin-D-Gesundheit?

Uwe Gröber, Michael F. Holick

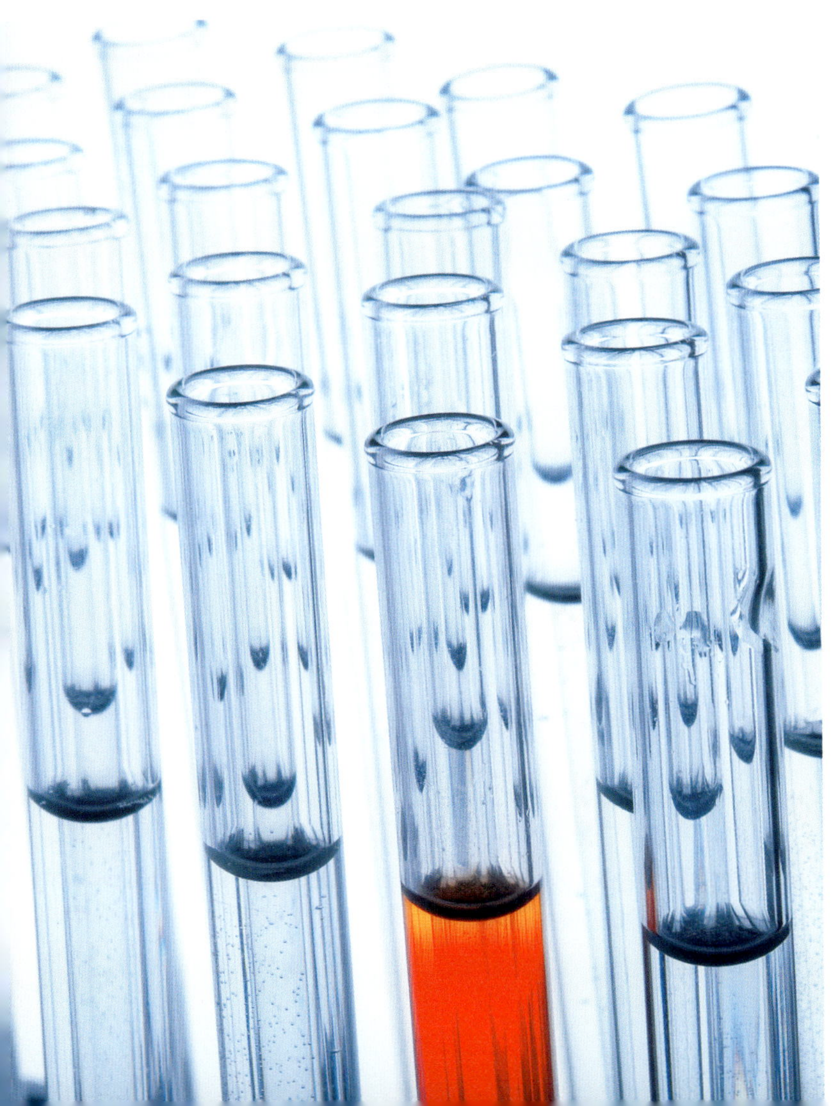

Der Vitamin-D-TÜV: Wie überprüfe ich meine Vitamin-D-Gesundheit

Die gute Nachricht zuerst: Ob die Einnahme von Vitamin-D-Präparaten notwendig ist, um einen schützenden Vitamin-D-Spiegel aufzubauen, können Sie bei jedem Hausarzt mithilfe der labordiagnostischen Bestimmung des 25(OH)D-Spiegels im Blutserum überprüfen lassen. Der 25(OH)D-Spiegel ist das Barometer für Ihre Vitamin-D-Gesundheit, sozusagen der Vitamin-D-TÜV. Bei allen in diesem Buch aufgeführten Risikogruppen sowie bei Erkrankungen wie Diabetes mellitus, Herzinsuffizienz, Bluthochdruck, Krebs, Morbus Crohn, Colitis ulcerosa, Osteoporose oder Rheuma sollte grundsätzlich der 25(OH)D-Spiegel kontrolliert werden.

Die schlechte Nachricht: Obwohl die Bedeutung des Sonnenvitamins immer größer wird für die Prävention und Therapie chronischer Erkrankungen, übernehmen die gesetzlichen Krankenkassen bisher nicht die Kosten für die Messung. Die Messung müssen Sie im Rahmen der Eigenverantwortung für Ihre Gesundheit bisher selber bezahlen. Wenn Sie mit Ihrem Auto zur Inspektion müssen, bezahlt auch nicht die AOK. Die Kosten für die 25(OH)D-Messung liegen bei etwa 25 bis 40 Euro.

Tab. 9.1 Die Vitamin-D-Formen

Vitamin-D-Form	Erläuterung
Vitamin D	Colecalciferol, das in der Haut aus Cholesterin mit UV-B-Strahlen gebildete Sonnenvitamin
25-Hydroxy-Vitamin D	Calcidiol, Abkürzung: 25(OH)D, die überwiegend im Blut zirkulierende Form, auch als Transport- und Speicherform bezeichnet
1,25-Dihydroxy-Vitamin D	Calcitriol, Abkürzung 1,25$(OH)_2$D, die eigentliche Wirkform des Sonnenvitamins, das aktivierte Vitamin-D-Hormon (Wirkung über Vitamin-D-Rezeptoren)

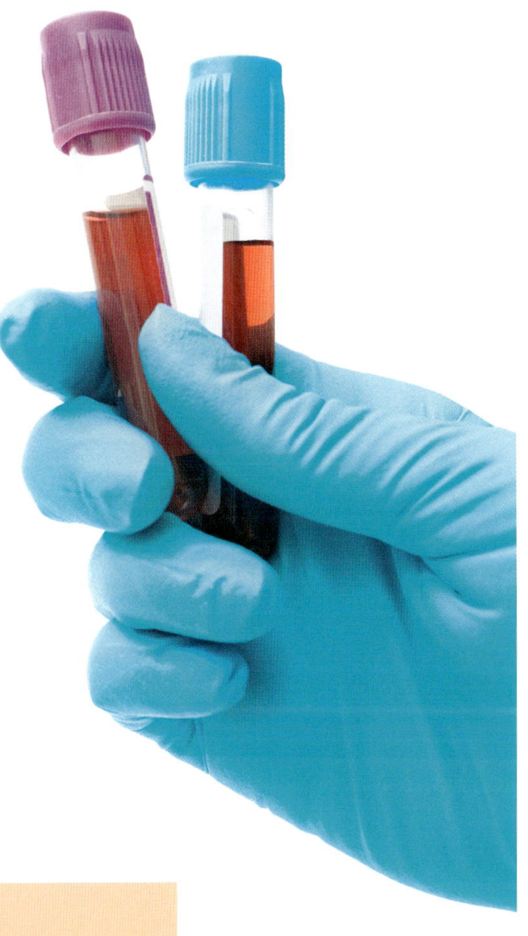

Weisen Sie den Arzt darauf hin, dass ausschließlich der 25(OH)D-Wert gemessen wird und nicht das 1,25$(OH)_2$D. Mithilfe des 1,25$(OH)_2$D kann der Vitamin-D-Status nicht beurteilt werden. Die Messung des 1,25$(OH)_2$D führt daher häufig zu Fehldiagnosen. Bei einem Vitamin-D-Mangel tendiert der Körper dazu in den Nieren vermehrt 1,25$(OH)_2$D zu bilden. Bei einem kritischen Vitamin-D-Mangel sind die 1,25$(OH)_2$D-Werte immer noch normal und verschleiern den Vitamin-D-Mangel. Selbst bei einer lebensbedrohlichen Überdosierung mit Vitamin-D-Präparaten können die 1,25$(OH)_2$D-Spiegel noch im Referenzbereich liegen. Also: Nur der 25(OH)D-Wert ist zur Einschätzung Ihrer Vitamin-D-Gesundheit geeignet.

25(OH)D wird in ng/ml oder in nmol/l angegeben, ng/ml werden mit dem Faktor 2,5 multipli-

Tab. 9.2 Laborwerte und Beurteilung

25(OH)D (ng/ml)	**25(OH)D (nmol/l)**	**Beurteilung**
< 20 ng/ml	< 50 nmol/l	Ausgeprägter Vitamin-D-Mangel
21–29 ng/ml	52–72 nmol/l	Mäßiger Vitamin-D-Mangel oder Vitamin-D-Insuffizienz
> 30 ng/ml	> 75 nmol/l	Normaler Vitamin-D-Status
30–60 ng/ml	75–150 nmol	Zielwert
40–60 ng/ml	100–150 nmol/l	Idealer Vitamin-D-Status
30–100 ng/ml	75–250 nmol/l	Referenzbereich
>150 ng/ml	>375 nmol/l	Grenzbereich zur Intoxikation

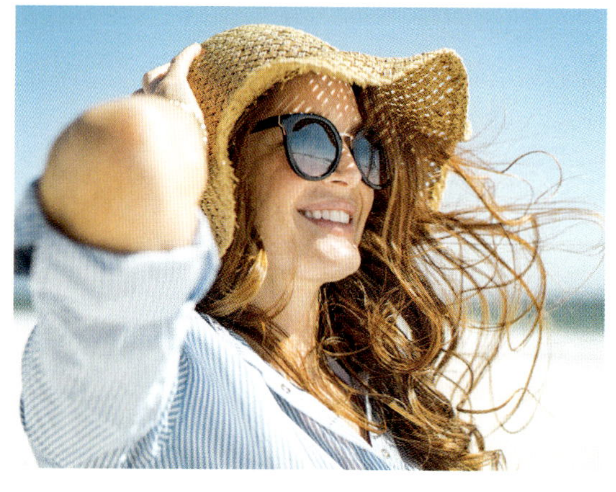

ziert um den 25(OH)D-Spiegel in nmol/l zu erhalten.

Beispiel: 40 ng/ml × 2,5 = 100 nmol/l, umgekehrt muss man natürlich nmol/l durch 2,5 dividieren um den Wert in ng/ml zu erhalten: 50 nmol/l geteilt durch 2,5 = 20 ng/ml.

Ein Vitamin-D-Mangel kann bei Kindern und Erwachsenen durch die labormedizinische Kontrolle des 25(OH)D-Spiegels im Blutserum eindeutig bestimmt werden:

- **Vitamin-D-Mangel:** Eine Konzentration von < 20 ng/ml (= 50 nmol/l) 25(OH)D gilt als ausgeprägter Vitamin-D-Mangel.
- **Vitamin-D-Insuffizienz:** Im Bereich von 21–29 ng/ml (= 52–72 nmol/l) liegt ein mäßiger Vitamin-D-Mangel, eine sogenannte Vitamin-D-Insuffizienz vor.
- **Referenzbereich:** Als ausreichender 25(OH)D-Spiegel wird ein Wert von mindestens 30 ng/ml (75 nmol/l) angesehen. Der Referenzbereich für den 25(OH)D-Status liegt zwischen 30–100 ng/ml (= 75–250 nmol/l).
- **Idealer Vitamin-D-Status:** Als idealer Vitamin-D-Status wird ein Bereich von 40–60 ng/ml (= 100–150 nmol/l) angesehen.
- **Grenzbereich/Intoxikation:** Eine Vitamin-D-Intoxikation wird bei Werten oberhalb von 150 ng/ml bzw. 375 nmol/l im Blutserum beobachtet.

Der 25(OH)D-Spiegel sollte im Serum wenigstens bei > 30 ng/ml bzw. 75 nmol/l (Umrechnung: ng/ml × 2,5 = nmol/l) liegen. Zur Vorbeugung eines sekundären Hyperparathyreoidismus bzw. eines Anstiegs der Parathormonspiegel sind 25(OH)D-Spiegel ≥ 40 ng/ml bzw. ≥ 100 nmol/l notwendig (siehe Abb. 9.1).

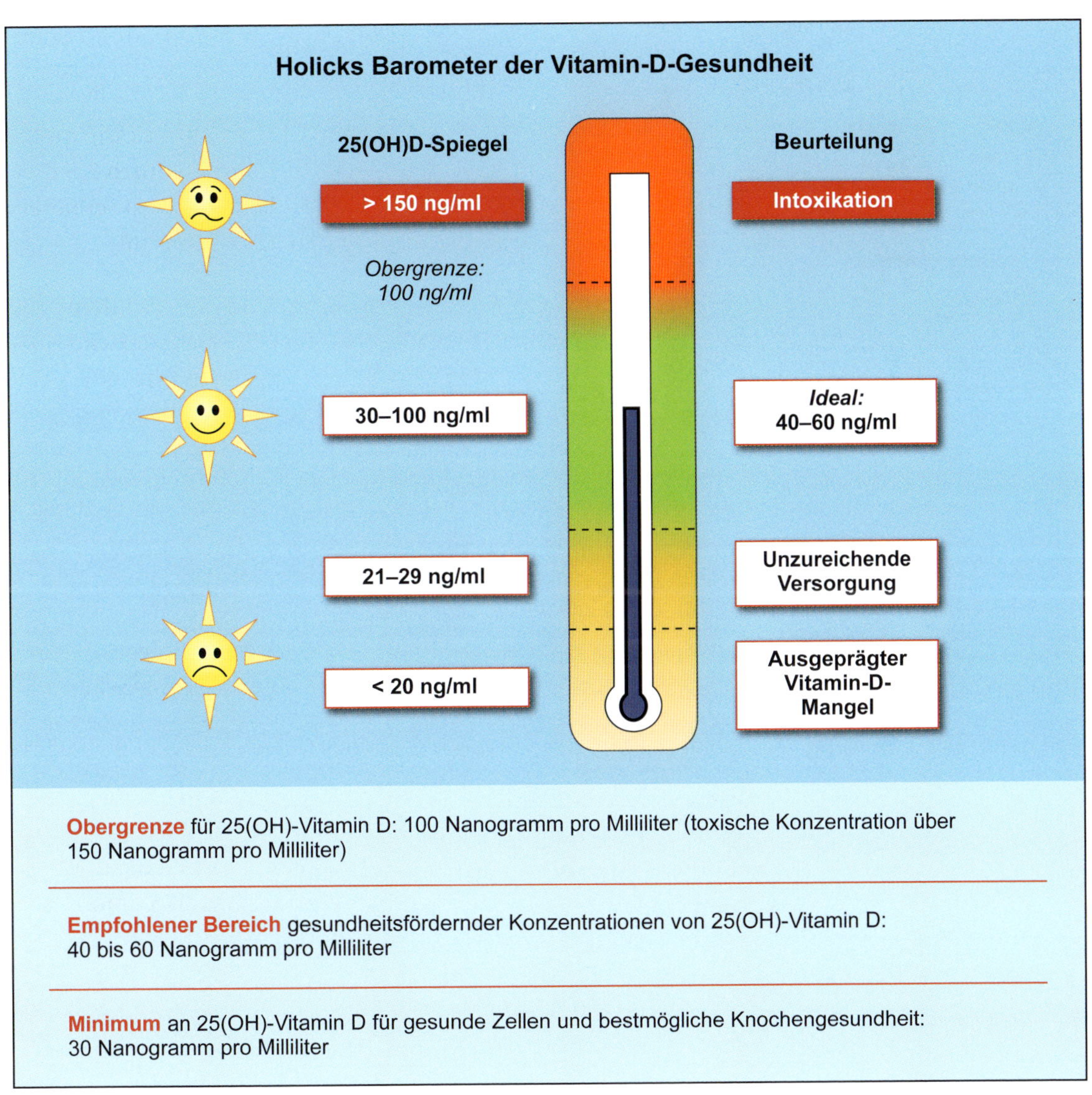

Abb. 9.1 Das Barometer der Vitamin-D-Gesundheit von Professor Holick

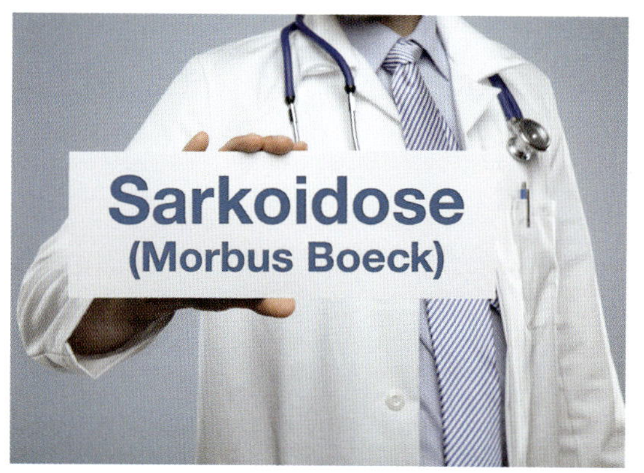

Vorsicht bei Sarkoidose!
In einigen Fällen kann bei Patienten mit granulomatösen Erkrankungen wie Tuberkulose und Sarkoidose eine Hyperkalzämie (zu hohe Blutkalziumspiegel) auftreten, wenn der 25(OH)D-Status über 30 ng/ml liegt.

Die Sarkoidose, auch Morbus Boeck genannt, ist eine entzündliche Erkrankung des gesamten Körpers, bei der es zur Bildung von Granulomen (mikroskopisch kleinen Bindegewebsknötchen) kommt. Diese Granulome können sich überall im Körper bilden und dann zu Störungen der jeweiligen Organfunktionen führen. Besonders häufig betroffen sind die Lunge, die Lymphknoten, die Augen, die Haut und die Leber. Patienten berichten oft über Grippegefühl, starke Müdigkeit bzw. Erschöpfung, Atemnot bei geringer Belastung, Hustenanfälle und Fieber.

Patienten mit Sarkoidose haben infolge der Granulome eine gestörte 1,25(OH)$_2$D-Produktion. Immunzellen, wie Makrophagen, bilden vermehrt 1,25(OH)$_2$D und können daher zu pathologisch erhöhten Kalziumspiegeln im Blut (Hyperkalzämie) führen. Daher sollte bei diesen Patienten der Blutkalziumspiegel unter einer Therapie mit Vitamin D überwacht werden und der 25(OH)D-Zielwert zwischen 20–30 ng/ml liegen!

Tab. 9.3 Stadien und Symptome des Vitamin-D-Mangels

25(OH)D-Spiegel (ng/ml)	Stadium	Symptome und Folgen
< 10 ng/ml	Schwerer Vitamin-D-Mangel	Rachitis, Osteomalazie, Muskelschwäche, Muskelschmerzen, gestörte Kalziumaufnahme, unzureichende Bildung von Kalzium-Phosphat-Produkten, schwerer Hyperparathyreoidismus, Störungen des Immun- und Herz-Kreislauf-Systems, erhöhtes Risiko für chronische Erkrankungen, erhöhte allgemeine Sterblichkeit
10–20 ng/ml	Vitamin-D-Mangel	Verringerte Knochendichte, Störungen der Muskelfunktion, niedrige Kalziumaufnahme, erhöhte Parathormonspiegel, Störungen des Immun- und Herz-Kreislauf-Systems, erhöhtes Risiko für chronische Erkrankungen, erhöhte allgemeine Sterblichkeit
21–29 ng/ml	Mäßiger Vitamin-D-Mangel (Vitamin-D-Insuffizienz)	Niedrige Vitamin-D-Speicher im Körper, erniedrigte Kalziumaufnahme, leicht erhöhte Parathormonspiegel, Störungen des Immun- und Herz-Kreislauf-Systems, erhöhtes Risiko für chronische Erkrankungen, erhöhte allgemeine Sterblichkeit

9.1 Wo liegt der optimale 25(OH)D-Spiegel für gesunde Menschen?

Die optimalen 25(OH)D-Spiegel von 40 bis 60 ng/ml für Gesunde werden durch folgende drei Fakten untermauert:

1. Nach aktuellen Forschungsergebnissen ist ein 25(OH)D-Spiegel zwischen 48 bis 52 ng/ml notwendig, um einen Anstieg des Parathormons aus der Nebenschilddrüse möglichst gering zu halten.
2. Untersuchungen an in Afrika lebenden Naturvölkern (z. B. Masai, Hadzabe) zeigen, dass diese ganzjährlich einen natürlichen und gesunden 25(OH)D-Status aufweisen von etwa 46 ng/ml.

Sonne oder Supplement?
Nicht nur unsere innere Uhr tickt im Takt der Sonne. Sonnenlicht ist darüber hinaus die reichste Vitamin-D-Quelle überhaupt. Die meisten von uns brauchen zur Vitamin-D-Synthese in den Sommermonaten nur wenige Minuten UV-Lichtexposition pro Tag. Das Vitamin D in Nahrungsergänzungsmitteln liefert nicht dieselben gesundheitlichen Vorteile wie das physiologisch durch die Sonne in der Haut gebildete Vitamin D. Denn unser Körper wird durch das Sonnenlicht nicht nur zur Vitamin-D-Produktion angeregt, sondern es entstehen auch weitere günstige, mit dem Sonnenhormon in Verbindung stehende Mediatoren, so genannten Photoisomere. Auch Wohlfühlsubstanzen wie β-Endorphine, die uns nach einem Sonnenbad ein angenehmes Gefühl schenken, werden durch die Sonnenstrahlen vermehrt gebildet. In der Folge wird unsere psychische und physische Gesundheit durch die Heilkräfte der Sonne auf breiter Ebene gestärkt, d.h. die Zell-, die Knochen-, die Organgesundheit, der Schutz vor Autoimmunerkrankungen sowie die psychische Gesundheit.

3. Damit eine stillende Mutter den Vitamin-D-Bedarf ihres Säuglings mit der Muttermilch abdeckt, muss sie einen Vitamin-D-Spiegel im Blut haben von über 10 ng/ml. Das ist in der Regel nur dann der Fall, wenn ihr 25(OH)D-Spiegel im Blut bei über 48 ng/ml ist.

Hinweis: Krankheitsbezogen (z. B. Multiple Sklerose: 60–130 ng/ml; chronisch entzündliche Darmerkrankungen: 50–90 ng/ml) kann der 25(OH)D-Status durchaus höher sein als 40–60 ng/ml, wie die Arbeiten von Prof. Coimbra zeigen.

9.2 Dosierung von Vitamin D

Eine Untersuchung von Professor Vieth an Frauen und Männern, die fünf Monate lang täglich 1 000 I. E. Vitamin D oder 4 000 Vitamin D eingenommen haben, beweist, dass mit 1 000 I. E. Vitamin D kein präventiver 25(OH)D-Spiegel erzielt werden kann. Nur die Gruppe die 4 000 I. E. Vitamin D täglich eingenommen hatte, konnte einen guten 25(OH)D-Status von etwa 40 ng/ml erreichen (siehe Abb. 9.3). Die Einnahme von 1 000 I. E. Vitamin D führte dagegen nur zu einem 25(OH)D-Spiegel von etwa 27 ng/ml

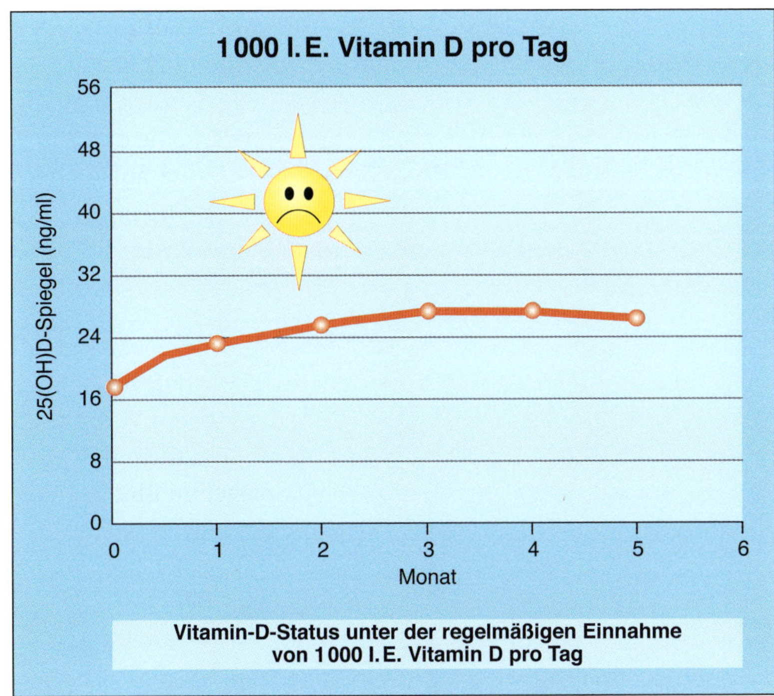

Abb. 9.2 Vitamin-D-Status unter der regelmäßigen Einnahme von 1 000 I. E. Vitamin D

(siehe Abb. 9.2). In beiden Gruppen wurde Vitamin D hervorragend vertragen und es traten keine Nebenwirkungen auf. Auch die Kalziumspiegel im Blut waren in beiden Gruppen unter dem gesamten Zeitraum normal.

Um einen guten Vitamin-D-Status zu erzielen und um präventive Vitamin-D-Spiegel aufzubauen, ist in unseren Breiten im Herbst und Winter bei einem Körpergewicht von 70 kg eine tägliche Einnahme von 3 000 bis 4 000 I. E. Vitamin D pro Tag notwendig. Nach Arbeiten von Prof. Bruce Hollis ist die tägliche Einnahme von Vitamin D (z. B. 4 000 I. E. pro Tag) der hochdosierten Bolus-

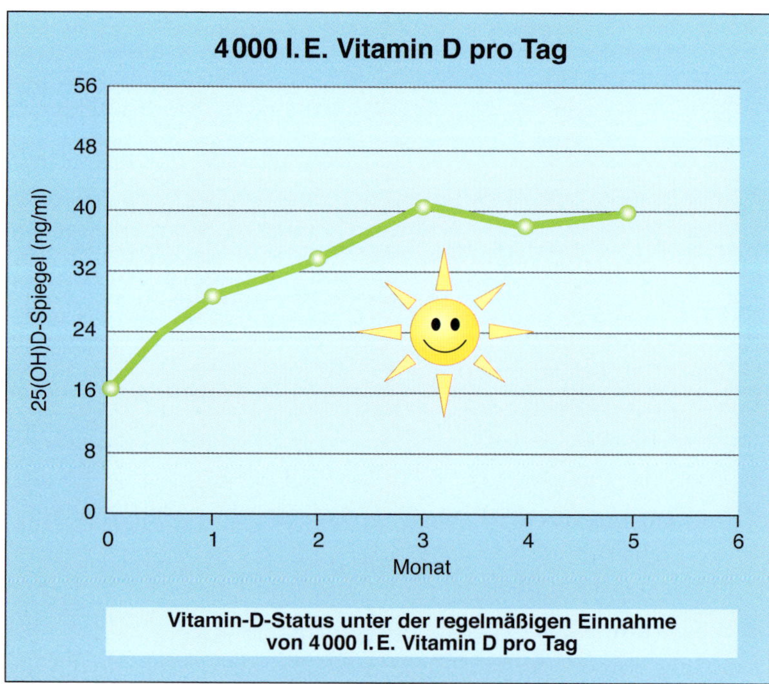

Abb. 9.3 Vitamin-D-Status unter der regelmäßigen Einnahme von 4 000 I. E. Vitamin D

therapie (z. B. einmal 50 000 I. E. pro Woche) allgemein vorzuziehen. Wieviel Sie tatsächlich einnehmen sollten, richtet sich nach Ihrem Laborergebnis.

Ob die Vitamin-D-Dosis für Ihre Vitamin-D-Gesundheit ausreicht, können Sie nach etwa 6-8 Wochen überprüfen.

9.2.1 Faustregel zur Dosierungsberechnung von Vitamin D

40 I. E. (= 1 µg) Vitamin D_3 pro Tag erhöhen langfristig den 25(OH)D-Spiegel um etwa 1 nmol/l und 1 000 I. E. Vitamin D_3 pro Tag um etwa 25 nmol/l. Demnach würden Sie bei einer täglichen Einnahme von 2 000 I. E. Vitamin D_3 zur Therapie eines Vitamin-D-Mangels einen Zeitraum von mehreren Monaten benötigen, um einen normalen 25(OH)D-Spiegel zu erreichen.

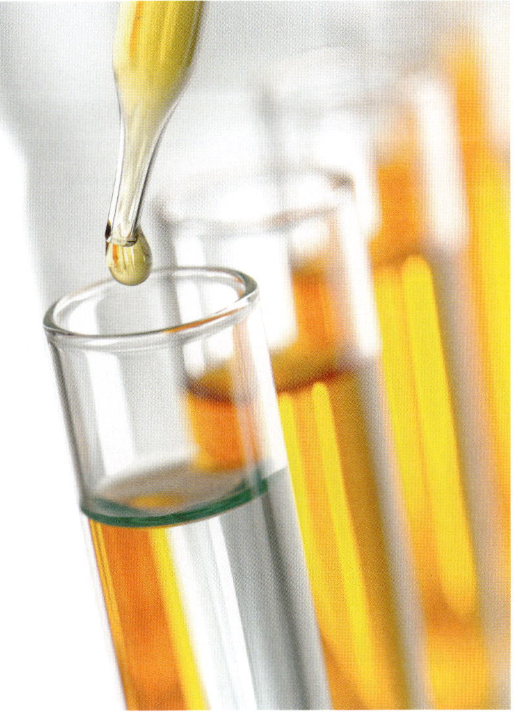

9.2.2 Die Vitamin-D-Dosierung: initial und dauerhaft

In der Praxis hat sich zum schnellen Ausgleich eines Vitamin-D-Mangels initial die hoch dosierte Einnahme von Vitamin D_3 bewährt. Bei einem Auto, das wegen Ölmangels kurz vor einem Kolbenfresser steht, würde man ja auch nicht an je 100 Tankstellen tropfenweise Öl nachfüllen, um das Schlimmste zu vermeiden. Bekanntlich erhöhen 40 I. E. (= 1 µg) Vitamin D_3 den Blutspiegel an 25(OH)D um etwa 1 nmol/l im Blutserum. Danach lässt sich mit Hilfe einer einfachen Formel, die das Körpergewicht (KG) berücksichtigt, die initiale Vitamin-D-Dosierung (VDI) wie folgt berechnen:

Vitamin-D_3-Initialdosis (VDI) in I. E. = 40 × [Zielwert (nmol/l) – Ausgangwert (nmol/l)] × kg Körpergewicht (KG).

Anmerkung: Die nachfolgend aufgeführte Formel gilt nur für Personen mit einem Körpergewicht unter 125 kg.

Beispiel:
Zielwert: 25(OH)D: 100 nmol/l, Ausgangswert: 25(OH)D: 5 nmol/l, KG: 75 kg

VDI = 40 × [100–5] × 75 = 285 000 I. E.

Rechnet man anstelle von nmol/l in ng/ml, dann werden die Soll- und Istwerte umgerechnet und anschließend wird die Differenz mit dem Faktor 2,5 multipliziert.

VDI = 40 × [(40–2) × 2,5] × 75 = 285 000 I. E.

Die Initialdosis von 285 000 I. E. Colecalciferol sollte über etwa 7–10 Tage verteilt werden, d. h. 7 Tage lang etwa 40 000 I. E. Vitamin D täglich.

Tab. 9.4 Vitamin-D_3-Initialdosis nach Ausgangswert (Beispiele)

25(OH)D Ausgangswert	25(OH)D Zielwert	KG (kg)	VDI in Einheiten (I. E.)
4 ng/ml bzw. 10 nmol/l	40 ng/ml bzw. 100 nmol/l	75	270 000
8 ng/ml bzw. 20 nmol/l	40 ng/ml bzw. 100 nmol/l	70	224 000
12 ng/ml bzw. 30 nmol/l	40 ng/ml bzw. 100 nmol/l	65	182 000
16 ng/ml bzw. 40 nmol/l	40 ng/ml bzw. 100 nmol/l	80	192 000
20 ng/ml bzw. 50 nmol/l	40 ng/ml bzw. 100 nmol/l	85	170 000

Im Anschluss an die initiale Therapie sollten in Abhängigkeit des Körpergewichts täglich 40–60 I. E. Vitamin D_3 pro kg KG eingenommen werden.

Beispiel: Nach der initialen Dosierung von 285 000 I. E., die über 7 Tage aufgeteilt wird, werden bei einem Körpergewicht von 75 kg täglich weiterhin regelmäßig 3 000–4 500 I. E. Vitamin D_3 eingenommen.

Nach etwa zwei Monaten sollte der 25-OH-Spiegel im Serum erneut labormedizinischen kontrolliert werden, um zu überprüfen ob die so durchgeführte Vitamin-D-Therapie zum Erzielen eines gesunden Vitamin-D-Status erfolgreich war. Für einen gesunden Vitamin-D-Status, den man etwa 1–2-mal pro Jahr beim Arzt kontrollieren lassen sollte, ist die langfristige Einnahme von 40–60 I. E. Vitamin D_3 pro kg Körpergewicht notwendig.

Tab. 9.5 Vitamin-D-Mangel: Laborparameter in Zusammenhang mit dem Vitamin-D-Haushalt

25(OH)D (ng/ml)	**< 20 ng/ml (bzw. < 50 nmol/l)**
$1{,}25(OH)_2D$	Erhöht
Kalzium	Erniedrigt oder normal
HPO_4^{2-}	Erniedrigt
Alkalische Phosphatase	Erhöht
Parathormon	Erhöht
Skeletterkrankung	Kinder: Rachitis, Erwachsene: Osteomalazie

9.2.3 Totales 25(OH)D oder freies 25(OH)D

Weibliche Sexualhormone stimulieren die Synthese des Vitamin-D-bindenden Protein (VDBP). Das erklärt, warum das totale

INFO

Übergewichtige Patienten, Patienten mit chronisch entzündlichen Darmerkrankungen oder Malabsorptionssyndrom sowie Patienten unter einer Medikation mit Prednison, Antiepileptika oder anderen Vitamin-D-abbauenden Arzneimitteln können 3–5-mal so viel Vitamin D benötigen, um den Vitamin-D-Mangel auszugleichen. Der 25(OH)D-Status dieser Patienten sollte alle zwei Monate kontrolliert werden, bis ein stabiler 25(OH)D-Wert von 40–60 ng/ml (= 100–150 nmol/l) erreicht wird.

25(OH)D im Blut während der Schwangerschaft höher ist als bei nicht-schwangeren Frauen. Der Anteil am freien und funktionell verfügbaren 25(OH)D bleibt dagegen in beiden Gruppen gleich. Nach der sogenannten „freien Hormon-Hypothese“ ist nur der freie Anteil biologisch aktiv.

Zur labordiagnostischen Beurteilung, ob ein Patient ausreichend mit Vitamin D versorgt ist, wird in der Regel das totale 25(OH)D bestimmt. Diese Bestimmung differenziert aber nicht zwischen dem an das VDBP gebundenen Anteil und dem freien, biologisch verfügbaren 25(OH)D. Insbesondere bei Frauen im gebärfähigen Alter oder bei Einnahme von oralen Kontrazeptiva sollte nicht nur das totale sondern auch das freie 25(OH)D zur korrekten Beurteilung des Vitamin-D-Status gemessen werden, wie aktuelle Studien zeigen.

9.2.4 Vitamin D_2 oder Vitamin D_3

In den USA wird Vitamin D_2 (Ergocalciferol) häufig zur Therapie eines Vitamin-D-Mangels eingesetzt. Zunehmend werden im deutschsprachigen Raum neben Vitamin D_3 (Colecalciferol) auch Präparate mit Vitamin D_2 (Ergocalciferol) angeboten. Letzteres findet sich vor allem in Pilzen und wird gerne von Vegetariern eingenommen. In Bezug auf die 25(OH)D-Blutspiegel sind die beiden Vitamin-D-Formen bei täglicher Einnahme gleichwertig. Bei der hochdosierten Intervalltherapie ist Vitamin D_3 aufgrund seiner höheren Einweißbindung Vitamin D_2 überlegen.

Wird Vitamin D_2 Kindern und Erwachsenen in physiologischen Dosen (z. B. 1 000 I. E. pro Tag) zur Aufrechterhaltung eines ausreichenden Vitamin-D-Spiegels gegeben, ist es genauso wirksam wie Vitamin D_3 (siehe Abb. 9.4).

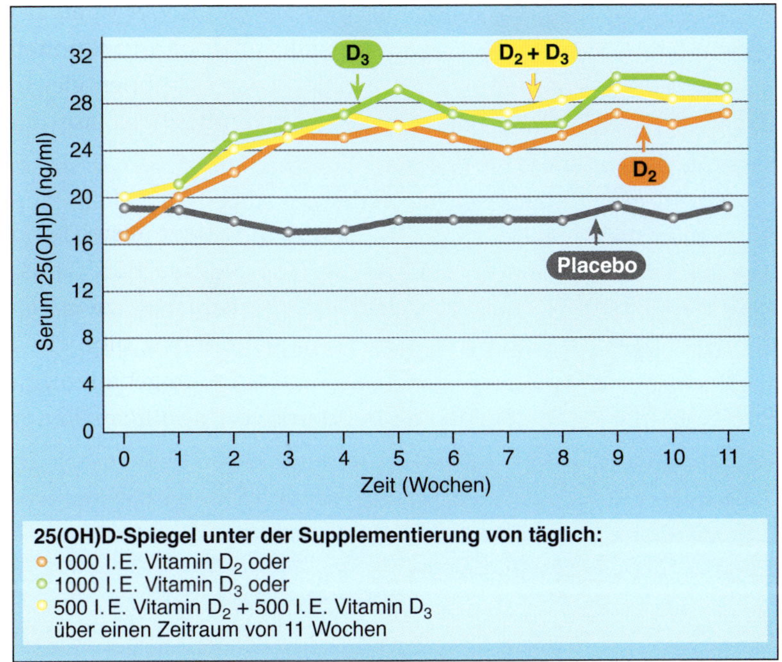

Abb. 9.4 *Vitamin D_2 ist genauso wirksam wie Vitamin D_3*

Wenn Sie Vitamin-D-Präparate aus dem deutschsprachigen Raum einnehmen, müssen Sie sich aber nicht den Kopf darüber zerbrechen, ob Vitamin D_2 oder Vitamin D_3 wirksamer ist. Die Vitamin-D-Präparate in Deutschland enthalten meistens Vitamin D_3, das als Colecalciferol auf dem Etikett deklariert wird.

9.2.5 Wie sollte man Vitamin D einnehmen?

Aufgrund der kurzen Halbwertszeit (12–24 Stunden) werden hohe Dosierungen von 50 000 bis 100 000 I. E. Vitamin D rasch abgebaut und sind bereits nach einer Woche kaum noch nachweisbar. Nach Forschungsarbeiten von Prof. Hollis kann ein Großteil des

Vitamin D auch über passive Diffusion direkt und unabhängig vom Vitamin-D-bindenden Protein (VDBP) in verschiedene Zellen und Gewebe eindringen. Viele Zellsysteme, wie zum Beispiel das Gehirn, die Brust, der Dickdarm, die Zellen des Immunsystems, das Pankreas, die Ovarien oder die Haut können so direkt Vitamin D aufnehmen, welches in den jeweiligen Zielzellen dann über ihre lokale 25OHase und 1αOHase direkt zum 1,25$(OH)_2$D aktiviert wird und seine autokrine Wirkung entfaltet. Die regelmäßige tägliche Dosierung von Vitamin D führt folglich zu einem gleichmäßigen Anstieg der Vitamin-D- und 25(OH)D-Spiegel, die nach etwa 3–4 Monaten ein Gleichgewichts-Niveau erreichen. Demgegenüber resultiert die akute oder hoch dosierte Intervalltherapie mit Vitamin D in starken Schwankungen des Vitamin-D-Status. Der einzige Weg gleichmäßige und physiologische Konzentrationen an Vitamin D und 25(OH)D im Blut aufrechtzuerhalten ist daher die tägliche Einnahme.

Ein anschauliches Beispiel ist der Vitamin-D-Gehalt in der Muttermilch. In der Muttermilch ist in der Regel der Gehalt an Vitamin D mit 12–60 I. E. pro Liter sehr gering. Aus dem mütterlichen Blut werden 25(OH)D und der 25(OH)D-VDBP-Komplex in die Muttermilch nur schlecht aufgenommen. Im Gegensatz dazu wird Vitamin D direkt und unabhängig vom Transportprotein VDBP in die Muttermilch aufgenommen. Eine stillende Frau kann folglich einen guten 25(OH)D-Status im Blut haben, aber der Vitamin-D-Gehalt in ihrer Muttermilch bleibt gering. Ein einfaches Rechenbeispiel von Prof. Hollis soll diesen Sachverhalt unterstreichen: Pro 1 000 I. E. Vitamin D, die von der stillende Mutter supplementiert (z. B. Tropfen, Kapseln) werden, steigt der Vitamin-D-Gehalt in ihrer Muttermilch um etwa 80 I. E. pro Liter an. Dementsprechend muss eine stillende Mutter täglich 6 000 I. E. Vitamin D einnehmen, damit ihr Säugling am Tag zwischen 400 bis 500 I. E. Vitamin D über die Muttermilch beim Stillen auf natürliche Art und Weise und dazu komplett nebenwirkungsfrei und sicher erhält.

Anders verhält sich die Situation, wenn man die Übertragung von Vitamin D und 25(OH)D von der Mutter zum Fetus über die Plazenta betrachtet. Hierbei wird 25(OH)D, gebunden Form an VDBP wesentlich besser transportiert, sodass die fetalen 25(OH)D-Konzentrationen ungefähr zu 70 % den mütterlichen 25(OH)D-Spiegel entsprechen. In Bezug auf die Vitamin D machen die fetalen Konzentrationen allerdings nur etwa 10 % der mütterlichen Konzentrationen aus.

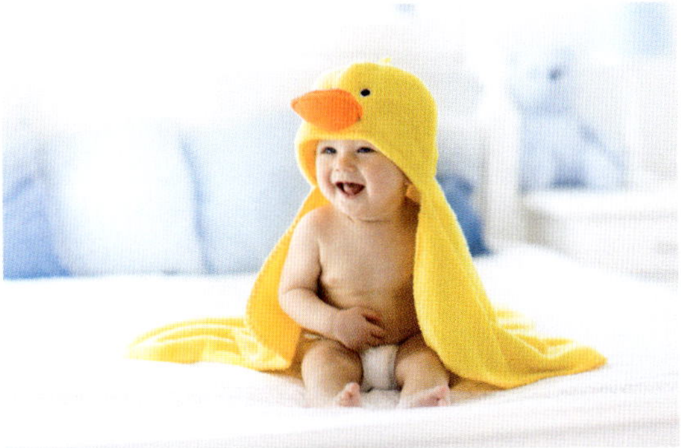

Die Ergebnisse von drei Metaanalysen aus den Jahren 2013, 2016 und 2017 beweisen nicht nur, dass die tägliche Supplementierung von Vitamin D bei Kindern und Erwachsenen das Risiko für Atemwegsinfektionen signifikant um 35 % senkt, sondern sie unterstreichen auch die oben aufgeführten Argumente von Prof. Hollis, dass die tägliche Einnahme von Vitamin D effizienter ist als die hoch dosierte Intervalltherapie (z. B. 1 × pro Monat).

Interview

mit Professor Reinhold Vieth
Abteilung für Ernährungswissenschaften und Laboratoriumsmedizin und Pathobiologie
Medizinische Fakultät, Universität Toronto

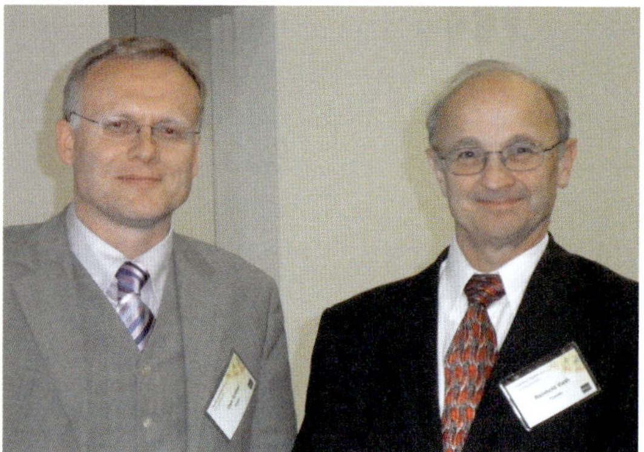

Abb. 9.5 Uwe Gröber und Professor Reinhold Vieth auf dem Vitamin D-Kongress 2011 in der Charité in Berlin

Thema: Toxizität von Vitamin D

Vitamin-D-Mangel ist mittlerweile als eine der häufigsten Gesundheitseinschränkungen weltweit anerkannt. Zu den Folgen von Vitamin-D-Mangel gehören eine unzureichende Knochengesundheit und ein erhöhtes Risiko für viele chronische Krankheiten, darunter Typ-1-Diabetes, Morbus Crohn, Multiple Sklerose, Herzerkrankungen und Infektionskrankheiten. Außerdem steigt darunter das Risiko, an einer von vielen tödlichen Tumorerkrankungen, wie z. B. Darm- oder Brustkrebs, zu versterben. Viele Gewebe und Zellen im Körper sind in der Lage, selbst $1,25(OH)_2D$ herzustellen. Man nimmt an, dass diese $1,25(OH)_2D$-Produktion vor Ort bis zu 2 000 Gene reguliert, die unter anderem für Zellwachstum, Immunmodulation und Herzfunktion zuständig sind.

? Herr Professor Vieth, Sie sind seit über 30 Jahren auf dem Gebiet der Vitamin-D-Forschung tätig und beschäftigen sich vor allem damit, wie viel Vitamin D gesund ist und wann Vitamin D toxisch wirkt. Welcher Vitamin-D-Status ist optimal, um die Gesundheit zu fördern und vielen Erkrankungen vorzubeugen?

Professor Reinhold Vieth

Ihre Frage zum Vitamin-D-Status bezieht sich sicher auf die laborchemischen Tests und deren Ergebnisse, die man bei entsprechendem Wissen gerne haben würde. Gemessen wird die Konzentration von 25-Hydroxy-Vitamin D (25(OH)D) im Blutserum. Die folgenden Werte sind wichtig: Bei einer 25(OH)D-Konzentration unter 10 ng/ml (= 25 nmol/l) kann man bei einem Kind eine durch Mangelernährung bedingte Rachitis diagnostizieren; bei Erwachsenen liegt mit < 10 ng/ml eine heilbare Form geringer Knochendichte, die sogenannte Osteomalazie, vor. Den Angaben von Regierungsstellen zufolge sind 25(OH)D-Konzentrationen über 20 ng/ml am besten für die Gesundheit, wohingegen mit den Daten vertraute medizinische Kreise für ihre Patienten eher 25(OH)D-Konzentrationen von mindestens 30 ng/ml (≥ 75 nmol/l) anstreben.

? Wie viel Vitamin D muss ein Gesunder, der nördlich des 35. Breitengrads in Nordamerika oder Deutschland lebt, in der Zeit von Oktober bis März zu sich nehmen, um diese präventiv wirksame 25(OH)D-Konzentration zu erreichen?

Professor Reinhold Vieth

In eigenen Studien an gesunden Männern und Frauen, die täglich 1 000 I. E. Vitamin D oder 4 000 I. E. Vitamin D über einen Zeitraum von 5 Monaten eingenommen haben, konnten wir nachweisen, dass erst bei 4 000 I. E. Vitamin D täglich ein präventiver Vitamin-D-Status erreicht wird. Wenn man als Erwachsener sichergehen möchte, dass der eigene 25(OH)D-Spiegel über 30 ng/ml liegt, sollte man daher langfristig 4 000 I. E. Vitamin D pro Tag einnehmen.

? Viele Mediziner befürchten weiterhin, dass Vitamin D als fettlösliches Vitamin toxisch wirken könnte. Wo liegt die Toxizitätsschwelle von 25(OH)D und welche Unbedenklichkeitsgrenzen hat der amerikanische Endokrinologenverband (American Endocrine Society) für Erwachsene, Schwangere und Stillende festgelegt?

Professor Reinhold Vieth

Um sich mit Vitamin D absichtlich Schaden zuzufügen, muss man mindestens 50 000 I. E. Vitamin D täglich einnehmen, und zwar mehrere Monate lang. Eine spezielle »Toxizitätsschwelle« gibt es nicht. Die von Regierungen beauftragten beratenden Gremien legen zwar maximale Mengen Vitamin D fest; diese beziehen sich aber darauf, dass sie die Allgemeinbevölkerung langfristig völlig bedenkenlos konsumieren kann. Bei allem, was über diese tolerierbare Obergrenze hinausgeht, liegen schlicht und ergreifend lediglich keine Daten zur Sicherheit vor. Für Erwachsene liegt die Obergrenze bei 4 000 I. E. Vitamin D pro Tag. Darin ist jedoch bereits ein Sicherheitsabschlag berücksichtigt. Die eigentliche Vitamin-D-Menge, bei deren Einnahme keine Schäden in klinischen Studien festgestellt werden konnte, beträgt 10 000 I. E. Vitamin D pro Tag.

? Das erste Anzeichen für toxische Vitamin-D-Mengen ist Hyperkalziurie (zu viel Kalzium im Urin). Welche typischen Symptome treten bei einer Vitamin-D-Vergiftung auf?

Professor Reinhold Vieth

Wie bereits erwähnt, sind die über die Nahrung oder Nahrungsergänzungsmittel eingenommenen Mengen definitiv nicht toxisch. Wenn Sie es wirklich darauf anlegen und Vitamin D in riesigen Mengen konsumieren würden – 1 Million I. E. (25 000 µg Vitamin D) können zu Hyperkalzämie (zu viel Kalzium im Blut) führen – könnten Sie Symptome wie Dehydrierung und Lethargie entwickeln und die Fehldiagnose einer Gastroenteritis provozieren. Die Hyperkalziurie macht keine Symptome, es sei denn, sie ist massiv und besteht über einen wirklich langen Zeitraum hinweg. Man sollte sich immer dessen bewusst sein, dass so gut wie alles, was im Körper irgendeine Wirkung ausübt, egal ob es sich dabei um Nahrungsmittel, Mineralstoffe oder Medikamente handelt, schädlich wird, wenn man sich zu viel davon zuführt. Bei Vitamin D ist der Sicherheitsspielraum sehr groß. Ich möchte darauf hinweisen, dass sogar Wasser im Übermaß toxisch ist. Vitamin D kann deswegen toxisch sein, weil es etwas im Körper bewirkt.

Ganz herzlichen Dank, Herr Professor Vieth, für das interessante Interview!

9.3 Vitamin D – Die Dosis macht das Gift

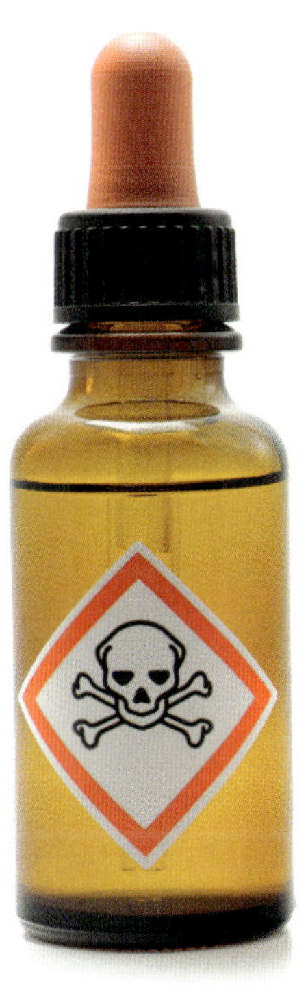

Die Deutsche Gesellschaft für Ernährung (DGE) hat in ihren Referenzwerten für die Nährstoffzufuhr bis zum Januar 2012 für Kinder, Jugendliche und Erwachsene 200 I. E. Vitamin D pro Tag empfohlen. Nach unserem Vitamin-D-Kongress 2011 in der Charité in Berlin wurden die Referenzwerte für Vitamin D vonseiten der DGE plötzlich um den Faktor 4 erhöht. Kinder, Jugendliche, Erwachsene und Schwangere werden nicht mehr 200 I. E. sondern 800 I. E. Vitamin D pro Tag empfohlen. Frage: Was würden Sie mit Ihrer Bank machen, wenn diese sich zu Ihren Ungunsten um den Faktor 4 bei Ihrem Guthaben verrechnet?

Als höchste sichere tägliche Vitamin-D-Zufuhr (UL-Wert = Tolerable Upper Intake Level) wurde von der Europäische Behörde für Lebensmittelsicherheit (EFSA) ein Wert von 4 000 I. E. (= 100 µg) Vitamin D pro Tag beim Erwachsenen festgelegt. Auch das amerikanische Institute of Medicine (IOM) empfiehlt als sichere Obergrenze für Erwachsene und Kinder im Alter von 9–18 Jahren 4 000 I. E.. Vitamin D pro Tag. Bei Säuglingen (Alter: 0–6 Monate) und Kleinkindern (Alter: 1–3 Jahre) liegt die unbedenkliche tägliche Obergrenze (UL-Wert) bei 1 000 I. E. bzw. 2 500 I. E. Vitamin D. Der UL (höchste sichere tägliche Zufuhr) bezieht sich auf die Vitamin-D-Zufuhr aus allen Quellen, d. h. Lebensmittel, Nahrungsergänzungsmittel und bilanzierte Diäten.

Die amerikanische Endokrinologische Gesellschaft hatte bereits im Sommer 2011 die tägliche Obergrenze für die Vitamin-D-Zufuhr erneut festgelegt: Für Kleinkinder auf 2 000 I. E. Vitamin D täglich, für Kinder im Alter von 1–18 Jahren 4 000 I. E. Vitamin D täglich und für Erwachsene auf 10 000 I. E. Vitamin D täglich. Für Schwangere und Stillende im Alter von 14–18 Jahren 4 000 I. E.

Vitamin D täglich und für Schwangere und Stillende im Alter von 19–50 Jahren auf 10 000 I. E. Vitamin D täglich.

Die Sicherheitswerte der amerikanischen Endokrinologischen Gesellschaft entsprechen auch der aktuellen wissenschaftlichen Datenlage und den Empfehlungen der meisten Vitamin-D-Experten. Toxische Wirkungen sind in einigen Studien erst bei einer regelmäßigen Einnahme von mehr als 10 000 I. E. Vitamin D pro Tag beobachtet worden. Um eine toxische Wirkung zu vermeiden, sollte man Vitamin D in hoher Dosierung immer unter labordiagnostischer Kontrolle einnehmen!

Echte Gesundheitsschäden (z. B. Nierenverkalkung) durch freiverkäufliche Vitamin-D-Supplemente sind extrem selten. Letztendlich geht es nicht um die Gefahr einer Überversorgung, sondern vielmehr um eine ausreichende Versorgung, die in allen Altersgruppen nicht gewährleistet ist.

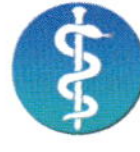

Fallbeispiel: 42-jähriger Mann mit Vitamin-D-Vergiftung

Ein 42-jähriger Mann wird mit Symptomen einer schweren Hyperkalzämie (erhöhte Blutkalziumspiegel) in ein Krankenhaus in Boston aufgenommen. Die Symptome sind: häufiger Harndrang, starkes Durstgefühl, hartnäckige Kopf- und Muskelschmerzen. Eine Laboruntersuchung des Vitamin-D-Stoffwechsels ergibt folgendes Bild (siehe Tab. 9.6).

Tab. 9.6 Laboruntersuchung des Vitamin-D-Stoffwechsels

Parameter	Blutwert des Mannes	Normalwert
25(OH)D (ng/ml)	487,3	30–60
Kalzium (mg/dl)	15	8,8–10,1

Der 25(OH)D-Spiegel von 487,3 ng/ml weist auf eine schwere Vitamin-D-Intoxikation hin. Die Parathormon- und Schilddrüsenhormon-Spiegel sind allerdings normal. Auch der Blutspiegel des aktiven Sonnenhormons (Calcitriol bzw. 1,25(OH)$_2$D) ist im Referenzbereich. Der Mann berichtet, dass er seit etwa zwei Jahren ein Vitamin-D-Präparat einer amerikanischen Firma, welches er im Internet erworben hat, einnimmt. Auf dem Etikett waren 2 000 I. E. Vitamin D als Tagesdosierung deklariert. Um die extrem erhöhten Kalziumblutspiegel zu senken, wird empfohlen sofort die Einnahme des Vitamin-D-Präparats einzustellen und eine Sonnenschutzcreme mit hohem Lichtschutzfaktor zu verwenden. Außerdem erhält der Patient regelmäßig Infusionen mit physiologischer Kochsalzlösung unter denen sich die zu hohen Kalziumspiegel im Blut innerhalb von einigen Wochen wieder normalisierten. Der Vitamin-D-Status normalisierte sich dagegen erst nach etwa zehn Monaten.

Der Patient schickt dem Krankenhaus in Boston zur Kontroll-Untersuchung drei Dosen unterschiedlicher Chargen des Vitamin-D-Präparats. Die Kontrolle des Vitamin-D-Gehalts ergibt dabei Folgendes (siehe Tab. 9.7)

Tab. 9.7 Die Vitamin-D-Aufnahme pro Tag bei Konsum dieses Vitamin-D-Präparats war extrem hoch

Charge	Vitamin-D-Dosierung pro Tag
1. Dose	156 000 I. E.
2. Dose	1 536 000 I. E.
3. Dose	2 604 000 I. E.

Der 42-jährige Mann ist buchstäblich mit Vitamin D vergiftet worden. Die Tagesdosierung in diesem Präparat lag um bis zu 1300-mal höher als normalerweise üblich. Wahrscheinlich war der Pharmafirma ein

Fehler bei der Herstellung unterlaufen: sie hatte vergessen, das Vitamin-D-Konzentrat zu verdünnen!

Normale Tagesdosierungsempfehlungen für Vitamin D liegen in Abhängigkeit von Körpergröße und Körpergewicht bei 2000 bis 6000 I. E. Vitamin D. Diese Dosierungen sind in jedem Fall sicher und unbedenklich.

10 Vitamin-D-Update 2011

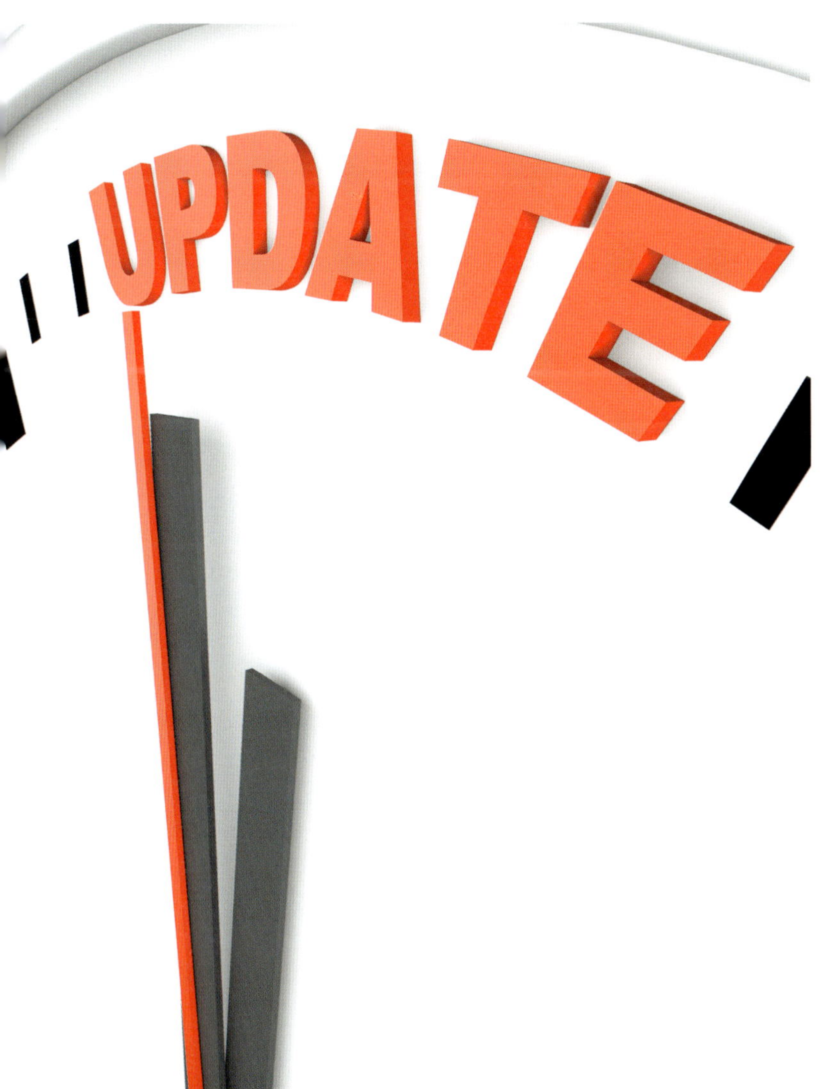

Vitamin-D-Update 2011

Das »Vitamin-D-Update 2011«, das unter Leitung der als Vitamin-D-Experten bekannten Professoren Reichrath (Homburg/Saar) und Spitz (Schlangenbad/Wiesbaden) an der Berliner Charité stattfand, lockte im April 22 nationale und internationale Referenten und mehr als 300 Ärzte und andere Heilberufler nach Berlin. Sie waren von der gemeinnützigen Deutschen Stiftung für Gesundheitsinformation und Prävention eingeladen, sich über die neuesten Entwicklungen auf dem Gebiet von Vitamin D zu informieren. Anlass war der aktuell nachgewiesene Mangel in weiten Teilen der Bevölkerung einschließlich der Kinder und die enorme Erweiterung der Bedeutung von Vitamin D für die Gesundheit. Die Vortragsthemen reichten von Herzerkrankungen über Diabetes und Krebs bis hin zu zahlreichen Nerven-, Infektions- und Autoimmunerkrankungen – alles Erkrankungen, die durch einen Vitamin-D-Mangel gefördert werden können.

Im Rahmen eines begleitenden »Satellitensymposiums zur ganzheitlichen Medizin« wurde deutlich, dass der Vitamin-D-Mangel die Gesundheitsprobleme weiter verschärft, die durch die bereits bekannten Defizite bei Ernährung und Bewegung auftreten. Die Ursachen für alle Defizite liegen vorwiegend in der Änderung unseres Lebensstils infolge der technischen Entwicklung unserer Gesellschaft. Als Konsequenz ergibt sich die Forderung nach einer verstärkten Integration präventiver Maßnahmen in allen Bereichen des Gesundheitssystems. Die Veranstaltung endete mit einem klaren Appell der Experten zum verantwortungsvollen Umgang mit Sonne und Haut sowie für eine grundsätzliche und ausreichend hoch dosierte medikamentöse Versorgung mit Vitamin D all derer, die mit einem verantwortbaren Sonnenpensum keine ausreichenden Vitamin-D-Spiegel erreichen. Darüber hinaus lautete die durchgängige Empfehlung aller Experten, die Vitamin-D-Reserven im Blut (25(OH)D) bestimmen zu lassen, um eine Entscheidungs-

Programm

9:30 bis 9:45 Uhr: Begrüßung

Prof. Dr. Jörg Reichrath, Tagungspräsident
Prof. Dr. Ulrich Frei, Ärztl. Direktor der Charité
Prof. Dr. Jörg Spitz, Tagungssekretär

9:45 bis 11:15 Uhr: Sitzung 1

1. Allgemeine Physiologie (B. Lehmann)
2. Epidemiologie (W. Grant, USA)
3. Wirkung von Vitamin D auf das Immunsystem der Lunge (R. Bals)
4. Wirkung von Vitamin D bei Herz-Kreislauferkrankungen, Diabetes und Metabolischem Syndrom (A. Zittermann)

11:15 bis 11:30 Uhr: Pause

11:30 bis 13:00 Uhr: Sitzung 2

5. Wirkung von Vitamin D bei Krebserkrankungen (S. Pilz)
6. Vitamin D und Niere (R. Krause)
7. Wirkung von Vitamin D auf Nervenzellen und Gehirn (D. Lemke)
8. Vitamin D und Schwangerschaft (B. Hollis, USA)
9. Vitamin D in der Gyn-Praxis (C. Schulte-Uebbing)

13:00 bis 14:30 Uhr: Mittagspause

13:15 bis 14:15 Uhr

Satelliten-Lunchsymposium: „Ganzheitliche Medizin – Die Heil- und Präventionskräfte von Bewegung, Ernährung und Musik/Singen".

In Ergänzung zum Hauptthema Vitamin D werden weitere Gesundheitsquellen vorgestellt und Beispiele für effektive Präventionsmaßnahmen in der Praxis dokumentiert.

Details siehe Internet: www.dsgip.de

14:30 Uhr bis 16:00 Uhr: Sitzung 3

10. Wirkung von Vitamin D auf Muskulatur und Fitness (H. Dobnig)
11. Ausmaß der Mangelsituation – Warum man dieses Vitamin nicht essen kann (N. Worm)
12. Möglichkeiten, Grenzen und Nebenwirkungen von Sonnenschutz-Maßnahmen (E. Breitbart)
13. Was die Sonne sonst noch kann: Photobiologie und Prävention (A. Wunsch)

16:00 bis 16:15 Uhr: Pause

16:15 bis 18:00 Uhr: Sitzung 4

14. Die Haut als endokrines Organ – Wieviel Sonne braucht der Mensch? (J. Reichrath)
15. Kompensation des Mangels durch mehr Sonnenlicht und künstliche Sonne (M. Holick, USA)
16. Kompensation des Mangels durch Vitamin-Supplementation D (R. Vieth, Kanada)
17. Vitamin D als Arzneimittel (U. Gröber)
18. Vitamin D in der täglichen Praxis (J. Mahlstedt, R. v. Helden und H. Teutemacher)

18:00 bis 18:15 Uhr: Pause

18:15 Uhr bis 19:15 Uhr:

Highlights der Vorträge des Tages (J. Spitz)

Referentenforum zur Gesundheitsvorsorge 2011: Zwischen Hautkrebs und Vitamin D-Mangel – Wo liegt der gesunde Kompromiss?

Abb. 10.1 Auszug aus dem Original-Programm »Vitamin-D-Update 2011«

basis für geeignete Handlungen zu haben. Als Fazit der Veranstaltung formulierten die Experten ein 6-Punkte-Papier.

10.1 6-Punkte-Papier

Die Gruppe von 22 nationalen und internationalen Experten hat mit ihren wissenschaftlichen Beiträgen die Konferenz »Vitamin D – Update 2011« in der Charité in Berlin am 9. April 2011 gestaltet. Sie kommen aufgrund der aktuellen Datenlage zu folgenden Feststellungen:

1. Vitamin D ist die Vorstufe eines in fast allen Körperzellen benötigten Steroidhormons (Calcitriol). Es kann von den Menschen selbst mithilfe der UVB-Strahlen der Sonne in der Haut hergestellt werden. Es wird zwingend für die korrekte Funktion zahlreicher Organe und nicht nur für den Knochenstoffwechsel benötigt.

2. Es besteht ein weltweiter Mangel an Vitamin D, der vorwiegend ausgelöst wird durch die Veränderungen des Lebensstils infolge des technischen Fortschritts. Zusätzlich resultiert in Verbindung mit der Angst vor Hautkrebs ein zu geringer Aufenthalt in der Sonne. Jenseits des 40. Breitengrads (damit auch in Mittel-/Nord-Europa, einschließlich Deutschland sowie in den Neu-England-Staaten der USA und in Kanada) sind die Menschen, insbesondere in den Wintermonaten, ungenügend mit Vitamin D versorgt, da dort in diesem Zeitraum aufgrund des flachen Einstrahlwinkels der Sonne keine ausreichende UVB-Strahlung zur Vitamin-D-Bildung in der Haut die Atmosphäre passieren kann.

3. Eine Fülle von wissenschaftlichen Untersuchungen in den vergangenen 20 Jahren weist darauf hin, dass ein Mangel an Vitamin D wahrscheinlich fast alle chronischen Krankheiten fördert, darunter: Diabetes, Krebs, Bluthochdruck und Herz-Kreislauf-Erkrankungen, Nervenerkrankungen, Autoimmunerkrankungen, Infektionskrankheiten und Allergien. Die Unterzeichner fordern daher dringend eine Intensivierung der Forschungsarbeit über Vitamin D in den verschiedensten Fachdisziplinen.

4. Die derzeitigen Regelungen zur Versorgung der Bevölkerung werden dem Vitamin-D-Mangel nicht gerecht. Daher ist es erforderlich, die Empfehlungen zur natürlichen und künstlichen Sonnenexposition zu überarbeiten. So sollte möglichst mittags bei Sonnenhöchststand, gezielt eine große Hautoberfläche (häufig exponierte Stellen dabei schützen) von Frühling bis Herbst an mehr als drei Tagen pro Woche für max. 20 Minuten (Hauttyp beachten!) ausgesetzt werden. Bei weiterer Exposition ist die Haut mit Kleidung oder Sonnencreme zu schützen. Sonnenbrände sind in jedem Fall zu vermeiden!

5. Ferner ist die derzeit verbindliche Empfehlung für eine Zufuhr von 200 I. E. Vitamin D pro Tag als Ausgleich für die fehlende Sonnenexposition absolut unzureichend. Eine Verabreichung von 1 000–2 000 I. E. täglich (bzw. 7 000–14 000 I. E./Woche je nach Lebensalter und Körpergewicht) ist insbesondere in den Wintermonaten wünschenswert. Dabei sollte ein 25(OH)D-Spiegel von mindestens 20 ng/ml im Blut erreicht werden. Amerikanische Wissenschaftler empfehlen sogar einen 25(OH)D-Zielbereich von 40–60 ng/ml, wozu in einer großen Studie bis zu 10 000 I. E. täglich benötigt wurden. Das amerikanische Institut für Medizin gibt als Obergrenze für eine gefahr-

lose, dauerhafte tägliche Zufuhr 4 000 I. E. an. Für Kinder ist eine tägliche Zufuhr von 50 I. E. pro kg Körpergewicht anzustreben. Stillende benötigen 6 000 I. E. pro Tag, um ausreichend Vitamin D in ihrer Milch zu haben.

6. Die Wissenschaftler fordern die Fachgesellschaften und die Öffentlichkeit auf, diese Erkenntnisse in die entsprechenden Empfehlungen umzusetzen.

Anhang

Arzneimittel, Erkrankungen und Vitamin D

Anwendungsgebiete und Arzneistoffe	Wechselwirkung mit Vitamin D	Dosierungsempfehlungen pro Tag
Vitamin-D-Mangel	In Abhängigkeit der Körpergröße und des Körpergewichts (KG): 1. Vitamin-D-Initialdosis (VDI): VDI = 40 × [Soll – Istwert (nmol/l)] × kg KG. VDI gleichmäßig verteilen über 7 bis 10 Tage. 2. Vitamin-D-Erhaltungsdosis: 40–60 I. E. Vitamin D pro kg Körpergewicht pro Tag, nach 8 Wochen frühestens Kontrolle des 25(OH)D-Status. (Ziel-25(OH)D: 40–60 ng/ml bzw. 100–150 nmol/l)	
Asthma bronchiale		
Antiasthmatika: inhalativ angewandte Glucocorticoide z. B. Beclomethason, Budesonid	Bei Atemwegserkrankungen wie Asthma ist eine mangelhafte Versorgung mit Vitamin D (25(OH)D < 30 ng/ml) häufig. Vitamin D wirkt den kortisonbedingten Störungen des Knochenstoffwechsels entgegen, kann die Häufigkeit von Atemwegsinfekten verringern und unterstützt die antientzündliche und antiallergische Wirkung der Asthmamittel	Kinder: 1000–3000 I. E., Erwachsene: 3000–6000 I. E.
Bluthochdruck		
Antihypertonika z. B. Amlodipin, Enalapril, Hydrochlorothiazid, Nifedipin, Spironolacton, u. a.	Eine mangelhafte Versorgung mit Vitamin D begünstigt die Entwicklung von Bluthochdruck. Vitamin D wirkt blutdruckregulierend indem es u. a. die Renin-Expression und die Parathormon-Exkretion in Schach hält und die Gefäßfunktion verbessert. Einige Blutdrucksenker wie z. B. Nifedipin und Spironolacton aktivieren den Pregnan-X-Rezeptor und können somit den Vitamin-D-Abbau über 24-Hydroxylase fördern!	Erwachsene: 3000–6000 I. E.

Anwendungsgebiete und Arzneistoffe	Wechselwirkung mit Vitamin D	Dosierungsempfehlungen pro Tag
Chronisch entzündliche Darmerkrankungen: Morbus Crohn, Colitis ulcerosa		
Glucocorticoide (z. B. Budesonid), Mesalazin, Azathioprin	Bei Darmerkrankungen ist eine mangelhafte Vitamin-D-Versorgung (25(OH)D <30 ng/ml) häufig. Ein Mangel an Vitamin D scheint die Krankheitsaktivität zu fördern und die Lebensqualität der Patienten zu beeinträchtigen! Vitamin D kann die antientzündliche Wirkung der Glucocorticoide unterstützen.	Kinder: 1000–3000 I. E., Erwachsene: 3000–6000 I. E.
Depression		
Antidepressiva: Johanniskraut und selektive Serotonin-Wiederaufnahmehemmer, z. B. Fluoxetin	Patienten mit psychiatrischen Störungen weisen häufig eine mangelhafte Vitamin-D-Versorgung auf. Die Therapie mit selektiven Serotonin-Wiederaufnahmehemmer kann zu einer Abnahme der Knochendichte führen und das Hüftfrakturrisiko steigern. Vitamin D beeinflusst die Neurochemie des Gehirns und wirkt Störungen des Knochenstoffwechsels entgegen. Inhaltsstoffe des Johanniskrauts (Hyperforin) können den Pregnan-X-Rezeptor aktivieren und hierüber den Vitamin-D-Abbau fördern.	Erwachsene: 3000–6000 I. E.

Anwendungsgebiete und Arzneistoffe	Wechselwirkung mit Vitamin D	Dosierungsempfehlungen pro Tag
Diabetes mellitus Typ II		
Antidiabetika z. B. Metformin	Vitamin-D-Mangel begünstigt die Entwicklung von Typ-1- und Typ-2-Diabetes, Vitamin D wirkt der gefäßschädigenden Wirkung der AGEs und der Gefäßverkalkung entgegen, verringert die Oxidation des LDL-Cholesterins, kann erhöhte Triglyceride senken und die Insulinempfindlichkeit verbessern.	Erwachsene: 3 000–6 000 I. E.
Epilepsie		
Antiepileptika z. B. Carbamazepin, Phenytoin, Valproinsäure	Patienten mit Epilepsie haben ein erhöhtes Frakturrisiko und häufig eine mangelhafte Vitamin-D-Versorgung (25(OH)D < 30 ng/ml). Die antiepileptische Therapie, vor allem mit enzyminduzierenden Antiepileptika wie Phenytoin, kann antiepileptikabedingte Knochen- und Muskelstörungen auslösen.	Kinder: 2 000–4 000 I. E., Erwachsene: 3 000–7 000 I. E.
Gefäßverschlusskrankheiten		
Vitamin-K-Antagonisten z. B. Phenprocoumon, Warfarin	Eine Langzeittherapie mit einem Cumarin-Derivat ist ein unabhängiger Risikofaktor für osteoporotische Frakturen. Grundsätzlich sollte daher auf einen guten Vitamin-D-Status und die regelmäßige Zufuhr von Kalzium geachtet werden.	Erwachsene: 3 000–6 000 I. E.

Anwendungsgebiete und Arzneistoffe	Wechselwirkung mit Vitamin D	Dosierungsempfehlungen pro Tag
HIV-Infektion		
Antiretrovirale Wirkstoffe	Ein Vitamin-D-Mangel ist bei HIV-Infizierten häufig und wirkt sich nachteilig auf die Viruslast und den Krankheitsverlauf aus. Die antiretrovirale Therapie mit nukleosidischen Reverse-Transkriptase-Inhibitoren (z. B. Zidovudin), nicht nukleosidischen Reverse-Transkriptase-Inhibitoren (z. B. Efavirenz) und Proteaseinhibitoren (z. B. Ritonavir, Saquinavir) fördert den Vitamin-D-Abbau und das Risiko für eine HAART-bedingte Störung des Knochenstoffwechsels.	Erwachsene: 3000–7000 I. E.
Hyperlipidämien z. B. Hypercholesterinämie		
Cholesterinsenker, Statine: z. B. Atorvastatin, Pravastatin	Vitamin D unterstützt die Lipidmodulierende Wirkung der Statine und kann statinbedingte Muskelschmerzen verringern. Bei Typ-2-Diabetikern wirkt Vitamin D der oxidativen Modifikation des LDL-Cholesterins entgegen.	Erwachsene: 3000–6000 I. E.

Anwendungsgebiete und Arzneistoffe	Wechselwirkung mit Vitamin D	Dosierungsempfehlungen pro Tag
Krebs		
Zytostatika z. B. Paclitaxel, Epirubicin, Carboplatin	Vitamin-D-Mangel ist häufig bei Krebspatienten. Die Chemotherapie (z. B. mit Anthrazyklinen oder Taxanen) kann zusätzlich den Vitamin-D-Abbau fördern und damit auch das Risiko für eine chemotherapiebedingte Störung des Knochenstoffwechsels (z. B. Osteoporose).	Erwachsene: 3000–7000 I. E.
Antiestrogene z. B. Anastrozol, Tamoxifen	Vitamin D wirkt Störungen des Knochenstoffwechsels entgegen, unterstützt die Wirkung von Tamoxifen und kann das Risiko für Gelenkschmerzen unter einer Therapie mit Aromatasehemmern deutlich verringern.	Erwachsene: 3000–6000 I. E.
Bisphosphonate z. B. Zoledronsäure	Erhöhte Parathormon-Spiegel begünstigen die Krankheitsprogression und das Auftreten von Kiefernekrosen. Vitamin D verbessert die Knochenwirksamkeit der Bisphosphonate und scheint Nebenwirkungen zu verringern.	Erwachsene: 3000–6000 I. E.

Anwendungsgebiete und Arzneistoffe	Wechselwirkung mit Vitamin D	Dosierungsempfehlungen pro Tag
Osteoporose		
Kalzium	Ein guter Vitamin-D-Status (25(OH)D: ≥ 32 ng/ml) ist Voraussetzung für eine optimale Kalziumaufnahme im Darm und Kalziumverwertung im Knochen. Kalzium sollte primär über die Ernährung und bei unzureichender diätetischer Zufuhr in Form gut verfügbarer Salze (z. B. Citrat) über den Tag verteilt eingenommen werden.	Therapie: Kinder: 1000–3000 I. E., Erwachsene: 3000–7000 I. E.
Bisphosphonate z. B. Alendronsäure, Risedronsäure	Vitamin D supprimiert Parathormon und unterstützt die ossäre Wirkung der Bisphosphonate in der Osteoprorose-Therapie. 25(OH)D-Spiegel > 40 ng/ml sind zur Vermeidung eines sekundären Hyperparathyreoidismus notwendig!	Erwachsene: 3000–6000 I. E.
Rheuma		
Antirheumatika z. B. Methotrexat, Glucocorticoide	Bei Patienten mit rheumatoider Arthritis ist ein Vitamin-D-Mangel häufig. Vitamin D wirkt den kortison- und methotrexatbedingten Störungen des Knochenstoffwechsels entgegen und hat zusätzlich eine antientzündliche Wirkung.	Erwachsene: 3000–6000 I. E.

Anwendungsgebiete und Arzneistoffe	Wechselwirkung mit Vitamin D	Dosierungsempfehlungen pro Tag
Ulkus-/Refluxkrankheit		
Protonenpumpenhemmer z. B. Omeprazol, Pantoprazol	Eine Langzeittherapie mit einem Protonenpumpenhemmer steigert deutlich das Osteoporoserisiko. Die pH-abhängige Resorption von Kalzium und Vitamin D wird gehemmt. Die Zufuhr von gut verfügbaren Kalziumsalzen (z. B. Kalziumcitrat) und Vitamin D ist in jedem Fall empfehlenswert.	Erwachsene: 3000–6000 I. E.
Tuberkulose		
Antituberkulotika z. B. Rifampicin, Isoniazid	Die Effektivität einer antituberkulotischen Therapie kann durch Vitamin D gesteigert werden. Ein Vitamin-D-Mangel begünstigt das Auftreten einer Tuberkulose. Ein Vitamin-D-Mangel findet sich in Studien bei >90 % der betroffenen Patienten.	Erwachsene: 3000–7000 I. E.

Anhang

Glossar

Antiepileptika
Antiepileptika (z. B. Phenytoin, Carbamazepin) sind Medikamente, die zur Behandlung oder Verhinderung von epileptischen Krampfanfällen eingesetzt werden.

Antihypertonika
Antihypertonika sind Medikamente gegen Bluthochdruck.

Apoptose
Die Apoptose ist ein Selbstmordprogramm einzelner Zellen, eine Form des programmierten Zelltods. Ein Ziel der Krebsforschung ist es, die kontrollierte Apoptose bei entarteten Zellen auszulösen.

Autoimmunität
Unter Autoimmunität versteht man die Unfähigkeit eines Organismus, seine Strukturbestandteile (z. B. Membranen der Nervenzellen, wie Myelin) als körpereigen zu erkennen. Dies führt zu einer pathologischen Produktion von Antikörpern gegen körpereigene Bestandteile bzw. körpereigenes Gewebe, die sich als Autoimmunerkrankung (z. B. Multiple Sklerose) äußert.

Bakterizid
Eine Substanz, die durch eine Schädigung der Zelle Bakterien abtötet, wird als bakterizid bezeichnet.

Bioverfügbarkeit
Unter Bioverfügbarkeit versteht man die Menge eines Wirkstoffs (meistens Arzneistoff), die tatsächlich aus einer Kapsel oder anderen Darreichungsformen in den Körper aufgenommen und für diesen verfügbar gemacht wird.

Bisphosphonate
Bisphosphonate (z. B. Alendronsäure, Zoledronsäure) gehören einer Medikamentengruppe an, die bei Knochen- und Kalziumstoffwechselkrankheiten eingesetzt wird. Einige Verbindungen dieses Typs werden zur Behandlung der Osteoporose bei postmenopausalen Frauen verwendet. Darüber hinaus finden Bisphosphonate Einsatz in der Therapie von Krebserkrankungen (z. B. bei Knochenmetastasen).

Calcidiol
Siehe 25-Hydroxy-Vitamin D.

Calcitriol
Siehe 1,25-Dihydroxy-Vitamin D.

Colecalciferol
auch Cholecalciferol, siehe Vitamin D.

Corticosteroide
Corticosteroide (z. B. Kortison, Prednisolon) sind Medikamente, die vor allem bei entzündlichen Erkrankungen des Immunsystems eingesetzt werden (z. B. Asthma, Neurodermitis, Rheuma).

Diabetes mellitus Typ-1, Typ-2
Diabetes mellitus ist eine Stoffwechselerkrankung, die in erster Linie den Zuckerstoffwechsel betrifft und auf einem absoluten (Diabetes mellitus Typ-1) oder relativen Insulinmangel (Diabetes mellitus Typ-2) beruht. Weniger als 10 % der Diabetiker leiden an einem absoluten Insulinmangel. Über 90 % sind am Diabetes mellitus Typ-2 erkrankt. Die für diesen Diabetes-Typ verharmlosende Bezeichnung Altersdiabetes ist inzwischen veraltet, da diese Erkrankung heute immer häufiger jüngere Menschen betrifft. Treffender ist wohl die Bezeichnung Wohlstandsdiabetes, denn die Hauptursache für Typ-2-Diabetes ist Übergewicht, das in den Industrienationen besonders weit verbreitet ist.

DNA
Die DNA ist der gesamte genetische Bauplan eines Lebewesens.

Fibromyalgie
Die Fibromyalgie (Sehnen-Muskel-Schmerz) ist eine chronische Erkrankung, die durch weit verbreitete Schmerzen mit wechselnder Lokalisation in der Muskulatur, um die Gelenke und Rückenschmerzen und auch Druckschmerzempfindlichkeit sowie Begleitsymptome, wie Müdigkeit, Schlafstörungen, Morgensteifigkeit, Konzentrations- und Antriebsschwäche, Wetterfühligkeit, Schwellungen von Händen, Füßen und Gesicht und viele weitere Beschwerden charakterisiert ist.

Gene
Ein Gen ist ein Abschnitt auf der DNA, der die Bauanleitung für ein körpereigenes Protein enthält (Gen = Träger der Erbinformation).

Hyperkalzämie
Eine Hyperkalzämie ist eine krankhafte Erhöhung des Kalziumspiegels im Blut.

Insulinresistenz
Bei Typ-2-Diabetikern liegt meist eine Insulinresistenz vor, das heißt, die Körperzellen sprechen auf das in der Bauchspeicheldrüse gebildete Insulin zunehmend schlechter an, sodass dort immer größere Mengen an Insulin produziert werden müssen. Irgendwann brennt die Bauchspeicheldrüse dabei buchstäblich aus – die Insulinproduktion versiegt! Die Folge sind zu hohe Blutzuckerspiegel, Hyperglykämie genannt.

Leptin
Leptin ist ein Hormon, das dem Gehirn während des Essens signalisiert, wenn genug Nahrung aufgenommen wurde. Darüber hinaus spielt Leptin eine wichtige Rolle bei der Regulierung des Fettstoffwechsels.

Lymphknoten
Die Lymphknoten sind ein Teil des Lymphgefäßsystems. Mit Hilfe der weißen Blutkörperchen filtern die Lymphknoten Fremdstoffe und Krankheitserreger aus der Lymphe (Gewebswasser).

Lymphozyten
Lymphozyten sind eine Klasse der weißen Blutkörperchen. Sie spielen eine wichtige Rolle bei der Immunabwehr von Krankheitserregern.

Metabolisches Syndrom
Das Metabolische Syndrom, bei dem eine gestörte Insulinwirkung, Übergewicht, Bluthochdruck und erhöhte Blutfette gemeinsam auftreten, ist die Vorstufe des Diabetes mellitus Typ-2. Auch wenn dieses Wohlstands-Syndrom teilweise in unseren Genen verankert ist, so ist der Typ-2-Diabetes kein unabwendbares Schicksal. Ob und in welchem Ausmaß sich ein Typ-2-Diabetes entwickelt, liegt oft in unserer Hand und hängt maßgeblich von unserem Lebensstil ab – vor allem von der körperlichen Aktivität und der Ernährung.

Mikronährstoff
Zu den Mikronährstoffen werden die Vitamine (z. B. Vitamin C), Mineralstoffe (z. B. Magnesium, Selen), Vitaminoide (z. B. Coenzym Q_{10}), Aminosäuren (z. B. L-Arginin) und die essenzielle Fettsäuren gerechnet.

Osteoklasten
Osteoklasten sind Zellen, die Knochengrundsubstanz abbauen.

Osteomalazie
Die Osteomalazie ist eine schmerzhafte Knochenerweichung bei Erwachsenen, meist durch einen Vitamin-D-Mangel ausgelöst. Das der Osteomalazie entsprechende Krankheitsbild im Kindesalter ist die Rachitis.

Osteoporose
Die Osteoporose wird auch als Knochenschwund bezeichnet und ist durch eine Abnahme der Knochendichte infolge eines übermäßig raschen Abbaus der Knochensubstanz und -struktur gekennzeichnet. Die erhöhte Knochenbruchanfälligkeit kann das ganze Skelett betreffen.

Parathormon (PTH)
Parathormon ist ein Hormon, das in den Nebenschilddrüsen gebildet wird. PTH fördert die Aktivierung der knochenabbauenden Zellen, der sogenannten Osteoklasten, die Kalzium aus dem Knochengewebe herauslösen. Erhöhte Parathormonspiegel begünstigen daher Störungen der Knochenmineralisation und fördern die Entwicklung der Knochenkrankheiten Rachitis bei Kindern und Osteomalazie beim Erwachsenen. Darüber hinaus sind erhöhte Parathormonspiegel ein unabhängiger Risikofaktor für Herz-Kreislauf-Erkrankungen (z. B. Hypertonie, Herzinsuffizienz). Im Tierversuch haben erhöhte Parathormonspiegel zudem eine Muskel katabole bzw. muskelabbauende Wirkung. Als natürlicher Gegenspieler hält Vitamin D das Parathormon in Schach (25(OH)D: 40–60 ng/ml bzw. 100–150 nmol/l).

Periphere arterielle Verschlusskrankheit (pAVK)
Unter der peripheren arteriellen Verschlusskrankheit versteht man Durchblutungsstörungen der Beine und der Arme. Diese werden durch Verengungen oder Verschlüsse von Blutgefäßen (Arterien) verursacht.

Placebo
Ein Placebo ist ein Scheinarzneimittel, welches keinen Wirkstoff enthält und somit auch keine durch einen solchen Stoff verursachte pharmakologische Wirkung haben kann.

Polyzystisches Ovarialsyndrom (PCOS)
Das Polyzystische Ovarialsyndrom ist eine der häufigsten Stoffwechselstörungen geschlechtsreifer Frauen und gleichzeitig die häufigste Ursache für eine Unfruchtbarkeit aufgrund von Zyklusstörungen.

Präeklampsie
Die Präeklampsie ist eine nur in der Schwangerschaft auftretende Erkrankung, die durch erhöhten Blutdruck, vermehrte Eiweißausscheidung im Urin und Wassereinlagerungen im Gewebe gekennzeichnet ist.

PSA
Das Prostata-spezifische Antigen (PSA) ist der einzige sogenannte Tumormarker in der Medizin, der organspezifisch ist, d. h., er wird ausschließlich von den Prostatadrüsen produziert und in die Blutbahn abgegeben. Ein hoher PSA-Wert geht meist mit Veränderungen der Prostata einher. Je höher der PSA-Wert ist, desto höher ist die Wahrscheinlichkeit, dass eine Erkrankung der Prostata vorliegt.

Rachitis
Siehe Osteomalazie.

Sarkoidose
Die Sarkoidose ist eine systemische Erkrankung des Bindegewebes mit Granulombildung, die meistens zwischen dem 20. und 40. Lebensjahr auftritt. Dabei bilden sich mikroskopisch kleine Knötchen (Granulome) in dem betroffenen Organgewebe, verbunden mit einer verstärkten Immunantwort. Besonders betroffen sind unter anderem die Lymphknoten, die Lunge, aber auch Leber, Milz und Augen. Achtung: In einigen Fällen kann bei Patienten mit granulomatösen Erkrankungen, wie Sarkoidose, eine Hyperkalzämie (zu hohe Blutkalziumspiegel) auftreten, wenn der 25(OH)D-Status über 30 ng/ml liegt. Patienten mit Sarkoidose haben durch die Granulome eine gestörte $1{,}25(OH)_2D$-Produktion. Daher sollte der Blutkalziumspiegel unter einer Therapie mit Vitamin D überwacht werden und der 25(OH)D-Zielwert zwischen 20–30 ng/ml bzw. 50–75 nmol/l liegen!

Supplementierung
Gezielte Einnahme von Vitamin-Präparaten und anderen Nahrungsergänzungsmitteln, idealerweise nach Labordiagnostik.

In utero
Im Mutterleib.

Vitamin D: Colecalciferol
Vitamin D, auch Colecalciferol genannt, wird in der Haut mit Hilfe des Sonnenlichts (UVB: 290–315 nm) gebildet. Danach wird das Sonnenvitamin in der Leber zum 25-Hydroxy-Vitamin D (25(OH)D) umgewandelt.

25-Hydroxy-Vitamin D, 25(OH)D, Calcidiol
25(OH)D, auch Calcidiol genannt, ist der überwiegend im Blutkreislauf zirkulierende Vitamin-D-Metabolit, der häufig auch als die Transport- und Speicherform des Sonnenvitamins bezeichnet wird. Die labormedizinische Kontrolle des 25(OH)D-Werts im Blutserum in ng/ml oder nmol/l ist der wichtigste medizinische Laborparameter zur Beurteilung der Vitamin-D-Gesundheit bzw. des Vitamin-D-Status. Das aktive 1,25(OH)$_2$D sollte zur Einschätzung des Vitamin-D-Status nicht gemessen werden, da es bei einem Vitamin-D-Mangel oft aufgrund erhöhter Parathormonspiegel normal oder sogar kompensatorisch erhöht ist.

1,25-Dihydroxy-Vitamin D, 1,25(OH)$_2$D, Calcitriol
1,25(OH)$_2$D, auch Calcitriol genannt, ist die hormonaktive Wirkform des Sonnenvitamins und wird daher auch als Sonnenhormon bezeichnet. Es gehört wie die Sexualhormone zu den Steroidhormonen. Über Wechselwirkungen mit Vitamin-D-Rezeptoren übt 1,25(OH)$_2$D spezifische Wirkungen oder Regulationsfunktionen in Zellen und Organen aus.

UV-Index (UVI)
Der UV-Index ist ein Maß für die Intensität der UV-Strahlung. Er gibt die sonnenbrandwirksame UV-Strahlungsstärke an und variiert mit der Bewölkung, dem Sonnenstand (also mit geografischer Breite, Tages- und Jahreszeit), der Dicke der Ozonschicht und der geographischen Höhe. Je höher der UVI, desto größer ist die Sonnenbrandgefahr. In Deutschland nimmt der UVI erfahrungsgemäß Werte zwischen 0 und 8, in den Bergen auch bis zu 9 an. In den Tropen kann der UVI extreme Werte von über 12 erreichen. Für die natürliche Vitamin-D-Synthese über die Haut muss der UVI ≥ 3 sein.

Zytokine
Zytokine sind hormonartige Botenstoffe des Immunsystems (z. B. TNFα), die vor allem bei der Entwicklung und dem Verlauf von entzündlich geprägten Erkrankungen eine Rolle spielen.

Literatur

Kapitel 1

Autier P, Gandini S. Vitamin D supplementation and total mortality: a meta-analysis of randomized controlled trials. Arch Intern Med, 167 (16): 1730–1737, 2007

Baggerly CA, Cuomo RE, French CB et al. Sunlight and Vitamin D: Necessary for Public Health. J Am Coll Nutr, 34(4): 359–365, 2015

Bjelakovic G, Gluud LL, Nikolova D et al. Vitamin D supplementation for prevention of mortality in adults. Cochrane Database Syst Rev, (7): CD007470, 2011

Clamp M, Fry B, Kamal M et al. Distinguishing protein-coding and noncoding genes in the human genome. Proc Natl Acad Sci USA, 104(49): 19428–19433, 2007

Demetriou ET, Travison TG, Holick MF. Effect of treatment with 50,000 IU Vitamin D_2 every other week on serum 25-hydroxyvitamin D_2, 25-hydroxyvitamin D_3 and total 25-hydroxyvitamin D in a clinical setting. Endocr Pract, Epub ahead of print, 2012

Dobnig H, Pilz S, Scharnagl H et al. Independent association of low serum 25-hydroxyvitamin D and 1,25-dihydroxyvitamin D levels with all-cause and cardiovascular mortality. Arch Intern Med, 168 (12): 1340–1349, 2008

Domarus C, Brown J, Barvencik F et al. How Much Vitamin D Do We Need for Skeletal Health? Clin Orthop Relat Res, 469:3127–3133, 2011

Ginde AA, Scragg R, Schwartz RS et al. Prospective study of serum 25-hydroxyvitamin D level, cardiovascular disease mortality, and allcause mortality in older U.S. adults. J Am Geriatr Soc, 57 (9): 1595–1603, 2009

Ginde AA, Wolfe P, Camargo CA Jret al. Defining vitamin D status by secondary hyperparathyroidism in the US population. J Endocrinol Invest, 35: 42–48, 2012

Grant WB, Cross HS, Garland CF et al. Estimated benefit of increased vitamin D status in reducing the economic burden of disease in western Europe. Prog Biophys Mol Biol, 99 (2–3): 104–113, 2009

Gröber U, Holick MF, Kisters K. Vitamin D and drugs. Med Monatsschr Pharm, 34(10): 377–87, 2011

Gröber U, Holick MF. Vitamin D – Die Heilkraft des Sonnenvitamins. 3. Aufl., Wissenschaftliche Verlagsgesellschaft Stuttgart, 2015

Gröber U, Holzhauer P, Kisters K et al. Micronutrients in Oncological Intervention. Nutrients, 8(3), 2016

Gröber U, Kisters K, Adamietz IA. Vitamin D in oncology: Update 2015. Med Monatsschr Pharm, 38(12): 512–516, 2015

Gröber U, Kisters K. Influence of drugs on vitamin D and Calcium metabolism. Dermatoendocrinol. 4(2):158–66, 2012

Gröber U, Reichrath J, Holick MF. Live longer with vitamin D? Nutrients, 7(3): 1871–1880, 2015

Gröber U, Reichrath J, Holick MFet al. Vitamin K: an old vitamin in a new perspective. Dermatoendocrinol, 6(1):e968490, 2015

Gröber U, Reichrath J, Kisters K et al. Vitamin D. Update 2013. From rickets prophylaxis to general healthcare. Dermatoendocrinol, 5:3, e2: 331–347, 2013

Gröber U, Schmidt J, Kisters K. Magnesium in Prevention and Therapy. Nutrients, 7(9):8199–8226, 2015

Gröber U, Spitz J, Reichrath J, Kisters K, Holick MF. Vitamin D. Update 2013. From rickets prophylaxis to general healthcare. Dermatoendocrinol, 5:3, e2: 331–347, 2013

Gröber U. Vitamin D – an old vitamin in a new perspective. Med Monatsschr Pharm, 33(10):376–83, 2010

Haas J. Vigantol – Adolf Windaus and the history of vitamin D. Wurzbg Medizinhist Mitt, 26: 144–181, 2007

Hoel DG, Berwick M, de Gruijl Fret al. The risks and benefits of sun exposure 2016. Dermatoendocrinol, 8(1):e1248325, 2016

Holick MF, Biancuzzo RM, Chen TC et al. Vitamin D_2 is as effective as vitamin D_3 in maintaining circulating concentrations of 25-hydroxyvitamin D. J Clin Endocrinol Metab, 93 (3): 677–681, 2008

Holick MF, DeLuca HF, Avioli LV. Isolation and identification of 25-hydroxycholecalciferol from human plasma. Arch Intern Med, 129(1):56–61, 1972

Holick MF, Jenkins M. The UV Advantage, iBooks, New York 2004

Holick MF, Matsuoka LY, Wortsman J. Age, vitamin D, and solar ultraviolet. Lancet, 2 (8671): 1104–1105, 1989

Holick MF, Schnoes HK, DeLuca HF et al. Isolation and identification of 1,25-dihydroxycholecalciferol. A metabolite of vitamin D active in intestine. Biochemistry, 10 (14): 2799–2804, 1971

Holick MF, Schnoes HK, DeLuca HF. Identification of 1,25-dihydroxycholecalciferol, a form of vitamin D_3 metabolically activ in the intestine. Proc Natl Acad Sci USA, 68 (4): 803–804, 1971

Holick MF. Phylogenetic and evolutionary aspects of vitamin D from phytoplankton to humans. In: Pang PKT and Schreibman P (eds). Vertebrate endocrinology: Fundamentals and biomedical implications. Vol. 3. Academic Press, Inc. (Harcourt Brace Jovanovich), Orlando FL 1989

Holick MF. Sunlight »D«ilemma: risk of skin cancer or bone disease and muscle weakness. Lancet, 357 (9249): 4–6, 2001

Holick MF. The Vitamin D Solution. A 3-step strategy to cure our most common health problems. 309 p., Plume Books, New York 2011

Holick MF. Vitamin D and sunlight: strategies for cancer prevention and other health benefits. Clin J Am Soc Nephrol, 3 (5): 1548–1554, 2008

Holick MF. Vitamin D deficiency. N Engl J Med, 357 (3): 266–281, 2007

Holick MF. Vitamin D: A Millenium Perspective. Journal of Cellular Biochemistry, 88: 296–307, 2003

Holick MF. Vitamin D: Physiology, Molecular Biology, and Clinical Applications (Nutrition and Health). 1155 p., Second Edition, Humana Press/Springer Science, New York 2010

Hollis BW, Johnson D, Hulsey TC et al. Vitamin D supplementation during pregnancy: double-blind, randomized clinical trial of safety and effectiveness. J Bone Miner Res, 26(10): 2341–2357, 2011

Hollis BW, Pittard WB III, Reinhardt TA. Relationships among vitamin D, 25-hydroxyvitaminD, and vitamin D-binding protein concentrations in the plasma and milk of human subjects. J Clin Endocrinol Metab, 62:41–44, 1986

Hollis BW, Wagner CL, Drezner MK et al. Circulating vitamin D_3 and 25-hydroxyvitamin D in humans: An important tool to define adequate nutritional vitamin D status. J Steroid Biochem Mol Biol, 103(3–5): 631–634, 2007

Hollis BW, Wagner CL, Howard CR et al. Maternal Versus Infant Vitamin D Supplementation During Lactation: A Randomized Controlled Trial. Pediatrics, 136(4): 625–634, 2015

Hollis BW, Wagner CL. Clinical review: The role of the parent compound vitamin D with respect to metabolism and function: Why clinical dose intervals can affect clinical outcomes. J Clin Endocrinol Metab, 98(12):4619–28, 2013

Hollis BW, Wagner CL. Normal serum vitamin D levels. N Eng J Med, 352(5):515–516, 2005

Hollis BW, Wagner CL. Vitamin D supplementation during pregnancy: Improvements in birth outcomes and complications through direct genomic alteration. Mol Cell Endocrinol, 2017

Hossein-Nezhad A, Spira A, Holick MF. Influence of vitamin D status and vitamin D_3 supplementation on genome wide expression of white blood cells: a randomized double-blind clinical trial. PLoS One, 8 (3): e58725, 2013

Huldschinsky K. Heilung von Rachitis durch künstliche Höhensonne. Dtsch Med Wochenschr, 712–713, 1919

Krause R, Bohring M, Holick MF et al. Ultraviolet B and blood pressure. Lancet, 352 (9129): 709–710, 1998

Luxwolda MF, Kuipers RS, Kema IP et al. Traditionally living populations in East Africa have a mean serum 25-hydroxyvitamin D concentration of 115 nmol/l. Br J Nutr, 108:1557–1561, 2012

Melamed ML, Michos ED, Post W et al. 25-hydroxyvitamin D levels and the risk of mortality in the general population. Arch Intern Med, 168 (15): 1629–1637, 2008

Pludowski P, Holick MF, Grant WB et al. Vitamin D supplementation guidelines. J Steroid Biochem Mol Biol, (Epub ahead of print), 2017

Reichrath J. The challenge resulting from positive and negative effects of sunlight: how much solar UV exposure is appropriate to balance between risks of vitamin D deficiency and skin cancer? Prog Biophys Mol Biol, 92 (1): 9–16, 2006

Stamp TC, Haddad JG, Twigg CA. Comparison of oral 25-hydroxycholecalciferol, vitamin D, and ultraviolet light as determinants of circulating 25-hydroxyvitamin D. Lancet, 1 (8026): 1341–1343, 1977

Thomas GN, ó Hartaigh B, Bosch JA et al. Vitamin D levels predict allcause and cardiovascular disease mortality in subjects with the metabolic syndrome: the Ludwigshafen Risk and Cardiovascular Health (LURIC) Study. Diabetes Care, 35 (5): 1158–1164, 2012

Urbain P, Jakobsen J. Dose-Response Effect of Sunlight on Vitamin D_2 Production in Agaricus bisporus Mushrooms. J Agric Food Chem, 63(37):8156–61, 2015

Urbain P, Singler F, Ihorst G et al. Bioavailability of vitamin D_2 from UV-B-irradiated button mushrooms in healthy adults deficient in serum 25-hydroxyvitamin D: a randomized controlled trial. Eur J Clin Nutr, 65(8):965–971, 2011

Urbain P, Valverde J, Jakobsen J. Impact on Vitamin D_2, Vitamin D_4 and Agaritine in Agaricus bisporus Mushrooms after Artificial and Natural Solar UV Light Exposure. Plant Foods Hum Nutr, 71(3):314–21, 2016

Wacker M, Holick MF. Vitamin-D-Effects on skeletal and extraskeletal health and the need for upplementation. Nutrients, 5 (1): 111–148, 2013

Windaus A, Hess A. Sterine und antirachitisches Vitamin. Nachrichten von der Gesellschaft der Wissenschaften zu Göttingen, S. 175–184, 1926

Wolf G. The discovery of vitamin D: the contribution of Adolf Windaus. J Nutr, 134 (6): 1299–1302, 2004

Zittermann A, von Helden R, Grant WB et al. An estimate of the survival benefit of improving vitamin D status in the adult German population. Dermato-Endocrinology, 1 (6): 300–306, 2009

Zittermann A. The estimated benefits of vitamin D for Germany. Mol Nutr Food Res, 54 (8): 1164–1171, 2010

Kapitel 2

Adams JS, Singer FR, Holick MF et al. Isolation and structural identification of 1,25-dihydroxyvitamin D_3 produced by cultured alveolar macrophages in sarcoidosis. J Clin Endocrinol Metab, 60 (5): 960–6, 1985

Anderson JL, May HT, Horne BD et al. Intermountain Heart Collaborative (IHC) Study Group. Relation of vitamin D deficiency to cardiovascular risk factors, disease status, and incident events in a general healthcare population. Am J Cardiol, 106 (7): 963–968, 2010

Apperly FL. The relation of solar radiation to cancer mortality in North American. Cancer Research, 1: 191–195, 1941

Cantorna MT, Hayes CE, DeLuca HF. 1,25-Dihydroxyvitamin D, reversibly blocks the progression of relapsing encephalomyelitis, a model of multiple sclerosis. P Natl Acad Sci USA; 93: 7861–7864, 1996

Cantorna MT, Woodward WD, Hayes CE, DeLuca HF. 1,25-Dihydroxyvitamin D3 is a positive regulator for the two anti-encephalitogenic cytokines TGF beta 1 and IL-4. J Immunol; 160: 5314–5319, 1998

Clemens TL, Adams JS, Holick MF et al. Increased skin pigment reduces the capacity of skin to synthesise vitamin D_3. Lancet, 1 (8263): 74–76, 1982

DeLuca HF, Suda T, Holick MF et al. 25,26-dihydroxycholecalciferol, a metabolite of vitamin D_3 with intestinal Calcium transport activity. Biochemistry, 9 (24): 4776–4780, 1970

Demetriou ET, Travison TG, Holick MF. Effect of treatment with 50000 IU Vitamin D_2 every other week on serum 25-hydroxyvitamin D_2, 25-hydroxyvitamin D_3 and total 25-hydroxyvitamin D in a clinical setting. Endocr Pract, Epub ahead of print, 2012

Ernesti G. De Rachitide De Morbo puerili Anglorum – Die ältesten Dokumente über Rachitis in Originalfassung und Übersetzung, Verlag Klinisches Labor GmbH, Heidelberg 2004

Garland CF, French CB, Baggerly LL et al. Vitamin D supplement doses and serum 25-hydroxyvitamin D in the range associated with cancer prevention. Anticancer Res, 31: 617–622, 2011

Glisson F. De Rachitide sive Morbo Puerili, qui vulgo The Rickets dictur, Londini 1650

Grant WB, Cross HS, Garland CF et al. Estimated benefit of increased vitamin D status in reducing the economic burden of disease in Western Europe. Prog Biophys Mol Biol, 99 (2–3): 104–113, 2009

Grant WB, Pilz S. Vitamin D deficiency contributed to Wolfgang Amadeus Mozart's death. Med Probl Perform Art, 26 (2): 117, 2011

Grant WB. An estimate of premature cancer mortality in the U.S. due to inadequate doses of solar ultraviolet-B radiation. Cancer, 94 (6): 1867–1875, 2002

Grant WB. An estimate of the global reduction in mortality rates through doubling vitamin D levels. Eur J Clin Nutr, 65: 1016–1026, 2011

Hess AF, Unger LJ. The cure of infantile rickets by artificial light and by sunlight. Proc Soc Exp Biol Med, 18: 298, 1921

Hess AF, Unger LJ. The cure of infantile rickets by sunlight. JAMA; 77: 39–41, 1921

Holick MF, Biancuzzo RM, Chen TC et al. Vitamin D_2 is as effective as vitamin D_3 in maintaining circulating concentrations of 25-hydroxyvitamin D. J Clin Endocrinol Metab, 93 (3): 677–681, 2008

Holick MF, Chen TC. Vitamin D deficiency: a worldwide problem with health consequences. Am J Clin Nutr, 87 (Suppl): 1080S–1086S, 2008

Holick MF, DeLuca HF, Avioli LV. Isolation and identification of 25-hydroxy-cholecalciferol from human plasma. Arch Intern Med, 129 (1): 56–61, 1972

Holick MF, Jenkins M. The UV Advantage, iBooks, New York, 2004

Holick MF, MacLaughlin JA, Clark MB et al. Photosynthesis of previtamin D_3 in human skin and the physiologic consequences. Science, 210 (4466): 203–235, 1980

Holick MF, Matsuoka LY, Wortsman J. Age, vitamin D, and solar ultraviolet. Lancet, 2 (8671): 1104–1105, 1989

Holick MF, Schnoes HK, DeLuca HF et al. Isolation and identification of 1,25-dihydroxycholecalciferol: a metabolite of vitamin D active in intestine. Biochemistry, 10: 2799–804, 1971

Holick MF, Schnoes HK, DeLuca HF. Identification of 1,25-dihydroxycholecalciferol, a form of vitamin D_3 metabolically activ in the intestine. Proc Natl Acad Sci USA, 68 (4): 803–4, 1971

Holick MF, Smith E, Pincus S. Skin as the site of vitamin D synthesis and target tissue for 1,25-dihydroxyvitamin D_3. Use of calcitriol for treatment of psoriasis. Arch Dermatol, 123 (12): 1677–1683a, 1987

Holick MF. Calcium plus vitamin D and the risk of colorectal cancer. N Engl J Med, 354 (21): 2287–2288, 2006

Holick MF. Noncalcemic actions of 1,25-dihydroxyvitamin D_3 and clinical applications. Bone, 17 (2 Suppl): 107S–111S, 1995

Holick MF. Sunlight »D«ilemma: risk of skin cancer or bone disease and muscle weakness. Lancet, 357 (9249): 4–6, 2001

Holick MF. The Vitamin D Solution. A 3-step strategy to cure our most common health problems. 309 p., Plume Books, New York 2011

Holick MF. Vitamin D and sunlight: strategies for cancer prevention and other health benefits. Clin J Am Soc Nephrol, 3 (5): 1548–1554, 2008

Holick MF. Vitamin D deficiency. N Engl J Med, 357 (3): 266–281, 2007

Holick MF. Vitamin D: Physiology, Molecular Biology, and Clinical Applications (Nutrition and Health). 1155 p., Second Edition, Humana Press/Springer Science, New York 2010

Holick MF, Schnoes HK, DeLuca HFet al. Isolation and identification of 24,25-dihydroxycholecalciferol, a metabolite of vitamin D made in the kidney. Biochemistry. 1972 Nov 7; 11(23): 4251–5, 1972

Huldschinsky K. Heilung von Rachitis durch künstliche Höhensonne. Dtsch Med Wochenschr, 45: 712–713, 1919

Krause R, Bühring M, Holick MF et al. Ultraviolett B and blood pressure. Lancet, 352 (9129): 709–710, 1998

Levental Z. Der Sonnendoktor Arnold Rikli (1823–1906). Gesnerus, 34 (3–4): 394–403, 1977

MacLaughlin J, Holick MF. Aging decreases the capacity of human skin to produce vitamin D_3. J Clin Invest, 76 (4): 1536–1538, 1985

Malabana A, Veronikis IE, Holick MF. Redefining vitamin D insufficiency. Lancet, 351 (9105): 805–806, 1998

Matsuoka LY, Ide L, Holick MF et al. Sunscreens suppress cutaneous vitamin D_3 synthesis. J Clin Endocrinol Metab, 64: 1165–1168, 1987

McCollum EF, Simmonds N, Becker JE, Shipley PG. Studies on experimental rickets; and experimental demonstration of the existence of a vitamin which promotes calcium deposition. J. Biol. Chem.; 53: 293–312, 1922

Omdahl J, Holick M, Suda Tet al. Biological activity of 1,25-dihydroxycholecalciferol. Biochemistry. 1971 Jul 20; 10(15): 2935–40, 1971

Palm TA. The geographical distribution and aetiology of rickets. Practitioner, XLV: 270–342, 1890

Schwartz GG, Whitlatch LW, Holick MF et al. Human prostate cells synthesize 1,25-dihydroxyvitamin D_3 from 25-hydroxyvitamin D_3. Cancer Epidemiol Biomarkers Prev, 7 (5): 391–395, 1998

Semmler EJ, Holick MF, Schnoes HK, et al. The synthesis of 1α,25-dihydroxycholecalciferol: a metabolically active form of vitamin D3. Tetrahedron Lett; 40: 4147–50, 1972

Sniadecki J. Jedrzej Sniadecki (1768–1838) on the cure of rickets. Cited by Mozolowski W. Nature, 143: 121–124, 1939

Stumpf WE, Sar M, Reid FA et al. Target cells for 1,25-dihydroxyvitamin D_3 in intestinal tract, stomach, kidney, skin, pituitary, and parathyroid. Science, 206 (4423): 1188–1190, 1979

Suda T, DeLuca HF, Holick MF et al. 21,25-dihydroxycholecalciferol. A metabolite of vitamin D_3 preferentially active on bone. Biochemistry, 9 (14): 2917–2922, 1970

Visser M, Dorly J, Deeg H, Lips P. Low vitamin D and high parathyroid hormone levels as determinants of loss of muscle strength and muscle mass. (Sarcopenia): the longitudinal aging study Amsterdam. J Clin Endocrinol Metab; 88: 5766–5772, 2003

Wacker M, Holick MF. Vitamin-D-Effects on skeletal and extraskeletal health and the need for supplementation. Nutrients, 5 (1): 111–148, 2013

Whistler D. Disputatio medica inauguralis de morbo puerili Anglorum quem patrio idiomate indigenae vocant the riekets. London: Wilhelmi Christiani Boxii, 1645

Zittermann A, Iodice S, Pilz S et al. Vitamin D deficiency and mortality risk in the general population: A meta-analysis of prospective cohort studies. Am J Clin Nutr, 95 (1): 91–100, 2012

Kapitel 3

Breer S, Krause M, Marshall RP et al. Stress fractures in elderly patients. Int Orthop, 36 (12): 2581–2587, 2012

Brodowski L, Burlakov J, Myerski AC et al. Vitamin D prevents endothelial progenitor cell dysfunction induced by sera from women with preeclampsia or conditioned media from hypoxic placenta. PLoSOne, 9 (6): e98527. doi: 10.1371/journal.pone.0098527, 2014

Busse B, Bale HA, Zimmermann EA et al. Vitamin D deficiency induces early signs of aging in human bone, increasing the risk of fracture. Sci Transl Med, 5 (193): 193ra88. doi: 10.1126/scitranslmed.3006286, 2013

Cantorna MT, Mahon BD. Mounting evidence for vitamin D as an environmental factor affecting autoimmune disease prevalence. Exp Biol Med (Maywood), 229 (11): 1136–1142, 2004

Fraser D, Kooh SW, Holick MF et al. Pathogenesis of hereditary Vitamin-D-dependent rickets. An inborn error of vitamin D metabolism involving defective conversion of 25-hydroxyvitamin D to 1 alpha,25-dihydroxyvitamin D. N Engl J Med, 289 (16): 817–822, 1973

Graham KA, Keefe RS, Lieberman JA et al. Relationship of low vitamin D status with positive, negative and cognitive symptom domains in people with first-episode schizophrenia. Early Interv Psychiatry, doi: 10.1111/eip.12122, 2014

Gröber U, Holick MF. Vitamin D in der Schmerztherapie. EHK, 67: 220–225, 2018

Gröber U, Holick MF, Kisters K et al. (Un)nötige Vitamin-D-Gabe. Trotz Metaanalyse auf dem Holzweg. Dtsch Apoth Ztg, 153 (47): 38–41, 2013

Gröber U. Vitamin D – an old vitamin in a new perspective. Med Monatsschr Pharm, 33 (10): 376–383, 2010

Holick MF. Clinical efficacy of 1,25-dihydroxyvitamin D_3 and its analogues in the treatment of psoriasis. Retinoids, 14: 12–7, 1998

Holick MF. The D-lightful vitamin D for child health. JPEN J Parenter Enteral Nutr, 36 (1 Suppl): 9S–19S, 2012

Holick MF. The Vitamin D Solution. A 3-step strategy to cure our most common health problems. 309 p., Plume Books, New York 2011

Holick MF. Vitamin D deficiency. N Engl J Med, 357 (3): 266–281, 2007

Lappe J, Cullen D, Haynatzki G et al. Calcium and vitamin d supplementation decreases incidence of stress fractures in female navy recruits. J Bone Miner Res, 23 (5): 741–749, 2008

Liu PT, Stenger S, Li H et al. Toll-like receptor triggering of a Vitamin-D-mediated human antimicrobial response. Science, 311 (5768): 1770–1773, 2006

Llewellyn DJ, Langa KM, Lang IA. Serum 25-hydroxyvitamin D concentration and cognitive impairment. J Geriatr Psychiatry Neurol, 22 (3): 188–195, 2009

McCann JC, Ames BN. Is there convincing biological or behavioral evidence linking vitamin D deficiency to brain dysfunction? FASEB J, 22 (4): 982–1001, 2008

Nimitphong H, Holick MF. Vitamin D, neurocognitive functioning and immunocompetence. Curr Opin Clin Nutr Metab Care, 14 (1): 7–14, 2011

Plotinikoff GA, Quigley JM. Prevalence of severe hypovitaminosis D in patients with persistent, nonspecific musculoskeletal pain. Mayo Clin Proc, 78 (12): 1463–1470, 2003

Ruohola JP, Laaksi I, Ylikomi T et al. Association between serum 25(OH)D concentrations and bone stress fractures in Finnish young men. J Bone Miner Res, 21 (9): 1483–1488, 2006

Schlögl M, Holick MF. Vitamin D and neurocognitive function. Clin Interv Aging, 9: 559–568, 2014

Seitz S, Koehne T, Barvencik F et al. Impaired bone mineralization accompanied by low vitamin D and secondary hyperparathyroidism in patients with femoral neck fracture. Osteoporos Int, 24 (2): 641–649, 2013

Soni M, Kos K, Lang IA et al. Vitamin D and cognitive function. Scand J Clin Lab Invest Suppl, 243: 79–82, 2012

Valcour A, Blocki F, Hawkins DM et al. Effects of age and serum 25-OH-vitamin D on serum parathyroid hormone levels. J Clin Endocrinol Metab, 97 (11): 3989–3995, 2012

Wagner CL, Hulsey TC, Fanning D et al. High-dose vitamin D3 supplementation in a cohort of breastfeeding mothers and their infants: a 6-month follow-up pilot study. Breastfeed Med, 1 (2): 59–70, 2006

Wepner F, Scheuer R, Schuetz-Wieser B et al. Effects of vitamin D on patients with fibromyalgia syndrome: a randomized placebo-controlled trial. Pain, 155 (2): 261–268, 2014

Kapitel 4

Agostoni C, Buonocore G, Carnielli VP. ESPGHAN Committee on Nutrition, Enteral nutrient supply for preterm infants: commentary from the European Society of Paediatric Gastroenterology, Hepatology and Nutrition Committee on Nutrition. J Pediatr Gastroenterol, Nutr 50 (1): 85–91, 2010

Barchetta I, De Bernardinis M, Capoccia D et al. Hypovitaminosis D is independently associated with metabolic syndrome in obese patients. PLoS One, 8 (7):e68689. doi: 10.1371/journal.pone.0068689, 2013

Becker KG. Autism, immune dysfunction and Vitamin D. Acta Psychiatr Scand, 124 (1): 74, 2011

Blomberg Jensen M, Bjerrum PJ, Jessen TE et al. Vitamin D is positively associated with sperm motility and increases intracellular Calcium in human spermatozoa. Hum Reprod, 26 (6): 1307–1317, 2011

Blomberg Jensen M, Nielsen JE, JØrgensen A et al. Vitamin D receptor and vitamin D metabolizing enzymes are expressed in the human male reproductive tract. Hum Reprod, 25 (5): 1303–1311, 2010

Bodnar LM, Catov JM, Holick MF et al. Maternal vitamin D deficiency increases the risk of preeclampsia. J Clin Endocrinol Metab, 92 (9): 3517–3522, 2007

Camargo CA Jr, Rifas-Shiman SL, Litonjua AA et al. Maternal intake of vitamin D during pregnancy and risk of recurrent wheeze in children at 3 years of age. Am J Clin Nutr, 85 (3): 788–795, 2007

Chandra P, Wolfenden LL, Holick MF et al. Treatment of vitamin D deficiency with UV light in patients with malabsorption syndromes: a case series. Photodermatol Photoimmunol Photomed, 23 (5): 179–185, 2007

Erkkola M, Kaila M, Nwaru BI et al. Maternal vitamin D intake during pregnancy is inversely associated with asthma and allergic rhinitis in 5-year-old children. Clin Exp Allergy, 39 (6): 875–882, 2009

Eyles D, Burne T, McGrath J. Vitamin D in fetal brain development. Semin Cell Dev Biol, 22 (6): 629–636, 2011

Grant WB, Soles CM. Epidemiologic evidence supporting the role of maternal vitamin D deficiency as a risk factor for the development of infantile autism. Dermatoendocrinol, 1 (4): 223–238, 2009

Hintzpeter B, Scheidt-Nave C, Müller MJ et al. Higher prevalence of vitamin D deficiency is associated with immigrant background among children and adolescents in Germany. J Nutr, 138 (8): 1482–1490, 2008

Holick MF. A Call to Action: Pregnant Women In-Deed Require Vitamin D Supplementation for Better Health Outcomes. J Clin Endocrinol Metab; 104(1): 13-15, 2019

Holick MF. The D-lightful vitamin D for child health. JPEN J Parenter Enteral Nutr, 36 (1 Suppl): 9S–19S, 2012

Hollis BW, Johnson D, Hulsey TC et al. Vitamin D supplementation during pregnancy: double-blind, randomized clinical trial of safety and effectiveness. J Bone Miner Res, 26 (10): 2341–2357, 2011

Hollis BW, Wagner CL. Assessment of dietary vitamin D requirements during pregnancy and lactation. Am J Clin Nutr, 79 (5): 717–726, 2004

Hollis BW, Wagner CL. Vitamin D requirements during lactation: high-dose maternal supplementation as therapy to prevent hypovitaminosis D for both the mother and the nursing infant. Am J Clin Nutr, (Suppl 6) 80: 1752S–1758S, 2004

Hossein-Nezhad A, Holick MF. Vitamin D for health: a global perspective. Mayo Clin Proc, 88 (7): 720–755, 2013

Hyppönen E, Läärä E, Reunanen A et al. Intake of vitamin D and risk of type 1 diabetes: a birth-cohort study. Lancet, 358 (9292): 1500–1503, 2001

Hyppönen E. Vitamin D for the prevention of preeclampsia? A hypothesis. Nutr Rev, 63 (7): 225–232, 2005

Kersting M. Die Kalzium- und Vitamin-D-Zufuhr von Kindern. Ernährungsumschau, 9/08: 1–5, 2008

Lapillonne A. Vitamin D deficiency during pregnancy may impair maternal and fetal outcomes. Med Hypotheses, 74 (1): 71–75, 2010

Lenders CM, Feldman HA, Holick MF et al. Elizabeth Glaser Pediatric Research Network Obesity Study Group, Relation of body fat indexes to vitamin D status and deficiency among obese adolescents. Am J Clin Nutr, 90 (3): 459–467, 2009

Li HW, Brereton RE, Anderson RA et al. Vitamin D deficiency is common and associated with metabolic risk factors in patients with polycystic ovary syndrome. Metabolism, 60 (10): 1475–1481, 2011

Maiya S, Sullivan I, Allgrove J et al. Hypocalcaemia and vitamin D deficiency: an important, but preventable, cause of lifethreatening infant heart failure. Heart, 94 (5): 581–584, 2008

McGrath JJ, Lawlor DA. The search for modifiable risk factors for schizophrenia. Am J Psychiatry, 168 (12): 1235–1238, 2011

Merewood A, Mehta SD, Holick MF et al. Association between vitamin D deficiency and primary cesarean section. J Clin Endocrinol Metab, 94 (3): 940–945, 2009

Nimitphong H, Holick MF. Vitamin D, neurocognitive functioning and immunocompetence. Curr Opin Clin Nutr Metab Care, 14 (1): 7–14, 2011

Oliveira RM, Novaes JF, Azeredo LM et al. Association of vitamin D insufficiency with adiposity and metabolic disorders in Brazilian adolescents. Public Health Nutr, 17 (4): 787–794, 2014

Plagemann A, Harder T, Schellong K et al. Fetal programming by disturbed intrauterine environment – fundamental mechanisms exemplified by the regulation of body weight and metabolism. Gynäkol Geburtshilfliche Rundsch, 48 (4): 215–224, 2008

Płudowski P, Karczmarewicz E, Bayer M et al. Practical guidelines for the supplementation of vitamin D and the treatment of deficits in Central Europe – recommended vitamin D intakes in the general population and groups at risk of vitamin D deficiency. Endokrynol Pol, 64 (4): 319–327, 2013

Rehan VK, Torday JS. Perinatal vitamin D deficiency and childhood asthma: a molecular perspective. Current Respiratory Medicine Reviews, 7: 404–407, 2011

Rostami M, Tehrani FR, Simbar M, et al. Effectiveness of Prenatal Vitamin D Deficiency Screening and Treatment Program: A Stratified Randomized Field Trial. J Clin Endocrinol Metab; 103(8): 2936–2948, 2018

Seo JA, Eun CR, Cho H et al. Low vitamin D status is associated with nonalcoholic fatty liver disease independent of visceral obesity in Korean adults. PLoS One, 8 (10): e75197. doi: 10.1371/journal.pone.0075197, 2013

SØrensen IM, Joner G, Jenum PA et al. Maternal serum levels of 25-hydroxy-vitamin D during pregnancy and risk of type 1 diabetes in the offspring. Diabetes, 61 (1): 175–178, 2012

Stefan N, Häring HU. The role of hepatokines in metabolism. Nat Rev Endocrinol, 9 (3): 144–152, 2013

Ströhle A, Worm N. Healthy obesity? Why the adiposity paradox is only seamingly paradox. Med Monatsschr Pharm, 37 (2): 54–64, 2014

Sun W, Xie H, Ji J et al. Defective female reproductive function in 1,25$(OH)_2$-D-deficient mice results from indirect effect mediated by extracellular Calcium and/or phosphorus. Am J Physiol Endocrinol Metab, 299 (6): E 928–935, 2010

Thierfelder W, Dortschy R, Hintzpeter B et al. Biochemical measures in the German Health Interview and Examination Survey for Children and Adolescents (KiGGS). Bundesgesundheitsblatt Gesundheitsforschung Gesundheitsschutz, 50 (5–6): 757–770, 2007

Wabitsch M, Koletzko B, Moß A. Vitamin-D-Versorgung im Säuglings-, Kindes- und Jugendalter. Monatsschr Kinderheilkd, 1–7, 2011

Wei SQ, Qi HP, Luo ZC, Fraser WD. Maternal vitamin D status and adverse pregnancy outcomes: a systematic review and meta-analysis. J Matern Fetal Neonatal Med; 26(9):889-899, 2013

Worm N. Menschenstopfleber. Die verharmloste Volkskrankheit Fettleber. Systemed Verlag, Lünen, 2013

Wortsman J, Matsuoka LY, Holick MF et al. Decreased bioavailability of vitamin D in obesity. Am J Clin Nutr, 72 (3): 690–693, 2000

Kapitel 5

Ahmed W et al. Low serum 25 (OH) vitamin D levels (< 32 ng/mL) are associated with reversible myositis-myalgia in statin-treated patients. Transl Res, 153 (1): 11–16, 2009

Ardine et al. Could the long-term persistence of low serum Calcium levels and high serum parathyroid hormone levels during bisphosphonate treatment predispose metastatic breast cancer patients to undergo osteonecrosis of the jaw? Annals of Oncolgy, 2006

Bedogni A, Saia G, Bettini G et al. Osteomalacia: the missing link in the pathogenesis of bisphosphonate-related osteonecrosis of the jaws? Oncologist, 17 (8): 1114–1149, 2012

Berruti A et al. Effect of zoledronic acid treatment based on serum parathyroid hormone levels in patients with malignant bone disease. Proc Am Soc Clin Oncol 495S: Abstr 8610, 2006

Berruti A, Cook R, Saad F et al. Prognostic role of serum parathyroid hormone levels in advanced prostate cancer patients undergoing zoledronic acid administration. Oncologist, 17 (5): 645–652, 2012

Bikle DD, Malmstroem S, Schwartz J. Current Controversies: Are Free Vitamin Metabolite Levels a More Accurate Assessment of Vitamin D Status than Total Levels? Endocrinol Metab Clin North Am; 46(4): 901-918, 2017

Bittenbring JT, Altmann B, Neumann F et al. 25-OH-Vitamin-D deficiency impairs Rituximab-mediated cellular cytotoxicity and is associated with an inferior outcome of elderly DLBCL patients treated with Rituximab. Blood, 122 (21): 189, 2013

Brown T, Qaqish R. Antiretroviral therapy and the prevalence of osteopenia and osteoporosis: a meta-analytic review. AIDS, 20 (17): 2165–2174, 2006

Bruyere O, Reginster JY. Vitamin D status and response to antiosteoporotic therapy. Womens Health, 4 (5): 445–447, 2008

Carmel AS, Shieh A, Bang H et al. The 25(OH)D level needed to maintain a favorable bisphosphonate response is ≥33 ng/ml. Osteoporos Int, Epub ahead of print, 2012

Chen EQ, Bai L, Zhou TY, et al. Sustained suppression of viral replication in improving vitamin D serum concentrations in patients with chronic hepatitis B. Sci Rep; 5: 15441, 2015

Deane A et al. The impact of vitamin D status on changes in bone mineral density during treatment with bisphosphonates and after discontinuation following long-term use in post-menopausal osteoporosis. BMC Musculoskelet Disord, 8: 3, 2007

Drugs and enzymes. Br Med J; 4(5727): 65, 1970

DVO-Leitlinie Glukokortikoidinduzierte Osteoporose. Prophylaxe, Diagnostik und Therapie der Glukokortikoid-induzierten Osteoporose, 2006

Faridi MM, Aggarwal A. Phenytoin induced vitamin D deficiency presenting as proximal muscle weakness. Indian Pediatrics, 47: 624–625, 2010

Favus MJ. Bisphosphonates for osteoporosis. N Engl J Med, 363 (21): 2027–2035, 2010

Fink M. Pathophysiologie der Kiefernekrose: multifaktoriell und letztlich unklar. InFo Onkologie, 16 (5): 23–25, 2013

Geller JR et al. Increase in bone mass after correction of vitamin D insufficiency in bisphosphonate-treated patients. Endocr Prac, 14 (3): 293–297, 2008

Gibney KB et al. Vitamin D deficiency is associated with tuberculosis and latent tuberculosis infection in immigrants from sub-Saharan Africa. Clin Infect Dis, 46 (3): 443–446, 2008

Ginde AA, Wolfe P, Camargo CA et al. Defining Vitamin D Status by Secondary Hyperparathyroidism in the U.S. Population. J Endocrinol Invest, Epub ahead of print, 2011

Glueck CJ et al. Vitamin D deficiency, myositis-myalgia, and reversible statin intolerance. Curr Med Res Opin, 27 (9): 1683–1690, 2011

Glueck CJ, Abuchaibe C, Wang P. Symptomatic myositis-myalgia in hypercholesterolemic statin-treated patients with concurrent vitamin D deficiency leading to statin intolerance may reflect a reversible interaction between vitamin D deficiency and statins on skeletal muscle. Med Hypotheses, 77 (4): 658–661, 2011

Goel RK, Lal H. Role of vitamin D supplementation in hypertension. Indian J Clin Biochem, 26 (1): 88–90, 2011

Gröber U, Holick MF. Diabetes Prevention: Vitamin D Supplementation May Not Provide Any Protection If There Is No Evidence of Deficiency! Nutrients; 11, 2651; doi: 10.3390/nu11112651, 2019

Gröber U, Holick MF, Kisters K. Vitamin D and drugs. Med Monatsschr Pharm, 34 (10): 377–387, 2011

Gröber U, Kisters K. Arzneimittel als Mikronährstoff-Räuber. Was Ihr Arzt und Apotheker Ihnen sagen sollte. Wissenschaftliche Verlagsgesellschaft Stuttgart, 2014

Gröber U, Kisters K, Holick MF. Magnesium und Vitamin D bei Hypertonie. Nieren und Hochdruckkrankheiten, 41 (2): 78–80, 2012

Gröber U, Kisters K. Influence of drugs on vitamin D and Calcium metabolism. Dermatoendocrinol, 4 (2): 1–9, 2012

Gröber U, Kisters K, Schmidt J. Important drug-micronutrient interactions: A selection for clinical practice. Crit Rev Food Sci Nutr; Dec 23:1–19. doi: 10.1080/10408398.2018.1522613, 2018

Gröber U. Arzneimittel und Mikronährstoffe. Medikationsorientierte Supplementierung. 2. Aufl., Wissenschaftliche Verlagsgesellschaft Stuttgart, 2012

Gröber U. Magnesium and Drugs. Int J Mol Sci, 2019 Apr 28; 20(9). pii: E2094. doi: 10.3390/ijms20092094, 2019

Gröber U. Vitamin D und Atemwegsinfektionen. Dtsch Apoth Ztg, 151 (12): 92–96, 2012

Havens PL, Stephensen CB, Hazra R et al. Vitamin D_3 decreases parathyroid hormone in HIV-infected youth being treated with tenofovir: a randomized, placebo-controlled trial. Clin Infect Dis, 54 (7): 1013–1025, 2012

Hohaus S, Tisi MC, Bellesi S, et al. Vitamin D deficiency and supplementation in patients with aggressive B-cell lymphomas treated with immunochemotherapy. Cancer Med; 7(1): 270–281, 2018

Holick MF. Stay tuned to PXR: an orphan actor that may not be D-structive only to bone. J Clin Invest, 115 (1): 32–34, 2005

Holick MF. The Vitamin D Solution. A 3-step strategy to cure our most common health problems. 309 p., Plume Books, New York 2011

Holick MF. Vitamin D deficiency. N Engl J Med, 357 (3): 266–281, 2007

Holick MF. Vitamin D: importance in the prevention of cancers, type 1 diabetes, heart disease, and osteoporosis. Am J Clin Nutr, 79: 362–371, 2004

Kanis JA et al. A meta-analysis of prior corticosteroid use and fracture risk. J Bone Miner Res, 19 (6): 893–899, 2004

Karczmarewicz E, Czeku´c-Kry´skiewicz E, Płudowski P. Effect of vitamin D status on pharmacological treatment efficiency: Impact on cost-effective management in medicine. Dermatoendocrinol, 5 (1): 1–6, 2013

Kim HJ, Koh BS, Yu JH et al. Changes in serum hydroxyvitamin D levels of breast cancer patients during tamoxifen treatment or chemotherapy in premenopausal breast cancer patients. Eur J Cancer, 50 (8): 1403–1411, 2014

Knabbe C et al. Evidence that transforming growth factor-beta is a hormonally regulated negative growth factor in human breast cancer. Cell, 48 (3): 417–428, 1987

Kruse R. Osteopathies in antiepileptic long-term therapy (preliminary report). Monatsschr Kinderheilkd; 116(6): 378–81, 1968

Lerma-Chippirraz E, Güerri-Fernández R, García JV, et al. Validation Protocol of Vitamin D Supplementation in Patients with HIV-Infection. AIDS Res Treat; 2016:5120831, 2016

Malabanan A, Veronikis IE, Holick MF. Redefining vitamin D insufficiency. Lancet, 351: 805–806, 1998

Martineau AR et al. High-dose vitamin D_3 during intensive phase antimicrobial treatment of pulmonary tuberculosis: a double-blind randomised controlled trial. Lancet, 377 (9761): 242–250, 2011

Martins D et al. Prevalence of cardiovascular risk factors and the serum levels of 25-hydroxyvitamin D in the United States: data from the Third National Health and Nutrition Examination Survey. Arch Intern Med, 167 (11): 1159–1165, 2007

Miziak B, Chrościńska-Krawczyk M, Czuczwar SJ. An update on the problem of osteoporosis in people with epilepsy taking antiepileptic drugs. Expert Opin Drug Saf; 18(8): 679–689, 2019

Nnoaham KE, Clarke A. Low serum vitamin D levels and tuberculosis: a systematic review and metaanalysis. Int J Epidemiol 37 (1): 113–119, 2008

Nordqvist O, Lönnbom Svensson U, Brudin L et al., Adherence to risk management guidelines for drugs which cause vitamin D deficiency – big data from the Swedish health system. Drug Healthc Patient Saf; 11: 19–28. doi: 10.2147/DHPS.S188187, 2019

Parnitzke C, Dürrschmidt V. Bone diseases due to long-term administration of anticonvulsants during the age of growth. Z Gesamte Inn Med, 34 (17): 471–476, 1979

Parnitzke C. Bone-metabolism disorders in longterm antiepileptic therapy (osteopathiaantiepileptica). Beitr Orthop Traumatol, 25 (5): 265–269, 1978

Pascussi JM, Robert A, Nguyen M et al. Possible involvement of pregnane X receptor – enhanced CYP24 expression in drug-induced osteomalacia. J Clin Invest, 115 (1): 177–186, 2005

Perez-Castrillon JL et al. Vitamin D levels and lipid response to atorvastatin. Int J Endocrinol, 320721, 2010

Petty SJ et al. Anti-epileptic medication and bone health. Osteoporos Int, 18 (2): 129–142, 2007

Pilz S et al. Vitamin D status and arterial hypertension: a systematic review. Nat Rev Cardiol, 6 (10): 621–630, 2009

Pilz S, Obeid R, Schwetz V, et al. Hormonal Contraceptive Use Is Associated With Higher Total but Unaltered Free 25-Hydroxyvitamin D Serum Concentrations. J Clin Endocrinol Metab; 103(6): 2385–2391, 2018

Pilz S, Tomaschitz A. Role of vitamin D in arterial hypertension. Expert Rev Cardiovasc Ther, 8 (11): 1599–1608, 2010

Piso RJ, Rothen M, Rothen JP et al. Per oral substitution with 300000 IU vitamin D (Cholecalciferol) reduces bone turnover markers in HIV-infected patients. BMC Infect Dis, 13: 577. doi: 10.1186/1471-2334-13-577, 2013

Pludowski P, Holick MF, Grant WB, et al. Vitamin D supplementation guidelines. J Steroid Biochem Mol Biol; 175: 125–135, 2018

Powles TJ et al. Effect of tamoxifen on bone mineral density measured by dual-energy x-ray absorptiometry in healthy premenopausal and postmenopausal women. J Clin Oncol, 14 (1): 78–84, 1996

Prieto-Alhambra D et al. Vitamin D threshold to prevent aromatase inhibitor-induced arthralgia: a prospectiv cohort study. Breast Cancer Res Tret, 125 (3): 869–878, 2011

Rostand SG. Ultraviolet light may contribute to geographic and racial blood pressure differences. Hypertension, 30 (2 Pt 1): 150–156, 1997

Santini D et al. Longitudinal evaluation of vitamin D plasma levels during anthracycline and docetaxel-based adjuvant chemotherapy in early-stage breast cancer patients. Ann Oncol, 21 (1): 185–186, 2010

Searing DA et al. Decreased serum vitamin D levels in children with asthma are associated with increased corticosteroid use. J Allergy Clin Immunol, 125 (5): 995–1000, 2010

Servitja S, Nogués X, Prieto-Alhambra D et al. Bone health in a prospective cohort of postmenopausal women receiving aromatase inhibitors for early breast cancer. Breast, 21 (1): 95–101, 2012

Smith M, Dowsett M. Aromatase inhibitors in breast cancer. N Engl J Med, 348 (28): 2431–2442, 2003

Suljic EM, Mehicevic A, Mahmutbegovic N. Effect of Long-term Carbamazepine Therapy on Bone Health. Med Arch; 72(4): 262–266, 2018

Tsuprykov O, Chen X, Hocher CF, et al. Why should we measure free 25(OH) vitamin D? J Steroid Biochem Mol Biol; 180: 87–104, 2018

Vaidya R, Witzig TE. Prognostic factors for diffuse large B cell lymphoma In the R(X)CHOP Era. Ann Oncol, Epub ahead of print, 2014

Valsamis HA et al. Antiepileptic drugs and bone metabolism. Nutr Metab, 3 (36): 1–11, 2006

Vestergaard P et al. Fracture risk associated with use of antiepileptic drugs. Epilepsia, 45 (11): 1330–1337, 2004

Vestergaard P. Epilepsy, osteoporosis and fracture risk – a meta-analysis. Acta Neurol Scand, 112 (5): 277–286, 2005

Wang Q, Zhang W, Li H et al. Effects of 25-hydroxyvitamin D_3 on cathelicidin production and antibacterial function of human oral keratinocytes. Cell Immunol, 283 (1–2): 45–50, 2013

Welz T et al. Efavirenz is associated with severe vitamin D deficiency and increased alkaline phosphatase. AIDS, 24 (12): 1923–1928, 2010

Wingfield T, Schumacher SG, Sandhu G et al. The seasonality of tuberculosis, sunlight, vitamin D and household crowding. J Infect Dis, Epub ahead of print, 2014

Zhang B, Xie W, Krasowski MD. PXR: a xenobiotic receptor of diverse function implicated in pharmacogenetics. Pharmacogenomics, 9 (11): 1695–1709, 2008

Kapitel 6

Abdelhamid L, Luo XM. Retinoic Acid, Leaky Gut, and Autoimmune Diseases. Nutrients; 10(8). pii: E1016. doi: 10.3390/nu10081016, 2018

Azuma K, Casey SC, Ito M, et al. Pregnane X receptor knockout mice display osteopenia with reduced bone formation and enhanced bone resorption. J Endocrinol; 207(3): 257–263, 2010

Azuma K, Ouchi Y, Inoue S. Vitamin K: novel molecular mechanisms of action and its roles in osteoporosis. Geriatr Gerontol Int; 14(1):1–7, 2014

Bastos Maia S, Costa Caminha MF, Lins da Silva S, et al. The Prevalence of Vitamin A Deficiency and Associated Factors in Pregnant Women Receiving Prenatal Care at a Reference Maternity Hospital in Northeastern Brazil. Nutrients; 10(9). pii: E1271. doi: 10.3390/nu10091271, 2018

Biesalski HK. Vitamin D recommendations: beyond deficiency. Ann Nutr Metab, 59(1):10–16, 2011

Binkley N, Harke J, Krueger D, et al. Vitamin K treatment reduces undercarboxylated osteocalcin but does not alter bone turnover, density, or geometry in healthy postmenopausal North American women. J Bone Miner Res; 24(6): 983–991. doi: 10.1359/jbmr.081254, 2009

Booth SL, Broe KE, Peterson JW, et al. Associations between vitamin K biochemical measures and bone mineral density in men and women. Clin Endocrinol Metab; 89(10): 4904–4909, 2004

Braam LA, Knapen MH, Geusens P, et al., Vitamin K_1 supplementation retards bone loss in postmenopausal women between 50 and 60 years of age. Calcif Tissue Int; 73(1): 21–26, 2003

Brown RB, Razzaque MS. Dysregulation of phosphate metabolism and conditions associated with phosphate toxicity. Bonekey Rep; 4:705. doi: 10.1038/bonekey.2015.74, 2015

Cannell JJ, Vieth R, Willett W et al. Cod liver oil, vitamin A toxicity, frequent respiratory infections, and the vitamin

D deficiency epidemic. Ann Otol Rhinol Laryngol, 117(11):864–70, 2008

Cantatore FP, Loperfido MC, Magli DM, et al. The importance of vitamin C for hydroxylation of vitamin D3 to 1,25(OH)2D3 in man. Clin Rheumatol; 10(2): 162–167, 1991

Chen KB, Lin AM, Chiu TH. Systemic vitamin D_3 attenuated oxidative injuries in the locus coeruleus of rat brain. Ann N Y Acad Sci; 993:313–324, 2003

Cheung AM, Tile L, Lee Y, et al. Vitamin K supplementation in postmenopausal women with osteopenia (ECKO trial): a randomized controlled trial. PLoS Med; 5(10):e196. doi: 10.1371/journal.pmed.0050196, 2008

Coburn JW, Hartenbower DL, Norman AW. Metabolism and Action of the Hormone Vitamin D. West J Med, 121(1): 22–44, 1974

da Cunha MS, Siqueira EM, Trindade LS, Arruda SF. Vitamin A deficiency modulates iron metabolism via ineffective erythropoiesis. J Nutr Biochem; 25(10): 1035–1044, 2014

Dai Q, Zhu X, Manson JE, et al., Magnesium status and supplementation influence vitamin D status and metabolism: results from a randomized trial. Am J Clin Nutr; 108(6): 1249–1258, 2018

Di Renzo GC, Spano F, Giardina I, et al. Iron deficiency anemia in pregnancy. Womens Health (Lond); 11(6): 891–900, 2015

Dong W, Tian C, Jiao Y, et al. Multiple genome analyses reveal key genes in Vitamin C and Vitamin D synthesis and transport pathways are shared. Sci Rep; 9(1):16811. doi: 10.1038/s41598-019-53074-9, 2019

Esmon, C.T. and J.W. Suttie. Vitamin K-dependent carboxylase: Solubilization and properties. J Biol Chem; 251(20): 6238–6243, 1976

Ferland G. The vitamin K-dependent proteins: an update. Nutr Rev; 56(8):223–230, 1998

Fraser JD, Price PA. Induction of matrix Gla protein synthesis during prolonged 1,25-dihydroxyvitamin D_3 treatment of osteosarcoma cells. Calcif Tissue Int; 46(4):270–279, 1990

Garland CF, Kim JJ, Mohr SB, et al. Meta-analysis of all-cause mortality according to serum 25-hydroxyvitamin D. Am J Public Health, 104(8): e43–50, 2014

Gröber U. Gesund mit Vitamin D: Wie das Sonnenhormon hilft und schätzt. Südwest Verlag, München, 2017

Gröber U, Classen HG, Kisters K. Zinkmangel im Fokus: Ursachen, Symptome, Diagnose und Therapie. EHK; 68: 1–15, 2019

Gröber U, Holick MF. Vitamin D – Die Heilkraft des Sonnenvitamins. 4. Auflage, Wissenschaftliche Verlagsgesellschaft Stuttgart, 2019

Gröber U, Kisters K. Das Ultraspurenelement Bor. OM – Zs f Orthomol Med, 4: 9–15, 2015

Gröber U, Kisters K. Vitamin K – in der Prävention und Therapie. EHK, 65: 184–191, 2016

Gröber U, Kisters K, Classen HG. Zink-Mangel im Fokus: Ursachen, Symptome, Diagnose und Therapie. EHK; [Epub ahead of print], 2019

Gröber U, Kisters K, Schmidt J. Important drug-micronutrient interactions: A selection for clinical practice. Crit Rev Food Sci Nutr; Dec 23:1–19. doi: 10.1080/10408398.2018.1522613, 2018

Gröber U, Reichrath J, Holick MF. Live longer with vitamin D? Nutrients; 7(3):1871–1880, 2015

Gröber U, Schmidt J, Kisters K. Magnesium in Prevention and Therapy. Nutrients; 7(9): 8199–8226, 2015

Gröber U. Magnesium and Drugs. Int J Mol Sci; 20(9). pii: E2094. doi: 10.3390/ijms20092094, 2019

Gröber U. Vitamin A (Retinol). OM – Zs f Orthomol Med; 17: 44–49, 2019

Gröber U, Kisters K. Vitamin D niemals ohne Vitamin K2 – Imperativ oder Konjunktiv? EHK; 67: 226–230, 2018

Gröber U, Kisters K, Classen H. Zink-Mangel im Fokus: Ursachen, Symptome, Diagnose und Therapie. EHK; [Epub ahead of print], 2019

Han L, Liu Y, Lu M et al.. Retinoic acid modulates iron metabolism imbalance in anemia of inflammation induced by LPS via reversely regulating hepcidin and ferroportin expression. Biochem Biophys Res Commun; 507(1-4): 280–285, 2018

Hanna S. Influence of large doses of vitamin D on magnesium metabolism in rats. Metabolism, 10: 735–734, 1961

Huang ZB, Wan SL, Lu YJ, et al. Does vitamin K_2 play a role in the prevention and treatment of osteoporosis for postmenopausal women: a meta-analysis of randomized controlled trials. Osteoporos Int, 26(3): 1175–1186, 2015

Jagelavičienė E, Vaitkevičienė I, Šilingaitė D, et al. The Relationship between Vitamin D and Periodontal Pathology. Medicina (Kaunas); 54(3). pii: E45. doi: 10.3390/medicina54030045, 2018

Je SH, Joo NS, Choi BH, et al. Vitamin K supplement along with vitamin D and Calcium reduced serum concentration of undercarboxylated osteocalcin while increasing bone mineral density in Korean postmenopausal women over sixty-years-old. J Korean Med Sci; 26(8): 1093–1098, 2011

Johansson S, Melhus H. Vitamin A antagonizes Calcium response to vitamin D in man. J Bone Miner Res, 16(10): 1899–1905, 2001

Karl PI, Carnes DL, Friedman PA. Effects of 1,25-dihydroxycholecalciferol administration on the rat renal vitamin K-dependent carboxylating system. FEBS Lett; 192(2): 243–246, 1985

Kerner SA, Scott RA, Pike JW. Sequence elements in the human osteocalcin gene confer basal activation and inducible response to hormonal vitamin D_3. Proc Natl Acad Sci U S A; 86(12): 4455–4459, 1989

Koshihara Y, Hoshi K, Ishibashi H, Shiraki M. Vitamin K_2 promotes 1alpha,25$(OH)_2$ vitamin D_3-induced mineralization in human periosteal osteoblasts. Calcif Tissue Int; 59(6): 466–473, 1996

Levine BS, Brautbar N, Walling MW et al. Effects of vitamin D and diet magnesium on magnesium metabolism. Am J Physiol, 239(6): E515-E523, 1980

Li J, Wang H, Rosenberg PA. Vitamin K prevents oxidative cell death by inhibiting activation of 12-lipoxygenase in developing oligodendrocytes. J Neurosci Res; 87(9): 1997–2005, 2009

Lu Z, O'Dell D, Srinivasan B, et al. Rapid diagnostic testing platform for iron and vitamin A deficiency. PNAS; 114(51): 13513–13518, 2017

Masterjohn C. Vitamin D toxicity redefined: vitamin K and the molecular mechanism. Med Hypotheses; 68(5):1026–1034, 2007

Matsuzaki H, Katsumata Sh-i, Kajita Y et al. Magnesium deficiency regulates vitamin D metabolizing enzymes and type II sodium-phosphate cotransporter mRNA expression in rats. Magnesium Research, 26 (2): 83–6, 2013

Mazzanti L, Battino M, Nanetti L, et al. Effect of 1-year dietary supplementation with vitaminized olive oil on markers of bone turnover and oxidative stress in healthy post-menopausal women. Endocrine; 50(2): 326–334, 2015

McCabe KM, Zelt JG, Kaufmann M, et al. Calcitriol accelerates vascular calcification irrespective of vitamin K status in a rat model of CKD with hyperphosphatemia and secondary hyperparathyroidism. J Pharmacol Exp Ther. pii: jpet.117.247270. doi: 10.1124/jpet.117.247270, 2018

McCann JC, Ames BN. Vitamin K, an example of triage theory: is micronutrient inadequacy linked to diseases of aging? Am J Clin Nutr; 90(4): 889–907, 2009

Medalle R, Waterhouse C, Hahn TJ. Vitamin D resistance in magnesium deficiency. Am J Clin Nutr, 29(8):854–858, 1976

Meintzer RB, Steenbock H. Vitamin D and magnesium absorption. J Nutr, 56(2): 285–294, 1955

Michelazzo FB, Oliveira JM, Stefanello J, et al. The influence of vitamin A supplementation on iron status. Nutrients; 5(11): 4399–4413, 2013

Miljkovic D, Miljkovic N, McCarty M. Up-regulatory impact of boron on vitamin D function–does it reflect inhibition of 24-hydroxylase? Med Hypotheses, 63(6):1054–1056, 2004

Miyake N, Hoshi K, Sano Y, et al. 1,25-Dihydroxyvitamin D_3 promotes vitamin K_2 metabolism in human osteoblasts. Osteoporos Int; 12(8): 680–687, 2001

Nelsestuen GL, Suttie JW. Mode of action of vitamin K. Calcium binding properties of bovine prothrombin. Biochemistry; 11(26): 4961–4964, 1972

Nielsen FH, Stoecker BJ. Boron and fish oil have different beneficial effects on strength and trabecular micro-architecture of bone. J Trace Elem Med Biol; 23(3): 195–203, 2009

O'Connor EM, Grealy G, McCarthy J, et al. Effect of phylloquinone (vitamin K_1) supplementation for 12 months on the indices of vitamin K status and bone health in adult patients with Crohn's disease. Br J Nutr; 112(7): 1163–1174, 2014

Pinto JT, Cooper AJ. From cholesterogenesis to steroidogenesis: role of riboflavin and flavoenzymes in the biosynthesis of vitamin D. Adv Nutr, 5(2): 144–163, 2014

Pizzorno L. Nothing Boring About Boron. Integr Med (Encinitas), 14(4): 35–48, 2015

Portale AA, Halloran BP, Murphy MM et al. Oral intake of phosphorus can determine the serum concentration of 1, 25-dihydroxyvitamin D by determining its production rate in humans. J Clin Invest, 77(1): 7–12, 1986

Razavi M, Jamilian M, Karamali M, et al. The Effects of Vitamin D-K-Calcium Co-Supplementation on Endocrine, Inflammation, and Oxidative Stress Biomarkers in Vitamin D-Deficient Women with Polycystic Ovary Syndrome: A Randomized, Double-Blind, Placebo-Controlled Trial. Horm Metab Res; 48(7): 446–451, 2016

Reddy V, Sivakumar B. Magnesium-dependent vitamin-D-resistant rickets. Lancet, 1(7864): 963–965, 1974

Riccio P, Rossano R. Diet Gut Microbiota, and Vitamins D + A in Multiple Sclerosis. Neurotherapeutics; 15(1): 75–91, 2018

Sanchez-Martinez R, Castillo AI, Steinmeyer A et al. The retinoid X receptor ligand restores defective signalling by the vitamin D receptor. EMBO Rep, 7(10): 1030–1034, 2006

Sato Y, Kanoko T, Satoh K, Iwamoto J. RETRACTED: Menatetrenone and vitamin D_2 with Calcium supplements prevent nonvertebral fracture in elderly women with Alzheimer's disease. Bone; 106: 213. doi: 10.1016/j.bone.2017.10.007, 2018

Sawicka-Powierza J, Konstantynowicz J, Jablonska E, et al. The Association Between Long-Term Acenocoumarol Treatment and Vitamin D Deficiency. Front Endocrinol (Lausanne); 9:226. doi: 10.3389/fendo.2018.00226, 2018

Sergeev IN, Kim RH, Arkhapchev IuP et al. Metabolism of 25-hydroxyvitamin D_3 in the kidney and nuclear receptors of 1,25-dihydroxyvitamin D_3 in small intestine mucosa of rats with vitamin B_2 deficiency. Vopr Med Khim, 33(6): 96–103, 1987

Spiesman IG. Massive Doses of Vitamins A and D in the Prevention of the Common Cold. Arch Otolaryng, 34: 787, 1941

Spitz L. Superhormon Vitamin D: So aktivieren Sie Ihren Schutzschild gegen chronische Erkrankungen. Gräfe und Unzer Verlag, 2012.

Stenflo J, Suttie JW. Vitamin K-dependent formation of gamma-carboxyglutamic acid. Annu Rev Biochem; 46: 157–172, 1977

Theuwissen E, Magdeleyns EJ, Braam LA. Vitamin K-status in healthy volunteers. Food

Toxqui L, Vaquero MP. Chronic iron deficiency as an emerging risk factor for osteoporosis: a hypothesis. Nutrients; 7(4): 2324–2344, 2015

Ushiroyama T, Ikeda A, Ueki M, Effect of continuous combined therapy with vitamin K_2 and vitamin D_3 on bone mineral density and coagulofibrinolysis function in postmenopausal women. Maturitas; 41(3): 211–221, 2002

van Helden R. Gesund in sieben Tagen: Erfolge mit der Vitamin D-Therapie. Hygeia Verlag, 2015

Vignini A, Nanetti L, Raffaelli F, et al. Effect of 1-y oral supplementation with vitaminized olive oil on platelets from healthy postmenopausal women. Nutrition; 42: 92–98, 2017

Wagner CA, Murer H. Phosphatonine – neuartige Phosphathormone. Schweiz Med Forum; 8:8–10, 2008

Yamaguchi M, Weitzmann MN. Vitamin K_2 stimulates osteoblastogenesis and suppresses osteoclastogenesis by suppressing NF-κB activation. Int J Mol Med; 27(1): 3–14, 2011

Yuan Y, Das SK, Li M. Vitamin D ameliorates impaired wound healing in streptozotocin-induced diabetic mice by suppressing NF-κB-mediated inflammatory genes. Biosci Rep; 38(2). pii: BSR20171294, 2018

Zhou C, Verma S, Blumberg B. The steroid and xenobiotic receptor (SXR), beyond xenobiotic metabolism. Nucl Recept Signal;7:e001. doi: 10.1621/nrs.07001, 2009

Zofkova I, Davis M, Blahos J. Trace elements have beneficial, as well as detrimental effects on bone homeostasis. Physiol Res; 66(3):391–402, 2017

Kapitel 8

Abbas S, Linseisen J, Slanger T et al. Serum 25-hydroxyvitamin D and risk of post-menopausal breast cancer – results of a large case-control study. Carcinogenesis, 29 (1): 93–99, 2008

Achkar M, Dodds L, Giguère Y et al. Vitamin D status in early pregnancy and risk of preeclampsia. Am J Obstet Gynecol, 212(4): 511 e1–7, 2015

Ahmed Mohamed A, Salah Ahmed EM, Farag YMK, et al, Dose-response association between vitamin D deficiency and atopic dermatitis in children, and effect modification by gender: a case-control study. J Dermatolog Treat; doi: 10.1080/09546634.2019.1643447, 2019

Ainsleigh HG. Beneficial effects of sun exposure on cancer mortality. Prev Med, 22 (1): 132–140, 1993

Alghamdi S, Alsulami N, Khoja S et al. Vitamin D Supplementation Ameliorates Severity of Major Depressive Disorder. J Mol Neurosci. 2019 Dec 13. doi: 10.1007/s12031-019-01461-2, 2019

Almohanna HM, Ahmed AA, Tsatalis JP, Tosti A. The Role of Vitamins and Minerals in Hair Loss: A Review. Dermatol Ther (Heidelb); 9(1): 51–70, 2019

Aloia JF, Li-Ng M. Epidemic influenza and vitamin D. Epidemiol Infect, 135: 1095–1096, 2007

Ames BN. Low micronutrient intake may accelerate the degenerative diseases of aging through allocation of scarce micronutrients by triage. Proc Natl Acad Sci U S A, 103(47): 17589–17594, 2006

Amestejani M, Salehi BS, Vasigh M et al. Vitamin D supplementation in the treatment of atopic dermatitis: a clinical trial study. J Drugs Dermatol, 11 (3): 327–330, 2012

Annweiler C. Vitamin D in dementia prevention. Ann N Y Acad Sci; 1367(1):57–63, 2016

Annweiler C, Drouet M, Duval GT et al. Circulating vitamin D concentration and age-related macular degeneration: Systematic review and meta-analysis. Maturitas, 88:101–112, 2016

Annweiler C, Dursun E, Féron F et al. Vitamin D and cognition in older adults: international consensus guidelines. Geriatr Psychol Neuropsychiatr Vieil, 14(3):265–73, 2016

Annweiler C, Fantino B, Parot-Schinkel E et al. Alzheimer's disease – input of vitamin D with memantine assay (AD-IDEA trial): study protocol for a randomized controlled trial. Trials, 12: 230, 2011

Annweiler C, Karras SN, Anagnostis P et al. Vitamin D supplements: a novel therapeutic approach for alzheimer patients. Front Pharmacol, 5:6, 2014

Annweiler C, Schott AM, Berrut G et al. Vitamin D and ageing: neurological issues. Neuropsychobiology, 62 (3): 139–150, 2010

Apperly FL. The relation of solar radiation to cancer mortality in North America. Cancer Res, 1: 191–195, 1941

Arbour NC, Darwish HM, DeLuca HF. Transcriptional control of the osteocalcin gene by 1,25-dihydroxyVitamin-D-2 and its 24 epimer in rat osteosarcoma cells. Biochem Biophys Acta, 1263: 147–153, 1995

Literatur

Ascherio A, Munger KL, Simon KC. Vitamin D and multiple sclerosis. Lancet Neurol, 9 (6): 599–612, 2010

Ascherio A, Munger KL, White R et al. Vitamin D as an early predictor of multiple sclerosis activity and progression. JAMA Neurol, 71 (3): 306–314, 2014

Ascherio A, Munger KL. Environmentalrisk factors for multiple sclerosis. Part II: Noninfectious factors. Ann Neurol, 61 (6): 504–513, 2007

Bacchetta J, Zaritsky JJ, Sea JL et al. Suppression of iron-regulatory hepcidin by vitamin D. J Am Soc Nephrol, 25(3):564–572, 2014

Baggerly CA, Cuomo RE, French CB et al. Sunlight and Vitamin D: Necessary for Public Health. J Am Coll Nutr, 34(4):359–65, 2015

Bala KA, Doğan M, Kaba S et al. Hormone disorder and vitamin deficiency in attention deficit hyperactivity disorder (ADHD) and autism spectrum disorders (ASDs). J Pediatr Endocrinol Metab, 29(9):1077–82, 2016

Balion C, Griffith LE, Strifler L et al. Vitamin D, cognition, and dementia: A systematic review and meta-analysis. Neurology, 79 (13): 1397–1405, 2012

Beckett GJ, Arthur JR. Selenium and endocrine systems. J Endocrinol, 184 (3): 455–465, 2005

Beer TM. ASCENT: the androgen-independent prostate cancer study of calcitriol enhancing taxotere. BJU Int, 96 (4): 508–513, 2005

Beilfuss J, Camargo CA Jr, Kamycheva E. Serum 25-Hydroxyvitamin D Has a Modest Positive Association with Leukocyte Telomere Length in Middle-Aged US Adults. J Nutr; 147(4): 514–520, 2017

Bergman P, Lindh AU, Björkhem-Bergman L et al. Vitamin D and Respiratory Tract Infections: A Systematic Review and Metaanalysis of Randomized Controlled Trials. PLoS One, 8(6):e65835, 2013

Bergqvist C, Ezzedine K. Vitamin D and the skin: what should a dermatologist know? G Ital Dermatol Venereol; doi: 10.23736/S0392-0488.19.06433-2, 2019

Berridge MJ. Vitamin D and Depression: Cellular and Regulatory Mechanisms. Pharmacol Rev, 69(2): 80–92, 2017

Bertone-Johnson ER, Manson JE. Vitamin D for menstrual and pain-related disorders in women: comment on »improvement of primary dysmenorrhea caused by a single oral dose of vitamin D«. Arch Intern Med, 172 (4): 367–369, 2012

Binder A, Baron R. The pharmacological therapy of chronic neuropathic pain. Dtsch Arztebl Int, 113: 616–626, 2016

Bischoff-Ferrari HA et al. Vitamin D receptor expression in human muscle tissue decreases with age. J Bone Miner Res, 19 (2): 265–269, 2004

Bischoff-Ferrari HA, Dawson-Hughes B, Staehelin HB et al. Fall prevention with supplemental and active forms of vitamin D: a meta-analysis of randomised controlled trials. BMJ, 339 (1): 339: b3692, 2009

Bischoff-Ferrari HA, Willett WC, Orav EJ et al. A pooled analysis of vitamin D dose requirements for fracture prevention. N Engl J Med, 367 (1): 40–49, 2012

Bischoff-Ferrari HA, Willett WC, Wong JB et al. Fracture prevention with vitamin D supplementation: a meta-analysis of randomized controlled trials. JAMA, 293 (18): 2257–2264, 2005

Bischoff-Ferrari HA, Willett WC, Wong JB et al. Prevention of nonvertebral fractures with oral vitamin D and dose dependency: a meta-analysis of randomized controlled trials. Arch Intern Med, 169 (6): 551–561, 2009

Bittenbring JT, Neumann F, Altmann B et al. Vitamin D deficiency impairs rituximab-mediated cellular cytotoxicity and outcome of patients with diffuse large B-cell lymphoma treated with but not without rituximab. J Clin Oncol, 32(29): 3242–3248, 2014

Bivona G, Lo Sasso B, Iacolino G, et al. Standardized measurement of circulating vitamin D [25(OH)D] and its putative role as a serum biomarker in Alzheimer's disease and Parkinson's disease. Clin Chim Acta; 497: 82–87, 2019

Boland R, de Boland AR, Marinissen MJ et al. Avian muscle cells as targets for the secosteroid hormone 1,25-dihydroxy-vitamin D_3. Mol Cell Endocrinol, 114 (1–2): 1–8, 1995

Boland RL. VDR activation of intracellular signaling pathways in skeletal muscle. Mol Cell Endocrinol, 347 (1–2): 11–16, 2011

Botelho IMB, Moura Neto A, Silva CA, et al. Vitamin D in Hashimoto's thyroiditis and its relationship with thyroid function and inflammatory status. Endocr J; 65(10): 1029–1037, 2018

Bozkurt NC, Karbek B, Ucan B et al. The association between severity of vitamin D deficiency and Hashimoto's thyroiditis. Endocr Pract, 19 (3): 479–484, 2013

Breer S, Krause M, Marshall RP et al. Stress fractures in elderly patients. Int Orthop, 36 (12): 2581–2587, 2012

Brehm JM, Celedón JC, Soto-Quiros ME et al. Serum vitamin D levels and markers of severity of childhood asthma in Costa Rica. Am J Respir Crit Care Med, 179 (9): 765–771, 2009

Brewer LD, Thibault V, Chen KC et al. Vitamin D hormone confers neuroprotection in parallel with downregulation of L-type Calcium channel expression in hippocampal neurons. J Neurosci, 21 (1): 98–108, 2001

Brunvand L, Hågå P, Tangsrud SE et al. Congestive heart failure caused by vitamin D deficiency? Acta Paediatr, 84 (1): 106–108, 1995

Burton JM, Kimball S, Vieth R et al. A phase I/II dose-escalation trial of vitamin D_3 and Calcium in multiple sclerosis. Neurology, 74 (23): 1852–1859, 2010

Butscheidt S, Rolvien T, Ueblacker P et al. Impact of Vitamin D in Sports: Does Vitamin D Insufficiency Compromise Athletic Performance? Sportverletz Sportschäden, 31(1): 37–44, 2017

Camurdan OM, Döğer E, Bideci A et al. Vitamin D status in children with Hashimoto thyroiditis. J Pediatr Endocrinol Metab, 25 (5–6): 467–470, 2012

Cannell J. The athlete's edge. Quicker, stronger, faster with Vitamin D. San Dimas, Calif: Here & Now Books; 2011

Cannell JJ, Vieth R, Umhau JC et al. Epidemic influenza and vitamin D. Epidemiol Infect, 134(6):1129–40, 2006

Cantorna MT, Snyder L, Lin YD et al. Vitamin D and $1,25(OH)_2D$ regulation of T cells. Nutrients, 7(4): 3011–3021, 2015

Cantorna MT. IBD: Vitamin D and IBD: moving towards clinical trials. Nat Rev Gastroenterol Hepatol; 13(6): 322–323, 2016

Cantorna MT. Persönliche Mitteilung auf dem Kongress »Advanced Clinical Nutrition« in Den Haag, September, 2011

Cantorna MT. Vitamin D and autoimmunity: Is vitamin D status an environmental factor affecting autoimmune disease prevalence? PSEBM, 223: 230–233, 2000

Cantorna MT. Vitamin D, multiple sclerosis and inflammatory bowel disease. Arch Biochem Biophys, 523 (1): 103–106, 2012

Carrara D, Bruno RM, Bacca A et al. Cholecalciferol treatment downregulates renin-angiotensin system and improves endothelial function in essential hypertensive patients with hypovitaminosis D. J Hypertens, 34(11): 2199–205, 2016

Carrillo AE, Flynn MG, Pinkston C et al. Impact of vitamin D supplementation during a resistance training intervention on body composition, muscle function, and glucose tolerance in overweight and obese adults. Clin Nutr, 32(3): 375–381, 2013

Ceglia L et al. Multi-step immunofluorescent analysis of vitamin D receptor loci and myosin heavy chain isoforms in human skeletal muscle. J Mol Histol, 41(2–3): 137–142, 2010

Ceglia L, da Silva Morais M, Park LK et al. Multi-step immunofluorescent analysis of vitamin D receptor loci and myosin heavy chain isoforms in human skeletal muscle. J Mol Histol. 41 (2–3): 137–142, 2010

Cerit L. Heart failure and vitamin D receptor gene. Clin Nutr, 36(1): 313, 2017

Chapuy MC, Arlot ME, Delmas PD et al. Effect of Calcium and cholecalciferol treatment for three years on hip fractures in elderly women. BMJ, 308 (6936): 1081–1082, 1994

Chen ML, Perez A, Holick MF et al. Induction of vitamin D receptor mRNA expression in psoriatic plaques correlates with clinical response to 1,25-dihydroxyvitamin D_3. J Invest Dermatol, 106 (4): 637–641, 1996

Chen P, Hu P, Xie D et al. Metaanalysis of vitamin D, Calcium and the prevention of breast cancer. Breast Cancer Res Treat, 121 (2): 469–477, 2010

Chiu KC et al. Hypovitaminosis D is associated with insulin resistance and beta cell dysfunction. Am J Clin Nutr, 79: 820–825, 2004

Churilla TM, Brereton HD, Klem M et al.Vitamin D deficiency is widespread in cancer patients and correlates with advanced stage disease: a community oncology experience. Nutr Cancer, 64(4):521–525, 2012

Cianferotti L, Bertoldo F, Bischoff-Ferrari HA et al. Vitamin D supplementation in the prevention and management of major chronic diseases not related to mineral homeostasis in adults: research for evidence and a scientific statement from the European society for clinical and economic aspects of osteoporosis and osteoarthritis (ESCEO). Endocrine, 2017

Close GL, Russell J, Cobley JN et al. Assessment of vitamin D concentration in non-supplemented professional athletes and healthy adults during the winter months in the UK: implications for skeletal muscle function. J Sports Sci, 31(4): 344–353, 2013

Crew KD, Shane E, Cremers S et al. High prevalence of vitamin D deficiency despite supplementation in premenopausal women with breast cancer undergoing adjuvant chemotherapy. J Clin Oncol, 27 (13): 2151–2156, 2009

Cui X, Pertile R, Liu P et al. Vitamin D regulates tyrosine hydroxylase expression: N-cadherin a possible mediator. Neuroscience, 304: 90–100, 2015

Damiani G, Conic R, Orlando G, et al. Vitamin D in trichology: a comprehensive review of the role of Vitamin D and its receptor in hair and scalp disorders. G Ital Dermatol Venereol. doi: 10.23736/S0392-0488.19.06305-3, 2019

Dankers W, Colin EM, van Hamburg JP et al. Vitamin D in Autoimmunity: Molecular Mechanisms and Therapeutic Potential. Front Immunol, 7:697, 2016/2017

Daroach M, Narang T, Saikia UN, et al. Correlation of vitamin D and vitamin D receptor expression in patients with alopecia areata: a clinical paradigm. Int J Dermatol; 57(2): 217–222, 2018

Dawson-Hughes B, Harris SS, Krall EA et al. Effect of Calcium and vitamin D supplementation on bone density in men and women 65 years of age or older. N Engl J Med, 337 (10): 670–676, 1997

Dawson-Hughes B, Harris SS, Krall EA et al. Effect of withdrawal of Calcium and vitamin D supplements on bone mass in elderly men and women. Am J Clin Nut, 72 (3): 745–750, 2000

Dawson-Hughes B, Harris SS, Krall EA et al. Rates of bone loss in postmenopausal women randomly assigned to one of two dosages of vitamin D. Am J Clin Nutr, 61 (5): 1140–1145, 1995

de Oliveira DL, Hirotsu C, Tufik S et al. The interfaces between vitamin D, sleep and pain. J Endocrinol, 234(1): R23-R36, 2017

Degner D. Vitamin D supplements: don't forget depression and cognitive impairment. BMJ, 355:i6711, 2016

Deleskog A, Hilding A, Brismar K et al. Low serum 25-hydroxyvitamin D level predicts progression to type 2 diabetes in individuals with prediabetes but not with normal glucose tolerance. Diabetologia, 55 (6): 1668–1678, 2012

Demetriou ET, Travison TG, Holick MF. Treatment with 50000 IU vitamin D_2 every other week and effect on serum 25-hydroxyvitamin D_2, 25-hydroxyvitamin D_3, and total 25-hydroxyvitamin D in a clinical setting. Endocr Pract, 18 (3): 399–402, 2012

Deuster E, Jeschke U, Ye Y, et al. Vitamin D and VDR in Gynecological Cancers-A Systematic Review. Int J Mol Sci; 18(11). pii: E2328. doi: 10.3390/ijms18112328, 2017

Deutsche Schmerzliga e.V. Chronischer Schmerz: Daten, Fakten, Hintergründe. Presseinformation, 2013

Eilander A, Gera T, Sachdev HS et al. Multiple micronutrient supplementation for improving cognitive performance in children: systematic review of randomized controlled trials. Am J Clin Nutr, 91(1): 115–130, 2010

Elias E, Mazokopakis EE, Papadomanolaki MG et al. Is vitamin D related to pathogenesis and treatment of Hashimoto's thyroiditis? Hell J Nucl Med, 18(3): 222–227, 2015

Ellis JA, Sinclair R, Harrap SB. Androgenetic alopecia: pathogenesis and potential for therapy. Expert Rev Mol Med; 4(22): 1–11, 2002

Ernst JB, Zittermann A, Pilz S et al. Independent associations of vitamin D metabolites with anemia in patients referred to coronary angiography: the LURIC study. Eur J Nutr, 56(3):1017–1024, 2017

Farraye FA, Nimitphong H, Holick MF et al. Use of a novel vitamin D bioavailability test demonstrates that vitamin D absorption is decreased in patients with quiescent Crohn's disease. Inflamm Bowel Dis, 17 (10): 2116–2121, 2011

Fawzi MM, Mahmoud SB, Ahmed SF et al. Assessment of vitamin D receptors in alopecia areata and androgenetic alopecia. J Cosmet Dermatol, 15(4):318–323, 2016

Ferre' L, Clarelli F, Sferruzza G, et al. Basal vitamin D levels and disease activity in multiple sclerosis patients treated with fingolimod. Neurol Sci; 39(8): 1467–1470, 2018

Finamor DC, Sinigaglia-Coimbra R, Neves LC et al. A pilot study assessing the effect of prolonged administration of high daily doses of vitamin D on the clinical course of vitiligo and psoriasis. Dermatoendocrinol, 5(1): 222–234, 2013

Fink M. Vitamin D deficiency is a cofactor of chemotherapy-induced mucocutaneous toxicity and dysgeusia. J Clin Oncol, 29 (4): e81–e82, 2011

Föcker M, Antel J, Ring S et al. Vitamin D and mental health in children and adolescents. Eur Child Adolesc Psychiatry, 2017

Forman JP, Giovannucci E, Holmes MD et al. Plasma 25-hydroxyvitamin D levels and risk of incident hypertension. Hypertension, 49 (5): 1063–1069, 2007

Fredericson M, Jennings F, Beaulieu C, Matheson GO. Stress fractures in athletes. Top Magn Reson Imaging, 17(5): 309–325, 2006

Freedman DM, Dosemeci M, McGlynn K. Sunlight and mortality from breast, ovarian, colon, prostate, and non-melanoma skin cancer: a composite death certificate based case-control study. Occup Environ Med, 59 (4): 257–262, 2002

Frieri M, Valluri A. Vitamin D deficiency as a risk factor for allergic disorders and immune mechanisms. Allergy Asthma Proc, 32 (6): 438–444, 2011

Froicu M, Cantorna MT. Vitamin D and the vitamin D receptor are critical for control of the innate immune response to colonic injury. BMC Immunol, 8: 5, 2007

Gagnon C, Lu ZX, Magliano DJ et al. Low serum 25-hydroxyvitamin D is associated with increased risk of the development of the metabolic syndrome at five years: results from a national, population-based prospective study (The Australian Diabetes, Obesity and Lifestyle Study: AusDiab). J Clin Endocrinol Metab, 97 (6): 1953–1961, 2012

Gandini S, Boniol M, Haukka J et al. Meta-analysis of observational studies of serum 25-hydroxyvitamin D levels and colorectal, breast and prostate cancer and colorectal adenoma. Int J Cancer, 128 (6): 1414–1424, 2011

Garland CF, Garland FC. Do sunlight and vitamin D reduce the likelihood of colon cancer? Int J Epidemiol, 9 (3): 227–231, 1980

Garland CF, Gorham ED, Mohr SB et al. Vitamin D for cancer prevention: global perspective. Ann Epidemiol, 19 (7): 468–483, 2009

Garland FC, Garland CF, Gorham ED et al. Geographic variation in breast cancer mortality in the United States: a hypothesis involving exposure to solar radiation. Prev Med. 19 (6): 614–622, 1990

Gendelman O, Itzhaki D, Makarov S et al.A randomized double-blind placebo-controlled study adding high dose vitamin D to analgesic regimens in patients with musculoskeletal pain. Lupus, 24(4–5): 483–489, 2015

Gerkowicz A, Chyl-Surdacka K, Krasowska D, Chodorowska G. The Role of Vitamin D in Non-Scarring Alopecia. Int J Mol Sci;18(12). pii: E2653. doi: 10.3390/ijms18122653, 2017

Ghafoor R, Anwar MI. Vitamin D Deficiency in Alopecia Areata. J Coll Physicians Surg Pak; 27(4): 200–202, 2017

Ghorbanzadeh-Moghaddam A, Gholamrezaei A, Hemati S. Vitamin D Deficiency Is Associated With the Severity of Radiation-Induced Proctitis in Cancer Patients. Int J Radiat Oncol Biol Phys; 92(3): 613–618, 2015

Gibney KB et al. Vitamin D deficiency is associated with tuberculosis and latent tuberculosis infection in immigrants from sub-Saharan Africa. Clin Infect Dis, 46 (3): 443–446, 2008

Gilbert R, Martin RM, Beynon R et al. Associations of circulating and dietary vitamin D with prostate cancer risk: a systematic review and dose-response meta-analysis. Cancer Causes Control, 22 (3): 319–340, 2011

Gillor A, Groneck P, Kaiser J et al. Congestive heart failure in rickets caused by vitamin D deficiency. Monatsschr Kinderheilkd, 137 (2): 108–110, 1989

Ginde AA, Mansbach JM, Camargo CA. Association between serum 25-hydroxyvitamin D level and upper respiratory tract infection in the Third National Health and Nutrition Examination Survey. Arch Intern Med, 169 (4): 384–390, 2009

Ginde AA, Scragg R, Schwartz R et al. Prospective study of serum 25 hydroxyvitamin D level, cardiovascular disease mortality, and all-cause mortality in older U.S. adults. J Am Geriatr Soc, 57 (9): 1595–1603, 2009

Ginde AA, Wolfe P, Camargo CA Jr et al. Defining vitamin D status by secondary hyperparathyroidism in the US population. J Endocrinol Invest 35:42–48, 2012.

Giovannucci E, Liu Y, Hollis BW et al. 25-hydroxyvitamin D and risk of myocardial infarction in men: a prospective study. Arch Intern Med, 168 (11): 1174–1180, 2008

Glueck CJ, Budhani SB, Masineni SS et al. Vitamin D deficiency, myositis-myalgia, and reversible statin intolerance. Curr Med Res Opin, 27(9):1683–1690, 2011

Goischke HK. Vitamin D supplementation for the prevention or depletion of side effects of therapy with alemtuzumab in multiple sclerosis. Ther Clin Risk Manag; 15: 891–904, 2019

Goldberg P, Fleming MC, Picard EH. Multiple sclerosis: decreased relapse rate through dietary supplementation with Calcium, magnesium and vitamin D. Med Hypotheses, 21 (2): 193–200, 1986

Goodwin PJ, Ennis M, Pritchard KI et al. Prognostic effects of 25-hydroxyvitamin D levels in early breast cancer. J Clin Oncol, 27 (23): 3757–3763, 2009

Goodwin PJ. Vitamin D in cancer patients: Above all, do no harm. J Clin Oncol, 27 (13): 2117–2119, 2009

Gorham ED, Garland CF, Holick MF et al. Optimal vitamin D status for colorectal cancer prevention: a quantitative meta analysis. Am J Prev Med, 32 (3): 210–216, 2007

Gotsman I, Shauer A, Zwas DR et al. Vitamin D deficiency is a predictor of reduced survival in patients with heart failure; vitamin D supplementation improves outcome. Eur J Heart Fail, Epub ahead of print, 2012

Grant AM, Avenell A, Campbell MK et al. Oral vitamin D_3 and Calcium for secondary prevention of low-trauma fractures in elderly people (Randomised Evaluation of Calcium Or vitamin D, RECORD): a randomised placebo-controlled trial. Lancet, 365 (9471): 1621–1628, 2005

Grant WB, Garland CF, Gorham ED. An estimate of cancer mortality rate reductions in Europe and the US with 1000

IU of oral vitamin D per day. Recent Results Cancer Res, 174: 225–234, 2007

Grant WB. An ecologic study of dietary and solar ultraviolet-B links to breast carcinoma mortality rates. Cancer, 94 (1): 272–281, 2002

Grant WB. An estimate of premature cancer mortality in the U.S. due to inadequate doses of solar ultraviolet-B radiation. Cancer, 94 (6): 1867–1875, 2002

Greiller CL, Martineau AR. Modulation of the Immune Response to Respiratory Viruses by Vitamin D. Nutrients, 7, 4240–4270, 2015

Gröber U, Holick MF. Diabetes Prevention: Vitamin D Supplementation May Not Provide Any Protection If There Is No Evidence of Deficiency! Nutrients; 11, 2651; doi:10.3390/nu11112651, 2019

Gröber U, Holick MF. Vitamin D: Die Heilkraft des Sonnenvitamins. 3. Aufl., Wissenschaftliche Verlagsgesellschaft Stuttgart, 2015

Gröber U, Holick MF. Vitamin D in der Schmerztherapie. EHK; 67: 220–225, 2018

Gröber U, Holzhauer P, Kisters K et al. Micronutrients in Oncological Intervention. Nutrients, 2016; 8(3). pii: E163. doi: 10.3390/nu8030163.

Gröber U, Holzhauer P, Kisters K. Besser durch die Krebstherapie: Mehr Lebensqualität mit den richtigen Vitaminen und anderen Mikronährstoffen. Wissenschaftliche Verlagsgesellschaft Stuttgart, 2014

Gröber U, Kisters K, Adamietz IA. Vitamin D in oncology: Update 2015. Med Monatsschr Pharm, 38(12): 512–516, 2015

Gröber U, Kisters K, Holick MF. Magnesium und Vitamin D bei Hypertonie. Nieren- und Hochdruckkrankheiten, 40: 1–3, 2011

Gröber U, Kisters K, Schmidt J. Micronutrients in diabetology: complementary medicine update 2014. Med Monatschr Pharm, 37(8): 284–292, 2014

Gröber U, Kisters K, Schmidt J. Neuroenhancement with vitamin B_{12} – underestimated neurological significance. Nutrients, 5 (12): 5031–5045, 2013

Gröber U, Kisters K. Arzneimittel als Mikronährstoff-Räuber. 2., erweiterte und aktualisierte Auflage, 240 S, Wissenschaftliche Verlagsgesellschaft Stuttgart, 2017

Gröber U, Kisters K. Besser durch die Diabetes-Therapie. Wissenschaftliche Verlagsgesellschaft Stuttgart, 2011

Gröber U, Kisters K. Gesundheit geht durch den Darm. Wissenschaftliche Verlagsgesellschaft Stuttgart, 2015

Gröber U, Kisters K. Neuroenhancement with vitamins and other micronutrients? Pharmakon, 3(3): 231–237, 2015

Gröber U, Kisters K. Vitamin D und die Regulation der Hepcidin-Ferroportin-Achse. Nieren- und Hochdruckkrankheiten, 45(3), 131–133, 2016

Gröber U, Kisters K. Vitamin K – ein altes Vitamin im neuen Licht. Dtsch Apoth Ztg, 154 (21): 56–62, 2014

Gröber U, Mücke R, Adamietz I et al. Komplementärer Einsatz von Antioxidanzien und Mikronährstoffen in der Onkologie – Update 2013. Der Onkologe, 19 (2): 136–143, 2013

Gröber U, Mücke R, Holzhauer P, Kisters K. Micronutrients in oncology. Current data about vitamin D, selenium, L-carnitine and vitamin C. Med Monatsschr Pharm, 36(4):133–43, 2013

Gröber U, Reichrath J, Holick MF. Live longer with vitamin D? Nutrients, 7(3): 1871–1880, 2015

Gröber U, Reichrath J, Holick MF. Vitamin D: Update 2013: From rickets prophylaxis to general preventive healthcare. Dermatoendocrinol. 2013; 5(3): 331–347

Gröber U, Spitz J, Reichrath J, Kisters K, Holick MF. Vitamin D – Update 2013. From rickets prophylaxis to general healthcare. Dermatoendocrinol, 5:3, e2: 331–347, 2013

Gröber U. Arzneimittel und Mikronährstoffe. 4. Aufl., Wissenschaftliche Verlagsgesellschaft Stuttgart, 2018

Gröber U. Ausgewählte Nährstoffe im Leistungssport. Schweizerzeitschrift für Ernährungsmedizin; 2: 22–26, 2018

Literatur

Gröber U. Gesund mit Vitamin D. Südwest Verlag, München 2017.

Gröber U. Individuelle Mikronährstoff-Supplementierung bei MS-bedingter Fatigue. OM-Zs f Orthomol Med, 3: 23–24, 2010

Gröber U. Kurzschluss im Nervensystem: Ausgewählte Umweltfaktoren und Mikronährstoffe bei Multiple Sklerose. OM – Zs f Orthomol Med; 17(2): 5–15, 2019

Gröber U. Metabolic Tuning: Ausgewählte Mikronährstoffe im Leistungssport. Erfahrungsheilkunde, 67: 78–86, 2018

Gröber U. Metabolic Tuning statt Doping. 2. Auflage, Wissenschaftliche Verlagsgesellschaft, 2020

Gröber U. Multiple Sklerose: Mitotrope Mikronährstoffe in der supportiven Therapie. OM-Zs f Orthomol Med, 3: 10–13, 2010

Gröber U. Vitamin D – an old vitamin in a new perspective. Med Monatsschr Pharm, 33 (10): 376–383, 2010

Gröber U. Vitamin D und Atemwegsinfektionen. Dtsch Apoth Ztg, 152 (2): 50–52, 2012

Gross C, Stamey T, Hancock S et al. Treatment of early recurrent prostate cancer with 1,25-dihydroxyvitamin D_3 (calcitriol). J Urol, 159 (6): 2035–2099, 1998

Hagström E, Hellman P, Larsson TE et al. Plasma parathyroid hormone and the risk of cardiovascular mortality in the community. Circulation, 119 (21): 2765–2771, 2009

Hamilton B. Vitamin D and human skeletal muscle. Scand J Med Sci Sports, 20(2): 182–190, 2010

Hayes CE, Cantorna MT, DeLuca HF. Vitamin D and multiple sclerosis. Proc Soc Exp Biol Med, 216 (1): 21–27, 1997

Healy KD, Vanhooke JL, Prahl JM et al. Parathyroid hormone decreases renal vitamin D receptor expression in vivo. PNAS, 102(13): 4724–4728, 2005

Heidari B, Hajian-Tilaki K, Heidari P. The status of serum vitamin D in patients with rheumatoid arthritis and undifferentiated inflammatory arthritis compared with controls. Rheumatol Int, Epub ahead of print, 2011

Helde-Frankling M, Bergqvist J, Klasson C et al. Vitamin D supplementation to palliative cancer patients: protocol of a double-blind, randomised controlled trial ‚Palliative-D'. BMJ Support Palliat Care. 2017; 7(4):458–463.

Hempel S, Graham GD, Fu N et al. A systematic review of the effects of modifiable risk factor interventions on the progression of multiple sclerosis. Mult Scler, 23(4): 513–524, 2017

Hewison M. Vitamin D and immune function: an overview. Proc Nutr Soc. 2012; 71(1): 50–61

Hoang MT, Defina LF, Willis BL et al. Association between low serum 25-hydroxyvitamin D and depression in a large sample of healthy adults: The Cooper Center longitudinal study. Mayo Clin Proc, 86 (11): 1050–1055, 2011

Hoel DG, Berwick M, de Gruijl FR et al. The risks and benefits of sun exposure 2016. Dermatoendocrinol. 2016; 8(1): e1248325

Hohaus S, Tisi MC, Bellesi S et al. Vitamin D deficiency and supplementation in patients with aggressive B-cell lymphomas treated with immunochemotherapy. Cancer Med. 2018; 7(1): 270–281

Holick MF, Jenkins M. The UV Advantage: The Medical Breakthroughs that shows how to Harness the Power of the Sun for Your Health. New York ibooks 2003

Holick MF. Nutrition: D-iabetes and D-eath Defying vitamin D. Nat Rev Endocrinol, 8 (7): 388–390, 2012

Holick MF. Shedding new light on the role of the sunshine vitamin D for skin health: The LncRNA-Skin Cancer Connection. Exp Dermatol, doi: 10.1111/exd.12386. Epub ahead of print, 2014

Holick MF. The D-lightful vitamin D for child health. JPEN J Parenter Enteral Nutr, 36(1 Suppl): 9S–19S., 2012

Holick MF. The Vitamin D Solution. A 3-step strategy to cure our most common health problems. 309 p., Plume Books, New York 2011

Holick MF. Vitamin D and brain health: the need for vitamin D supplementation and sensible sun exposure. J Intern Med, 277(1): 90–93, 2015

Holick MF. Vitamin D and sunlight: strategies for cancer prevention and other health benefits. Clin J Am Soc Nephrol, 3 (5): 1548–1554, 2008

Holick MF. Vitamin D deficiency. N Engl J Med, 357 (3): 266–281, 2007

Holick MF. Vitamin D: a D-lightful solution for health. J Investig Med, 59 (6): 872–880, 2011

Holzhauer P, Gröber U, Aivazova-Fuchs V et al. Sinnvolle komplementärmedizinische Masnahmen in der gynakologischen Onkologie. Der Gynäkologe, 49:805–817, 2016

Hope-Simpson RE. The role of season in the epidemiology of influenza. Journal of Hygiene, 86: 35–47, 1981

Hu G, Dong T, Wang S, et al. Vitamin D3-vitamin D receptor axis suppresses pulmonary emphysema by maintaining alveolar macrophage homeostasis and function. EBioMedicine; 45: 563–577. doi: 10.1016/j.ebiom.2019.06.039. Epub 2019 Jul 2, 2019

Hu S, Rayman MP. Multiple nutritional factors and the risk of Hashimoto's Thyroiditis. Thyroid, 2017

Hutchinson PE, Osborne JE, Lear JT et al. Vitamin D receptor polymorphisms are associated with altered prognosis in patients with malignant melanoma. Clin Cancer Res, 6 (2): 498–504, 2000

Hyppönen E, Läärä E, Reunanen A et al. Intake of vitamin D and risk of type 1 diabetes: a birth-cohort study. Lancet, 358 (9292): 1500–1503, 2001

Itty S, Day S, Lyles KW et al. Vitamin D deficiency in neovascular versus nonneovascular age-related macular degeneration. Retina, 34(9): 1779–1786, 2014

Jackson RD, LaCroix AZ, Gass M et al. Calcium plus vitamin D supplementation and the risk of fractures. N Engl J Med, 354 (7): 669–683, 2006

Jarvandi S, Joseph L, Gougeon R et al. Vitamin supplementation and blood pressure in Type 2 diabetes. Diabet Med, 29(10): 1253–1259, Epub ahead of print, 2012

Javanbakht M, Keshavarz S, Mirshafiey A et al. The effects of vitamins E and D supplementation on erythrocyte superoxide dismutase and catalase in atopic dermatitis. Iran J Public Health, 39 (1): 57–63, 2010

Javanbakht MH, Keshavarz SA, Djalali M et al. Randomized controlled trial using vitamins E and D supplementation in atopic dermatitis. J Dermatolog Treat, 22 (3): 144–150, 2011

Jefferson KK, Parikh HI, Garcia EM, et al. Relationship between vitamin D status and the vaginal microbiome during pregnancy. J Perinatol; 39(6):824–836, 2019

Jelinek GA, Marck CH, Weiland TJ et al. Latitude, sun exposure and vitamin D supplementation: associations with quality of life and disease outcomes in a large international cohort of people with multiple sclerosis. BMC Neurol; 15:132. doi: 10.1186/s12883-015-0394-1, 2015

Jesus CA, Feder D, Peres MF. The role of vitamin D in pathophysiology and treatment of fibromyalgia. Curr Pain Headache Rep. 2013; 17(8): 355. doi: 10.1007/s11916-013-0355-6

Jetty V, Glueck CJ, Wang P et al. Safety of 50,000–100,000 Units of Vitamin D3/Week in Vitamin-D-Deficient, Hypercholesterolemic Patients with Reversible Statin Intolerance. N Am J Med Sci. 2016; 8(3): 156–162

Jhee JH, Kim H, Park S, et al. Vitamin D deficiency is significantly associated with depression in patients with chronic kidney disease. PLoS One; 12(2):e0171009. doi: 10.1371/journal.pone.0171009, 2017

Jiang WL, Gu HB, Zhang YF et al. Vitamin D Supplementation in the Treatment of Chronic Heart Failure: A Meta-analysis of Randomized Controlled Trials. Clin Cardiol, 39(1): 56–61, 2016

John EM, Schwartz GG, Dreon DM et al. Vitamin D and breast cancer risk: the NHANES I Epidemiologic follow-up study, 1971–1975 to 1992. National Health and Nutrition Examination Survey. Cancer Epidemiol Biomarkers Prev, 8 (5): 399–406, 1999

Jørgensen SP, Agnholt J, Glerup H et al. Clinical trial: vitamin D_3 treatment in Crohn's disease – a randomized double-blind placebo-controlled study. Aliment Pharmacol Ther, 32 (3): 377–383, 2010

Kalyani RR, Stein B, Valiyil R et al. Vitamin D treatment for the prevention of falls in older adults: systematic review and meta-analysis. J Am Geriatr Soc, 58 (7): 1299–1310, 2010

Kanellakis S, Moschonis G, Tenta R et al. Changes in parameters of bone metabolism in postmenopausal women following a 12-month intervention period using dairy products enriched with Calcium, vitamin D, and phylloquinone (vitamin K_1) or menaquinone-7 (vitamin K_2): the Postmenopausal Health Study II. Calcif Tissue Int, 90 (4): 251–262, 2012

Karras S, Rapti E, Matsoukas S, Kotsa K. Vitamin D in Fibromyalgia: A Causative or Confounding Biological Interplay? Nutrients; 8(6). pii: E343. doi: 10.3390/nu8060343, 2016

Kechichian E, Ezzedine K. Vitamin D and the Skin: An Update for Dermatologists. Am J Clin Dermatol; 19(2): 223–235, 2018

Khayznikov M, Hemachrandra K, Pandit R et al. Statin Intolerance Because of Myalgia, Myositis, Myopathy, or Myonecrosis Can in Most Cases be Safely Resolved by Vitamin D Supplementation. N Am J Med Sci. 2015; 7(3):86–93

Kim BG, Chang SK, Kim SM et al. Dilated cardiomyopathy in a 2 month-old infant: a severe form of hypocalcemia with vitamin d deficient rickets. Korean Circ J, 40 (4): 201–203, 2010

Kim D. The Role of Vitamin D in Thyroid Diseases. Int J Mol Sci; 18(9). pii: E1949. doi: 10.3390/ijms18091949, 2017

Kjaergaard M, Joakimsen R, Jorde R. Low serum 25-hydroxy-vitamin D levels are associated with depression in an adult Norwegian population. Psychiatry Res, 190 (2–3): 221–225, 2011

Köhrle J. Selenium and the thyroid. Curr Opin Endocrinol Diabetes Obes; 22(5):392–401, 2015

Koller L, Kleber ME, Brandenburg VM et al. Fibroblast Growth Factor 23 Is an Independent and Specific Predictor of Mortality in Patients With Heart Failure and Reduced Ejection Fraction. Circ Heart Fail, 8(6):1059–1067, 2015

Koundourakis NE, Avgoustinaki PD, Malliaraki N et al. Muscular effects of vitamin D in young athletes and non-athletes and in the elderly. Hormones (Athens), 15(4): 471–488, 2016

Koutkia P, Lu Z, Holick MF et al. Treatment of vitamin D deficiency due to Crohn's disease with tanning bed ultraviolet B radiation.Gastroenterology, 121 (6): 1485–1488, 2001

Krafka J. A simple treatment for psoriasis. J Lab ClinMed, 21: 1147–1148, 1936

Kricker A, Armstrong B. Does sunlight have a beneficial influence on certain cancers? Prog Biophys Mol Biol, 92 (1): 132–139, 2006

Krysiak R, Kowalcze K, Okopień B. Selenomethionine potentiates the impact of vitamin D on thyroid autoimmunity in euthyroid women with Hashimoto's thyroiditis and low vitamin D status. Pharmacol Rep; 71(2): 367–373, 2019

Kubiak GM, Kolaszko A, Nowalany-Kozielska E. Parathyroid hormone serum concentration in Central European patients with non-ischemic heart failure as a potential marker of disease severity and poor prognosis. Endokrynol Pol, 2017

Landel V, Annweiler C, Millet P, et al, Vitamin D, Cognition and Alzheimer's Disease: The Therapeutic Benefit is in the D-Tails. J Alzheimers Dis; 53(2):419–444, 2016

Lappe JM, Travers-Gustafson D, Davies KM et al. Vitamin D and Calcium supplementation reduces cancer risk: results of a randomized trial. Am J Clin Nutr, 85 (6): 1586–1591, 2007

Lasco A, Catalano A, Benvenga S. Improvement of primary dysmenorrhea caused by a single oral dose of vitamin D: results of a randomized, double-blind, placebo-controlled study. Arch Intern Med, 172 (4): 366–367, 2012

Laursen JH, SØndergaard HB, SØrensen PS et al. Vitamin D supplementation reduces relapse rate in relapsing-remitting multiple sclerosis patients treated with natalizumab. Mult Scler Relat Disord, 10: 169–173, 2016

Layana AG, Minnella AM, Garhöfer G, et al. Vitamin D and Age-Related Macular Degeneration. Nutrients. Oct 13;9(10). pii: E1120. doi: 10.3390/nu9101120, 2017

Le Goaziou MF, Kellou N, Flori M et al. Vitamin D supplementation for diffuse musculoskeletal pain: results of a before-and-after study. Eur J Gen Pract. 2014; 20(1): 3–9

Kabbani TA, Koutroubakis IE, Schoen RE, et al. Association of Vitamin D Level With Clinical Status in Inflammatory Bowel Disease: A 5-Year Longitudinal Study. Am J Gastroenterol; 111(5): 712–719. doi: 10.1038/ajg.2016.53, 2016

Lee DM, Tajar A, Ulubaev A et al. EMAS study group. Association between 25-hydroxyvitamin D levels and cognitive performance in middle-aged and older European men. J Neurol Neurosurg Psychiatry, 80 (7): 722–729, 2009

Lee DM, Vanderschueren D, Boonen S et al. Association of 25-hydroxyvitamin D, 1,25-dihydroxyvitamin D and parathyroid hormone with mortality among middle-aged and older European men. Age Ageing, Epub ahead of print, 2013

Legarth C, Grimm D, Wehland M, et al. The Impact of Vitamin D in the Treatment of Essential Hypertension. Int J Mol Sci; 19(2). pii: E455. doi: 10.3390/ijms19020455, 2018

Lemire P, Brangier A, Beaudenon M et al. Cognitive changes under memantine according to vitamin D status in Alzheimer patients: An exposed/unexposed cohort pilot study. J Steroid Biochem Mol Biol, Epub ahead of print, 2016

Li H, Sun D, Wang A, Pan H, et al. Serum 25-Hydroxyvitamin D Levels and Depression in Older Adults: A Dose-Response Meta-Analysis of Prospective Cohort Studies. Am J Geriatr Psychiatry. pii: S1064-7481(19)30393-8. doi: 10.1016/j.jagp.2019.05.022, 2019

Li X, Liao L, Yan X et al. Protective effects of 1-alpha-hydroxyvitamin D_3 on residual beta-cell function in patients with adult-onset latent autoimmune diabetes (LADA). Diabetes Metab Res Rev, 25 (5): 411–416, 2009

Liontiris MI, Mazokopakis EE. A concise review of Hashimoto thyroiditis (HT) and the importance of iodine, selenium, vitamin D and gluten on the autoimmunity and dietary management of HT patients.Points that need more investigation. Hell J Nucl Med; 20(1):51–56, 2017

Lips P, Graafmans WC, Ooms ME et al. Vitamin D supplementation and fracture incidence in elderly persons. A randomized, placebo-controlled clinical trial. Ann Intern Med, 124 (4): 400–406, 1996

Littlejohns TJ, Henley WE, Lang IA et al. Vitamin D and the risk of dementia and Alzheimer disease. Neurology, 83(10):920–8, 2014

Liu PT, Stenger S, Li H et al. Toll-like receptortriggering of a Vitamin-D-mediated human antimicrobial response. Science, 311 (5768): 1770–1773, 2006

Llewellyn DJ, Langa KM, Lang IA. Serum 25-hydroxyvitamin D concentration and cognitive impairment. J Geriatr Psychiatry Neurol, 22 (3): 188–195, 2009

Longoni A, Kolling J, Siebert C et al. 1,25-Dihydroxyvitamin D_3 prevents deleterious effects of homocysteine on mitochondrial function and redox status in heart slices. Nutr Res, 38:52–63, 2017

Lou YR, Molnár F, Peräkylä M et al. 25-hydroxyvitamin $D_{(3)}$ is an agonistic vitamin D receptor ligand. J Steroid Biochem Mol Biol, 118 (3): 162–170, 2010

Luscombe CJ et al. Exposure to ultraviolet radiation: association with susceptibility and age at presentation with prostate cancer. Lancet, 358 (9282): 641–642, 2001

Maes K, Serré J, Mathyssen C, et al. Targeting Vitamin D Deficiency to Limit Exacerbations in Respiratory Diseases: Utopia or Strategy With Potential? Calcif Tissue Int. 2019 Jul 26. doi: 10.1007/s00223-019-00591-4, 2019

Mahon BD, Gordon SA, Cruz J et al. Cytokine profile in patients with multiple sclerosis following vitamin D supplementation. J Neuroimmunol, 134 (1–2): 128–132, 2003

Majeed Babar MZ, Haider SS, Mustafa G. Effects of Vitamin D supplementation on physical activity of patients with Heart Failure. Pak J Med Sci, 32(6):1430–1433, 2016

Makrani AH, Afshari M, Ghajar M, et al. Vitamin D and fibromyalgia: a meta-analysis. Korean J Pain; 30(4): 250–257, 2017

Manoy P, Yuktanandana P, Tanavalee A et al. Vitamin D Supplementation Improves Quality of Life and Physical Performance in Osteoarthritis Patients. Nutrients, 9(8), 2017

Marampon F, Gravina GL, Festuccia C, et al. Vitamin D protects endothelial cells from irradiation-induced senescence and apoptosis by modulating MAPK/SirT1 axis. J Endocrinol Invest; 39(4): 411–422, 2016

Marcocci C, Kahaly GJ, Krassas GE et al. Selenium and the course of mild Graves' orbitopathy. N Engl J Med, 364 (20): 1920–1931, 2011

Martineau AR, Jolliffe DA, Greenberg L, et al. Vitamin D supplementation to prevent acute respiratory infections: individual participant data meta-analysis. Health Technol Assess; 23(2): 1–44, 2019

Martineau AR, Jolliffe DA, Hooper RL et al. Vitamin D supplementation to prevent acute respiratory tract infections: systematic review and meta-analysis of individual participant data. BMJ, 2017

Martins D, Wolf M, Pan D et al. Prevalence of cardiovascular risk factors and the serum levels of 25-hydroxyvitamin D in the United States: data from the Third National Health and Nutrition Examination Survey. Arch Intern Med, 167 (11): 1159–1165, 2007

Masoumi A, Goldenson B, Ghirmai S et al. 1alpha,25-dihydroxyvitamin D_3 interacts with curcuminoids to stimulate amyloid-beta clearance by macrophages of Alzheimer's disease patients. J Alzheimers Dis, 17 (3): 703–717, 2009

Mathews LR. Vitamin D: Wonder pill for top athletes and the rest of us. Biotech Pharmacal, Inc. 2012

May HT, Bair TL, Lappe DL et al. Association of vitamin D levels with incident depression among a general cardiovascular population. Am Heart J, 159 (6): 1037–1043, 2010

Mazokopakis EE, Kotsiris DA. Hashimoto's autoimmune thyroiditis and vitamin D deficiency. Current aspects. Hell J Nucl Med, 17 (1): 37–40, 2014

McDonnell SL, Baggerly LL, Frencha CB et al. Incidence rate of type 2 diabetes is >50 % lower in GrassrootsHealth cohort with median serum 25-hydroxyvitamin D of 41 ng/ml than in NHANES cohort with median of 22 ng/ml. J Steroid Biochem Mol Biol, 155(Pt B): 239–244, 2016

McDonnell SL, Baggerly C, French CB, et al. Serum 25-Hydroxyvitamin D Concentrations ≥40 ng/ml Are Associated with >65 % Lower Cancer Risk: Pooled Analysis of Randomized Trial and Prospective Cohort Study. PLoS One; 11(4):e0152441. doi: 10.1371/journal.pone.0152441, 2016

McDowell TY, Amr S, Culpepper WJ et al. Sun exposure, vitamin D intake and progression to disability among veterans with progressive multiple sclerosis. Neuroepidemiology, 37 (1): 52–57, 2011

Melamed ML, Muntner P, Michos ED et al. Serum 25-hydroxyvitamin D levels and the prevalence of peripheral arterial disease: results from NHANES 2001 to 2004. Arterioscler Thromb Vasc Biol, 28 (6): 1179–1185, 2008

Merle BMJ, Silver RE, Rosner B, Seddon JM. Associations Between Vitamin D Intake and Progression to Incident Advanced Age-Related Macular Degeneration. Invest Ophthalmol Vis Sci; 58(11): 4569–4578, 2017

Meyer T, Becker A, Sundermann J et al. Attention deficit-hyperactivity disorder is associated with reduced blood pressure and serum vitamin D levels: results from the nationwide German Health Interview and Examination Survey for Children and Adolescents (KiGGS). Eur Child Adolesc Psychiatry, 26(2):165–175, 2017

Millen AE, Meyers KJ, Liu Z et al. Association between vitamin D status and age-related macular degeneration by genetic risk. JAMA Ophthalmol, 133(10): 1171–1179, 2015

Misawa Y, Baba A, Ito S et al. Vitamin D(3) induces expression of human cathelicidin antimicrobial peptide 18 in newborns. Int J Hematol, 90 (5): 561–570, 2009

Mitsikostas DD, Tsaklakidou D, Athanasiadis N et al. The prevalence of headache in Greece: correlations to latitude and climatological factors. Headache, 36(3): 168–173, 1996

Mohammadpour N, Jazayeri S, Tehrani-Doost M et al. Effect of vitamin D supplementation as adjunctive therapy to methylphenidate on ADHD symptoms: A randomized, double blind, placebo-controlled trial. Nutr Neurosci, 7:1–8, 2016

Mohr SB, Garland CF, Gorham ED et al. The association between ultraviolet B irradiance, vitamin D status and incidence rates of type 1 diabetes in 51 regions worldwide. Diabetologia, 51 (8): 1391–1398, 2008

Mohr SB, Gorham ED, Kim J et al. Meta-analysis of vitamin D sufficiency for improving survival of patients with breast cancer. Anticancer Res, 34 (3): 1163–1166, 2014

Monlezun DJ, Bittner EA, Christopher KB et al. Vitamin D Status and Acute Respiratory Infection: Cross Sectional Results from the United States National Health and Nutrition Examination Survey, 2001–2006. Nutrients, 7, 1933–1944, 2015

Morales E, Julvez J, Torrent M et al. Vitamin D in Pregnancy and Attention Deficit Hyperactivity Disorder-like Symptoms in Childhood. Epidemiology, 26(4): 458–465, 2015

Moreira-Pfrimer LD, Pedrosa MA, Teixeira L et al. Treatment of vitamin D deficiency increases lower limb muscle strength in institutionalized older people independently of regular physical activity: a randomized double-blind controlled trial. Ann Nutr Metab, 54 (4): 291–300, 2009

Moretti R, Caruso P, Dal Ben M, et al. Vitamin D, Homocysteine, and Folate in Subcortical Vascular Dementia and Alzheimer Dementia. Front Aging Neurosci; 9:169. doi: 10.3389/fnagi.2017.00169, 2017

Morimoto S, Kumahara Y. A patient with psoriasis cured by 1 alpha-hydroxyvitamin D_3. Med J Osaka Univ, 35: 51–54, 1985

Mossin MH1, Aaby JB1, Dalgård C2 et al. Inverse associations between cord vitamin D and attention deficit hyperactivity disorder symptoms: A child cohort study. Aust N Z J Psychiatry, Epub ahead of print, 2016

Munger KL, Levin LI, Hollis BW et al. Serum 25-hydroxyvitamin D levels and risk of multiple sclerosis. JAMA, 296: 2832–2838, 2006

Munger KL, Levin LI, O'Reilly EJ et al. Anti-Epstein-Barr virus antibodies as serological markers of multiple sclerosis: a prospective study among United States military personnel. Mult Scler, 17 (10): 1185–1193, 2011

Munger KL, Zhang SM, O'Reilly E et al. Vitamin D intake and incidence of multiple sclerosis. Neurology, 62: 60–65, 2004

Murr C, Pilz S, Grammer TB et al. Vitamin D deficiency parallels inflammation and immune activation, the Ludwigshafen Risk and Cardiovascular Health (LURIC) study. Clin Chem Lab Med, 50(12): 2205–2212, 2012

Nakano T, Tsugawa N, Kuwabara A et al. High prevalence of hypovitaminosis D and K in patients with hip fracture. Asia Pac J Clin Nutr, 20 (1): 56–61, 2011

Narang T, Daroach M, Kumaran MS. Efficacy and safety of topical calcipotriol in management of alopecia areata: A pilot study. Dermatol Ther, 2017

Nimitphong H, Holick MF. Vitamin D, neurocognitive functioning and immunocompetence. Curr Opin Clin Nutr Metab Care, 14(1): 7–14, 2011

Nnoaham KE, Clarke A. Low serum vitamin D levels and tuberculosis: a systematic review and metaanalysis. Int J Epidemiol, 37 (1): 113–119, 2008

Nürnberg B, Gräber S, Gärtner B et al. Reduced serum 25-hydroxyvitamin D levels in stage IV melanoma patients. Anticancer Res, 29 (9): 3669–3674, 2009

Oh RC, Johnson JD. Chest pain and costochondritis associated with vitamin d deficiency: a report of two cases. Case Rep Med, 2012:375730, 2012

Ooi JH, Chen J, Cantorna MT. Vitamin D regulation of immune function in the gut: why do T cells have vitamin D receptors? Mol Aspects Med, 33(1): 77–82, 2012

Ozcan O, Cosar A. Homocysteine and vitamin B_{12} levels related to MRI white matter abnormalities in Parkinson's disease dementia. Neurodegener Dis, 12 (3): 164, 2013

Pallav K, Riche D, May WL et al. Predictors of vitamin D deficiency in inflammatory bowel disease and health: A Mississippi perspective. World J Gastroenterol, 23(4):638–645, 2017

Parker GB, Brotchie H, Graham RK. Vitamin D and depression. J Affect Disord; 208: 56–61, 2017

Patrick RP, Ames BN. Vitamin D and the omega-3 fatty acids control serotonin synthesis and action, part 2: relevance for ADHD, bipolar disorder, schizophrenia, and impulsive behavior. FASEB J, 29(6): 2207–2222, 2015

Perez A, Chen TC, Holick MF et al. Pilot study of topical calcitriol (1,25-dihydroxyvitamin D_3) for treating psoriasis in children. Arch Dermatol, 131 (8): 961–962, 1995

Peroni DG, Piacentini GL, Cametti E et al. Correlation between serum 25-hydroxyvitamin D levels and severity of atopic dermatitis in children. Br J Dermatol, 164 (5): 1078–1082, 2011

Pertile RA, Cui X, Eyles DW. Vitamin D signaling and the differentiation of developing dopamine systems. Neuroscience, 333:193–203, 2016

Peterson AL, Murchison C, Zabetian C et al. Memory, mood, and vitamin D in persons with Parkinson's disease. J Parkinsons Dis, 3 (4): 547–555, 2013

Pfeifer M, Begerow B, Minne HW et al. Effects of a long-term vitamin D and Calcium supplementation on falls and parameters of muscle function in community-dwelling older individuals. Osteoporos Int, 20 (2): 315–322, 2009

Pilz S, Dobnig H, Fischer JE et al. Low vitamin D levels predict stroke in patients referred to coronary angiography. Stroke, 39 (9): 2611–2613, 2008

Pilz S, Dobnig H, Nijpels G et al. Vitamin D and mortality in older men and women. Clin Endocrinol, 71 (5): 666–672, 2009

Pilz S, Gaksch M, O'Hartaigh B et al. The role of vitamin D deficiency in cardiovascular disease: where do we stand in 2013? Arch Toxicol, 87(12):2083–2103, 2013

Pilz S, März W, Wellnitz B et al. Association of vitamin D deficiency with heart failure and sudden cardiac death in a large cross-sectional study of patients referred for coronary angiography. J Clin Endocrinol Metab, 93 (10): 3927–3935, 2008

Pittas AG, Dawson-Hughes B, Sheehan P et al. Vitamin D Supplementation and Prevention of Type 2 Diabetes. N Engl J Med; 381(6):520–530, 2019

Pittas AG, Lau J, Hu FB et al. The role of vitamin D and Calcium in type 2 diabetes. A systematic review and meta-analysis. J Clin Endocrinol Metab, 92 (6): 2017–2029, 2007

Pludowski P, Holick MF, Pilz S et al. Vitamin D effects on musculoskeletal health, immunity, autoimmunity, cardiovascular disease, cancer, fertility, pregnancy, dementia and mortality – A review of recent evidence. Autoimmun Rev, 12 (10): 976–989, 2013

Premkumar M, Sable T, Dhanwal D et al. Vitamin D homeostasis, bone mineral metabolism, and seasonal affective disorder during 1 year of Antarctic residence. Arch Osteoporos, 8 (1–2): 129. doi: 10.1007/s11657-013-0129-0, 2013

Price PA, Baukol SA. 1,25-Dihydroxyvitamin D_3 increases serum levels of the vitamin K-dependent bone protein. Biochem Biophys Res Commun, 99 (3): 928–935, 1981

Radujkovic A, Kordelas L, Krzykalla J et al. Pretransplant Vitamin D Deficiency Is Associated With Higher Relapse Rates in Patients Allografted for Myeloid Malignancies. J Clin Oncol, 35(27):3143–3152, 2017

Raftery T, Martineau AR, Greiller CL et al. Effects of vitamin D supplementation on intestinal permeability, cathelicidin and disease markers in Crohn's disease: Results from a randomised double-blind placebo-controlled study. United European Gastroenterol J, 3(3): 294–302, 2015

Rasheed H, Mahgoub D, Hegazy R, et al. Serum ferritin and vitamin d in female hair loss: do they play a role? Skin Pharmacol Physiol; 26(2): 101–107, 2013

Rehman F, Dogra N, Wani MA. Serum Vitamin D Levels and Alopecia Areata - A Hospital Based Case-Control Study from North-India. Int J Trichology; 11(2): 49–57, 2019

Richards JB, Valdes AM, Gardner JP et al. Higher serum vitamin D concentrations are associated with longer leukocyte telomere length in women. Am J Clin Nutr, 86 (5): 1420–1425, 2007

RØsjØ E, Lossius A, Abdelmagid N. Effect of high-dose vitamin D_3 supplementation on antibody responses against Epstein-Barr virus in relapsing-remitting multiple sclerosis. Mult Scler, 23(3): 395–402, 2017

Rossini M, Maddali Bongi S, La Montagna G et al. Vitamin D deficiency in rheumatoid arthritis: prevalence, determinants and associations with disease activity and disability. Arthritis Res Ther, 12 (6): R216, 2010

Rybakovsky E, Valenzano MC, Deis R, et al. Improvement of Human-Oral-Epithelial-Barrier Function and of Tight Junctions by Micronutrients. J Agric Food Chem.; 65(50):10950–10958, 2017

Santini D, Galluzzo S, Vincenzi B et al. Longitudinal evaluation of vitamin D plasma levels during anthracycline and docetaxel-based adjuvant chemotherapy in early-stage breast cancer patients. Ann Oncol, 21 (1): 185–186, 2010

Santos-Antunes J, Nunes AC, Lopes S et al. The Relevance of Vitamin D and Antinuclear Antibodies in Patients with Inflammatory Bowel Disease Under Anti-TNF Treatment: A Prospective Study. Inflamm Bowel Dis, 22(5): 1101–1106, 2016

Saps M, Blank C, Khan S et al. Seasonal variation in the presentation of abdominal pain. J Pediatr Gastroenterol Nutr, 46(3):279–284, 2008

Sato Y, Iwamoto J, Kanoko T et al. Low-dose vitamin D prevents muscular atrophy and reduces falls and hip fractures in women after stroke: a randomized controlled trial. Cerebrovasc Dis, 20 (3): 187–192, 2005

Savastio S, Cadario F, Genonis G, et al. Vitamin D Deficiency and Glycemic Status in Children and Adolescents with Type 1 Diabetes Mellitus. PLos One, 11(9):e0162554, 2016

Schäffler H, Schmidt M, Huth A, et al. Clinical factors are associated with vitamin D levels in IBD patients: A retrospective analysis. J Dig Dis; 19(1):24–32, 2018

Schleithoff SS, Zittermann A, Tenderich G et al. Vitamin D supplementation improves cytokine profile in patients with congestive heart failure: A double-blind, randomized, placebo-controlled trial. Am J Clin Nutr, 83: 754–759, 2006

Schnatz PF, Jiang X, Vila-Wright S et al. Calcium/vitamin D supplementation, serum 25-hydroxyvitamin D concentrations, and cholesterol profiles in the Women's Health Initiative Calcium/vitamin D randomized trial. Menopause, Epub ahead of print, 2014

Schöttker B, Haug U, Schomburg L et al. Strong associations of 25-hydroxyvitamin D concentrations with all-cause, cardiovascular, cancer, and respiratory disease mortality in a large cohort study. Am J Clin Nutr, 97 (4): 782–793, 2013

Schulte-Uebbing C, Schlett S, Craiut I et al. Chronical cervical infections and dysplasia (CIN I, CIN II): Vaginal vitamin D (high dose) treatment: A new effective method? Dermatoendocrinol. 6 (1): e27791. doi: 10.4161/derm.27791, 2014

Schulte-Uebbing C, Schlett S. Vitamin D bei PAP III D und Zervizitis. Deutsche Zeitschrift für Onkologie, 42 (3): 117–121, 2010

Searing DA, Zhang Y, Murphy JR et al. Decreased serum vitamin D levels in children with asthma are associated with increased corticosteroid use. J Allergy Clin Immunol, 125 (5): 995–1000, 2010

Seymour JM, Moore L, Jolley CJ et al. Outpatient pulmonary rehabilitation following acute exacerbations of COPD. Thorax, 65 (5): 423–428, 2010

Shea MK, Booth SL, Massaro JM et al. Vitamin K and vitamin D status: Associations with inflammatory markers in the Framingham Offspring Study. Am J Epidemiol, 167 (3): 313–320, 2008

Shedeed SA. Vitamin D supplementation in infants with chronic congestive heart failure. Pediatr Cardiol, 33(5):713–719, 2012

Shen L, Ji HF. Vitamin D deficiency is associated with increased risk of Alzheimer's disease and dementia: evidence from meta-analysis. Nutr J, 14:76, 2015

Sidbury R, Sullivan AF, Thadhani RL et al. Randomized trial of vitamin D supplementation for winter-related atopic dermatitis in Boston: a pilot study. Br J Dermatol, 159: 245–247, 2008

Smith EL, Pincus SH, Holick MF et al. A novel approach for the evaluation and treatment of psoriasis. Oral or topical use of 1,25-dihydroxyvitamin D_3 can be a safe and effective therapy for psoriasis. J Am Acad Dermatol, 19 (3): 516–528, 1988

Smith R, Stern G. Myopathy, osteomalacia and hyperparathyroidism. Brain, 90 (3): 593–602, 1997

Soilu-Hänninen M, Aivo J, Lindström BM et al. A randomised, double blind, placebo controlled trial with vitamin D_3 as an add on treatment to interferon β-1b in patients with multiple sclerosis. J Neurol Neurosurg Psychiatry, Epub ahead of print, 2012

Song TJ, Chu MK, Sohn JH, et al. Effect of Vitamin D Deficiency on the Frequency of Headaches in Migraine. J Clin Neurol; 14(3): 366–373, 2018

Sorensen IM, Joner G, Jenum PA et al. Maternal serum levels of 25-hydroxy-vitamin D during pregnancy and risk of type 1 diabetes in the offspring. Diabetes, 61 (1): 175–178, 2012

Sørensen OH, Lund B, Saltin B et al. Myopathy in bone loss of ageing: improvement by treatment with 1 alpha-hydroxycholecalciferol and Calcium. ClinSci (Lond) 56 (2): 157–161, 1979

Spedding S. Vitamin D and depression: a systematic review and meta-analysis comparing studies with and without biological flaws. Nutrients; 6(4): 1501–1518, 2014

Stroes ES, Thompson PD, Corsini A et al. Statin-associated muscle symptoms: impact on statin therapy-European Atherosclerosis Society Consensus Panel Statement on Assessment, Aetiology and Management. Eur Heart J, 36(17): 1012–1022, 2015

Sugden JA, Davies JI, Witham MD et al. Vitamin D improves endothelial function in patients with Type 2 diabetes mellitus and low vitamin D levels. Diabet Med, 25 (3): 320–325, 2008

Talaei A, Mohamadi M, Adgi Z. The effect of vitamin D on insulin resistance in patients with type 2 diabetes. Diabetol Metab Syndr, 5 (1): 8, 2013

Tamer G, Arik S, Tamer I et al. Relative vitamin D insufficiency in Hashimoto's thyroiditis. Thyroid, 21 (8): 891–896, 2011

Thierfelder W, Dortschy R, Hintzpeter B et al. Biochemical measures in the german health interview and examination survey for children and adolescents (KiGGS). Bundesgesundheitsblatt Gesundheitsforschung Gesundheitsschutz, 50(5–6): 757–770, 2007

Thomas GN, ó Hartaigh B, Bosch JA et al. Vitamin D levels predict allcause and cardiovascular disease mortality in subjects with the metabolic syndrome: the Ludwigshafen Risk and Cardiovascular Health (LURIC) Study. Diabetes Care, 35 (5): 1158–1164, 2012

Thorand B, Zierer A, Huth C et al. Effect of serum 25-hydroxyvitamin D on risk for type 2 diabetes may be partially mediated by subclinical inflammation: results from the MONICA/KORA Augsburg study. Diabetes Care, 34 (10): 2320–2322, 2011

Todd JJ, Pourshahidi LK, McSorley EM et al. Vitamin D: recent advances and implications for athletes. Sports Med, 45(2): 213–229, 2015

Tremlett H, Zhu F, Ascherio A, Munger KL. Sun exposure over the life course and associations with multiple sclerosis. Neurology; 90(14): e1191-e1199, 2018

Trivedi DP, Doll R, Khaw KT. Effect of four monthly oral vitamin D_3 (cholecalciferol) supplementation on fractures and mortality in men and women living in the community: randomised double blind controlled trial. BMJ, 326 (7387): 469–474, 2003

Tuohimaa P, Lyakhovich A, Aksenov N et al. Vitamin D and prostate cancer. J Steroid Biochem Mol Biol, 76 (1–5): 125–134, 2001

Tuohimaa P, Tenkanen L, Ahonen M et al. Both high and low levels of blood vitamin D are associated with a higher prostate cancer risk: a longitudinal, nested case-control study in the Nordic countries. Int J Cancer, 108 (1): 104–108, 2004

Ulitsky A, Ananthakrishnan AN, Naik A et al. Vitamin D deficiency in patients with inflammatory bowel disease: association with disease activity and quality of life. JPEN J Parenter Enteral Nutr, 35 (3): 308–316, 2011

Urashima M et al. Randomized trial of vitamin D supplementation to prevent seasonal influenza A in schoolchildren. Am J Clin Nutr, 91 (5): 1255–1260, 2010

Ushiroyama T, Ikeda A, Ueki M. Effect of continuous combined therapy with vitamin K(2) and vitamin D(3) on bone mineral density and coagulofibrinolysis function in postmenopausal women. Maturitas, 41 (3): 211–221, 2002

Vacek JL, Vanga SR, Good M et al. Vitamin D deficiency and supplementation and relation to cardiovascular health. Am J Cardiol, 109 (3): 359–363, 2012

van den Bos F, Speelman AD, Samson M et al. Parkinson's disease and osteoporosis. Age Ageing, 42 (2): 156–162, 2013

von Hurst PR, Stonehouse W, Coad J. Vitamin D supplementation reduces insulin resistance in South Asian women living in New Zealand who are insulin resistant and vitamin D deficient – a randomised, placebo-controlled trial. Br J Nutr, 103 (4): 549–555, 2010

Waikakul S. Serum 25-hydroxy-calciferol level and failed back surgery syndrome. J Orthop Surg (Hong Kong), 20(1):18–22, 2012

Wang AY, Lam CW, Sanderson JE et al. Serum 25-hydroxyvitamin D status and cardiovascular outcomes in chronic peritoneal dialysis patients: a 3-y prospective cohort study. Am J Clin Nutr, 87 (6): 1631–1638, 2008

Wang B, Wu Z, Ji Y, et al. L-Glutamine enhances Tight Junction integrity by activating CaMK kinase 2-AMP-Activated Signaling in intestinal porcine epithelial cells. J Nutr; 146(3): 501–508, 2016

Wang J, Lv S, Chen G, et al. Meta-analysis of the association between vitamin D and autoimmune thyroid disease. Nutrients; 7(4): 2485–2498, 2015

Wang L, Ying J, Fan P, et al. Effects of Vitamin D Use on Outcomes of Psychotic Symptoms in Alzheimer Disease Patients. Am J Geriatr Psychiatry. pii: S1064-7481(19)30321-5. doi: 10.1016/j.jagp.2019.03.016, 2019

Wang TJ, Pencina MJ, Booth SL et al. Vitamin D deficiency and risk of cardiovascular disease. Circulation, 117 (5): 503–511, 2008

Wang TT, Dabbas B, Laperriere D et al. Direct and indirect induction by 1,25-dihydroxyvitamin D_3 of the NOD2/CARD15 – defensin beta2 innate immune pathway defective in Crohn disease. J Biol Chem, 285 (4): 2227–2231, 2010

Wepner F, Scheuer R, Schuetz-Wieser B et al. Effects of vitamin D on patients with fibromyalgia syndrome: a randomized placebo-controlled trial. Pain, 155(2): 261–268, 2014

Williams CJ. Cod-liver oil in phthisis. London Journal of Medicine, 1 (1): 1–18, 1849

Winter RW, Collins E, Cao B et al. Higher 25-hydroxyvitamin D levels are associated with greater odds of remission with anti-tumour necrosis factor-α medications among patients with inflammatory bowel diseases. Aliment Pharmacol Ther, 45(5):653–659, 2017

Witham MD, Nadir MA, Struthers AD. Effect of vitamin D on blood pressure: a systematic review and meta-analysis. J Hypertens, 27 (10): 1948–1954, 2009

Wolfe F, Smythe HA, Yunus MB et al. The American College of Rheumatology 1990 Criteria for the Classification of Fibromyalgia. Report of the Multicenter Criteria Committee. Arthritis Rheum, 33(2):160–72, 1990

Wolsk HM, Chawes BL, Litonjua AA, et al. Prenatal vitamin D supplementation reduces risk of asthma/recurrent wheeze in early childhood: A combined analysis of two randomized controlled trials. PLoS One; 12(10): e0186657. doi: 10.1371/journal.pone.0186657, 2017

Woo TC, Choo R, Jamieson M et al. Vieth R Pilot study: potential role of vitamin D (Cholecalciferol) in patients with PSA relapse after definitive therapy. Nutr Cancer, 51 (1): 32–36, 2005

Xiang J, Wang H, Li T. Comorbidity of Vitamin A and Vitamin D Deficiency Exacerbates the Severity of Atopic Dermatitis in Children. Dermatology; 235(3): 196–204, 2019

Yang L, Weaver V, Smith JP et al. Therapeutic effect of vitamin D supplementation in a pilot study of Crohn's patients. Clin Transl Gastroenterol, 4: e33, 2013

Yilmaz R, Salli A, Cingoz HT et al. Efficacy of vitamin D replacement therapy on patients with chronic nonspecific widespread musculoskeletal pain with vitamin D deficiency. Int J Rheum Dis, 19(12):1255–1262, 2016

Yin L, Grandi N, Raum E et al. Meta-analysis: longitudinal studies of serum vitamin D and colorectal cancer risk. Aliment Pharmacol Ther, 30 (2): 113–125, 2009

Zhang R, Li B, Gao X et al. Serum 25-hydroxyvitamin D and the risk of cardiovascular disease: dose-response meta-analysis of prospective studies. Am J Clin Nutr, 2017

Zhang Y-G, Wu S, Sun J. Vitamin D, vitamin D receptor and tissue barriers. Tissue Barriers, 1(1): e23118, 2013

Zipitis CS, Akobeng AK. Vitamin D supplementation in early childhood and risk of type 1 diabetes: a systematic review and meta-analysis. Arch Dis Child, 93: 512–517, 2008

Zittermann A, Frisch S, Berthold HK et al. Vitamin D supplementation enhances the beneficial effects of weight loss on cardiovascular disease risk markers. Am J Clin Nutr, 89 (5): 1321–1327, 2009

Zittermann A, Gummert JF, Börgermann J. The role of vitamin D in dyslipidemia and cardiovascular disease. Curr Pharm Des, 17 (9): 933–942, 2011

Zittermann A, Gummert JF. Nonclassical vitamin D actions. Nutrients, 2 (4): 408–425, 2010

Zittermann A, Iodice S, Pilz S et al. Vitamin D deficiency and mortality risk in the general population: a meta-analysis of prospective cohort studies. Am J Clin Nutr, 95 (1): 91–100, 2012

Zittermann A, Koerfer R. Vitamin D in the prevention and treatment of coronary heart disease. Curr Opin Clin Nutr Metab Care, 11 (6): 752–757, 2008

Zittermann A, Pilz S, Hoffmann H, März W. Vitamin D and airway infections: a European perspective. Eur J Med Res, 21:14, 2016

Kapitel 9

Armas LA, Hollis BW, Heaney RP. Vitamin D_2 is much less effective than vitamin D_3 in humans. J Clin Endocrinol Metab, 89: 5387–5391, 2004

Baggerly CA, Cuomo RE, French CB et al. Sunlight and Vitamin D: Necessary for Public Health. J Am Coll Nutr, 34(4): 359–365, 2015

Clamp M, Fry B, Kamal M et al. Distinguishing protein-coding and noncoding genes in the human genome. Proc Natl Acad Sci USA, 104(49): 19428–19433, 2007

Cockayne S, Adamson J, Lanham-New S et al., Vitamin K and the prevention of fractures: systematic review and meta-analysis of randomized controlled trials. Arch Intern Med, 166 (12): 1256–1261, 2006

Demetriou ET, Pietras SM, Holick MF. Hypercalcemia and soft tissue calcification owing to sarcoidosis: The Sunlight-Cola Connection. J Bone Miner Res, 25 (7): 1695–1699, 2010

Domarus C, Brown J, Barvencik F et al. How Much Vitamin D Do We Need for Skeletal Health? Clin Orthop Relat Res, 469:3127–3133, 2011

Feskanich D, Weber P, Willett WC et al. Vitamin K intake and hip fractures in women: a prospective study. Am J Clin Nutr, 69 (1): 74–79, 1999

Ginde AA, Wolfe P, Camargo CA Jret al. Defining vitamin D status by secondary hyperparathyroidism in the US population. J Endocrinol Invest, 35: 42–48, 2012

Gröber U, Holick MF, Kisters K. Vitamin D and drugs. Med Monatsschr Pharm, 34(10): 377–87, 2011

Gröber U, Holick MF. Vitamin D – Die Heilkraft des Sonnenvitamins. 3. Aufl., Wissenschaftliche Verlagsgesellschaft Stuttgart, 2015

Gröber U, Holzhauer P, Kisters K et al. Micronutrients in Oncological Intervention. Nutrients, 8(3), 2016

Gröber U, Kisters K, Adamietz IA. Vitamin D in oncology: Update 2015. Med Monatsschr Pharm, 38(12): 512–516, 2015

Gröber U, Kisters K, Schmidt J. Micronutrients in diabetology. Complementary medicine – Update 2014. Med Monatsschr Pharm 37 (8): 284–292, 2014

Gröber U, Kisters K. Influence of drugs on vitamin D and Calcium metabolism. Dermatoendocrinol. 4(2):158–66, 2012

Gröber U, Reichrath J, Holick MF. Live longer with vitamin D? Nutrients, 7(3): 1871–1880, 2015

Gröber U, Reichrath J, Holick MFet al. Vitamin K: an old vitamin in a new perspective. Dermatoendocrinol, 6(1):e968490, 2015

Gröber U, Reichrath J, Kisters K et al. Vitamin D. Update 2013. From rickets prophylaxis to general healthcare. Dermatoendocrinol, 5:3, e2: 331–347, 2013

Gröber U, Schmidt J, Kisters K. Magnesium in Prevention and Therapy. Nutrients, 7(9):8199–8226, 2015

Gröber U. Vitamin D – an old vitamin in a new perspective. Med Monatsschr Pharm, 33(10):376–83, 2010

Hoel DG, Berwick M, de Gruijl Fret al. The risks and benefits of sun exposure 2016. Dermatoendocrinol, 8(1):e1248325, 2016

Holick MF, Chen TC. Vitamin D deficiency: a worldwide problem with health consequences. Am J Clin Nutr, 87 (suppl): 1080S–1086S, 2008

Holick MF, DeLuca HF, Avioli LV. Isolation and identification of 25-hydroxycholecalciferol from human plasma. Arch Intern Med, 129(1):56–61, 1972

Holick MF, Matsuoka LY, Wortsman J. Age, vitamin D, and solar ultraviolet. Lancet, 2 (8671): 1104–1105, 1989

Holick MF, Schnoes HK, DeLuca HF et al. Isolation and identification of 1,25-dihydroxycholecalciferol. A metabolite of vitamin D active in intestine. Biochemistry, 10 (14): 2799–2804, 1971

Holick MF, Schnoes HK, DeLuca HF. Identification of 1,25-dihydroxycholecalciferol, a form of vitamin D_3 metabolically activ in the intestine. Proc Natl Acad Sci USA, 68 (4): 803–804, 1971

Holick MF. Sunlight »D«ilemma: risk of skin cancer or bone disease and muscle weakness. Lancet, 357 (9249): 4–6, 2001

Holick MF. Vitamin D deficiency. N Engl J Med, 357 (3): 266–281, 2007

Holick MF. Vitamin D. Physiology, Molecular Biology, and Clinical Applications (Nutrition and Health). 1155 p., Second Edition, Humana Press/Springer Science, New York 2010

Hollis BW, Johnson D, Hulsey TC et al. Vitamin D supplementation during pregnancy: double-blind, randomized clinical trial of safety and effectiveness. J Bone Miner Res, 26(10): 2341–2357, 2011

Hollis BW, Pittard WB III, Reinhardt TA. Relationships among vitamin D, 25-hydroxyvitaminD, and vitamin D-binding protein concentrations in the plasma and milk of human subjects. J Clin Endocrinol Metab, 62:41–44, 1986

Hollis BW, Wagner CL, Drezner MK et al. Circulating vitamin D_3 and 25-hydroxyvitamin D in humans: An important tool to define adequate nutritional vitamin D status. J Steroid Biochem Mol Biol, 103(3–5): 631–634, 2007

Hollis BW, Wagner CL, Howard CR et al. Maternal Versus Infant Vitamin D Supplementation During Lactation: A Randomized Controlled Trial. Pediatrics, 136(4): 625–634, 2015

Hollis BW, Wagner CL. Clinical review: The role of the parent compound vitamin D with respect to metabolism and function: Why clinical dose intervals can affect clinical outcomes. J Clin Endocrinol Metab, 98(12):4619–28, 2013

Hollis BW, Wagner CL. Normal serum vitamin D levels. N Eng J Med, 352(5):515–516, 2005

Hollis BW, Wagner CL. Vitamin D supplementation during pregnancy: Improvements in birth outcomes and complications through direct genomic alteration. Mol Cell Endocrinol, 2017

Huldschinsky K. Heilung von Rachitis durch künstliche Höhensonne. Dtsch Med Wochenschr, 712–713, 1919

Knapen MH, Drummen NE, Smit E et al. Three-year low-dose menaquinone-7 supplementation helps decrease bone loss in healthy postmenopausal women. Osteoporos Int, 24 (9): 2499–2507, 2013

Koutkia P, Chen TC, Holick MF. Vitamin D intoxication associated with an over-the-counter supplement. N Engl J Med, 345 (1): 66–67, 2001

Luxwolda MF, Kuipers RS, Kema IP et al. Traditionally living populations in East Africa have a mean serum 25-hydroxyvitamin D concentration of 115 nmol/l. Br J Nutr, 108:1557–1561, 2012

Pludowski P, Holick MF, Grant WB et al. Vitamin D supplementation guidelines. J Steroid Biochem Mol Biol, (Epub ahead of print), 2017

Romagnoli E, Mascia ML, Cipriani C et al. Short and long-term variations in serum calciotropic hormones after a single very large dose of ergocalciferol (vitamin D_2) or cholecalciferol (vitamin D_3) in the elderly. J Clin Endocrinol Metab, 93: 3015–3020, 2008

Trang HM, Cole DE, Rubin LA et al. Evidence that vitamin D_3 increases serum 25-hydroxyvitamin D more efficiently than does vitamin D_2. Am J Clin Nutr, 68 (4): 854–858, 1998

Urbain P, Jakobsen J. Dose-Response Effect of Sunlight on Vitamin D2 Production in Agaricus bisporus Mushrooms. J Agric Food Chem, 63(37):8156–61, 2015

Urbain P, Singler F, Ihorst G et al. Bioavailability of vitamin D_2 from UV-B-irradiated button mushrooms in healthy adults deficient in serum 25-hydroxyvitamin D: a randomized controlled trial. Eur J Clin Nutr, 65(8):965–971, 2011

Urbain P, Valverde J, Jakobsen J. Impact on Vitamin D_2, Vitamin D_4 and Agaritine in Agaricus bisporus Mushrooms after Artificial and Natural Solar UV Light Exposure. Plant Foods Hum Nutr, 71(3):314–21, 2016

van Groningen L, Opdenoordt S, van Sorge A et al. Cholecalciferol loading dose guideline for Vitamin-D-deficient adults. Eur J Endocrinol, 162 (4): 805–811, 2010

Vieth R. Vitamin D supplementation, 25-hydroxyvitamin D concentrations, and safety. Am J Clin Nutr, 69 (5): 842–856, 1999

Wacker M, Holick MF. Vitamin-D-Effects on skeletal and extraskeletal health and the need for upplementation. Nutrients, 5 (1): 111–148, 2013

Abbildungsnachweis

Grafiken von Doris Köhl: Abb. 1.1, Abb.1.2, Abb. 1.3, Abb. 1.4, Abb. 1.5, Abb. 1.6, Abb. 1.7, Abb. 1.8, Abb. 2.15, Abb. 2.16, Abb. 2.17, Abb. 3.1, Abb. 3.2, Abb. 3.3, Abb. 3.4, Abb. 3.5, Abb. 3.6, Abb. 4.1, Abb. 4.2, Abb. 4.3, Abb. 5.2, Abb. 5.5, Abb. 6.1, Abb. 6.2, Abb. 6.3, Abb. 6.4, Abb. 6.5, Abb. 6.6, Abb. 6.7, Abb. 6.8, Abb. 6.9, Abb. 8.1, Abb. 8.2, Abb. 8.3, Abb. 8.4, Abb. 8.5, Abb. 8.6, Abb. 8.7, Abb. 8.8, Abb. 8.9, Abb. 8.10, Abb. 8.11, Abb. 8.12, Abb. 8.13, Abb. 8.14, Abb. 8.15, Abb. 8.16, Abb. 8.17, Abb. 8.18, Abb. 8.22, Abb. 8.23, Abb. 8.25, Abb. 8.29, Abb. 8.31, Abb. 8.32
Seite 5 links: © Yuri Arcurs – Fotolia.com
Seite 5 rechts: © GIS – Fotolia.com
Seite 6 links: © m-gucci – istockphoto.com
Seite 6 rechts: © detailblick – Fotolia.com
Seite 7 links: © cirquedesprit – Fotolia.com
Seite 7 rechts: © Ilya Rumyantsev – istockphoto.com
Seite 8 links: © INFINITY – Fotolia.com
Seite 8 rechts: © Christian Jung – Fotolia.com
Seite 9 links: © Rostislav_Sedlacek – istockphoto.com
Seite 9 rechts: © fotojog – istockphoto.com
Seite 10 links: © Andrey Popov – istockphoto.com
Seite 10 rechts: © Jesus Cervantes – stock.adobe.com
Seite 11 links: © Franz Pfluegl – Fotolia.com
Seite 11 rechts: © Pixel – Fotolia.com
Seite 21: © Yuri Arcurs – Fotolia.com
Seite 22: © AlfaOlga – istockphoto.com
Seite 24: © Peter Atkins – Fotolia.com
Seite 27: © Scanrail – Fotolia.com
Seite 35: Abb. 1.1, nach Zittermann A et al, Dermato-Endocrinology, 2009
Seite 37: Abb. 1.3, nach Holick MF, The UV Advantage, 2004 und N Engl J Med 2007
Seite 44: Abb. 1.5, nach Gröber U, Kisters K, Vitamin D, 2011
Seite 48: Abb. 1.6, nach Zittermann A, Mol Nutr Food Res, 2010
Seite 50: Abb. 1.7, nach Wacker M, Holick MF, Dermatoendocrinology, 2013
Seite 53: © Perry – Fotolia.com
Seite 55: © Picture-Factory – Fotolia.com
Seite 55: © Gina Sanders – Fotolia.com
Seite 56: © Peter Atkins – Fotolia.com
Seite 56: © Stefan Balk – Fotolia.com
Seite 56: © XtravaganT – Fotolia.com
Seite 56: © artburger – Fotolia.com
Seite 57: © Gina Sanders – Fotolia.com
Seite 59: © frederikloewer – istockphoto.com
Seite 60: © Kutsal Lenger – istockphoto.com
Seite 62: © openlens – Fotolia.com
Seite 63: Abb. 1.8, nach Godar DE et al, Dermato-Endocrinology, 2011
Seite 65: Abb. 1.9, © Lehmeyer B, 2011
Seite 69: © GIS – Fotolia.com
Seite 70: Abb. 2.1, © Sven Rosborn, Wikimedia Commons
Seite 71: Abb. 2.2, © Friday – Fotolia.com

Abbildungsnachweis

Seite 73: Abb. 2.3, akg-images, Farbdruck an Fouache, undat. von Franz Jung-Ilsenheim. Schulwandbild; Dresden (C. C. Meinhold) o. J. (um 1935); Dortmund, Westfälisches Schulmuseum
Seite 74: Abb. 2.4, © Wellcome Images – Wellcome Collection
Seite 75: Woodson, LeRoy, US National Archives and Records Administration, Wikimedia Commons
Seite 76: Abb. 2.5, © Holick MF, 2012
Seite 77: Abb. 2.6: Hardie, D. W. F., A History of the Chemical Industry in Widnes, Imperial Chemical Industries Limited, 1950
Seite 78: Abb. 2.7, Bundesarchiv, Bild 102-07072
Seite 80: Abb. 2.8, Quelle unbekannt
Seite 82: Abb. 2.9, © Holick MF, 2012
Seite 84: Abb. 2.10, © Holick MF, 2012
Seite 85: Abb. 2.11, © Holick MF, 2012
Seite 85: Abb. 2.12, © Holick MF, 2012
Seite 86: Abb. 2.13, © Holick MF, 2012
Seite 87: © vimarovi – Fotolia.com
Seite 88: © Patrizia Tilly – Fotolia.com
Seite 90: Abb. 2.14, University of Wisconsin-Madison
Seite 93: © Andreas – Fotolia.com
Seite 96: Abb. 2.15, nach Zittermann A, Nutrients, 2010
Seite 98: Abb. 2.16, nach Garland C et al, Annals Epidemiol, 2009
Seite 100: Abb. 2.17, nach Holick MF, N Engl J Med, 2007
Seite 102: © Gina Sanders – Fotolia.com
Seite 105: © Felix Jork – Fotolia.com
Seite 106: © PeJo – Fotolia.com
Seite 107: © Eric Gevaert – Fotolia.com
Seite 110: Abb. 2.18, Quelle nicht bekannt
Seite 112: Abb. 2.19, Quelle nicht bekannt
Seite 115: © m-gucci – istockphoto.com
Seite 116: © psdesign1 – Fotolia.com
Seite 117: © Sebastian Kaulitzki – Fotolia.com
Seite 118: Abb. 3.1, nach Spitz J. Superhormon Vitamin D, 2011
Seite 120: Abb. 3.2, nach Gröber U, 2012
Seite 121: © schwede-photodesign – Fotolia.com
Seite 122: © S. Kobold – Fotolia.com
Seite 123: Abb. 3.3, nach Mawer E, Davies M, Vitamin D, 1996
Seite 124: © Paul Bradbury – istockphoto.com
Seite 127: Abb. 3.4, nach Barvencik F, Universitätsklinikum Hamburg-Eppendorf, 2014
Seite 129: © psdesign1 – Fotolia.com
Seite 130: Abb. 3.5, nach Gröber U et al, Dermatoendocrinology, 2013
Seite 132: © Sebastian Kaulitzki – Fotolia.com
Seite 133: © Farina3000 – Fotolia.com
Seite 134: ©magicmine – istockphoto.com
Seite 135: © Eraxion – istockphoto.com
Seite 136: © Ingram Publishing – istockphoto.com
Seite 141: © detailblick – Fotolia.com
Seite 142: © drubig-photo – Fotolia.com
Seite 145: © summerphotos – istockphoto.com

Abbildungsnachweis

Seite 146: Abb. 4.1, nach Hossein-nezhad A, Holick MF, Mayo Clin Proc, 2013
Seite 148: © Yuri Arcurs peopleimages.com – istockphoto.com
Seite 150: Abb. 4.2, nach Bodnar LM et al, J Clin Endocrinol Metab, 2007
Seite 151: © S. Kobold – Fotolia.com
Seite 152: Abb. 4.3, nach Merewood A et al, J Clin Endocrinol Metab, 2009
Seite 153: © Denys Kurbatov – Fotolia.com
Seite 154: © Family Feldman – istockphoto.com
Seite 156: © Christian Schwier – Fotolia.com
Seite 157: © Andreas Wolf – Fotolia.com
Seite 161: © Delphimages – Fotolia.com
Seite 162: © Olivier Le Moal – Fotolia.com
Seite 163: © Kokhanchikov – istockphoto.com
Seite 167: © cirquedesprit – Fotolia.com
Seite 168: Quelle: Gröber U, Schmidt J, Kisters K, © 2018 Taylo & Francis Group, LLC
Seite 169: © Gina Sanders – Fotolia.com
Seite 171: © urbazon – istockphoto.com
Seite 172: Abb. 5.2, nach Gröber U et al, Med Monatsschr Pharm, 2011
Seite 173: © pictonaut – Fotolia.com
Seite 176: © JuSun – istockphoto.com
Seite 177: Abb. 5.3, Quelle: Salzburger Nachrichten, Januar 2012
Seite 179: © JPC-PROD – Fotolia.com
Seite 183: Abb. 5.4, © Printemps – Fotolia.com
Seite 184: © Alexandr Mitiuc – Fotolia.com
Seite 186: © DeVIce – Fotolia.com
Seite 188: ©Ivan-balvan – istockphoto.com
Seite 190: Abb. 5.5, nach Gröber U, Arzneimittel und Mikronährstoffe, Wissenschaftliche Verlagsgesellschaft Stuttgart, 2014
Seite 193: © Ilya Rumyantsev – istockphoto.com
Seite 194: Abb. 6.1, © Gröber U
Seite 196: Abb. 6.2, © Gröber U
Seite 199: Abb. 6.3, © Gröber U
Seite 202: Abb. 6.4, © Gröber U
Seite 211: Abb. 6.5, © Gröber U
Seite 212: Abb. 6.6, © Gröber U
Seite 219: Abb. 6.7, © Gröber U
Seite 224: Abb. 6.8, © Gröber U
Seite 225: Abb. 6.9, © Gröber U
Seite 233: © INFINITY – Fotolia.com
Seite 234: © Christian Jung – Fotolia.com
Seite 235: © Anna Omelchenko – Fotolia.com
Seite 236: © Patrizia Tilly – Fotolia.com
Seite 239: © Rostislav_Sedlacek – istockphoto.com
Seite 240: Abb. 8.1, © Gröber U
Seite 241: © Stefan Gräf – Fotolia.com
Seite 243: © Juanmonino – istockphoto.com
Seite 244: Abb. 8.3, © Gröber U
Seite 245: © damato – Fotolia.com
Seite 245: © fotopqk – stock.adobe.com
Seite 246: Abb. 8.4, nach Llewellyn DJ et al, J Geriatr Psychiatry Neurol, 2009

Abbildungsnachweis

Seite 248: © psdesign1 – Fotolia.com
Seite 249: © psdesign1 – Fotolia.com
Seite 250: © Luk Cox – Fotolia.com
Seite 252: Abb. 8.5, nach Aloia JF et al, Epidemiol Infect, 2007
Seite 253: © Gabrysiak – Fotolia.com
Seite 254: © magicmine – istockphoto.com
Seite 255: Wikimedia Commons, Erstausgaben Thomas Manns (2011), Herausgeber: Antiquariat Dr. Haack D – 04105 Leipzig
Seite 256: Abb. 8.6, nach Holick MF, N Engl J Med, 2007
Seite 258: © stock.adobe.com
Seite 259: © angiolina – stock.adobe.com
Seite 263: © Barbara Kohm
Seite 269: © Sebastian Kaulitzki – Fotolia.com
Seite 271: © busracavus – istockphoto.com
Seite 272: © volff – Fotolia.com
Seite 274: © get4net – Fotolia.com
Seite 277: © flashpics – Fotolia.com
Seite 280: Abb. 8.7, nach Forman JP et al, Hypertension, 2007
Seite 281: Abb. 8.8, © Gröber U
Seite 283: © BrankoPhoto – istockphoto.com
Seite 284: Abb. 8.9, nach Melamed ML et al, Arterioscler Thromb Vasc Biol, 2008
Seite 285: © dondoc-foto – Fotolia.com
Seite 287: Abb. 8.10, nach Ulitsky A et al, JPEN J Parenter Enteral Nutr, 2011
Seite 288: © ag visuell – Fotolia.com
Seite 291: Abb. 8.11, © Gröber U
Seite 292: © Igor Stevanovic – stock.adobe.com
Seite 292: © Biserka Stojanovic – istockphoto.com
Seite 295: © Kzenon – Fotolia.com
Seite 296: Abb. 8.12, nach Gröber U, Kisters K, Dtsch. Apoth. Ztg., 2012
Seite 299: © Miodrag Gajic – istockphoto.com
Seite 300: © Fotolia.com
Seite 300: © creative soul – Fotolia.com
Seite 301: © Anika Kuschert – Fotolia.com
Seite 302: © Dr_Microbe – istockphoto.com
Seite 307: © MuratDenizPhotoImage – istockphoto.com
Seite 313: © Nejron Photo – stock.adobe.com
Seite 315: © AND-ONE – istockphoto.com
Seite 318: © AndreyPopov – istockphoto.com
Seite 320: Abb. 8.13, © Gröber U
Seite 326/327: Abb. 8.14, nach Garland C et al, Ann Epidemiol, 2009
Seite 329: © psdesign1 – Fotolia.com
Seite 330: Abb. 8.15, nach Lappe JM et al, Am J Clin Nutr, 2007
Seite 331: © detailblick – Fotolia.com
Seite 332: Abb. 8.16, nach Garland C et al, Annals Epidemiol, 2009
Seite 334: Abb. 8.17, nach Abbas S et al, Carcinogenesis, 2008
Seite 335: © Ocskay Mark – istockphoto.com
Seite 337: © JPC-PROD – Fotolia.com
Seite 338 unten: Abb. 8.18, nach Gorham ED et al, Am J Prev Med, 2007

Abbildungsnachweis

Seite 344: Abb. 8.19, American Society of Clinical Oncology; J Clin Oncol, 29: e81–2, 2011
Seite 345 oben: Abb. 8.20, American Society of Clinical Oncology; J Clin Oncol, 29: e81–2, 2011
Seite 345 unten: Abb. 8.21, American Society of Clinical Oncology; J Clin Oncol, 29: e81–2, 2011
Seite 348: Abb. 8.22, © Gröber U
Seite 350: © stock.adobe.com
Seite 352: © Jesus Cervantes – stock.adobe.com
Seite 354: Abb. 8.23© Gröber U
Seite 355: Abb. 8.24© Gröber U, Olympia-Stadion Berlin 2017
Seite 357: © ChmpagnDave – stock.adobe.com
Seite 359: © Cecilie_Arcurs – istockphoto.com
Seite 362: © cirquedesprit – Fotolia.com
Seite 364: Abb. 8.25, nach Cantorna MT, Proc Soc Exo Biol Med, 2 000
Seite 366: Abb. 8.26, © Gröber U, Coimbra C, Holick MF, 2018
Seite 367: Abb. 8.27, © Gröber U
Seite 368: Abb. 8.28, © Gröber U
Seite 370: Abb. 8.29, © Gröber U
Seite 372: © luna – Fotolia.com
Seite 373: Abb. 8.30, © Gina Sanders – Fotolia.com
Seite 374: © psdesign1 – Fotolia.com
Seite 375: Abb. 8.31, nach Bischoff-Ferrari H et al, BMJ, 2009
Seite 376: © Albix – Fotolia.com
Seite 377: © Michael Heim – istockphoto.com
Seite 379: Abb. 8.32, nach Visser M et al, Am J Clin Nutr, 2006
Seite 380: © Astrid Gast – stock.adobe.com
Seite 381: © hriana – stock.adobe.com
Seite 382: © stock.adobe.com
Seite 384: © shootingankauf – Fotolia.com
Seite 391: © Franz Pfluegl – Fotolia.com
Seite 393: © Alexander Raths – Fotolia.com
Seite 394: © francescoridolfi.com – istockphoto.com
Seite 395: Abb. 9.1, nach Holick MF, The UV-Advantage, 2004, The Vitamin D Solution, 2010
Seite 396: © N-Media-Images – Fotolia.com
Seite 399: Abb. 9.2, nach Vieth R, Am J Clin Nutr, 2001
Seite 400: Abb. 9.3, nach Vieth R, Am J Clin Nutr, 2001
Seite 401: © Olivier – Fotolia.com
Seite 405: Abb. 9.4, nach Holick MF et al, J Clin Endocrinol Metab, 2008
Seite 407: © Family Veldman – istockphoto.com
Seite 408: Abb. 9.5, © Lehmeyer B, 2011
Seite 411: © Schliemer – Fotolia.com
Seite 415: © Pixel – Fotolia.com
Seite 417: Abb. 10.1, Originalprogramm, Tagung Vitamin-D-Update, 2011
Seite 493 oben: Gröber U
Seite 493 unten: Holick MF
Seite 494: Gröber U/Holick MF, Universität Boston, 2012

Stichwortverzeichnis

Stichwortverzeichnis

C

D

Stichwortverzeichnis

E

F

G

H

Stichwortverzeichnis

Stichwortverzeichnis

Stichwortverzeichnis

Stichwortverzeichnis

Stichwortverzeichnis

W

X

Stichwortverzeichnis

Z

Die Autoren

Uwe Gröber

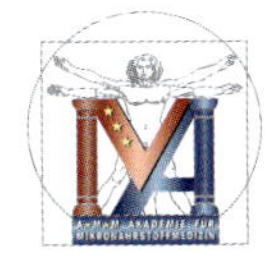

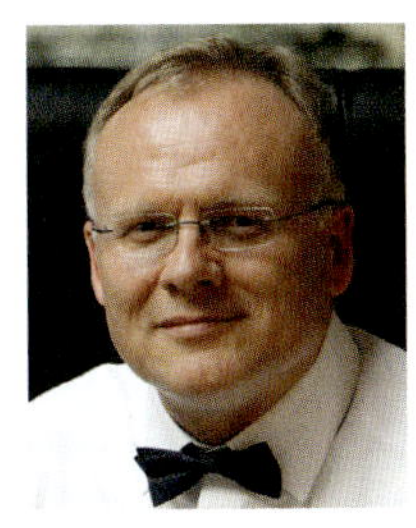

Der Apotheker Uwe Gröber, Leiter der AMM – Akademie für Mikronährstoffmedizin in Essen, zählt zu den führenden Mikronährstoffexperten in Europa. Dank seiner langjährigen praktischen Erfahrung und Kooperation mit verschiedenen Arztpraxen und Kliniken (z. B. Interdisziplinäres onkologisches Zentrum, München) überzeugt und begeistert er in Seminaren und Vorträgen zum präventivmedizinischen und therapeutischen Einsatz von Mikronährstoffen. Zu seinen Spezialgebieten zählen: Präventiv- und Mikronährstoffmedizin, Interaktionen zwischen Arzneimitteln und Mikronährstoffen, Leistungsoptimierung im Sport, Metabolic Tuning, komplementäre Diabetologie und Onkologie. Er ist Leiter und Gründer der Akademie für Mikronährstoffmedizin, Autor und Koautor zahlreicher Publikationen, Fachbücher und Buchbeiträge. Neben seiner medizinisch-wissenschaftlichen Beratungstätigkeit ist er seit Jahren als Dozent in der Aus- und Fortbildung von Ärzten, Apothekern und anderen Heilberuflern tätig. Gröber ist zudem Begründer und Herausgeber der Zeitschrift für Orthomolekulare Medizin.

Er ist aktives Mitglied der Arbeitsgemeinschaft Prävention und integrative Onkologie (PRIO) der deutschen Krebsgesellschaft (DKG). Im Juni 2013 wurde Uwe Gröber mit dem mit 5 000 € dotierten »Via Biona Wissenschaftspreis« für seine Forschungsarbeiten und Publikationen zu Mikronährstoffen sowie seine Verdienste um die Orthomolekulare Medizin von Herrn Professor Dr. med. Gerhard Uhlenbruck in Köln auf dem Kongress für Orthomolekulare Medizin ausgezeichnet.

Michael F. Holick, Ph. D., M. D.

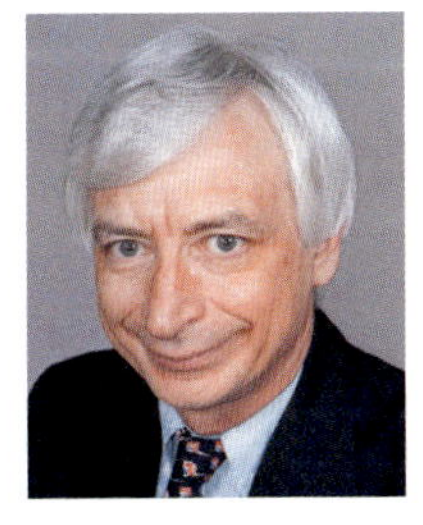

Professor Dr. med. Michael F. Holick von der Universität Boston genießt weltweit aufgrund seiner Grundlagenforschung über Vitamin D, die wesentlich zur Aufklärung der Biochemie, der Physiologie, des Stoffwechsels und der Photobiologie des Sonnenvitamins beigetragen haben, höchste Anerkennung. In den 1970er-Jahren identifizierte und isolierte er als erster die wichtigste im Blut zirkulierende Form von Vitamin D, das 25-Hydroxy-Vitamin D. Auch die hormonaktive Form des Sonnenvitamins, das 1,25-Dihydroxy-Vitamin D wurde von ihm identifiziert und isoliert. Patienten mit einem hohen Risiko für Knochenschäden aufgrund einer Niereninsuffizienz konnten danach erstmals erfolgreich behandelt werden. Holicks über 50 Jahre andauernde Forschungsarbeit hat wesentlich dazu beigetragen, dass die Bedeutung des Vitamin-D-Mangels (25(OH)D < 20 ng/ml) bei der Entstehung vieler chronischer Erkrankungen (z. B. Diabetes mellitus, Krebs, Multiple Sklerose) erkannt wurde. Unter anderem zeigte er, dass die aktive Form von Vitamin D zur Behandlung hyperproliferativer Hauterkrankungen eingesetzt werden kann und etablierte so eine neue Psoriasis-Therapie, die heute für viele Patienten mit leichter Psoriasis als Behandlungsoption der ersten Wahl gilt.

Professor Holick ist Träger zahlreicher nationaler und internationaler Auszeichnungen, unter anderem des Robert H. Herman Award der American Society for Clinical Nutrition, des ACN Award des American College of Nutrition, des NIH's General Clinical Research Center's Program Award for Excellence in Clinical Research, des Psoriasis Research Achievement Award der American Skin Association, des Delbert A Fisher Research Scholar Award from the Endocrine Society und des American College of Nutrition's Communication Media Award.

Die Autoren

Professor Holick veröffentlichte mehr als 500 Publikationen in hochrangigen wissenschaftlichen Fachzeitschriften (z. B. New England Journal of Medicine, The Lancet) sowie mehr als 200 Übersichtsartikel und zahlreiche Buchkapitel. Zudem fungierte er als (Mit-) Herausgeber von zwölf Büchern und ist Autor der beiden amerikanischen Bestseller »The UV Advantage« und »The Vitamin D solution«.

Mit zahlreichen Tipps, anschaulichen Fallbeispielen und aktuellen Erkenntnissen aus der weltweiten Vitamin-D-Forschung bringen der renommierte Mikronährstoff-Experte Uwe Gröber und die Koryphäe der Vitamin-D-Forschung Michael F. Holick von der Universität Boston Licht ins Dunkel Ihrer Vitamin-D-Gesundheit!

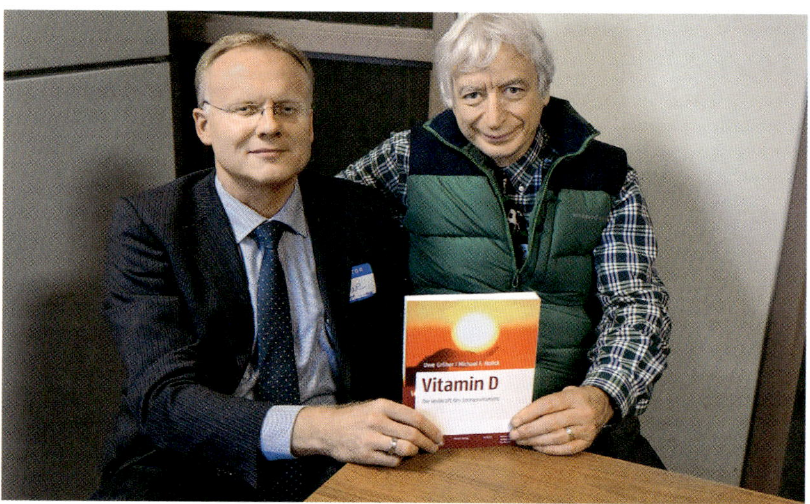

2. Oktober 2012, Universität Boston: Uwe Gröber (links) und Michael F. Holick.